第2版

口腔颌面部
CT诊断学

主　审　邱洪斌

主　编　孟存芳

副主编　杜晓岩　关　键　李德超

编　者（以汉语拼音为序）

迟伟功　崔洪宇　段　峰　关　键　韩秀红　贺　明

蒋志学　李　亚　李德超　李善昌　刘可俗　刘陆滨

孟存芳　孙　博　孙洪言　唐海波　宋任游　杨鸿波

张道春　张国梁　张华英　张艳秋　赵嘉珩　赵丽娜

赵文礼

人民卫生出版社

图书在版编目（CIP）数据

口腔颌面部CT诊断学/孟存芳主编．—2版．—北京：人民卫生出版社，2014

ISBN 978-7-117-18567-7

Ⅰ．①口…　Ⅱ．①孟…　Ⅲ．①口腔颌面部疾病–计算机X线扫描体层摄影–诊断学　Ⅳ．①R816.98

中国版本图书馆CIP数据核字（2014）第011599号

人卫社官网	www.pmph.com	出版物查询，在线购书
人卫医学网	www.ipmph.com	医学考试辅导，医学数据库服务，医学教育资源，大众健康资讯

口腔颌面部CT诊断学
第 2 版

主　　编：孟存芳
出版发行：人民卫生出版社（中继线 010-59780011）
地　　址：北京市朝阳区潘家园南里 19 号
邮　　编：100021
E - mail：pmph @ pmph.com
购书热线：010-59787592　010-59787584　010-65264830
印　　刷：人卫印务（北京）有限公司
经　　销：新华书店
开　　本：889×1194　1/16　　印张：31
字　　数：982 千字
版　　次：2008 年 11 月第 1 版　　2014 年 3 月第 2 版
　　　　　2020 年 11 月第 2 版第 3 次印刷（总第 4 次印刷）
标准书号：ISBN 978-7-117-18567-7/R·18568
定　　价：128.00 元
打击盗版举报电话：010-59787491　E-mail：WQ @ pmph.com
（凡属印装质量问题请与本社市场营销中心联系退换）

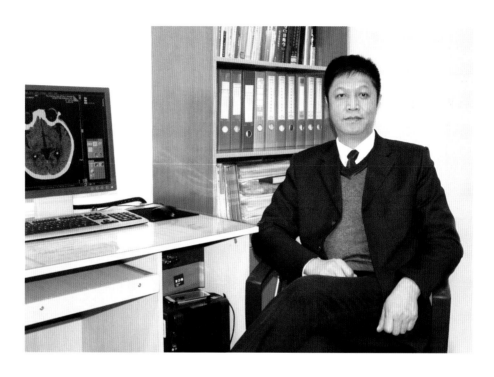

　　孟存芳,1968 年出生,1991 年毕业于牡丹江医学院影像系。现任佳木斯大学附属口腔医院放射线科主任,主任医师、教授、研究生导师、佳木斯医学会 CT 委员会主任委员。擅长放射线、CT、MR 影像诊断,尤其口腔颌面疾病影像诊断居本地区前沿。2008 年主编著作《口腔颌面部疾病 CT 诊断学》,人民卫生出版社出版。

Meng Cunfang,was born in 1968. He graduated from the Medical Imaging Specialty of Mudanjiang Medical University in 1991 and at present working as Chief physician at Department of Radiology, College of stomatology of Jiamusi University. He is also a graduate tutor of Jiamusi University. Currently he is the chief director of CT committee of Jiamusi Medical Association. He has an excellent radiographic knowledge as well as diagnostic skills of CT and MRI scans, specially the oral and maxillofacial imaging and diagnosis. In 2008 he had edited book entitled 'Oral and Maxillofacial Diseases, CT Diagnostics' published by Peoples' Medical Publishing House.

　　CT 作为一种影像学检查诊断方法正方兴未艾,随着 CT 在放射诊断学领域的广泛应用,在口腔颌面外科疾病诊断中逐渐发挥着重要作用。同时,国内外有关口腔颌面外科疾病 CT 诊断著作较少,本书在第 4 版《口腔颌面部疾病 CT 诊断学》的基础上对近 5 年的口腔颌面部疾病 CT 资料进行深入分析和总结,将影像诊断与病理诊断进行比对,查阅国内外参考文献,全面科学地介绍了颌面部及毗邻应用解剖及正常 CT 表现、疾病 CT 诊断。

　　本书在第 1 版《口腔颌面部疾病 CT 诊断学》基础上增加了口腔颌面及毗邻正常 CT 解剖,故更名为《口腔颌面部 CT 诊断学》。

　　本书内容涉及口腔颌面及毗邻正常 CT 解剖,以及口腔颌面及颈部感染、口腔颌面骨损伤、口腔颌面部囊肿、口腔颌面部良性肿瘤和瘤样病变、口腔颌面部恶性肿瘤、鼻窦疾病、涎腺疾病、颞下颌关节疾病、埋伏阻生牙的 CT 诊断,共分两篇、十二章。

　　本书反映了国内、外口腔颌面外科疾病 CT 诊断的新进展,同时也体现了目前我国 CT 在口腔颌面部临床应用中的现状。本书具有科学性、实用性、简明及图文并茂等特点,是一部学术价值和实用价值均较高的专著。本书总结了二十余年口腔颌面外科疾病的临床资料,所采用病例均经临床和病理证实。

　　本书阅读对象为从事医学影像诊断和口腔专业医师和技师、医学影像及口腔专业学生、有关研究及工程技术人员,同时,对于临床各专业医师也不失为一本学习和运用 CT 诊断的理想参考书。

　　本书在编写过程中,承相关院校专家及领导大力协助与支持,谨此表示衷心的谢忱。为了进一步提高本书的质量,以供再版时修改,诚恳地希望各位读者、专家提出宝贵意见。

编　者

2013年8月15日

第一篇　颌面部及毗邻应用解剖和正常CT表现

第二篇 各 论

颌面部及毗邻应用解剖和正常 CT 表现

第一章

颌面部及毗邻骨骼

颌面部为面部的一部分,面部是指上至发际、下达下颌骨颏部、两侧为下颌骨外缘及面颊部。颌面部是以通过以眉间点的水平线为界,眉间点水平线以下的部位。颌面部的骨性支架由 14 块骨骼组成,其中除单一的下颌骨及犁骨外,其余均成对双侧对称排列,分别为上颌骨、鼻骨、泪骨、颧骨、腭骨及下鼻甲。上述诸骨相互连接,构成颌面部的基本轮廓,并作为软组织的支架。本章主要叙述上述颌面骨,同时蝶骨、颞骨、舌骨、岩骨因与颌面部关系密切,亦在本章叙述。

第一节 上 颌 骨

上颌骨(maxilla)位于颜面中部,左右各一,互相对称,与邻骨连接,参与眼眶底、口腔顶、鼻腔底及侧壁、颞下窝和翼腭窝、翼上颌裂及眶下裂的构成。上颌骨的解剖形态不规则,分为"一体四突"。

(一) 上颌体

一体即为上颌骨体,上颌骨体分为前外、后、上、内四面。

1. 前外面　又称脸面,上界眶下缘,内界鼻切迹,下方移行于牙槽突,后界借颧突及其伸向上颌第一磨牙的颧牙槽嵴与后面分界,在眶下缘中点下方 0.5~0.8cm 处有椭圆形的眶下孔,为眶下神经血管所通过,眶下孔向后、上、外方通入眶下管。在眶下孔下方,骨面有一深窝,称尖牙窝,提口角肌在此起始。尖牙窝主要位于前磨牙根尖的上方,此处与上颌窦仅有薄骨板相隔。

2. 后面　又称颞下面,参与颞下窝及翼腭窝前壁的构成。该面与前外面之间的颧牙槽嵴在面部或口腔前庭部均可触及。后面中部有数个小孔,称牙槽孔,向下通入上颌窦后壁的牙槽管。在后面的下部,有粗糙的圆形隆起,称上颌结节,为翼内肌浅头的起始处。

3. 上面　又称眶面,光滑呈三角形,构成眶底之大部。眶面后份中部有眶下沟,眶下沟向前、内、下通眶下管,眶下管以眶下孔开口于上颌体的前外面。眶下管的中段发出一牙槽管,经上颌窦的前外侧骨壁,通过上牙槽前血管、神经。眶下管的后段亦发出一牙槽管,经上颌窦的前外侧骨壁,有上牙槽中神经通过,眶下管长约 1.5cm。

4. 内面　又称鼻面,参与鼻腔外侧壁的构成,鼻面有一个三角形的上颌窦裂孔通向鼻腔。上颌窦裂孔的后方,有向下前的沟与蝶骨翼突腭骨垂直部连接,共同组成翼腭管,该管长约 3.1cm,管内有腭降动脉及腭神经通过。

(二) 四突

上颌骨四突分别为额突、颧突、腭突及牙槽突。

1. 额突　为一个坚韧的骨片,耸立于上颌体的内上方,其上、前、后缘分别与额骨、鼻骨及泪骨相连接。额突参与泪沟组成。

2. 颧突　粗短呈三角形,起自上颌体的前、后面之间,伸向外上与颧骨相接。

3. 腭突　是水平骨板,在上颌体与牙槽突的移行处伸向内侧,与对侧腭突在正中线相连,形成腭正中缝,参与构成口腔顶及鼻腔底,前部较厚,后部较薄。腭突参与构成硬腭前 3/4,后缘呈锯齿状,与腭骨水平板连接。腭突有许多小孔,内通血管,也有多数凹陷容纳腭腺。腭突下面于上颌中切牙的腭侧、腭正中缝与两侧尖牙的连线交点上有切牙孔,向上后通入两侧切牙管,有鼻腭神经及血管通过。腭突下面的后外部近牙槽突处,有纵行的沟和管,有腭大血管及腭前神经通过。

4. 牙槽突　又称牙槽骨,是上颌体向下方伸出,是上颌骨牙根周围的突起部分,厚而质软,其前部较窄,后部较宽。两侧牙槽突在中线结合形成马蹄形的牙槽骨弓。牙槽突内容纳牙根的深窝称牙槽窝,牙槽窝的形态、大小、数目和深度与所容纳的牙根相适应。其中以尖牙的牙槽窝最深,磨牙的牙槽窝最大。牙槽窝的游离缘称牙槽嵴,两牙之间的牙槽骨称牙槽间隔。两牙根之间的牙槽骨称牙根间隔。牙槽骨内外骨板均由骨密质构成,中间夹以骨松质,骨板较薄。牙槽窝周围壁称固有牙槽骨,包绕于牙周膜外围,又称骨硬板或筛状板。上颌骨牙槽窝的唇颊侧与腭侧骨板的厚薄不一,一般上颌牙槽窝的唇颊侧骨板均较腭侧薄;上颌第一磨牙牙槽窝颊侧骨板因有颧牙槽嵴而增厚。上颌骨牙槽突与腭骨水平部共同围成腭大孔,该孔一般位于上颌第三磨牙腭侧牙槽嵴顶至腭中线弓形面的中点上。

正常 CT 表现

CT 可从横断、冠状层面精确地显示其细微结构,这些图像在各层面上展现上颌骨及其周围组织的结构差异。总体来说,上颌骨的上颌体及四突许多细微结构均被不同程度地展现。

(一) 横断层面

选取眶下沟层面、眶下管层面、眶下孔层面、上颌骨尖牙窝层面、上颌骨尖牙窝下层面、上颌骨腭突层面、上颌骨牙槽突层面的横断面描述上颌骨及毗邻正常 CT 表现。

1. 眶下沟层面　此层面主要显示上颌骨的眶面,眶面中份见斜行管状低密度影为眶下沟。上颌骨眶缘显示为较厚的骨性高密度影,其外后方"人"字形骨性高密度影为颧骨眶突与颧骨蝶突;向内延续为上颌骨额突,表现为向前耸立的骨性高密度影,其前缘为鼻切迹。上颌骨额突后方弧形骨性高密度影为泪骨下部,构成鼻泪管的前外侧壁,其后内圆形低密度影是鼻泪管。上颌窦上部位于断面前部中线两侧,呈不规则形气体密度腔,其后外壁表现为弧形线状骨性高密度影,上颌窦后外壁与蝶骨大翼间带状低密度影是眶下裂;上颌窦内壁即鼻腔外壁,表现为线状骨性高密度影。位于正中线上的鼻中隔前端可见软骨,后份由犁骨断面构成,其两侧为鼻腔,中鼻甲断面位于鼻腔(图 1-1-1-1)。

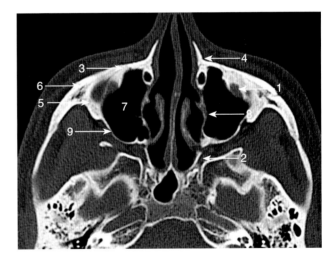

图 1-1-1-1　眶下沟层面

1. 眶下沟;2. 眶下裂;3. 上颌骨眶缘;4. 上颌骨额突;5. 颧骨蝶突;6. 颧骨眶突;7. 上颌窦;8. 上颌窦内壁;9. 上颌窦后壁

2. 眶下管层面　此层面主要显示眶下管,眶下管位于上颌窦前壁,表现为上颌窦前壁中部管状低密度影。上颌窦前壁显示为较厚的骨性高密度影,向后借颧骨眶突与颧骨体连接;向内延续为上颌骨额突,表现为向前耸立的骨性高密度影,其前缘为鼻切迹。上颌骨额突后外方仍可见泪骨下部及鼻泪管。上颌窦上部位于断面前部中线两侧,表现为三角形的气体密度腔,其后外壁即上颌骨体颞下面,表现为弧形线状骨性高密度影,较上颌窦前壁薄,其外 1/3 较内 2/3 略厚。上颌窦后外壁与蝶骨大翼间带状低密度影是翼上颌裂,上颌窦后外壁参与颞窝、颞下窝、翼上颌裂及翼腭窝前壁的构成。腭骨垂直部位于翼上颌裂内侧。上颌窦内壁即上颌骨体鼻面构成鼻腔外侧壁，表现为线状软骨和骨性高密度影。位于正中线上的鼻中隔部分为软骨，呈软组织密度，后部分为高密度犁骨。鼻中隔两侧见气体密度带状鼻腔，鼻腔内见中鼻甲(图1-1-1-2)。

3. 眶下孔层面 此层面主要显示眶下孔，眶下孔表现为上颌窦前壁正中略偏内椭圆形低密度裂隙。上颌窦前壁显示为骨性高密度影，其内侧近 1/2 厚度与上颌窦后外壁及内壁相仿，向后借颧骨眶突、颧骨上颌突与颧骨体连接；向内延续为上颌骨额突，表现为向前耸立的尖角状骨性高密度影，其前缘为鼻切迹。上颌窦上部位于断面前部中线两侧，表现为三角形的气体密度腔，其后外壁表现为线状骨性高密度影，其外 1/3 较内 2/3 略厚。上颌窦后外壁是颞下窝、翼上颌裂及翼腭窝前壁；上颌窦内壁构成鼻腔外侧壁，表现为线状软骨和骨性高密度影。位于正中线上的鼻中隔部分为软骨，呈软组织密度，后部分为高密度犁骨。鼻中隔两侧见气体密度带状鼻腔，鼻腔内见软组织密度中鼻甲下缘(图1-1-1-3)。

4. 上颌骨尖牙窝层面 此层面主要显示上颌骨尖牙窝，尖牙窝位于眶下孔下方、前磨牙根尖上方，表现为上颌骨脸面弧形切迹，此处上颌窦前壁较薄，与上颌窦仅有薄骨板相隔。此层面上颌窦前壁(尖牙窝除外)较后外壁及内壁略厚，向外经上颌骨颧突与颧骨上颌突相连；向内延续为上颌骨额突，表现为尖角状骨性高密度影。腭骨垂直部显示为翼上颌裂内壁，翼上颌裂前壁为上颌窦后壁、后壁为翼突。翼突内外板间倒 V 形低密度影是翼突窝。此层面还显示上颌窦、鼻咽腔、鼻切迹、鼻中隔、下鼻甲、翼突内外板及颞下窝(图1-1-1-4)。

5. 尖牙窝下层面 此层面主要显示上颌窦中下部。上颌骨颧突表现为上颌骨前后面之间向外的骨性突起，向后外与颧骨上颌突相连接。上颌骨额突表现为三角形骨性高密度致密影。翼腭管位于腭骨垂直板外侧，表现为椭圆形低密度影。此层面还显示翼突、翼突窝、鼻腔、鼻中隔、下鼻甲、鼻咽腔(图1-1-1-5)。

6. 上颌骨腭突层面 此层面主要显示硬腭，硬腭前 3/4 是上颌骨腭突，后 1/4 是腭骨水平部。上颌骨腭突表现为骨性密度的水平骨板，因有多数凹陷容纳腭腺而密度不均，前厚后薄，后缘呈锯齿状，与腭骨水平板连接。腭突中央呈纵行带状密质骨密度，双侧腭突在正中线连接，形成腭正中缝，表现为纵行线状低密度影。腭正中缝前方、上颌中切牙的腭侧见小圆低密度影为切牙孔，向上与两侧切牙管连接。腭骨水平板亦呈骨性密度的水平骨板，密度不均，其外侧缘与上颌骨牙槽突间见近圆形低密度影为腭大孔，两侧水平部内缘在中线处相连接，表现为密质骨密度的骨崎为鼻崎后部。有时硬腭下方正中见纵行粗大骨崎为腭隆突。上颌骨颞下面后方 V 形骨性高密度突起为腭骨锥突，构成翼突窝的底。双侧上颌窦呈椭圆形或圆形气体密度腔，上颌窦壁较厚，尤其内壁及后壁(图1-1-1-6)。

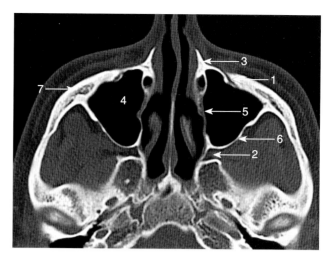

图 1-1-1-2 眶下管层面

1. 眶下管；2. 翼上颌裂；3. 上颌骨额突；4. 上颌窦；5. 上颌窦内壁；6. 上颌窦后外壁；7. 颧骨体

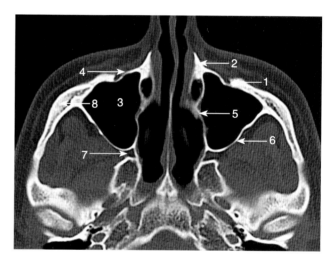

图 1-1-1-3 眶下孔层面

1. 眶下孔；2. 上颌骨额突；3. 上颌窦；4. 上颌窦前壁；5. 上颌窦内壁；6. 上颌窦后外壁；7. 翼上颌裂；8. 颧骨体

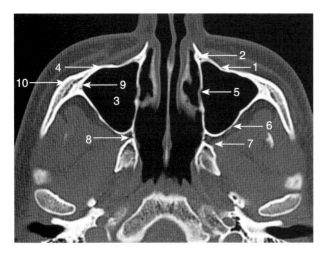

图 1-1-1-4　尖牙窝层面

1. 上颌骨尖牙窝；2. 上颌骨额突；3. 上颌窦；4. 上颌窦前壁；5. 上颌窦内壁；6. 上颌窦后外壁；7. 翼上颌裂；8. 翼腭窝；9. 上颌骨颧突；10. 颧骨上颌突

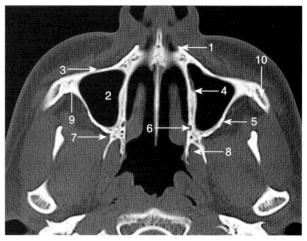

图 1-1-1-5　尖牙窝下层面

1. 上颌骨额突；2. 上颌窦；3. 上颌窦前壁；4. 上颌窦内壁；5. 上颌窦后外壁；6. 翼腭管；7. 翼突；8. 翼突窝；9. 上颌骨颧突；10. 颧骨上颌突

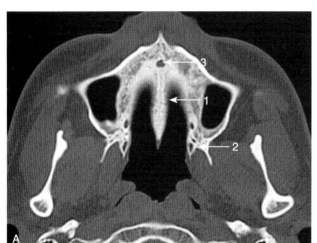

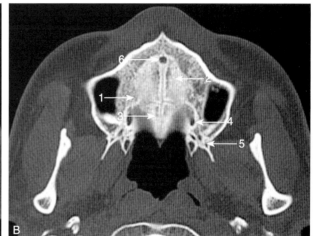

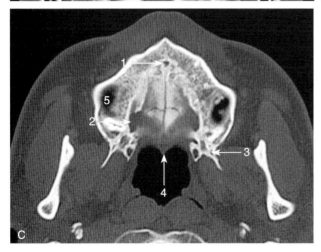

图 1-1-1-6　上颌骨腭突层面

A：1. 腭隆突；2. 腭骨锥突；3. 切牙孔。B：1. 硬腭；2. 上颌骨腭突；3. 腭骨水平板；4. 腭大孔；5. 腭骨锥突；6. 切牙孔。C：1. 切牙孔；2. 腭大孔；3. 腭骨锥突；4. 鼻嵴后部；5. 上颌窦

7. 上颌骨牙槽突层面 此层面主要显示上颌骨牙槽突,表现为铁蹄形的牙槽弓,显示上颌牙槽骨及其所包含的牙根断面。牙槽突前部较窄,后部较宽,牙槽窝腭侧骨板较唇颊侧略厚,上颌第一磨牙牙槽窝颊侧骨板较厚。尖牙牙槽窝较深,磨牙牙槽窝较大。牙槽窝的游离缘称牙槽嵴,两牙之间的牙槽骨称牙槽间隔。牙槽突后部表现为粗糙的圆形隆起为上颌结节影。此层面亦显示切牙孔(图 1-1-1-7)。

(二) 冠状层面

选取上颌骨额突层面、上颌窦前壁层面、上颌中切牙和侧切牙层面、上颌尖牙层面、上颌前磨牙层面、上颌磨牙层面、上颌窦后壁层面、翼上颌裂层面及翼突窝层面描述上颌骨及毗邻的正常 CT 表现。

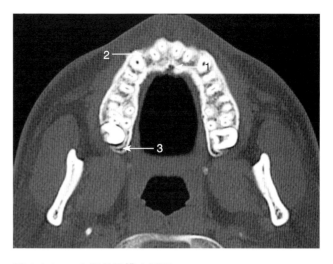

图 1-1-1-7 上颌骨牙槽突层面

1. 切牙孔;2. 牙槽突;3. 上颌结节

1. 上颌骨额突层面 此层面主要显示上颌骨额突,双侧上颌骨额突呈耸立带状弧形骨性高密度影,位于鼻骨后方,鼻骨上方是气体密度额窦,双侧鼻骨间纵行线状低密度影为鼻骨间缝,鼻骨与上颌骨额突见弧形线状低密度影为鼻颌缝。双侧上颌骨额突、鼻骨间纵形条带状软骨性高密度影是鼻中隔,由筛骨垂直板构成(图 1-1-1-8)。

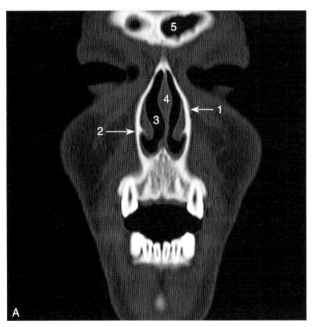 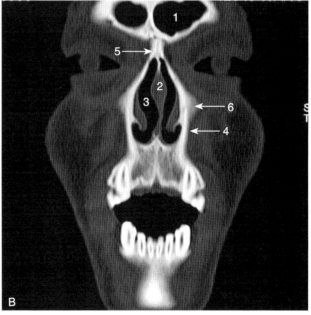

图 1-1-1-8 上颌骨额突层面

A:1. 鼻骨;2. 上颌骨额突;3. 鼻腔;4. 鼻中隔;5. 额窦。B:1. 额窦;2. 鼻中隔;3. 鼻腔;4. 上颌骨额突;5. 鼻骨;6. 上颌窦前壁

2. 上颌窦前壁层面 此断面主要用于观察上颌窦前壁骨质情况。泪骨表现为耸立的锥形骨性高密度影,泪骨基底部外侧椭圆形低密度影为泪囊窝。双侧上颌窦前壁间是鼻腔,下鼻甲表现为斜行不规则形带状软组织密度影,鼻腔中央为鼻中隔,由筛骨垂直板构成(图 1-1-1-9)。

3. 鼻泪管层面 此冠状面显示上颌窦前部,表现为椭圆形气体密度腔,其外侧为颧骨眶突,上颌骨眶缘部分在此层面显示。上颌窦内上方分别为鼻泪管和泪骨。双侧上颌窦之间是鼻腔,鼻腔内显示下鼻甲及鼻中隔(图 1-1-1-10)。

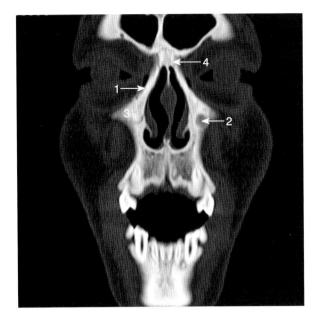

图 1-1-1-9 上颌窦前壁层面

1. 泪骨;2. 上颌窦;3. 上颌窦前壁;4. 鼻骨

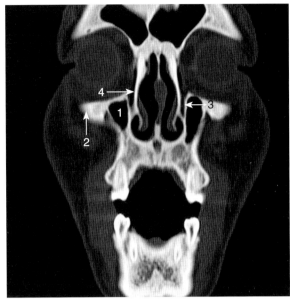

图 1-1-1-10 鼻泪管层面

1. 上颌窦;2. 颧骨眶突;3. 鼻泪管;4. 泪骨

4. 眶下管层面 此冠状面显示上颌窦前部,表现为三角形气体密度影,上颌窦上壁、内壁、外下壁显示清楚,表现为条带状骨性高密度影,上壁见椭圆形低密度眶下管,外壁最厚,外壁外侧为颧骨。双侧上颌窦间为鼻腔,显示上、中、下鼻甲及鼻中隔。鼻腔外上是筛窦,由多个含气小房组成。双侧上颌前部牙槽突表现为方形骨性高密度影,硬腭的上颌骨腭突表现为口腔面凸凹不平的带状骨性高密度影(图 1-1-1-11)。

5. 眶下沟层面 此冠状面显示上颌窦中部,表现为三角形或椭圆形气体密度影,上颌窦上壁、内壁、外壁及下壁显示清楚,表现为条带状骨性高密度影,外壁最厚。双侧上颌窦间为鼻腔,上、中、下鼻甲显示清晰,中央为鼻中隔。鼻腔外上是筛窦,筛窦由多个含气小房组成。鼻腔下部是硬腭的上颌骨腭突,腭突口腔面凸凹不平。腭突外下方是上颌骨牙槽突(图 1-1-1-12)。

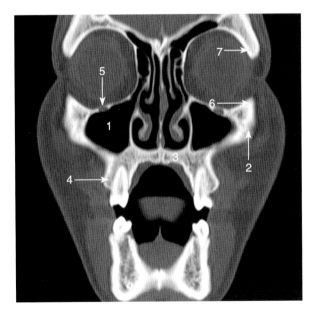

图 1-1-1-11 眶下管层面

1. 上颌窦;2. 颧骨上颌突;3. 上颌骨腭突;4. 上颌骨牙槽突;5. 眶下管;6. 颧骨眶突;7. 额骨眶突

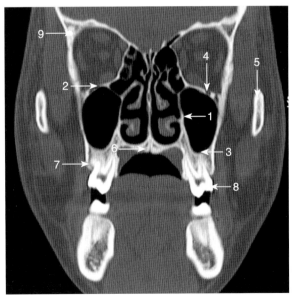

图 1-1-1-12 眶下沟层面

1. 上颌窦内壁;2. 上颌窦上壁;3. 上颌窦下壁;4. 眶下沟;5. 颧骨额突;6. 上颌骨腭突;7. 上颌骨牙槽突;8. 磨牙;9. 额骨眶突

6. 上颌磨牙层面 此冠状面显示上颌窦后部,表现为长圆形气体密度影,上壁外侧为眶下裂,下壁最厚。双侧上颌窦间为鼻腔,上、中、下鼻甲显示清晰,中央为鼻中隔。鼻腔下方是腭骨水平板,表现为横行条带状骨样密度影,水平板较硬腭薄且口腔面平滑,其外下缘与上颌牙槽骨间椭圆形低密度影为腭大孔(图 1-1-1-13)。

7. 上颌窦后壁层面 此冠状面显示上颌窦后壁为骨质密度的片状高密度影,其上方是眶下裂、眼眶、蝶骨大翼,下方是牙槽突。双侧上颌窦后壁间是鼻腔后部,鼻腔中见上、中、下鼻甲,鼻腔中央纵行骨性高密度影是鼻中隔。鼻腔上方蝶窦显示清晰。鼻腔下方横行带状软组织密度影是软腭,软腭下方含气腔是口腔(图 1-1-1-14)。

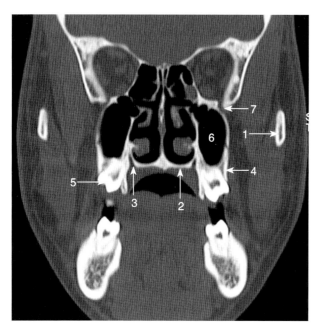

图 1-1-1-13 上颌磨牙层面

1.颧骨颞突;2.腭骨水平板;3.腭大孔;4.上颌骨牙槽突;5.磨牙;6.上颌窦;7.眶下裂

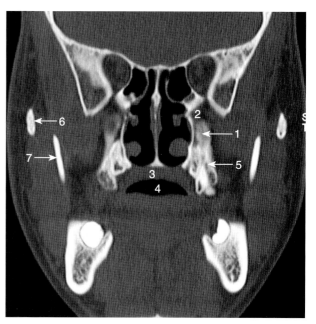

图 1-1-1-14 上颌窦后壁层面

1.上颌窦后壁;2.翼上颌裂;3.软腭;4.口腔;5.上颌骨牙槽突;6.颧弓;7.下颌骨喙突

8. 翼上颌裂层面 此冠状面显示翼上颌裂为腭骨垂直部外侧软组织密度影,其下方是牙槽突。双侧腭骨垂直部间是鼻腔后部,鼻腔中见中、下鼻甲,鼻腔中央纵行骨性高密度影是鼻中隔。鼻腔上方蝶窦显示清晰,鼻腔下方是口腔,鼻腔与口腔间弧形带状软组织密度影是软腭(图 1-1-1-15)。

9. 翼突窝层面 此冠状面显示翼突窝为椭圆形低密度影,位于翼突内外板之间。双侧翼突间是含气的鼻咽腔,鼻咽腔上方是蝶窦(图 1-1-1-16)。

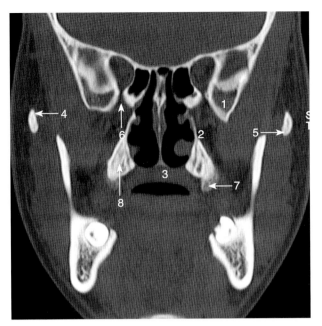 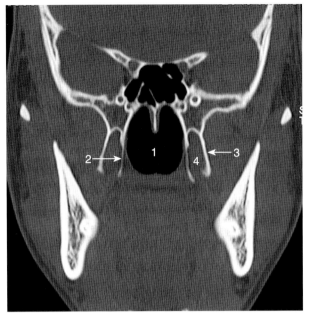

图 1-1-1-15　翼上颌裂层面

1. 蝶骨大翼；2. 翼上颌裂；3. 软腭；4. 颞骨颧突；5. 颧骨颞突；6. 眶下裂；7. 上颌结节；8. 腭骨钩突

图 1-1-1-16　翼突窝层面

1. 鼻咽腔；2. 翼突内板；3. 翼突外板；4. 翼突窝

第二节　下　颌　骨

下颌骨(mandible)主要位于颜面部的下 1/3,是颌面部骨骼中唯一能动者,可分为水平部和垂直部。水平部又称下颌骨体,垂直部又称下颌支。

(一) 下颌体

下颌体呈弓形,具有内外两面及上下两缘,上缘为牙槽突。

1. 外面　下颌骨正中骨嵴称正中联合,是胚胎时期左右两份的合成处。在正中联合两旁近下颌骨下缘处,左右各有一隆起,称颏结节。从颏结节经颏孔下方延向后上与下颌支前缘相连的骨嵴,称外斜线或外斜嵴,有降下唇肌及降口角肌附着。外斜线之下,有颈阔肌附着。在外斜线的上方,在下颌第一、二前磨牙之间的下方或第二前磨牙的下方,下颌骨上下缘之间稍上方有颏孔,孔内有颏神经、血管通过。颏孔的位置可随年龄的增长而逐渐上移和后移。

2. 内面　近中线处有上下两对突起,称为上颏棘和下颏棘,分别为颏舌肌和颏舌骨肌的起点。自下颏棘下方斜向后上与外斜线相应的骨嵴称内斜线或内斜嵴,其线的后端有翼下颌韧带附着。内斜线将下颌体内面分为上下两部分:内斜线上方,颏棘两侧有舌下腺窝,与舌下腺相邻;内斜线下方,中线两侧近下颌骨下缘处,有不明显的卵圆形陷窝,称二腹肌窝,为二腹肌前腹的起点。二腹肌窝的后上方有下颌下腺窝与下颌下腺相邻。

3. 上缘　又称牙槽缘或牙槽突,下颌骨的牙槽突与上颌骨相似,但下颌骨的牙槽窝均较相应的上颌骨牙槽窝小,下颌骨牙槽突、外骨板均由较厚的骨密质构成,很少有小孔通向其内的骨松质。

4. 下缘　又称下颌底,外形圆钝,略长于上缘,前部较厚,为下颌骨最坚实处。

(二) 下颌支

下颌支又称下颌升支,为一个几乎垂直的长方形骨板,可分为前后两突及内外两面。

1. 喙突　又称肌突,呈扁三角形,有翼肌和咬肌附着。颧骨骨折时,骨折可压迫喙突,影响下颌运动。

2. 髁突 又曾称关节突或髁状突,分髁、颈或髁突头、髁突颈两部分。髁略呈椭圆形,其前后径较短,约为 8~10mm;内外径较长,约为 15~30mm。髁上有关节面,与颞下颌关节盘相邻。关节面上有一横嵴将关节面分为前斜面和后斜面,前斜面较小,与关节结节后斜面构成一对关节的功能区,许多关节疾病常先破坏此处。髁的内外两侧各有一突起,分别称为内极和外极,内极较大,突向后内方;外极较小,突向前外侧。髁突的长轴斜向内后,与下颌体的长轴垂直。髁突下部缩小部分称髁突颈,颈下部前方有小凹陷,称关节翼肌窝,为翼外肌下头的附着处。髁突与喙突间借 U 字形的下颌切迹(乙状切迹)分隔。

3. 内面 内面中央稍偏后上方处有下颌孔,该孔呈漏斗形,其口朝向后上方。男性下颌孔约相当于下颌磨牙的殆面,女性及儿童者位置较低。在下颌孔前方有锐薄的小骨片,称下颌小舌,为蝶下颌韧带附着处;在下颌孔的后上方有下颌神经沟,下牙槽神经、血管通过此沟进入下颌孔,该沟约相当于下颌磨牙殆面上方 1cm;在下颌孔的前上方有由喙突向下后及髁突向前下汇合的骨嵴称下颌隆突;下颌孔的下方有一向下前的沟,称下颌舌骨沟;下颌孔向前通入下颌管。下颌小舌的后下方,骨面粗糙,称翼肌粗隆,为翼内肌附着处。

4. 外面 外面上中部有突起或骨嵴,称下颌支外侧隆突。该突位于相应下颌支内侧面的下颌孔前或后 5mm、下颌孔上缘上方 1~16mm 处。外面下部粗糙处称咬肌粗隆,为咬肌附着处。下颌支后缘与下颌体下缘相连接处称下颌角,有茎突下颌韧带附着。

(三)下颌管

下颌管是位于下颌骨骨松质之间的骨密质管道,也是全身含有血管神经的骨密质管道中与牙齿关系最为密切者。在下颌支内,该管行向前下,于下颌体内侧向前呈近水平位,当其经过下颌诸牙槽窝的下方时,沿途发出小管至各牙槽窝,以通下牙槽神经及血管。下颌管在经过下颌第二前磨牙时分为粗细两管,细管行向正中线,粗管即颏管,行向后上外与颏孔相连,以通颏神经和血管。一般情况下,下颌管距骨内板较外板为近;下颌管距下颌支前缘较后缘为近;下颌管距下颌下缘较牙槽缘为近。

(四)薄弱部位

下颌骨是颌面诸骨中体积最大、面积最广、位置也为最突出者,在结构上也存在下列薄弱部位较易发生骨折:

1. 正中联合 该处位置最为突出,也是胚胎发育时两侧下颌突的连接处。
2. 颏孔区 此处有颏孔,又有下颌前磨牙的牙槽窝位于其间。
3. 下颌角 位于下颌体与下颌支的转折处,骨质较薄。
4. 髁突颈部 该部较细小,其上下均较粗大,无论直接或间接暴力的打击,均易发生骨折。

正常 CT 表现

(一)下颌骨的横断层面

选取髁突层面、下颌支层面、下颌体层面的横断面描述下颌骨及毗邻正常 CT 表现。

1. 髁突层面 髁突髁头位于双侧颞下颌关节窝内,髁突头表现为扁圆形的骨性高密度影,前后斜面密质骨覆盖,其前后径较短,约为 8~10mm;内外径较长,约为 15~30mm。髁突内外两侧分别见一骨性突起为内极和外极。内极较大,突向后内方;外极较小,突向前外方。髁突颈表现为椭圆形骨性高密度影,髁颈下前方有一小凹陷为关节翼肌窝。喙突位于颞窝内,呈近三角形骨性高密度影,与翼外肌和咬肌相邻(图 1-1-2-1)。

2. 下颌支层面 U 字形乙状切迹显示为线状骨性高密度影。乙状切迹下方前后正中偏前下颌支内面骨性突起为下颌隆突,表现为高于松质骨、低于密质骨的骨性高密度影。下颌隆突后下方下颌支内面近圆形低密度影为下颌孔,呈漏斗状,开口朝向后上方,平下颌磨牙的殆平面。下颌孔前方偏上小骨片是下颌小舌,表现为片状骨性高密度影。下颌孔下方骨松质内见圆形低密度影为下颌管起始段,表现为骨密质

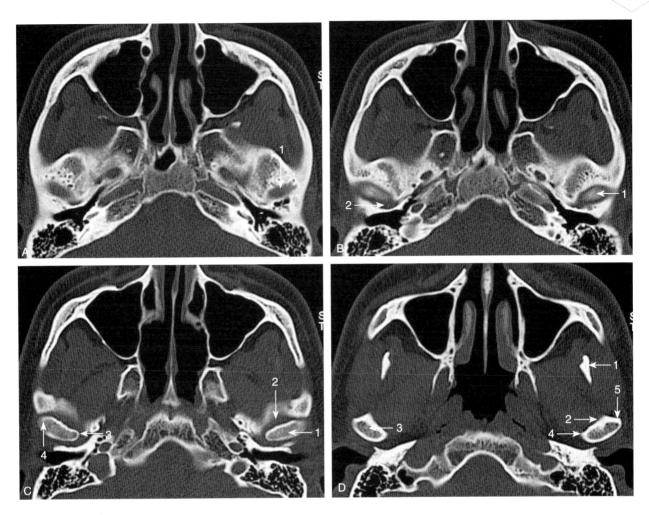

图 1-1-2-1 髁突层面

A:1. 颞下颌关节窝。B:1. 髁突;2. 颞下颌关节窝。C:1. 髁突;2. 颞下颌关节窝;3. 内极;4. 外极。D:1. 喙突;2. 关节翼肌窝;3. 髁突;4. 内极;
5. 外极

管道,偏向下颌骨内板,通向下颌孔。下颌管起始段后内方见下颌舌骨沟。下颌支后缘与下缘相连接处称下颌角,下颌角上方内板骨性突起为翼肌粗隆。下颌骨升支外板上中部有一骨性突起称下颌支外侧隆突。其下方粗糙处称咬肌粗隆(图 1-1-2-2)。

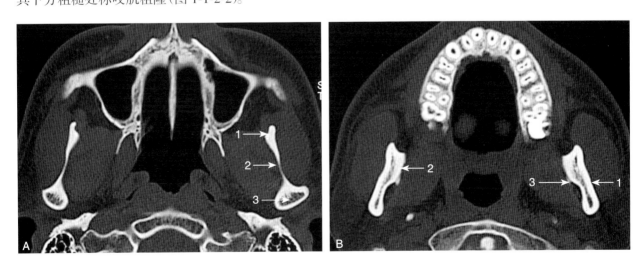

图 1-1-2-2 下颌支层面

A:1. 喙突;2. 乙状切迹;3. 髁突颈。B:1. 下颌支;2. 下颌隆突;3. 下颌小舌

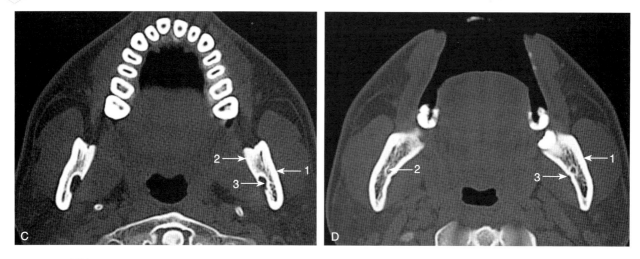

图 1-1-2-2(续)

C:1. 下颌支;2. 下颌隆突;3. 下颌孔。D:1. 下颌支;2. 下颌管;3. 下颌舌骨沟

　　3. 下颌体层面　下颌骨正中高密度骨嵴为正中联合,正中联合两旁近下颌骨下缘外板侧左右各见一骨性突起为颏结节。内板近中线处见上下两对骨性高密度突起分别是上颏棘和下颏棘,颏棘两侧为舌下腺窝。下颌骨上下缘之间稍上方外板侧分别见两个裂孔是颏孔。下颌骨外板颏结节向后上至下颌支前缘的高密度骨嵴是外斜线 CT 表现。下颌骨内板下颏棘下方斜向后上的骨嵴是内斜线的 CT 表现。两侧近下颌骨下缘处分别见不明显的卵圆形隐窝是二腹肌窝,其后方是下颌下腺窝。下颌管层面包括部分下颌体及下颌支,CT 表现为位于下颌骨松质内的管状低密度影,管壁为骨密质。下颌管下颌支侧与下颌孔相连、下颌体侧与颏孔相连(图 1-1-2-3)。

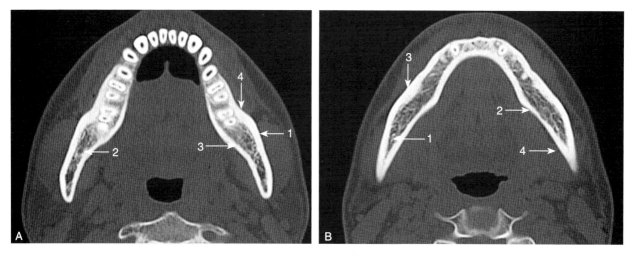

图 1-1-2-3　下颌体层面

A:1. 下颌体;2. 下颌管;3. 内斜线;4. 外斜线。B:1. 下颌体;2. 内斜线;3. 外斜线;4. 下颌下腺窝

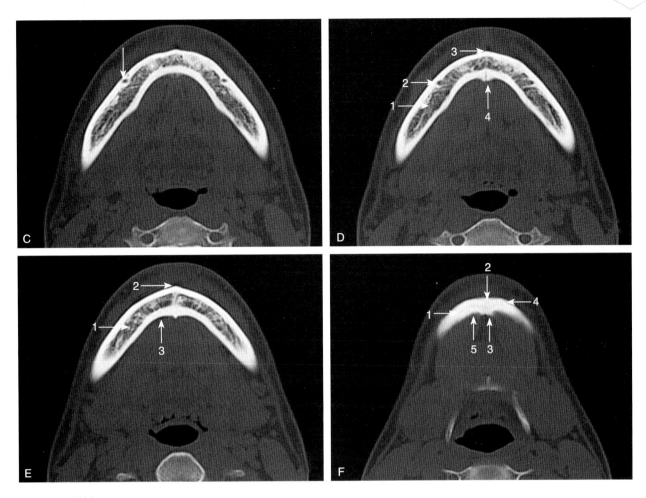

图 1-1-2-3（续）

C:箭头示颏孔。D:1.下颌体;2.颏孔;3.正中联合;4.上颏棘。E:1.下颌体;2.正中联合;3.二腹肌窝。F:1.下颌体;2.正中联合;3.下颏棘;
4.颏结节;5.二腹肌窝

（二）下颌骨的冠状层面

选取中侧切牙及尖牙层面、第一前磨牙层面、喙突层面、乙状切迹层面及髁突层面的冠状面描述下颌骨及毗邻正常 CT 表现。

1. 中侧切牙及尖牙层面　此断面显示下颌骨颏部及下中侧切牙、尖牙,下颌骨颏部表现为倒置梯形骨性高密度影,中见线状低密度切牙管。其向上依次为口腔、硬腭、鼻腔及额窦,鼻腔两侧是上颌窦前壁和泪骨(图 1-1-2-4)。

2. 第一前磨牙层面　图像下部正中见倒置拱形骨性高密度影是下颌骨颏部,双侧分别见圆形低密度影为颏孔,颏孔向上线状低密度影为切牙管,双侧颏孔间环形高密度影为切牙孔。下颌骨颏部上方依次为口腔、硬腭、鼻腔、鼻中隔、眼眶及额窦(图 1-1-2-5)。

3. 喙突层面　此层面主要显示下颌骨喙突,表现为耸立带状骨性高密度影,其外上方是颧弓,其下方是下颌骨角部(图 1-1-2-6)。

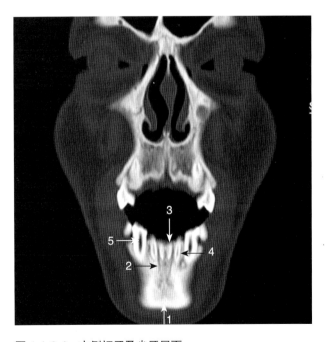

图 1-1-2-4　中侧切牙及尖牙层面

1.下颌骨颏部;2.切牙管;3.中切牙;4.侧切牙;5.尖牙

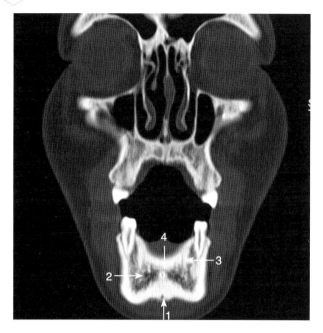

图 1-1-2-5   第一前磨牙层面

1. 下颌骨颏部；2. 颏孔；3. 切牙管；4. 切牙孔

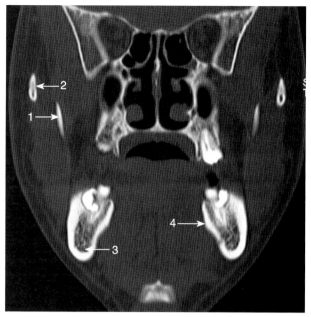

图 1-1-2-6   喙突层面

1. 喙突；2. 颧弓；3. 下颌骨角部；4. 下颌隆突

4. 乙状切迹层面   乙状切迹是下颌骨薄弱部位，表现为锥样骨性高密度影。乙状切迹下方是下颌升支，升支内细管状低密度影为下颌管，升支内侧椭圆形低密度影为下颌孔，下颌孔内侧耸立的高密度骨片是下颌小舌 (图 1-1-2-7)。

5. 髁突层面   髁突头显示为椭圆形骨性高密度影，髁面骨密质覆盖，表现为线状高密度影。髁内外极显示为骨性突起，内极大于外极。髁下方缩窄部分为髁颈。下颌孔后下方、下颌支内侧见团状不规则形骨性高密度影是翼肌粗隆 (图 1-1-2-8)。

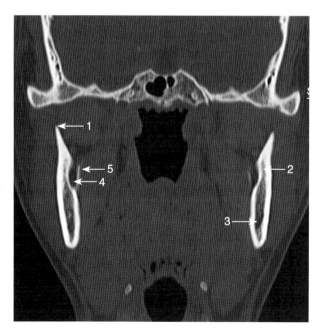

图 1-1-2-7   乙状切迹层面

1. 乙状切迹；2. 下颌升支；3. 下颌管；4. 下颌孔；5. 下颌小舌

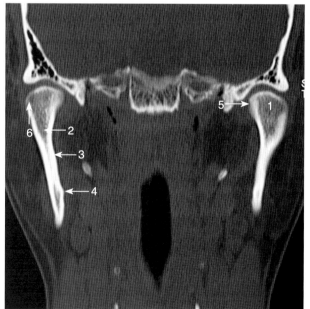

图 1-1-2-8   髁突层面

1. 髁突头；2. 髁突颈；3. 下颌支；4. 翼肌粗隆；5. 内极；6. 外极

第三节　鼻　区　骨

鼻区骨包括鼻骨、泪骨、额骨鼻部、上颌骨额突、筛骨纸板。上述诸骨间为不活动连接，称骨缝，骨缝有额鼻缝、额泪缝、鼻泪缝、鼻颌缝、泪颌缝。鼻区骨较薄，外伤后易发生骨折。

1. **鼻骨（nasal bones）**　鼻骨略呈长方形，左右各一，位于颜面中央，左右上颌骨额突之间。两侧鼻骨内侧缘在中线处相接，参与构成鼻背。鼻骨上缘窄而厚，与额骨鼻部连接；下缘宽而薄，构成梨状孔的上缘，并与鼻侧软骨连接，外侧缘与上颌骨额突连接；从上而下与额骨鼻突、筛骨垂直板和鼻中隔软骨连接。鼻骨下部较薄且向前突出，易受损发生骨折，骨折的部位常在远1/3段。成人两侧鼻骨连接紧密，骨折多为双侧同时发生；儿童鼻骨间有明显缝隙，骨折可仅限于一侧。

2. **泪骨（lacrimal bone）**　泪骨位于眼眶内侧壁的前部，上颌骨额突与筛骨纸板间，是菲薄的小骨片。

3. **额骨鼻部**　额骨鼻部是额骨正中向前下方的骨性突起，在鼻区骨中最为宽厚，较不易发生骨折。

4. **上颌骨额突**　上颌骨额突是上颌骨坚韧的骨突，耸立在上颌体的内上方，其上、前、后缘分别依次与额骨、鼻骨和泪骨连接。上颌骨额突参与泪沟的构成。上颌骨额突是鼻区骨中易发生骨折的骨骼之一。

5. **筛骨纸板**　筛骨纸板是筛骨迷路的外侧壁，参与构成眼眶的内侧壁，菲薄，易发生骨折。

正常 CT 表现

（一）鼻区骨的横断面

选取额骨鼻部层面、泪骨层面及上颌骨额突层面的横断面描述鼻区骨及毗邻的正常 CT 表现。

1. **额骨鼻部层面**　额骨鼻部表现为宽大骨性高密度影，位于前组筛窦前上方，呈"拱"形。额骨鼻突后方是筛窦及眼眶内壁，两侧为眼球及眼眶外壁（图 1-1-3-1）。

2. **泪骨层面**　泪骨表现为"眼泪"状骨性高密度影，双侧对称。双侧泪骨前内是鼻骨，表现为"八"字形骨性高密度影，左右各一，双侧鼻骨间见纵行线状低密度影是鼻骨间缝，鼻骨与泪骨间见鼻泪缝。泪骨后方是筛窦及筛骨纸板，筛骨纸板表现为菲薄线状高密度影，参与构成眼眶内壁。筛窦后方是蝶窦，两侧为眼眶。此断面视神经管显示（图 1-1-3-2）。

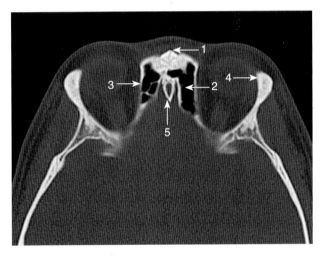

图 1-1-3-1　额骨鼻部层面

1. 额骨鼻部；2. 筛窦；3. 眼眶内壁；4. 眼眶外壁；5. 鸡冠

3. **上颌骨额突层面**　上颌骨额突表现为条带状骨性高密度突起，双侧对称，其前方是鼻骨下部，表现为薄而宽的骨片。鼻骨与上颌骨额突间线状低密度影是鼻颌缝。上颌骨额突后方可见泪骨，后外方显示眼眶、上颌窦、颧骨等（图 1-1-3-3）。

（二）鼻区骨的冠状层面

分选取鼻骨层面、上颌骨额突层面及泪骨层面的冠状面描述鼻区骨及毗邻的正常 CT 表现。

1. **鼻骨层面**　两侧鼻骨相连接参与构成鼻背，双侧鼻骨表现为弧形带状骨性高密度影。两侧鼻骨间纵行线状低密度影是鼻骨间缝。两侧鼻骨之间见鼻中隔（图 1-1-3-4）。

2. **上颌骨额突层面**　双侧上颌骨额突表现为双侧上颌窦前内上方纵行锥形骨性高密度影，位于鼻骨及泪骨下方，参与鼻腔外壁构成。上颌骨额突上方显示鼻骨后部和泪骨前部，表现为窄带状骨性高密度

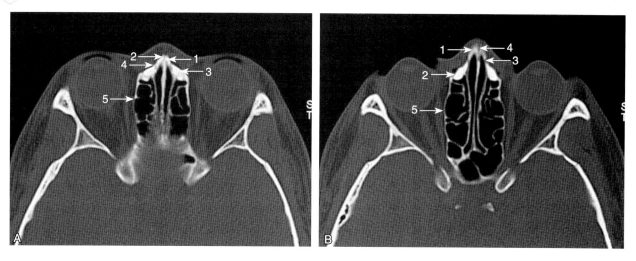

图 1-1-3-2 泪骨层面

A：1. 鼻骨；2. 鼻骨间缝；3. 泪骨；4. 鼻泪缝；5. 筛骨纸板。B：1. 鼻骨；2. 泪骨；3. 鼻泪缝；4. 鼻骨间缝；5. 筛骨纸板

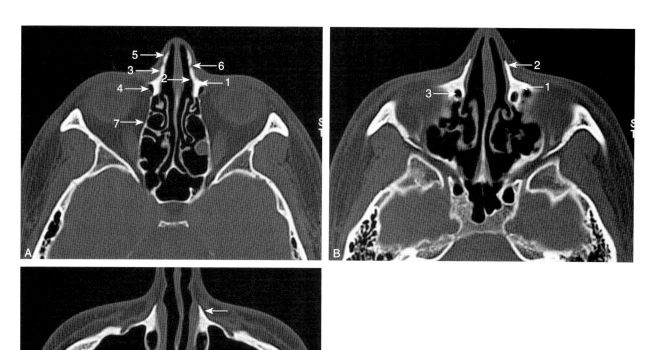

图 1-1-3-3 上颌骨额突层面

A：1. 泪骨；2. 颌泪缝；3. 上颌骨额突；4. 鼻泪管；5. 鼻骨；6. 鼻颌缝；7. 筛骨纸板。B：1. 泪骨；2. 上颌骨额突；3. 鼻泪管。C：箭头示上颌骨额突

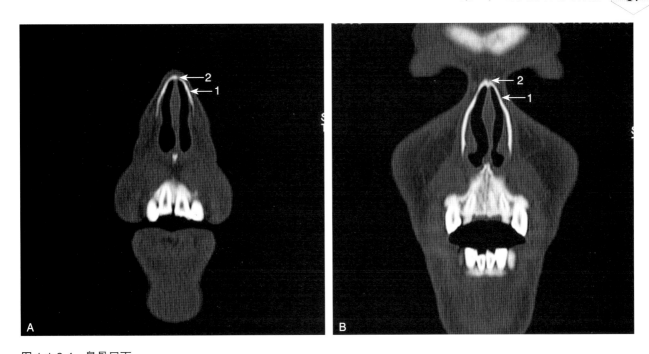

图 1-1-3-4 **鼻骨层面**

A:1.鼻骨;2.鼻骨间缝。B:1.鼻骨;2.鼻骨间缝

影。双侧上颌骨额突间是鼻腔,鼻腔间为鼻中隔。鼻骨上方骨性突起是额骨鼻突,额骨鼻突与鼻骨间横行线状低密度影是额鼻缝。此层面显示鼻泪缝、鼻颌缝、颌泪缝、鼻骨间缝,均表现为骨骼间线状低密度影(图1-1-3-5)。

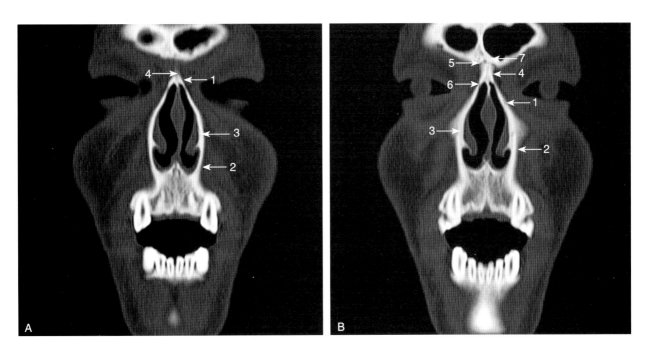

图 1-1-3-5 **上颌骨额突层面**

A:1.鼻骨;2.上颌骨额突;3.鼻颌缝;4.鼻骨间缝。B:1.泪骨;2.上颌骨额突;3.颌泪缝;4.鼻骨;5.额鼻缝;6.鼻泪缝;7.额骨鼻突

3. 泪骨层面 此层面主要显示泪骨,泪骨前部表现为倒置杵状骨性高密度影,向后表现为锥形骨性高密度影,其与眼眶内壁下部间椭圆形低密度影为泪囊窝;与眼眶内下壁交界处之间圆形或长圆形低密度影为鼻泪管。双侧鼻泪管间是鼻腔,两侧是上颌窦前部(图 1-1-3-6)。

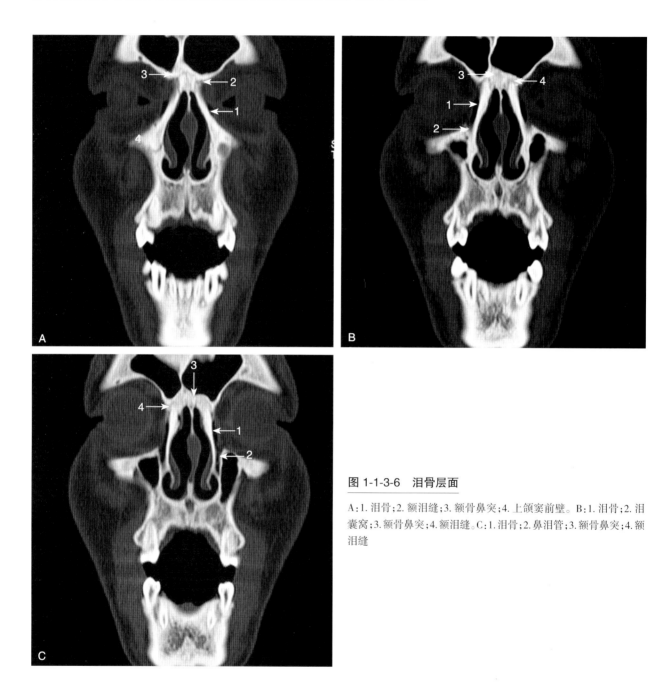

图 1-1-3-6 泪骨层面

A:1. 泪骨;2. 额泪缝;3. 额骨鼻突;4. 上颌窦前壁。B:1. 泪骨;2. 泪囊窝;3. 额骨鼻突;4. 额泪缝。C:1. 泪骨;2. 鼻泪管;3. 额骨鼻突;4. 额泪缝

第四节 颧 骨

颧骨(zygomatic bones)左右各一,近似菱形,位于颜面的外上部,为上颌骨与脑颅骨之间的主要支架,对构成面部外形起重要作用。每个颧骨形成面颊的隆起,参与眶外侧壁、眶底、颞窝、颞下窝和颧弓的构成。

颧骨由体部和三个突起构成。体部坚硬有三个面:颊面隆突朝前外;颞面凹向后内,参与颞下窝前外侧壁的构成;眶面平滑内凹,参与构成眼眶的外侧壁。三个突起:额蝶突向上,邻接额骨颧突和蝶骨大翼;上颌突向内下,与上颌骨的颧突相连接;颞突向后,与颞骨颧突相接构成颧弓,其连接处有颧颞缝。

　　颧骨与颧弓均位于面部较突起的部位,易受损伤发生骨折。颧骨骨折往往引起颧骨向下、向后及向内移位,导致其突起的外形消失。颧弓骨折常发生在其中段,使其中部塌陷。颧骨、颧弓骨折时,骨折片可压迫颞肌或使喙突运动障碍,出现开口受限。

正常 CT 表现

(一) 颧骨的横断层面

　　选取颧骨额蝶突层面、颧弓层面及颧弓下方层面的横断层面描述颧骨及毗邻的正常 CT 表现。

　　1. 颧骨额蝶突层面　颧骨额蝶突表现为三角形骨性高密度影,底向内凹,顶角向前。眶面参与构成眼眶外侧壁,颧骨蝶突与蝶骨大翼相连,两者间见颧蝶缝;颞面参与构成颞窝内前壁;颊面隆突向外,外侧边游离。额蝶突前上方是额骨颧突,两者间线状低密度影是额颧缝(图 1-1-4-1)。

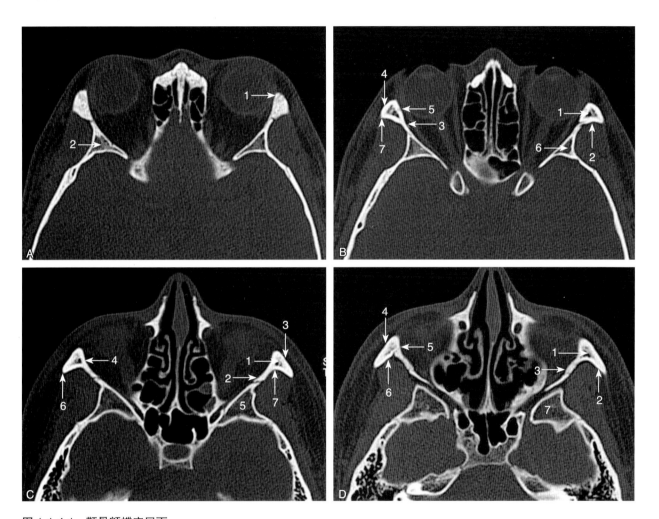

图 1-1-4-1　颧骨额蝶突层面

A:1. 额骨颧突;2. 蝶骨大翼。B:1. 颧骨额蝶突;2. 颧骨颞面;3. 颧骨蝶突;4. 颧骨颊面;5. 颧骨眶面;6. 蝶骨大翼;7. 颧骨额突。C:1. 颧骨额蝶突;2. 颧骨蝶突;3. 颧骨颊面;4. 颧骨眶面;5. 蝶骨大翼;6. 颧骨额突;7. 颧骨颞面。D:1. 颧骨体;2. 颧骨颞突;3. 颧骨蝶突;4. 颧骨颊面;5. 颧骨眶面;6. 颧骨颞面;7. 蝶骨大翼

　　2. 颧弓层面　颧骨体表现为近三角形骨性高密度影,其颊面光滑锐利,隆突朝向前外;颞面亦光滑锐利,凹向后内方,构成颞窝及颞下窝前外侧壁的一部分;眶面平滑内凹,参与构成眼眶外下壁。颧骨体后方弓形带状骨性高密度影是颧弓,颊面隆突向外,颧弓前部分是颧骨颞突,后部分是颞骨颧突,两者间线状低密度影为颧颞缝。颧弓后方是颞下颌关节窝及髁突(图 1-1-4-2)。

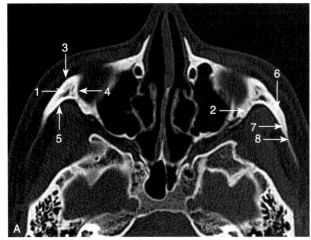 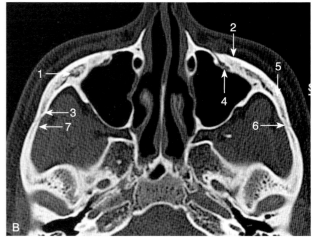

图 1-1-4-2　颧弓层面

A:1. 颧骨体;2. 颧骨蝶突;3. 颧骨颊面;4. 颧骨眶面;5. 颧骨颞面;6. 颧弓;7. 颧骨颞突;8. 颞骨颧突。B:1. 颧骨体;2. 颧骨眶突;3. 颧骨颞突;4. 眶下管;5. 颧弓;6. 颧颞缝;7. 颞骨颧突

3. 颧弓下方层面　此断面显示颧骨体前下方骨性突起与上颌骨骨性突起相连接,两者间线状低密度影为颧颌缝。上颌骨颧突表现为密质骨样骨性突起(图 1-1-4-3)。

(二)颧骨的冠状层面

选取颧骨体和上颌突及额蝶突层面、颧弓层面的冠状层面描述颧骨及毗邻的正常 CT 表现。

1. 颧骨体、上颌突及额蝶突层面　颧骨额蝶突与额骨颧突间见线状低密度影为额颧缝,其上方是额骨颧突、下方是颧骨额蝶突。眼眶外下壁内缘光滑的带状骨性高密度影是颧骨体眶面,双侧颧骨额蝶突表现为较宽大的骨性突起,参与构成眼眶外壁,其眶面光滑。双侧颧骨体表现为颊面隆突向外、颞面隆突向内的骨性高密度突起,与上颌骨颧突相连,两者间线状低密度影是颧颌缝。双侧颧骨体中央是上颌窦,此层面硬腭显示(图 1-1-4-4)。

2. 颧弓层面　颧弓由颧骨颞突与颞骨颧突构成,颧骨颞突表现为双侧上颌窦两侧骨性高密度影,游

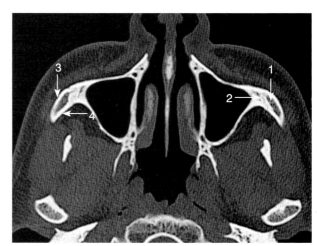

图 1-1-4-3　颧弓下层面

1. 颧骨上颌突;2. 上颌骨颧突;3. 颧骨颊面;4. 颧骨颞面

离状,呈上下尖的弧形带状骨密度影,颞骨颧突表现为逗号样骨性高密度影,位于颞窝两侧,其下内方可见下颌骨喙突及乙状切迹。颧骨颞突与颞骨颧突间斜行线状低密度影为颧颞缝,颧颞缝上为颞骨颧突、下为颧骨颞突(图 1-1-4-5)。

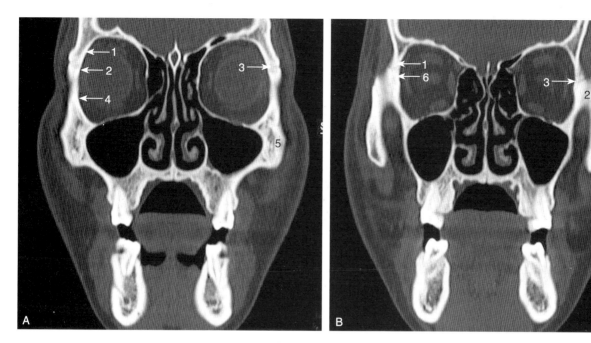

图 1-1-4-4　颧骨体、上颌突及额蝶突层面

A：1. 额骨颧突；2. 颧骨额蝶突；3. 额颧缝；4. 颧骨眶面；5. 颧骨上颌突。B：1. 额骨颧突；2. 颧骨额蝶突；3. 额颧缝；4. 颧骨体；5. 颧骨额突；6. 颧骨蝶突

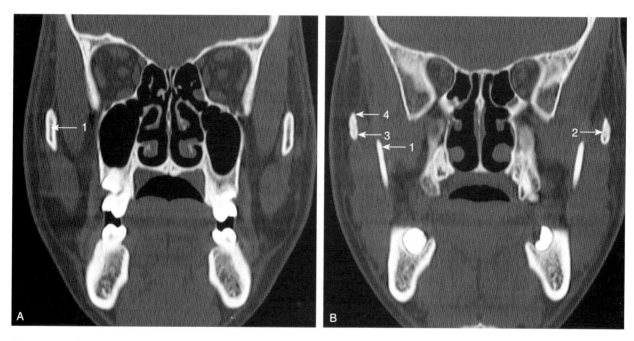

图 1-1-4-5　颧弓层面

A：1. 颧骨颞突。B：1. 下颌骨喙突；2. 颞颧缝；3. 颧骨颞突；4. 颞骨颧突

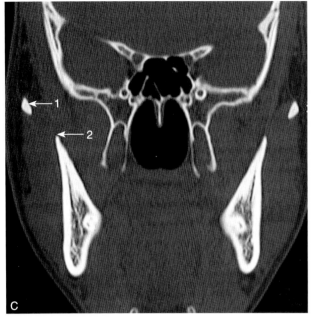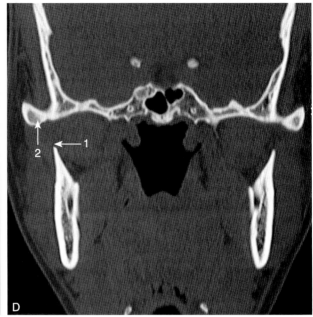

图 1-1-4-5(续)

C:1. 颞骨颧突;2. 乙状切迹。D:1. 乙状切迹;2. 颞骨颧突起始部

第五节 腭 骨

　　腭骨(palatine bones)为一对 L 形骨板,位于鼻腔后部,上颌骨与蝶骨翼突之间,参与鼻腔底和侧壁、硬腭、翼腭窝及翼突窝的构成,分为水平和垂直两部分以及三个突起。水平部构成鼻腔底的后部、硬腭的后 1/4,其外侧缘与上颌骨牙槽突共同构成腭大孔;两侧水平部的内缘在中线处相连,形成鼻嵴后部。垂直部构成鼻腔的后外侧壁,其外侧面有翼腭沟与上颌体内面及蝶骨翼突前面的沟,共同形成翼腭管。垂直部上缘有蝶突和眶突,两突间的凹陷为蝶腭切迹,蝶腭切迹与蝶骨体的下面合成蝶腭孔。在水平部与垂直部的连接处有锥突,锥突后面的中部构成翼突窝底。

正常 CT 表现

(一)腭骨的横断层面

　　选取腭骨眶突层面、腭骨蝶腭孔层面、蝶腭切迹层面、腭骨垂直部层面及腭骨水平部层面的横断面描述腭骨及毗邻的正常 CT 表现。

　　1. 腭骨眶突层面　此层面主要显示腭骨眶突和蝶突,眶突位于眼眶下、内、后方,上颌窦上部内外壁交界处,参与构成鼻腔后外侧壁,自上面下断面分别表现为带状、半圆形及三角形骨性高密度致密影。眶突与蝶骨大翼间锥形低密度裂隙为眶下裂的一部分。腭骨蝶突位于蝶骨体前部外下方与蝶骨大翼之间,表现为小长方形骨性高密度致密影,参与鼻腔后外壁构成(图 1-1-5-1)。

　　2. 腭骨蝶腭孔及蝶腭切迹层面　此层面主要显示蝶腭孔及蝶腭切迹。腭骨蝶突与腭骨眶突之

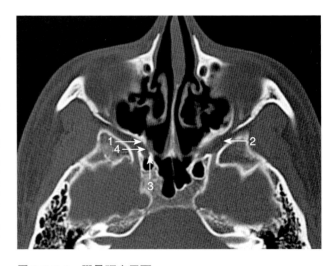

图 1-1-5-1 腭骨眶突层面

1. 腭骨眶突;2. 眶下裂;3. 腭骨蝶突;4. 蝶腭孔

间较宽的低密度裂隙为蝶腭孔，其向外延伸是眶下裂和翼上颌裂，表现为管状低密度影。蝶腭孔下方、翼上颌裂内侧线状、断续样骨性高密度影为蝶腭切迹（图 1-1-5-2）。

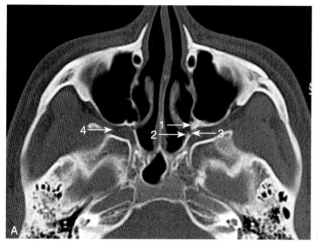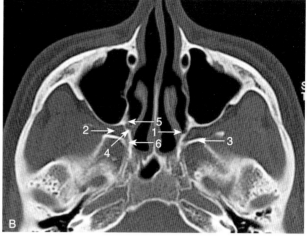

图 1-1-5-2　腭骨蝶腭孔及蝶腭切迹层面

A：1. 腭骨眶突；2. 腭骨蝶突；3. 蝶腭孔；4. 眶下裂。B：1. 蝶腭切迹；2. 翼上颌裂；3. 翼突；4. 腭骨蝶突；5. 腭骨眶突；6. 翼腭窝

　　3. 腭骨垂直部层面　此层面主要显示翼腭窝、翼腭沟、翼腭管。翼腭窝位于蝶腭切迹下方、腭骨垂直部外侧与翼突之间，向外与翼上颌裂延续。腭骨垂直板位于鼻腔后部外侧，参与鼻腔后外壁的构成，表现为线状骨性高密度影。腭骨垂直部外侧面与上颌窦后部内壁间线状低密度影是翼腭沟，翼腭沟向后下延续为翼腭管，翼腭管位于腭骨垂直部、上颌窦后内壁与翼突之间，表现为小椭圆形低密度影。翼腭沟和翼腭窝外侧为翼上颌缝（图 1-1-5-3）。

　　4. 腭骨水平部层面　此层面主要显示腭骨水平部和腭骨锥突。腭骨水平部位于上颌骨腭突后方，参与硬腭的构成，构成硬腭的后 1/4，表现为长方形骨性高密度影，因容纳腭腺骨质薄厚不均。腭骨水平部前方是上颌骨腭突，构成硬腭前 3/4，两者间见锯齿状低密度颌腭缝。两侧腭骨水平部内缘在中线连接，形成鼻嵴后部，表现为锥形骨性高密度致密影。腭骨水平部外侧缘与上颌骨牙槽突及腭突间见近圆形低密度影为腭大孔。腭骨水平部后外侧缘向后外方呈倒 V 字形突是腭骨锥突影像，位于翼突窝底（图 1-1-5-4）。

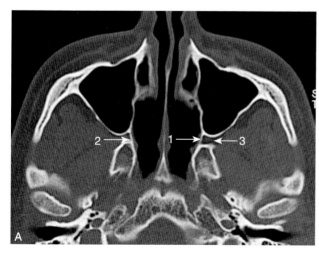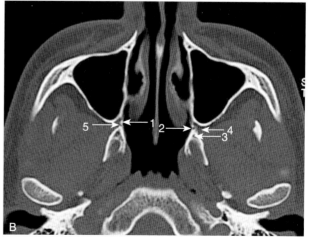

图 1-1-5-3　腭骨垂直部层面

A：1. 腭骨垂直板；2. 翼腭窝；3. 翼上颌裂。B：1. 腭骨垂直板；2. 翼腭沟；3. 翼突；4. 翼上颌裂；5 翼腭窝

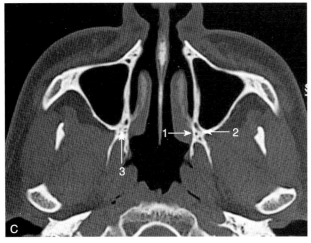
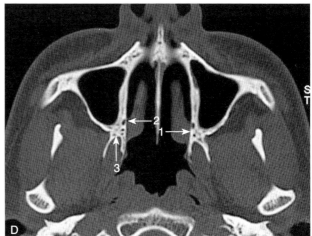

图 1-1-5-3(续)

C：1. 腭骨垂直板；2. 翼腭沟；3. 翼突。D：1. 腭骨垂直板；2. 翼腭管；3. 翼突

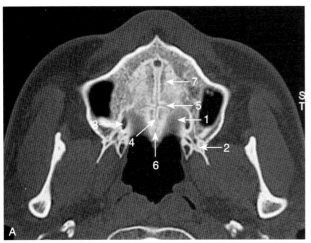
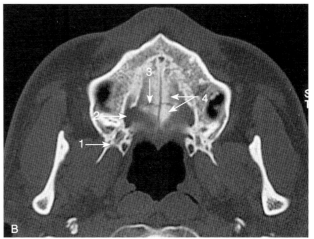

图 1-1-5-4　腭骨水平部

A：1. 腭骨水平部；2. 腭骨锥突；3. 腭大孔；4. 腭骨间缝；5. 颌腭缝；6. 鼻嵴；7. 上颌骨腭突。B：1. 腭骨锥突；2. 腭大孔；3. 颌腭缝；4. 硬腭

(二) 腭骨的冠状层面

选取腭骨眶突层面、蝶腭切迹层面及腭骨眶突层面的冠状层面描述腭骨及毗邻的正常 CT 表现。

1. 腭骨水平部层面　此层面主要显示腭骨水平部、腭大孔、翼腭沟。腭骨水平部位于鼻腔后部下方，参与鼻腔下壁构成，构成硬腭后 1/4，表现为横行窄带状骨性高密度影，上下缘光滑。腭骨垂直部和水平部交界处与上颌骨牙槽突之间三角形低密度裂隙为腭大孔，腭骨垂直部与翼突间纵行线状低密度影为翼腭沟(图 1-1-5-5)。

2. 腭骨眶突层面　此层面主要显示腭骨眶突，位于眼眶后部内下方、眶下裂内侧，参与鼻腔后部外上壁构成，表现为杵状骨性高密度影。眶突下方纵行窄带状骨性高密度影为腭骨垂直部，参与构成鼻腔后部外侧壁，中央有一骨性突起，突向鼻腔，与下鼻甲相连。腭骨垂直部与翼突间纵行管状低密度影为翼腭管。翼突窝下方见近 V 字形骨性高密度影为腭骨锥突，构成翼突窝下壁(图 1-1-5-6)。

3. 蝶腭切迹层面　此层面主要显示蝶腭切迹、蝶腭孔。蝶腭切迹是腭骨眶突与蝶突之间的腭骨垂直部上缘，其与上方蝶骨间的低密度裂隙为蝶腭孔。蝶腭切迹下方纵行窄带状骨性高密度影为腭骨垂直部。腭骨垂直部与翼突间纵行管状低密度影为翼腭管(图 1-1-5-7)。

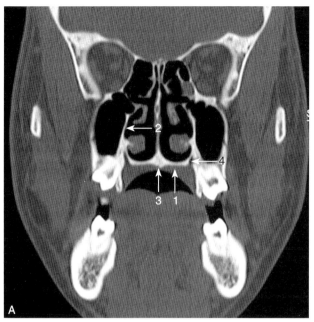
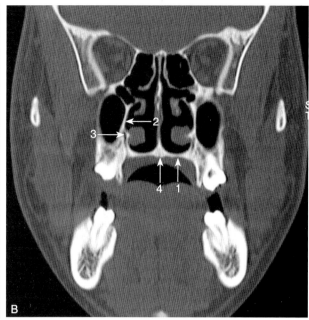

图 1-1-5-5　腭骨水平部层面

A：1. 腭骨水平部；2. 上颌窦内侧壁；3. 腭中缝；4. 腭大孔。B：1. 腭骨水平部；2. 上颌窦内侧壁；3. 翼腭沟；4. 腭中缝

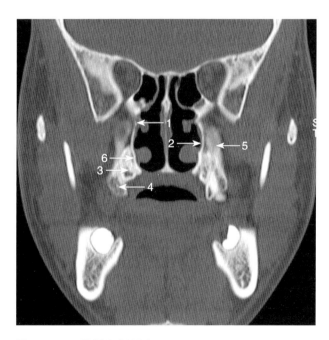
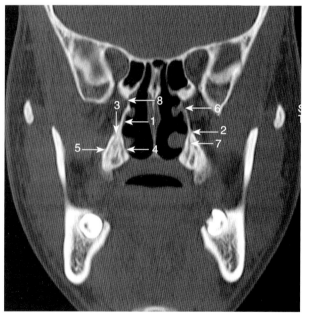

图 1-1-5-6　腭骨眶突层面

1. 腭骨眶突；2. 腭骨垂直部；3. 腭骨锥突；4. 上颌结节；5. 翼突；6. 翼腭管

图 1-1-5-7　蝶腭切迹层面

1. 腭骨垂直部；2. 翼腭窝；3. 翼突；4. 翼突内板；5. 翼突外板；6. 蝶腭切迹；7. 翼腭管；8. 蝶腭孔

　　4. 腭骨蝶突的冠状面　此层面主要显示腭骨蝶突。腭骨蝶突位于腭骨垂直部与蝶骨体之间，表现为腭骨垂直部上方锥形骨性高密度影，与蝶窦外下壁相连。腭骨垂直部与蝶骨翼突间低密度影是翼腭窝，翼腭窝向下与翼腭管相延续。此层面显示腭骨垂直部、翼突、翼突内外板及翼突窝（图 1-1-5-8）。

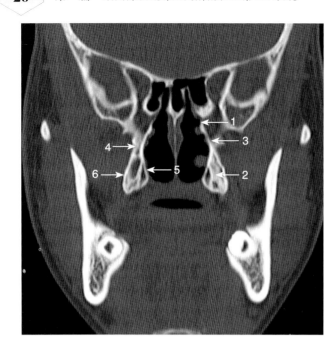

图 1-1-5-8   腭骨蝶突

1. 腭骨蝶突；2. 腭骨锥突；3. 翼腭窝；4. 翼突；5. 翼突内板；6 翼突外板

第六节　蝶　骨

蝶骨（sphenoid bone）形似蝴蝶，位于颅底中部，"嵌入"额骨、颞骨和枕骨之间。蝶骨包括中央的体部、一对蝶骨小翼、一对蝶骨大翼及蝶骨体和大翼交界处向下伸出的两个翼突。蝶骨前接额骨和筛骨。后接颞骨和枕骨，下接犁骨和腭骨。

（一）蝶骨体

蝶骨体居蝶骨中部，以中隔将蝶骨体分为左右两个气窦称为蝶窦，蝶骨体上面又称大脑面，前方平滑处为蝶轭，轭的后界为交叉沟的前缘，交叉沟向外侧到视神经管。交叉沟后为鞍结节，其后的深凹是蝶鞍，蝶鞍中部有凹陷的垂体窝，容纳垂体。蝶骨体外侧面与蝶骨大翼和翼突内侧板相连，后面接枕骨，下面组成鼻腔顶。

（二）蝶骨小翼

蝶骨小翼为成对的三角形骨板，构成眼眶顶的一部分。上面平滑与大脑额叶相邻，下面为眶顶的后部和眶上裂的后界。小翼以上、下两根与蝶骨体前上部相连，两根之间为视神经孔（管），有视神经和眼动脉通过。

（三）蝶骨大翼

蝶骨大翼是蝶骨体两侧向外延伸的部分，有四个面。

1. 大脑面　为颅中窝的前部，容纳大脑颞叶前部。近蝶骨体处的前内侧有圆孔，向前通翼腭窝，三叉神经的分支（上颌神经）由此出颅；圆孔的后外侧为卵圆孔，向下通颞下窝，三叉神经的分支（下颌神经）由此出颅；再向后外侧是较小的棘孔，脑膜中动脉由此入颅。

2. 颞面　构成颞窝的一部分，其下界为颞下嵴。

3. 颞下面　位于颞下嵴内侧，构成颞下窝的上壁。颞下面与颞下嵴均为翼外肌上头的起始处，在颞下面亦可见卵圆孔和棘孔。颞下面的后端有突向下方的蝶棘，为蝶下颌韧带的起始处。

4. 眶面　参与眼眶外侧壁的构成，眶面下缘与上颌骨体部眶面后缘之间的裂隙为眶下裂的外侧部，翼腭窝借此通向眼眶，主要有眶下动脉、上颌神经及眼下静脉经过。蝶骨大翼与小翼之间的裂隙为眶上裂，呈三角形,动眼神经、滑车神经、展神经、三叉神经的分支(眼神经和眼上静脉经此裂进入眶部。

(四) 翼突

翼突为一对从蝶骨体与大翼连接处伸向下方的突起,由外板和内板构成。内外板的前上部融合,下部分离形成翼切迹,其内有腭骨锥突。内外板之间的窝称为翼突窝。翼突根部有翼管,管内主要有翼管神经通过。

翼突外侧板宽而薄,其外侧面朝向前外方,构成颞下窝的内侧壁,为翼外肌下头的起始处。翼突内侧板窄而长,其下端较尖并弯向外下方,形成翼钩,有腭帆张肌肌腱呈直角绕过。

翼突上部前面与上颌体后面之间的裂隙称为翼上颌裂,上颌动脉经此进入翼腭窝;翼突下部前面与上颌体下部的后面相接,形成翼上颌缝,又称翼颌连接。

正常 CT 表现

(一) 蝶骨的横断层面

选取蝶鞍层面、蝶窦层面及翼突层面的横断面描述蝶骨及毗邻的正常 CT 表现。

1. 蝶鞍层面　此层面主要显示蝶鞍、鞍结节、前床突及视神经管。蝶鞍位于图像前 1/3 中央部,蝶鞍中央部为软组织密度垂体窝,窝前方是鞍结节,表现为弧形线状骨性高密度影,后方长方形骨性高密度影是鞍背。鞍结节上方片状骨性高密度影为蝶轭,前床突位于蝶鞍前上方,表现为长圆形骨性高密度影,前床突与蝶骨体之间管状低密度影为视神经管,有视神经和眼动脉通过,管上、下及外壁均为蝶骨小翼,内壁是蝶骨体。蝶鞍前外方三角形骨性高密度影是蝶骨大翼,参与构成眼眶外壁的一部分,其与鞍结节和蝶骨体之间的裂隙是眶上裂。蝶骨大翼分别与颧骨额突及颞骨连接,此层面显示蝶骨大翼眶面和颞面(图 1-1-6-1)。

2. 蝶窦层面　此层面主要显示蝶窦和眶下裂。蝶骨体下部是蝶窦,表现为左右各一的气体密度窦腔,双侧常不对称。蝶骨大翼与上颌窦后壁之间低密度裂隙是眶下裂,蝶窦后方方形骨性高密度影是枕骨斜坡。此层面蝶骨大翼眶面及颞面显示(图 1-1-6-2)。

3. 翼突层面　此层面主要显示蝶骨大翼大脑面和颞下面。蝶骨大翼颞下面构成颞下窝的上壁,表现为密度不均匀的骨性高密度影,由前内向后外依次可见圆孔、卵圆孔和棘孔,卵圆孔最大,棘孔最小。蝶骨大翼颞下面外缘为颞下嵴。此层面显示翼突基底部,翼突与上颌窦之间低密度裂隙为翼上颌裂,翼上颌裂内侧为翼腭窝,翼腭窝内侧低密度裂隙是蝶腭孔,蝶腭孔前后见致密骨片分别为腭骨眶突和蝶突。此层面枕骨斜坡全貌显示(图 1-1-6-3)。

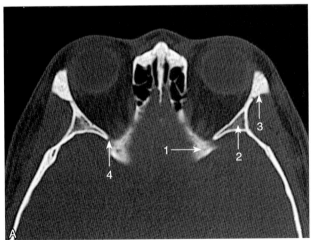
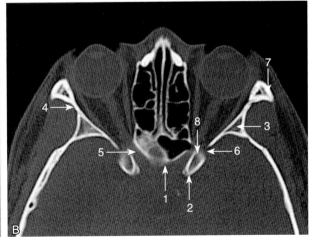

图 1-1-6-1　蝶鞍层面

A:1. 蝶轭;2. 蝶骨大翼;3. 额骨颧突;4. 眶上裂。B:1. 鞍结节;2. 前床突;3. 蝶骨大翼;4. 颧骨蝶突;5. 视神经管;6. 眶上裂;7. 颧骨额突;8. 蝶骨小翼

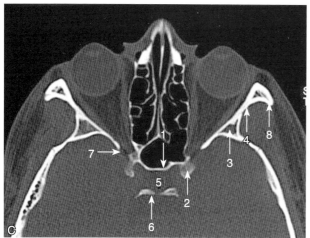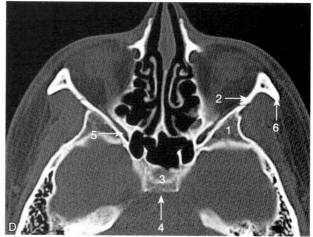

图 1-1-6-1(续)

C:1. 鞍结节；2. 前床突；3. 蝶骨大翼；4. 颧骨蝶突；5. 蝶鞍；6. 鞍背；7. 眶上裂；8. 颧骨额突。D:1. 蝶骨大翼；2. 颧骨蝶突；3. 鞍底；4. 鞍背；5. 眶下裂；6. 颧骨额突

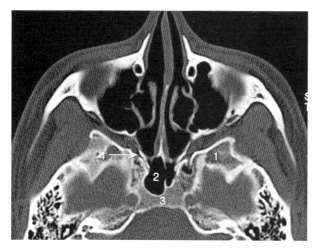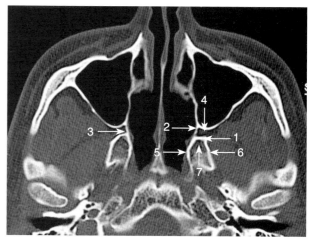

图 1-1-6-2 蝶窦层面

1. 蝶骨大翼；2. 蝶窦；3. 蝶骨体；4. 眶下裂

图 1-1-6-3 翼突层面

1. 蝶骨翼突；2. 腭骨垂直部；3. 翼腭窝；4. 翼上颌裂；5. 翼突内板；6. 翼突外板；7. 翼突窝

（二）蝶骨的冠状层面

选取蝶轭层面、前床突层面、垂体窝层面、鞍背层面及蝶棘层面的冠状层面描述蝶骨及毗邻的正常 CT 表现。

1. 蝶轭层面 蝶轭显示为蝶窦前上方弧形线状高密度影，亦为蝶骨体大脑面，与部分大脑额叶相邻。蝶轭两侧内厚外薄的弧形线状骨性高密度影为蝶骨小翼，其凹面为大脑面，与大脑额叶相邻；其突面内侧段构成眼眶顶的一部分，外侧段与颞叶相邻。蝶骨小翼内侧段与蝶骨大翼眶面后部之间的低密度裂隙是眶上裂；蝶骨大翼眶面下缘与上颌骨体部眶面后缘之间的低密度裂隙是眶下裂，上述两者均表现为管状低密度影。眼眶中后部外侧是蝶骨大翼，表现为近三角形骨性高密度影，其上、内及外缘均为线状密质骨密度影，分别称为大脑面、眶面及颞面，上述三面间为颞叶。蝶骨大翼颞面与额骨间线状低密度影是额蝶缝；蝶骨大翼颞面外侧为颞窝，呈软组织及脂肪密度影（图 1-1-6-4）。

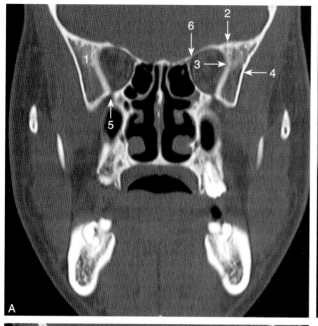 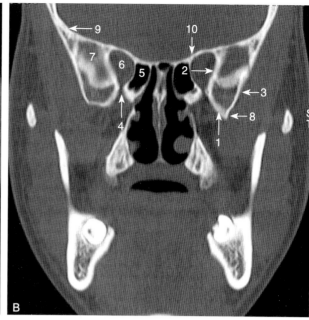

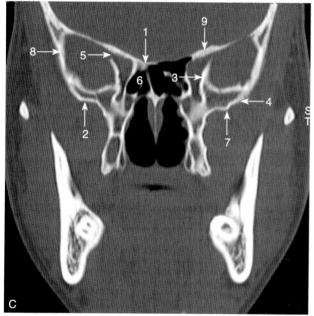

图 1-1-6-4 蝶轭层面

A:1. 蝶骨大翼;2. 蝶骨大翼大脑面;3. 蝶骨大翼眶面;4. 蝶骨大翼颞面;5. 眶下裂;6. 额骨水平部。B:1. 蝶骨大翼颞下面;2. 蝶骨大翼眶面;3. 蝶骨大翼颞面;4. 眶下裂;5. 蝶窦;6. 眼眶;7. 颞叶;8. 颞下嵴;9. 颧骨;10. 额骨水平部。C:1. 蝶轭;2. 蝶骨大翼颞下面;3. 蝶骨大翼眶面;4. 蝶骨大翼颞面;5. 眶上裂;6. 蝶窦;7. 颞下嵴;8. 颧骨;9. 蝶骨小翼

2. 前床突层面 前床突表现为垂体窝前方两侧对称的近三角形骨性高密度影,双侧前床突之间为视交叉沟,前床突与蝶骨体间的管状低密度影为视神经孔(管)。蝶骨体两侧近水平走行的骨性高密度影是蝶骨大翼,上下缘分别表现为线状骨性高密度影,分别为蝶骨大翼大脑面和颞面。蝶骨大翼与蝶骨体交界处向下方突出的骨性高密度影是蝶骨翼突,翼突内外板表现为纵行条状骨性高密度影,翼突内板较长,其下端弯向外下方表现为"钩"状骨性高密度影称为翼钩。翼突窝表现为翼突内外板间的软组织密度影,其下缘为腭骨锥突。蝶骨大翼大脑面及颞面、颞下窝显示清晰(图 1-1-6-5)。

3. 垂体窝层面 垂体窝位于前床突与鞍背之间,表现为软组织密度影,内容纳垂体。垂体窝下方为气体密度的蝶窦,中见分隔,表现为左右两个气窦。蝶骨大翼大脑面及颞面、翼突及颞下窝均显示(图 1-1-6-6)。

4. 鞍背层面 鞍背表现为长方形骨性高密度影,其下方可见气体密度蝶窦(图 1-1-6-7)。

5. 蝶棘层面 此层面主要显示蝶棘,双侧蝶棘表现为双侧颞下颌关节内下方"眼泪"状骨性高密度影(图 1-1-6-8)。

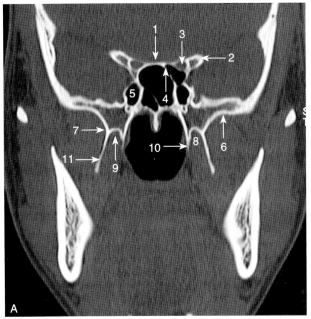
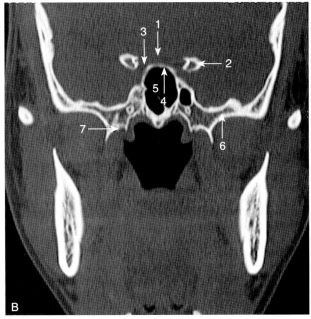

图 1-1-6-5 前床突层面

A:1.视交叉沟;2.前床突;3.视神经管;4.鞍底;5.蝶窦;6.蝶骨大翼颞下面;7.颞下窝;8.翼突;9.翼突窝;10.翼突内板;11.翼突外板。B:1.视交叉沟;2.前床突;3.视神经管;4.鞍底;5.蝶窦;6.蝶骨大翼;7.蝶骨翼突

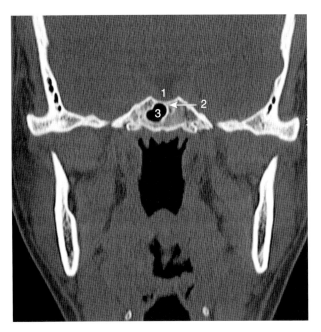

图 1-1-6-6 垂体窝层面

1.垂体窝;2.鞍底;3.蝶窦

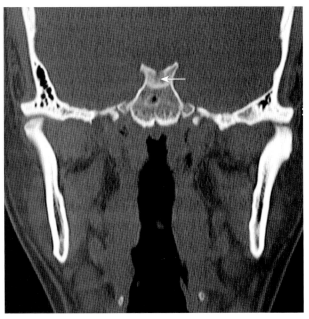

图 1-1-6-7 鞍背层面

箭头示鞍背

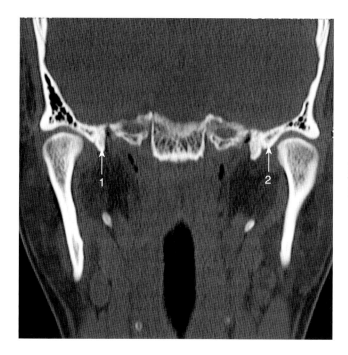

图 1-1-6-8　蝶棘层面

1. 蝶棘；2. 岩骨

第七节　颞　　骨

颞骨（temporal bones）成对，位于蝶骨、顶骨及枕骨之间，分为颞鳞、乳突、岩部及鼓板四部分。

（一）颞鳞

颞鳞为颞骨的前上部，薄似鳞片状骨板，分为内外两面。

1. 外面　又称颞面，平滑稍突，构成颞窝的主要部分，有颞肌附着。自颞鳞下部以前根、后根向前方突出形成颧突，与颧骨的颞突相连接构成颧弓。颧弓上缘较薄，附以颞深筋膜；下缘呈短弓状，为咬肌起始处。颧突前根起始处形成一短半圆柱状关节结节，关节结节后方、鼓部前方有关节窝，为颞下颌关节的组成部分。关节窝的前界为关节结节，关节结节从侧面观为一突起，底面观则呈自后内方略向前外方的横崎，中间部稍有凹陷。关节结节的后面向前下方倾斜，为关节结节后斜面，是颞下颌关节的功能面。关节窝的后界为鼓鳞裂和岩鳞裂。关节窝顶部与颅中窝之间仅有一薄骨板相隔。

2. 内面　又称大脑面，邻接大脑颞叶，有脑膜中动脉沟。内面的下界为岩鳞裂，与颞骨岩部分开。

（二）乳突

为颞骨的后份，有一尖朝下的乳突，为胸锁乳突肌的附着处。乳突内侧的深沟为乳突切迹，有二腹肌后腹起始。乳突部大脑面有一弯曲的乙状窦沟。

（三）岩部

岩部呈锥体形，又称颞骨锥体。岩部的前面有三叉神经压迹，其上有三叉神经结；后面有内耳门；岩部下方有颈动脉管外口；岩尖有颈动脉管内口。岩部内有面神经管，起自内耳道底上部的面神经管口，初呈水平位行向前外，再以直角转向后外，而后垂直下行，止于茎乳孔，管内有面神经通过。茎乳孔前内侧有细长的茎突伸向前下方。茎突为茎突咽肌、茎突舌骨肌、茎突舌肌、茎突下颌韧带和茎突舌骨韧带的起始处。

（四）鼓板

鼓板为一弯曲的骨板，构成外耳道的前壁、底和后壁及外耳门大部分边缘。鼓板后方与乳突之间的骨缝称为鼓乳裂；鼓板前方与颞鳞之间的骨缝称为鼓鳞裂，其内侧部因有岩部嵌入分为前方的岩鳞裂和后方的岩鼓裂。

正常 CT 表现

（一）颞骨的横断层面

选取三叉神经压迹层面、鼓板层面及茎乳孔层面的横断层面描述颞骨及毗邻的正常 CT 表现。

1. 三叉神经压迹层面   岩部呈椎体形骨性密度影，其前面呈弧形压迹影为三叉神经压迹；后面呈喇叭样低密度影为内耳道。岩尖前方双侧对称的圆形低密度影是颈动脉管内口，位于蝶骨体部两侧。面神经管水平段起自内耳道底上部的面神经管口，呈管状低密度影向前外，再以直角转向后外。内耳骨迷路表现为窝状骨性高密度影。中耳鼓室为气体密度腔，中可见听小骨。颞鳞显示为薄片状骨板，颞面平滑稍凸；大脑面稍凹，邻接大脑颞叶。颞鳞前方与蝶骨大翼颞面见线状低密度影为颞蝶缝。鼓室后外方含气窦腔为乳突窦，乳突窦后外方是乳突，内含气体为乳突小房。乳突后方与枕骨间线状低密度影为颞枕缝或称"人"字缝，向下延续为乳枕缝，向前下延续为乳顶缝。"人"字缝前方为乙状窦（1-1-7-1）。

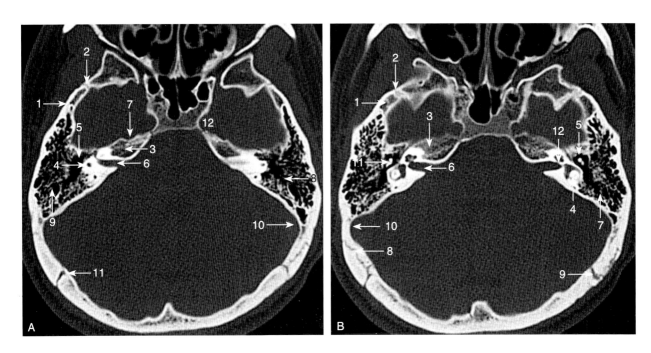

图 1-1-7-1   三叉神经压迹层面

A：1. 颞鳞；2. 颞蝶缝；3. 颞骨岩部；4. 鼓迷路；5. 中耳上鼓室；6. 内耳道；7. 三叉神经压迹；8. 乳突窦；9. 乳突及乳突小房；10. 乙状窦沟；11. 人字缝；12. 颈动脉管内口。B：1. 颞鳞；2. 颞蝶缝；3. 颞骨岩部；4. 鼓迷路；5. 中耳鼓室；6. 内耳道；7. 乳突及乳突小房；8. 乳顶缝；9. 乳枕缝；10. 乙状切迹沟；11. 听小骨；12. 面神经

2. 鼓板层面   颞鳞下部前后根向前突出横行弓状骨性高密度影为颞骨颧突，与颧骨颞突形成颧弓，两者间线状低密度影是颧颞缝。颞下颌关节窝前界表现为半圆柱状骨性高密度影为关节结节；颞下颌关节窝后部是颞骨鼓部；颞下颌关节窝顶部是颞骨颞鳞，为一薄骨片，与颞叶相隔。颞下颌关节窝后方管状气体密度影为外耳道，外耳道前内为中耳鼓室，再向前内延续为咽鼓管。外耳道后方为乳突，乳突内可见含气乳突小房及乳突窦。颈动脉管位于岩部内管状低密度影，颈动脉管外口表现为岩部下方圆形低密度影，此层面亦可见卵圆孔和棘孔（1-1-7-2）。

3. 茎乳孔层面   乳突内侧裂隙为乳突切迹，表现为纵行带状不规则形低密度影，其前方小圆形低密度影为茎乳孔，茎乳孔前下方见茎突根部（1-1-7-3）。

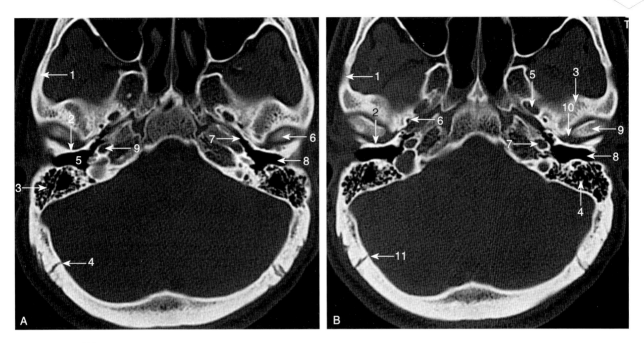

图 1-1-7-2 鼓板层面

A:1.颞骨颧突;2.颞骨鼓板;3.乳突及乳突小房;4.乳枕缝;5.鼓室;6.髁突;7.咽鼓管;8.外耳道;9.颈动脉管。B:1.颞骨颧突;2.颞骨鼓板;
3.关节结节;4.乳突及乳突小房;5.卵圆孔;6.棘孔;7.颈动脉管外口;8.外耳道;9.髁突;10.颞下颌关节窝;11.人字缝

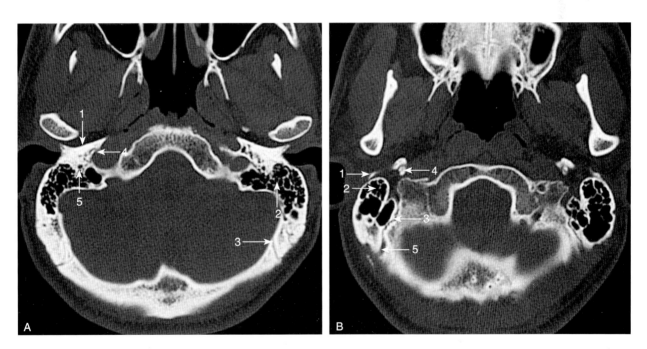

图 1-1-7-3 茎乳孔层面

A:1.颞骨鼓板;2.乳突及乳突小房;3.乳枕缝;4.茎突根部;5.茎乳孔。B:1.颞骨鼓板;2.乳突及乳突小房;3.乳枕缝;4.茎突;5.乳突切迹

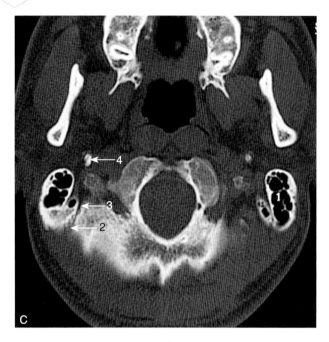

图 1-1-7-3（续）

C：1. 乳突及乳突小房；2. 乳突切迹；3. 乳枕缝；4. 茎突

（二）颞骨的冠状层面

选取颞骨颧突层面、颞下颌关节窝层面、茎突层面及乳突切迹层面的冠状层面描述颞骨及毗邻的正常 CT 表现。

1. 颞骨颧突层面 颞骨颧突位于下颌骨乙状切迹上方，呈上缘较薄、下缘较钝的骨性高密度影。颞下颌关节窝前壁表现为半圆柱状骨性高密度影为关节结节，关节结节向外延伸的骨性高密度影为颞鳞的前根。颞骨颞鳞与顶骨间线状低密度影是颞顶缝；颞骨颞鳞与蝶骨大翼间低密度影为颞蝶缝。颞蝶缝内侧水平骨板是蝶骨大翼（1-1-7-4）。

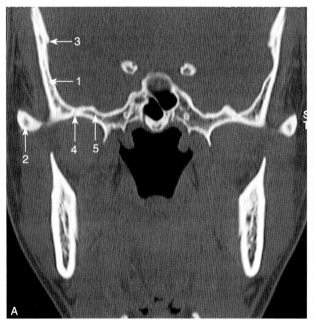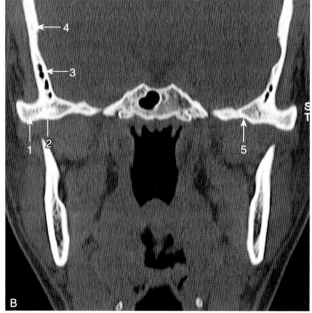

图 1-1-7-4 颞骨颧突层面

A：1. 颞鳞；2. 颞骨颧突；3. 颞顶缝；4. 颞蝶缝；5. 蝶骨大翼。B：1. 颞鳞前根；2. 关节结节；3. 颞鳞；4. 颞顶缝；5. 颞蝶缝

2. 颞下颌关节窝层面 颞下颌关节窝顶壁表现为突面向上的薄骨板，是颞鳞的一部分，中央最薄处仅厚 1.2mm，其内侧三角形骨性高密度影为蝶棘。岩部表现为致密骨性高密度影（图1-1-7-5）。

3. 茎突层面 双侧茎突表现为纵行锥形骨性高密度影，起始于岩部与乳突间，尖端朝下。颞下颌关节窝后壁表现为不规则的骨性高密度影，是颞骨鼓板，参与构成骨性外耳道下壁（1-1-7-6）。

4. 乳突切迹层面 乳突切迹表现为乳突内侧不规则深沟样低密度影，其切迹前部见小圆形低密度裂孔为茎乳孔。此层面显示枕骨大孔、枕髁、环椎及枢椎（1-1-7-7）。

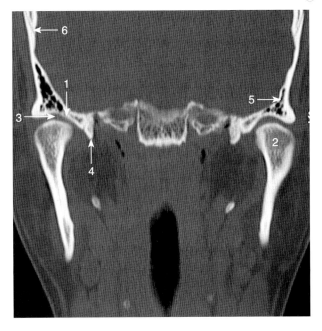

图 1-1-7-5 颞下颌关节窝层面

1. 颞下颌关节窝顶壁；2. 髁突；3. 颞下颌关节窝；4. 蝶棘；5. 颞鳞；6. 颞顶缝

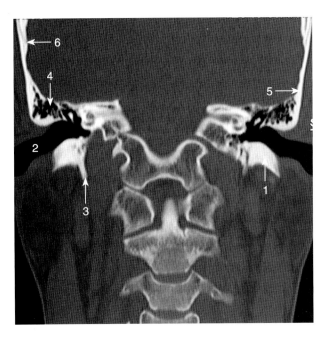

图 1-1-7-6 茎突层面

1. 鼓板；2. 外耳道；3. 茎突；4. 乳突及乳突气房；5. 颞鳞；6. 颞顶缝

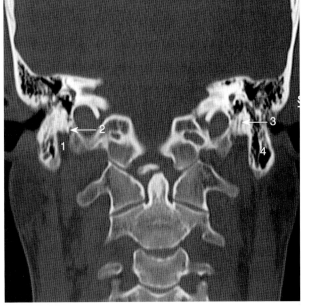

图 1-1-7-7 乳突切迹层面

1. 乳突切迹；2. 茎乳孔；3. 乳枕缝；4. 乳突及乳突气房

第八节 舌 骨

舌骨（hyoid bone）呈 U 形，位于甲状软骨上方、下颌骨后下方，是颈部的重要骨性标志。舌骨分为舌骨体、大角和小角。

舌骨体位于舌骨中部，是近似椭圆形的扁骨板，可在颈前皮下扪及，与下颌角处于同一水平。舌骨体上部主要有颏舌骨肌附着，下部主要有下颌舌骨肌、胸骨舌骨肌和肩胛舌骨肌附着。甲状舌管囊肿的发生常见于舌骨体上下缘。舌骨大角自舌骨体的外侧端延伸向后上方,其上缘一般与舌动脉起始部在同一水平。舌骨大角为舌骨舌肌的起始处。舌骨小角起始于舌骨体与舌骨大角的连接处,有茎突舌骨韧带附着。

正常 CT 表现

选取舌骨小角层面、舌骨体层面及舌骨大角层面三个层面描述舌骨及毗邻横断面的正常 CT 表现。

舌骨小角显示为锥形骨性高密度影,由后上斜向前下方,止于舌骨体与舌骨大角连接处。舌骨体上层面表现为近椭圆形骨性高密度影;下层面表现为拱形骨性高密度影。舌骨大角表现为两端略粗、中央略细"纺锤"样骨性高密度影。舌骨体与舌骨大角间骨连接表现为线状低密度影(图 1-1-8-1~1-1-8-3)。

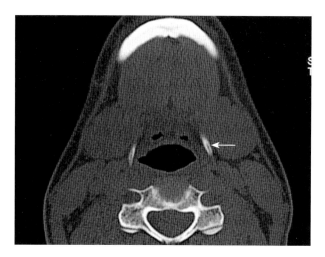

图 1-1-8-1　舌骨小角层面

箭头示舌骨大角

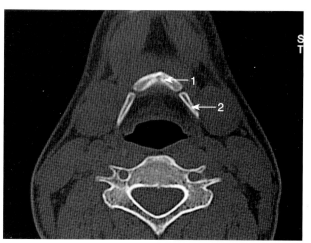

图 1-1-8-2　舌骨体层面

1. 舌骨体;2. 舌骨大角

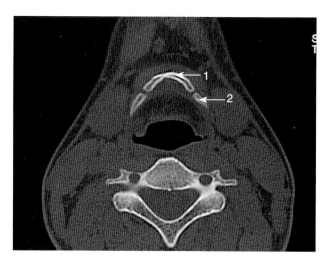

图 1-1-8-3　舌骨大角层面

1. 舌骨体;2. 舌骨大角

(唐海波)

第二章

颌面部及毗邻器官

第一节 唾 液 腺

唾液腺(salivary gland)是能够分泌唾液的腺体,又称涎腺。唾液腺包括腮腺、下颌下腺、舌下腺三对大腺体及位于口腔和口腔黏膜下层的许多小唾液腺。小唾液腺按其所在的解剖部位分别称为腭腺、唇腺、舌腺、磨牙后腺及颊腺等。大唾液腺分泌的唾液通过各自的导管系统排入口腔;小唾液腺则将产生的唾液通过小开口直接或通过微小导管间接排入口腔。根据唾液腺腺体的组织结构特点及分泌液的性质,唾液腺可分为浆液性腺、黏液性腺及混合性腺。腮腺属浆液性腺,下颌下腺和舌下腺都属混合性腺,大多数小唾液腺以黏液性腺为主。

一、腮 腺

(一) 腮腺的形态、位置及毗邻

腮腺(parotid gland)是唾液腺中体积最大的一对腺体,位于面侧部。由于腮腺周围的解剖结构复杂,要适应其邻近的下颌骨、颧弓、颞下颌关节、外耳道软骨及诸多的肌肉等解剖结构,因此整个腺体的形状很不规则,大致呈倒立锥体形,底上尖下;底向外侧、尖向内侧的锥体形。腺体上缘为颧弓,前缘覆盖于咬肌表面,下界为下颌角下缘、二腹肌后腹的上缘,后界为外耳道的前下部,并延伸至乳突尖部。

根据腮腺的解剖形态及毗邻关系,可以大致分为四个面:①外面:面积较大,多为底边在上的三角形,位于咬肌后部的表面,向后覆盖于胸锁乳突肌上端的前缘,上达颧弓和外耳道软骨下方,下至下颌角后下方和二腹肌后腹的浅面,其表面覆盖着皮肤和浅筋膜。②上面:与外耳道软骨及颞下颌关节后部相邻。③前内侧面:紧邻下颌支后缘,在下颌支外侧覆盖于咬肌后下部,在下颌支内侧向前延伸达翼内肌深面。④后内侧面:与颞骨乳突、胸锁乳突肌、二腹肌后腹、茎突、茎突舌肌以及茎突咽肌相邻,紧邻咽旁间隙。以茎突及附着于其上的肌肉为界,可将腮腺深部组织与位于其更深面的颈内动、静脉及咽侧壁分开。

在腮腺前缘,颧弓和腮腺管之间,约有35%的人存在形态大小不一、与腮腺不连续而独立存在的小腺体,称为副腮腺。副腮腺与腮腺的组织结构相同,发生肿瘤的组织来源和类型也与发生在腮腺的肿瘤相同。

长期以来,许多学者认为腮腺是一个具有深浅两叶的双叶结构,在下颌支后缘腮腺的深浅两叶之间存在着一个解剖学上的峡部,面神经从峡部横行穿过。经国内外学者研究,证明了腮腺是具有不规则形态的单叶整体结构。但在应用解剖学研究和临床诊断治疗上常常以下颌支后缘为界,面神经主干及主要分支平面为准。习惯上把下颌支后缘表面、面神经平面的浅层,占据了腮腺体积大部分的腺体称为腮腺浅叶;在下颌支后缘深面,面神经平面的深层只是腮腺体积的小部分,是习惯上称的腮腺深叶。通常以面神经平面将腮腺分为浅、深两叶,其中浅叶占80%,深叶占20%。

(二)腮腺鞘

腮腺外包裹有腮腺鞘,它是由颈深筋膜浅层在腮腺后缘分为深、浅两层,包绕整个腮腺而形成。覆盖在腮腺外表面的腮腺鞘筋膜特别致密,与腮腺表面紧密相连,向上附着于颧弓,向下至下颌角。向前与咬肌筋膜相连,称为腮腺咬肌筋膜的一部分。向后与胸锁乳突肌筋膜相延续。覆盖在腮腺表面的腮腺鞘向腮腺实质内延伸,形成许多纤维间隔,将整个腺体分割成许多小叶。

(三)腮腺管

腮腺管又称腮腺导管,长约 5~7cm,管径约 0.3~0.5cm,管壁较厚,有一定韧性。由腮腺腺泡细胞所分泌的唾液经润管、分泌管、小叶间导管汇合流入腮腺管排入口腔。腮腺管自腮腺浅部前缘发出,在颧弓下缘约 1.5cm 处穿出腮腺鞘,在腮腺咬肌筋膜浅面向前行走,与颧弓基本平行,最终开口于上颌第二磨牙牙冠颊面相对的颊黏膜上。开口处的黏膜略隆起,称为腮腺管乳头。腮腺管以单干型多见,约占 70%,其他有双干型和三干型,双干型及三干型腮腺管从腮腺前缘穿出后即汇合成单干腮腺管。

(四)腮腺的血管分布

腮腺的血液供应来源于颈外动脉的分支,由走行于腮腺内的颞浅动脉及其分支以及耳后动脉的分支供给。静脉血主要通过下颌后静脉回流。下颌后静脉出腮腺下缘之后,面神经下颌缘支在其浅面横过。

颈外动脉上行至髁突颈的内后方,于腮腺的深部发出颞浅动脉。颞浅动脉在腮腺内发出小分支供应腮腺,并在穿出腮腺以前分出面横动脉。面横动脉在咬肌浅面,经颧弓与腮腺管之间前行,与面动脉及眶下动脉分支吻合,沿途发出小分支供应腮腺、颞下颌关节、咬肌和邻近皮肤。耳后动脉在二腹肌后腹和茎突舌骨肌上缘处自颈外动脉后壁发出,于腮腺深面沿茎突舌骨肌上缘行向后上,分支供应腮腺和邻近组织。腮腺及邻近组织的静脉血汇入下颌后静脉。下颌后静脉在腮腺内由颞浅静脉和上颌静脉于髁突颈后方汇合而成,在腮腺下缘穿出,分为前后两支。前支行向前下,在下颌角的后下方注入面静脉;后支向后下在胸锁乳突肌表面与耳后静脉汇合成颈外静脉。

(五)淋巴回流

腮腺区的淋巴组织也十分丰富。腮腺有 20~30 个淋巴结,共分 3 组:①浅表或腺体旁淋巴结:接受耳、颞、头皮、额和上面部皮肤的淋巴引流,然后输入颈深上淋巴结;②腺内淋巴结:位于面神经平面,接受同侧腮腺浅叶和鼻、眼睑的淋巴引流,然后输入至颈深上淋巴结;③深部淋巴结:位于腮腺最深部及咽侧壁,接受鼻咽的后鼻腔的淋巴引流,再输入至颈深淋巴结。

(六)腮腺间隙

腮腺间隙呈三角形,该间隙前界由浅入深分别为咬肌、下颌支及翼内肌后缘;后界为胸锁乳突肌、乳突及二腹肌后腹之前缘;上界为外耳道及颞下颌关节;下延伸下颌角之下,进入颈动脉三角。间隙的后内侧与茎突诸肌(茎突舌肌、茎突舌骨肌及茎突咽肌)相毗邻,茎突诸肌周围蜂窝组织深部血管、神经(颈内动、静脉及第Ⅸ、Ⅹ、Ⅺ、Ⅻ对脑神经),上述结构称为"腮腺床"。

正常 CT 表现

腮腺为脂性腺体组织,在 CT 平扫片上,其密度(−25~10Hu)低于周围肌肉(35~60Hu),高于皮下、颞下凹及咽旁间隙的脂肪组织(−125~50Hu);因无密度对比,面神经和导管系统不能显示,腮腺内、外淋巴结一般也不易见到,但淋巴结肿大时则可显示,其密度稍高于腮腺,但常低于肿瘤,对周围组织无浸润。值得注意的是,有时仅作平扫,CT 片上也能显示位于腮腺内的下颌后静脉,应注意勿误认其为淋巴结或肿物。在静脉增强 CT 扫描片上,腮腺腺体密度并不增高,肿块因血供丰富,密度可较平时增高。

腮腺大部分位于下颌升支及咬肌表面,其内侧部分形态不规则,前方伸至下颌升支和翼内肌内侧,可达咽旁间隙,该间隙在 CT 片上为脂肪密度影,是鉴别腮腺深叶肿瘤和咽旁肿瘤的重要解剖标志。

面神经虽然不能在 CT 片上显示,但在出茎乳孔后,入腮腺前要经过少量脂肪组织,在 CT 图像上表现为一片小透光区。此外,面神经干及其在腮腺内的各个分支均位于茎突、颈外动脉、下颌后静脉的浅面。因此,上述解剖标志在 CT 片上改变常可反映出肿瘤与面神经之间的关系。

由于腮腺内含有较多脂肪。在 CT 图像上呈低密度(CT 值为 –25~10Hu),比周围肌肉密度低(肌肉密度为 35~60Hu),在腮腺实质内的血管能清楚显示,而静脉及面神经普通 CT 扫描却不能分辨。腮腺导管造影 CT 扫描时,能清楚勾画出导管的解剖结构,显示其粗细、走行及其变异。

本部分选取腮腺颞浅动脉层面、颞浅静脉层面及上颌静脉层面、耳后动脉层面、下颌后静脉及下颌后静脉前/后支层面四个层面描述腮腺及毗邻的横断面正常 CT 表现。

1. 颞浅动脉层面 腮腺近髁突颈部见两个血管影,分别是颞浅动脉和横动脉,颞浅动脉由髁突颈部内侧沿髁突颈后方呈弧形至髁突颈外侧,在出腮腺前发出横动脉(图 1-2-1-1)。

2. 颞浅静脉及上颌静脉层面 此层面主要显示腮腺、颞浅静脉、上颌静脉、下颌后静脉及耳后动脉。腮腺呈三角形,密度高于脂肪、低于肌肉,颞浅静脉自髁突颈外侧沿髁突向内,上颌静脉自髁突颈内侧沿髁突向外,两者于髁突颈后方汇合成下颌后静脉。下颌后静脉与上颌静脉之间、髁突颈正后方小圆形软组织密度影为耳后动脉(图 1-2-1-2)。

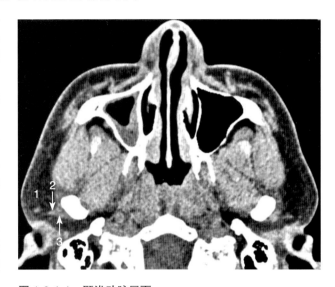

图 1-2-1-1 颞浅动脉层面

1. 腮腺;2. 面横动脉;3. 颞浅动脉

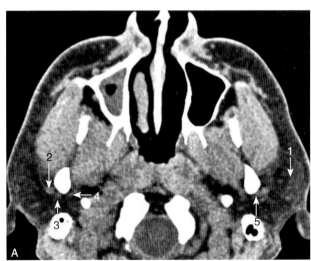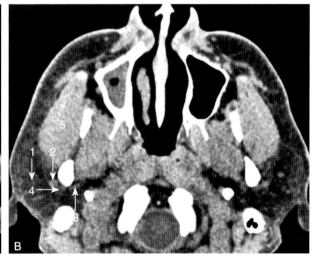

图 1-2-1-2 颞浅静脉及上颌静脉层面

A:1. 腮腺;2. 颞浅静脉;3. 下颌后静脉;4. 上颌静脉;5. 耳后动脉。B:1. 腮腺;2. 下颌后静脉;3. 上颌静脉;4. 耳后动脉;5. 咬肌

3. 耳后动脉层面 此层面主要显示腮腺、下颌后静脉及耳后动脉。腮腺表现为密度均匀、边缘清楚光滑的三角形,密度高于脂肪、低于肌肉。下颌后静脉位于腮腺浅叶偏内,表现为较粗圆形软组织密度影。耳后动脉自腮腺深叶内侧横行至腮腺深叶,表现为带状软组织密度影,然后纵行向上,位于腮腺前、深叶之间,表现为小圆形软组织密度影(图 1-2-1-3)。

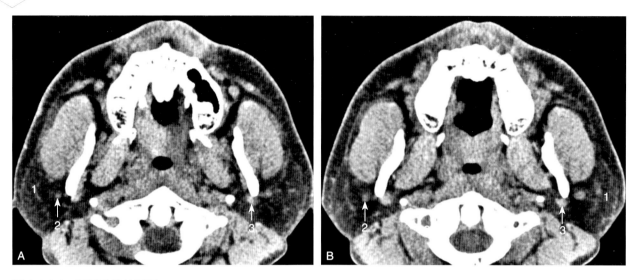

图 1-2-1-3 耳后动脉的层面

A:1.腮腺;2.下颌后静脉;3.耳后动脉。B:1.腮腺;2.下颌后静脉;3.耳后动脉

4. 下颌后静脉及下颌后静脉前后支层面　腮腺呈三角形,下颌后静脉分为前、后两支,下颌后静脉前支位于腮腺侧尖部,在腮腺下缘前支向前下,在下颌角的后下方注入总静脉后支,向后下在胸锁乳突肌表面与耳后静脉和枕静脉汇合成颈外静脉(图 1-2-1-4)。

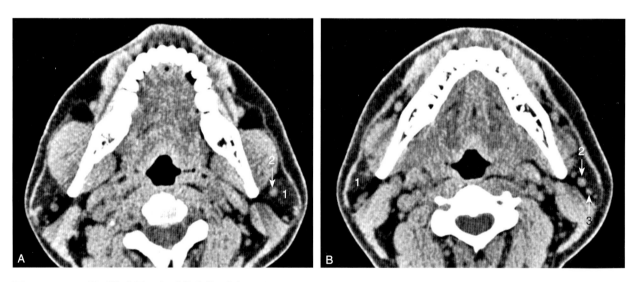

图 1-2-1-4 下颌后静脉及下颌后静脉前、后支层面

A:1.腮腺;2.下颌后静脉。B:1.腮腺;2.下颌后静脉前支;3.下颌后静脉后支

二、下 颌 下 腺

(一)下颌下腺的形态、位置和毗邻

下颌下腺(submandibular gland)是仅次于腮腺的第 2 对大唾液腺,主要位于下颌骨下缘、二腹肌前腹和后腹围成的下颌下三角内,在下颌体内侧面的下颌下腺窝内、舌骨舌肌与茎突舌骨肌之间。下颌下腺属以浆液性为主的混合性腺,腺体扁椭圆形,分为浅部和深部,两部在下颌舌骨肌后缘互相延续。

1. 浅部　浅部是下颌下腺的主要部分,占据下颌下三角的大部分,位于下颌舌骨肌的浅面,下颌舌骨肌下方,前缘达二腹肌前腹,后缘达下颌角附近,紧邻腮腺下缘,并借茎突下颌韧带与腮腺分隔。向上至下

颌骨体的内面,向下可达二腹肌中间腱的表面。浅部又分为三个面:

(1) 外侧面:紧邻下颌骨体内侧面的下颌下腺窝内,后缘与翼内肌下端前缘相邻。在腺体外侧面有面动脉于腺体后上部穿出,在咬肌附着前缘绕过下颌骨下缘上行至面部。

(2) 下面:被颈阔肌和颈深筋膜浅层覆盖,表面有面静脉和面神经下颌缘支走行,下颌下淋巴结常位于腺体表面或腺体与下颌骨之间。

(3) 内侧面:内侧面前份与下颌舌骨肌相邻,两者之间有下颌舌骨肌神经、血管走行。中份与舌骨舌肌相邻,两者之间自上而下有舌神经、舌下神经及其伴行的静脉。后份有茎突舌肌、茎突舌骨韧带及舌咽神经与咽侧壁相隔。内侧面下方是茎突舌骨肌及二腹肌后腹。

2. 深部　深部又称延长部,为位于下颌舌骨肌后缘延伸至其上面的部分,在下颌舌骨肌与舌骨舌肌之间突入舌下间隙,与舌下腺的后份相接。

(二) 下颌下腺鞘

颈深筋膜浅层在下颌下区分深、浅两层,包绕下颌下腺形成下颌下腺鞘。鞘的浅层筋膜较致密,附着于下颌骨下缘。鞘的深层筋膜较疏松,附着于下颌骨内面的下颌舌骨线。

(三) 下颌下腺管

下颌下腺管长约5cm,直径约2~4mm,管壁较腮腺管薄。下颌下腺管从下颌下腺深部发出,在下颌舌骨肌与舌骨舌肌之间前行,再经舌下腺与颏舌肌之间向前内方,途中有舌下腺管汇入,最后开口于口底舌系带两侧的舌下阜。

(四) 血管分布

下颌下腺的动脉血供来源于面动脉和舌动脉的分支。面动脉在舌骨大角稍上方由颈外动脉前壁分出,于二腹肌后腹的深面穿入下颌下腺鞘,沿下颌下腺深面和腺体的动脉沟中走行,沿途发出分支供应下颌下腺。下颌下腺的静脉与动脉伴行,经面静脉和舌静脉汇入颈内静脉。面神经下颌缘支常沿下颌骨下缘、颈阔肌深面与颈深筋膜浅层之间走行,并与面静脉、面动脉在下颌骨下缘的咬肌前缘处相交叉。

(五) 淋巴回流

下颌下腺的淋巴回流主要经下颌下淋巴结流入颈深上淋巴结群。下颌下淋巴结主要位于下颌骨下缘和下颌下腺之间,约3~6个,在腺体表面的前份、后份分布,常沿面静脉和面动脉排列。下颌下淋巴结不仅接纳下颌下腺的淋巴回流,而且还接纳口腔其他组织和颌面部大部分的淋巴回流。

正常 CT 表现

本部分选取下颌下腺深部层面、下颌下腺浅部层面的横断面描述下颌下腺及毗邻的正常 CT 表现。

1. 下颌下腺深部层面　下颌下腺深部位于下颌舌骨肌后缘及其上面,多呈软组织密度或略低于软组织密度,少数密度较低,明显低于肌肉,密度均匀一致,呈圆形或椭圆形。其相邻肌肉外、前、内、后依次为:翼内肌、下颌舌骨肌、舌骨舌肌、茎突舌肌、茎突舌骨肌及二腹肌后腹(图1-2-1-5)。

2. 下颌下腺浅部层面　下颌下腺深部呈椭圆形或近三角形软组织密度或略低于软组织密度的

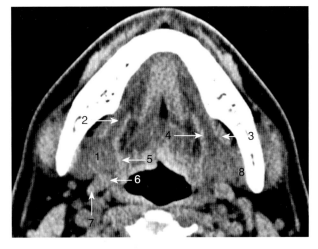

图 1-2-1-5　下颌下腺深部层面

1. 下颌下腺;2. 下颌下腺导管;3. 下颌舌骨肌;4. 舌骨舌肌;5. 茎突舌肌;6. 茎突舌骨肌;7. 二腹肌后腹;8. 翼内肌

团块,少数密度明显低于肌肉,密度均匀一致。其前内、内、后依次相邻肌肉为:下颌舌骨肌、舌骨舌肌、茎突舌骨肌及二腹肌后腹。下颌下腺外侧常见数个大小不等的淋巴结,呈略高于软组织密度的结节影(图1-2-1-6)。

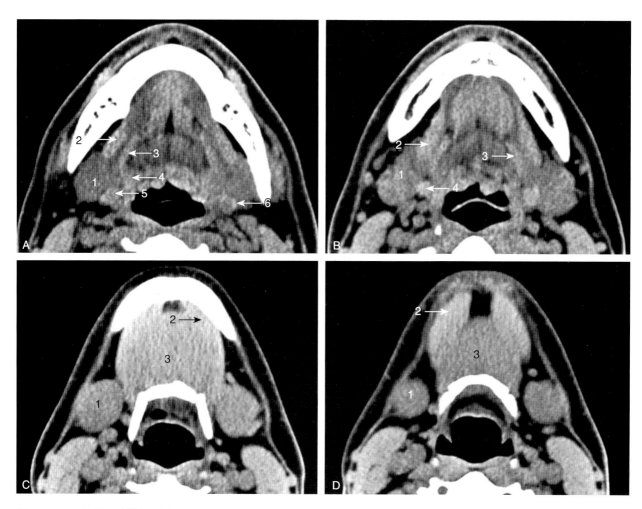

图 1-2-1-6　下颌下腺浅部层面

A:1.下颌下腺浅部;2.下颌舌骨肌;3.舌骨舌肌;4.茎突舌骨肌;5.茎突舌骨肌;6.二腹肌后腹。B:1.下颌下腺浅部;2.下颌舌骨肌;3.舌骨舌肌;4.二腹肌后腹。C:1.下颌下腺;2.二腹肌前腹;3.舌内肌。D:1.下颌下腺;2.二腹肌前腹;3.舌内肌

三、舌　下　腺

　　舌下腺(sublingual gland)是最小的一对大唾液腺,位于舌系带两侧口底黏膜和下颌舌骨肌间,呈扁平状,属脂质性腺体,相对较小。舌下腺可分为内、外两面和前后两端。前端与对侧腺体靠近,后端则连接下颌下腺的深部,外侧面为下颌骨体内面。内侧面为颏舌肌,其间有下颌下腺管经过。

　　舌下腺管数量较多,有舌下腺小管和舌下腺大管两种。舌下腺小管短而细,多数直接开口于舌下襞黏膜表面,另有一些舌下腺小管汇入下颌下腺管。舌下腺大管单独开口于舌下阜,或与下颌下腺管汇合共同开口于舌下阜。

　　舌下腺的血供来源于舌动脉的分支舌下动脉以及面动脉的分支颏下动脉;静脉血由面静脉或舌静脉回流注入颈内静脉。

　　舌下腺的淋巴回流经颏下、下颌下淋巴结汇入颈深上淋巴结,或者直接回流到颈深上淋巴结群。

正常 CT 表现

由于舌下腺与下颌骨很接近,以及牙的金属修复物导致的伪影干扰,常使舌下腺在 CT 图像上不易辨认。舌神经和舌下神经在 CT 图像上均不能显示。

舌下腺 CT 横断面表现为略低于肌肉密度影,密度均匀一致,呈扁平状,位于颏舌肌与下颌骨间(图 1-2-1-7)。

四、小唾液腺

小唾液腺(minor salivary gland)是分布在口腔及口咽部黏膜下层和黏膜固有层的散在性小腺体,每个小腺体均有一腺管直接开口于覆盖的口腔黏膜上。根据小唾液腺所在的部位,分别称为唇腺、颊腺、腭腺及舌腺。腭腺主要为黏液腺,大多数位于软腭,少数位于硬腭的后缘,越靠前部腺体体积越小,数量也越少。

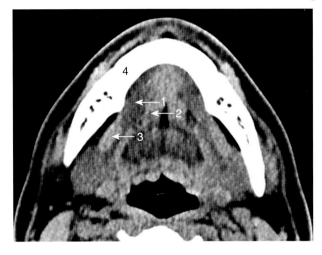

图 1-2-1-7　舌下腺层面

1. 舌下腺;2. 颏舌肌;3. 下颌舌骨肌;4. 下颌骨

正常 CT 表现

正常小唾液腺因体积较小,一般不为 CT 所显示。

第二节　鼻和鼻窦

鼻部包括外鼻、鼻腔和鼻窦三部分。外鼻和鼻腔一般可由临床直接查见,鼻窦隐藏于颅面骨中,需要通过影像学方法检查。鼻和鼻窦由软组织和骨组成,腔道内含有气体,最适用 CT 检查。CT 分辨率高,显示结构清楚细致,可较早发现病变;同时显示鼻腔、鼻窦和周围结构,对病变部位和范围检查全面、定位诊断准确。CT 可兼顾显示骨和软组织,发现液平面、钙化和坏死等改变,区别肿块囊性或实性,反应病变膨胀或浸润性,且可从增强前后变化认识病变血供程度等,对病变定性诊断也有相当帮助。

鼻腔与鼻窦为面颅和鼻咽的组成部分。CT 检查操作不难掌握,重要的是充分了解临床的具体要求,并采取适当的方法以保证完整检查和图像质量。熟悉鼻腔、鼻窦及其周围解剖,认识病变形态变化规律并理解其意义是诊断的必要基础。鼻腔与鼻窦紧密连接,病变常相互影响和发展;鼻腔与鼻窦周围有重要结构,病变可扩展至邻近的眼眶和颅底;有的邻近病变、系统性疾病或转移性疾病也可侵犯鼻腔与鼻窦,关系较为复杂;鼻窦肿瘤多与炎症并存,病变诊断和鉴别诊断关系到临床处理。上述这些问题都是 CT 检查应予回答的。一般 CT 可提供人体形态的图像资料,定位较可靠,可推断病变的类别,但也应注意不少病变的影像特征性改变有限,难以作出组织学诊断,应密切结合临床和配合其他影像检查,以利提高诊断质量。

一、外　鼻

外鼻由鼻骨和鼻软骨以及附着的皮肤、肌肉等组成,呈上窄下宽的三棱锥形,突出于面部正中。上段由左、右鼻骨于中线接合,其上端与额骨鼻突间有鼻额缝,两侧下部与上颌骨额突连接。鼻骨下部与上颌骨额突之间为鼻中隔软骨和鼻翼软骨。一般以 CT 横断面显示,外鼻突出于鼻腔的前方,皮肤下有薄的线状皮下脂肪层,鼻软骨密度与肌肉相仿,骨部以骨窗观察为好。鼻额缝和鼻骨间缝多可显示,有时也可因部分容积效应或窗位不当而显示不佳。如无移位,慎勿将这些骨缝误认为骨折线。在外鼻下段骨性前鼻孔(梨状孔)之前可见充气的鼻前庭腔,其大部分为鼻翼软骨包围,由鼻中隔软骨分为左、右两半。

二、鼻　腔

鼻腔位于双侧上颌窦和筛窦之间,由鼻中隔将其分为左、右两半,前通鼻前庭,后达鼻咽腔,呈顶窄底宽的狭长腔隙。

鼻中隔为鼻腔的内侧壁,前端附着于鼻骨后,后端附着于蝶骨体,前部由软骨和骨组成,后上部由筛骨垂直板组成,后下部大部由犁骨和小部腭骨鼻嵴组成,表面覆以黏膜。在 CT 上骨与软骨密度不同,但骨与骨之间的骨缝不一定能清楚显示。鼻腔外侧壁由泪骨、筛骨迷路和上颌骨内侧壁及翼内板组成。附着 3 片鼻甲,呈向下卷曲状,伸入鼻腔内。下鼻甲最长、最大,中鼻甲次之,上鼻甲短小。鼻甲表面附着黏膜组织,以下鼻甲表面最厚。在 CT 图像上可见鼻甲骨质与黏膜的密度差别。鼻甲与鼻道的关系以 CT 冠状面显示最为清楚。下鼻甲附着在上颌窦内侧壁窦口之下、中、上鼻甲起自筛骨。上鼻甲为附着于筛骨水平板内段的薄骨片。中鼻甲自筛窦顶垂直下降,上端附着于筛板,外侧附着于筛窦内侧壁、由前向后行;其前支短,近于垂直状,后支长而下斜,下缘呈卷曲状。鼻甲之下充气的裂隙称为鼻道,与鼻中隔两旁的总鼻道相连通。下鼻道前段有鼻泪管开口。中鼻甲之下的裂隙为中鼻道,在上颌窦中后层面可见其与上颌窦内侧壁后上段的窦口相通。此外,中鼻道还接受额窦和前组筛窦的引流。在中鼻甲上方则可见上鼻道,与后组筛窦相通。在上鼻甲后方,由蝶窦隐窝接受蝶窦的引流。CT 横断面图上可显示中下鼻甲全长和位于鼻甲与上颌窦内侧壁之间的鼻道,同时可较清楚地显示鼻腔前通鼻腔前庭和后通鼻咽的解剖关系,但上鼻甲和上鼻道难与筛窦分别开来。

鼻腔外侧壁与筛窦、上颌窦关系密切,结构复杂且重要。为更好地了解鼻腔与鼻窦的解剖关系、理解鼻窦炎的发病机制以及配合鼻内镜的检查需要,一般都以 CT 冠状位扫描为好。

鼻腔顶部(嗅区)为位于筛骨垂直板两侧的窄小裂隙,宽约 5mm。其顶壁以薄骨板与颅前窝分隔,前段为筛板,后段为蝶骨平板,以 CT 冠状位显示最好。其在鸡冠(筛骨垂直板进入颅前窝的骨性突起)的两侧,略较筛窦顶壁低凹,上藏嗅球称为嗅窝,此部骨板极薄,且有嗅神经和血管穿入的许多筛孔。在鸡冠之前、额筛骨之后常有一小孔称为盲孔,直径约 5mm,为胚胎时期硬膜突通向鼻前间隙的残迹。前颅底骨质薄弱,是骨折或病变易侵及的重要部位。有的筛板低位,鼻内手术易损伤。

鼻腔底(口腔顶)即硬腭,前部 3/4 为上颌骨腭突,后部小部分由腭骨水平板组成,双侧在中线结合。硬腭后缘与软腭相连,腭骨前厚后薄。在鼻底前端,腭突骨质较厚和突起,称为前鼻棘。在上切牙的后方有切牙管,一般管径小于 5mm。由于腭顶呈向上拱形,常不能在同一 CT 横断面上显示全貌,勿误认为骨破坏,为此以冠状面扫描为好。有时上颌窦气化可扩展至腭部,慎勿误认为囊肿。

鼻腔前界为梨状孔,此孔侧部为上颌额突,内有鼻泪管,经鼻腔侧壁下行至下鼻道。双侧鼻腔后部经后鼻孔通入鼻咽,后鼻孔区冠状面上呈卵圆形,位于蝶骨体之下、犁骨后端的两侧。其外缘为翼突内板,底部为腭骨水平板,成人后鼻孔高约 25mm,宽约 12.5mm,孔内可见下鼻甲后端。上述结构以冠状面显示较横断面显示更清楚。

三、鼻　窦

鼻窦为鼻腔周围的颅面骨内含气空腔,一般左右成对,包括额窦、筛窦、上颌窦和蝶窦。在胚胎时期由鼻腔黏膜向外凸形成其始基,以后各个鼻窦气化发育,随年龄而增大,但其生长发育可因人而异。其解剖和变异对病变的进展有一定的影响,应加以注意。

鼻窦经窦口与鼻道相通。一般在解剖上可按鼻窦引流开口的位置分为前、后两组:①前组鼻窦:包括上颌窦、前组筛窦和额窦,均开口于中鼻道;②后组鼻窦:包括后组筛窦和蝶窦,窦口分别引流于中鼻甲之上的上鼻道和上鼻甲后方的蝶筛隐窝。

鼻窦隐藏于骨内,其周围有许多重要结构,影像检查可了解其大体形态。一般正常鼻窦内充满空气,在 CT 上呈负性密度腔影。其壁内黏膜菲薄(厚 0.2~0.8mm),不能显示,窦壁有均匀细薄的皮质骨白线包围,这是正常表现的共同特点。

(一)上颌窦

上颌窦居于上颌骨体内,其发育较早。新生儿时在眼眶内下方形成裂隙,4 周岁时窦腔外缘可达眶下管附近,一般窦腔发育与牙萌出相平行:在 8~9 岁时窦底与鼻底在同一水平;15 岁以后窦底达牙槽水平;恒牙萌出后仍继续气化。成人的窦腔充分气化后,窦底多较鼻底低,占据上颌骨大部分,一般形如底朝内、尖向外的横置锥体形,容积约 15mm³,为最大的鼻窦。大多双侧对称,少数可发育不良或不对称。在 CT 横断面图上为内长外短和前宽后窄,冠状位呈内深外浅和上宽下窄。上颌窦内侧壁即是鼻腔外侧壁,有气体对比,其余各壁均外附脂肪组织,CT 能清楚显示。

CT 横断面最为常用,可清楚显示上颌窦前壁、后外壁和内壁。上颌窦顶壁由于其前外下斜向内上,在较高的横断面上常见窦顶在眶底的后内方呈单一空腔。有时双侧大小可不对称,不要将其误认为筛窦下部气房。上颌窦底与齿槽骨常因部分容积效应而在 CT 横断面上显示欠清,因此上颌窦顶和底壁一样以冠状位扫描为好。在横断面上,上颌窦前壁上段和外侧部多较厚,下部较薄且略凹陷。在眶缘下部前壁中可见眶下孔的缺裂。上颌窦前壁表面有低密度皮下脂肪层,内可见横行的薄带状面部表情肌束。上颌窦内侧壁一般较直且薄,其与中、下鼻甲间可见充气的裂隙状的中鼻道和下鼻道。在中鼻甲基部水平下,上颌窦内侧壁上后段有约 3mm 宽的裂口,即上颌窦开口,与中鼻道交通。有些人也可见窦口位置变异或有副窦口。上颌窦外后壁自前外向后内斜行,其下部常见后上齿槽神经血管沟,呈线状裂隙,勿误认为骨折线。在上颌窦外壁的后外部,属颞下窝,内有厚带状低密度脂肪块,紧贴上颌窦壁;再外侧为颞肌深头插入下颌骨髁突。上颌窦后方与蝶骨翼突内、外板相邻。翼突内、外板前端相接合成倒 V 字形翼突窝,内附着翼内肌和腭张肌;翼外板表面附着翼外肌(翼外肌浅表有时可见上颌动脉第 2 段)。在翼内、外肌间的低密度筋膜界面,是咀嚼肌间隙与咽旁间隙的分界标志。上颌窦后壁与翼突前缘之间是翼上颌裂,内侧有翼腭窝,此窝有多个孔裂通过神经、血管,是重要的解剖区,应着重加以讨论。

翼腭窝在翼颌裂内侧的上部,为上宽下窄的狭长裂隙。以上颌窦后壁为前界,翼突为后壁,蝶骨大翼为上壁,腭骨垂直板为内壁。窝内藏有三叉神经上颌支、蝶腭神经节(副交感神经)和上颌动脉的分支。此窝外侧直接与颞下窝相连,内侧经蝶腭孔与鼻腔相通,前上方经眶下裂通向眶尖,下方经翼腭管孔与口腔相通,后壁还有三个小骨孔,从外向内分别为圆孔(通过三叉神经上颌支)、翼管(通过蝶腭神经节来的副交感神经和血管)和咽管(通过神经),分别与颅中窝、破裂孔和咽腭部相联系。故翼腭窝乃为神经、血管集散区。此窝和附近结构可在 CT 横断面上显示。正常此窝形状、大小可有差异,通常窝内为低密度裂隙,其内神经结构一般不能显示,上颌动脉分支呈小圆点或葡萄状软组织影,可增强。咽管和蝶腭孔小,难以发现。圆孔及翼管则以冠状位显示为好,分别位于蝶窦的外侧和外下方。

CT 冠状位扫描显示上颌窦顶壁、底壁、内侧壁以及筛窦的关系最好。在上颌窦顶壁(即眶底壁)的中线略偏外侧可见眶下沟和眶下管。上颌窦底与齿槽骨关系密切,一般窦底可见骨皮质白线,与牙根间有齿槽骨结构。如窦腔向下气化发育较大,则可见磨牙根突入窦底。窦腔内侧壁即鼻腔外侧壁,于下鼻甲上、下方分别可见中鼻道和下鼻道。在中后层面上可见上颌窦内上壁有窦口通入中鼻道。上颌窦内上角与筛窦下部间有骨板分隔。上颌窦外下壁常可见后上齿槽神经血管沟,勿将其误认为骨折线。

上颌窦腔大小、形态与年龄有关,还有个体差异。一般儿童窦腔较圆。窦腔发育较小者骨壁多较厚,且其鼻腔常较宽,上颌窦内侧壁亦可外移变斜。窦腔气化发育较大者可见窦壁局部向外隆起,有的窦腔可扩展至腭骨、颧突骨内。偶可见上颌窦后壁部分缺失,以膜状组织封闭。

有文献报道,在活瓣作用下,窦腔也可过度膨大形成气囊肿。窦腔内壁不完全间隔或棘状突较为常见,偶见窦腔可有完全性骨隔致窦腔分房。

(二)筛窦

1. 筛骨与筛窦 筛窦为筛骨两侧的筛迷路,呈蜂房状。解剖上筛骨由正中垂直板分为左、右两半。

筛骨垂直板上部伸入前颅窝底,骨质较厚,称为鸡冠;下部构成鼻中隔上段。筛骨水平板参与构成前颅窝底的前中部分,此板内侧小部分(2~3mm 宽)于鸡冠两侧成为鼻腔顶壁的前段,其骨质菲薄,且有近 20 个小孔为嗅神经通过。筛骨水平板的外侧段即为筛窦顶壁。筛骨侧部气化发育成多个气房,即为筛窦。筛骨外侧壁形成眼眶内侧壁的大部分,骨质菲薄,常称为筛骨纸板。在其上缘与额骨交界处有前、后筛动脉和神经通过的小孔,可为筛、额窦炎症向眶内扩散的途径之一。前筛动脉通过鸡冠后、筛板前缘(距眼眶缘 20mm);后筛动脉则在其后 10~12mm 或视神经前 3~8mm 处;手术时应注意避免其受损伤。筛骨前界与额骨鼻突和上颌骨额突相连,后界与蝶骨相连。筛骨内侧有上、下鼻甲和钩突参与鼻腔外侧壁上段的构成。筛窦在出生后即可见 2~3 个气房,4~5 岁后发育较快,15 岁后多发育完全。成人每侧有 7~10 个气房,因人而异。一般前组筛窦气房小而多,后组筛窦气房大而少。气房间隔可不完全,部分互通或单独开口引流至鼻道。一般以基板为界,将筛窦气房分为前、后两组。基板为一薄骨板,在中鼻甲附着筛窦内侧处,向外侧延伸至筛窦外侧壁,在筛泡后再弯向上至筛窦顶,在横断面呈弯曲状,侧面观自前下向后上斜行。在基板前下的 4~6 个气房引流入中鼻道,属前组筛窦;在基板后上的 3~4 个气房引流入上鼻道,属后组筛窦。前组筛窦气房包括额筛隐窝气房、漏斗气房和筛泡气房。筛窦气化发育常有变异,有的中鼻甲、钩突、筛骨垂直板可发生气化,有的越过筛骨向周围骨内发展,称为异位气房或壁外气房。前组筛窦最常见的异位气房可致泪骨和上颌骨额突气化;后组筛窦气房可扩展至蝶骨前上和两侧,亦可达腭骨和上颌骨(后上部)。CT 横断面较好地显示筛窦前后界以及与眶内结构的关系。在筛窦顶部层面可见鸡冠居于额窦之后。上部筛骨在鼻骨后呈长方形,下部筛窦在泪骨和上颌额突后呈前窄后宽的斜方形。筛骨垂直板将鼻腔和筛窦分为左右两半。筛窦外侧壁与眼眶分界清楚。筛窦后部与蝶窦分界多呈近乎规则直线状,有的亦有交错不定。筛窦下部与上颌窦分界常欠清楚。于筛窦前方,上颌额突后可见鼻泪管呈类圆形小孔腔。筛窦内气房间有细线状间隔,有时可见基板将前后筛窦分界。

2. 鼻腔侧壁的窦口鼻道组合　鼻腔侧壁在筛窦区的解剖最为复杂和重要。在中鼻甲的下方有中鼻道,为额窦(经鼻额管进入中鼻道前端的额隐窝或经筛漏斗至中鼻道)、前组筛窦和上颌窦口引流的汇集区。中鼻甲上方的上鼻道有后组筛窦引流开口。上鼻甲后部蝶筛隐窝有蝶窦引流开口。窦口鼻道复合体的解剖对鼻窦炎的发生、发展和治疗有密切关系。近年来,经鼻纤维内镜行功能性鼻窦手术(可保存黏膜和恢复纤毛清除功能)的开展,对此区的解剖和变异颇为重视。这些结构及病变可由 CT 显示,为此应加深入的讨论。窦口鼻道复合体的结构重点为筛漏斗、上颌窦口与中鼻道的交通,为此应了解下述一些结构:①筛泡在中鼻道外侧壁上,为中组筛窦气房的圆形隆起,在前组筛窦之后、额隐窝之下。此气房向下开放于筛漏斗或向内进入中鼻道。②筛漏斗为一深弧形腔道,位于筛泡之下,钩突的外下方,其外侧壁即眼眶内下缘,下端通上颌窦,接受前组筛窦、半数额窦(经鼻额管延续)和上颌窦后部的引流,再经半月裂进入中鼻道。③半月裂为钩突上方与筛泡下方的弧形裂口(侧面观),自前上向后下行,沿筛泡的前下后边缘,越过上颌窦口上方,为筛漏斗通向中鼻道的裂口。④钩突为中鼻道前部外侧壁上的镰刀形薄骨板。在筛迷路前支至下鼻甲附着处向上隆起,长 14~22mm,高 1~4mm。其前端附着于鼻泪管后内缘,向后上弯行越过上颌窦口上,止于甲筛突(附着上颌窦内壁的下甲基部),其上缘游离成为半月裂的内侧壁。⑤上颌窦裂口位于上颌窦内侧壁后上部,钩突的后方。上颌窦可经此窦口直接进入中鼻道,亦可向后上经筛漏斗引流至中鼻道。

上述窦口鼻道复合体的解剖可在 CT 冠状位上显示。以俯卧位扫描较好。因为此体位可避免窦内液体积聚于窦口,影响分辨。

筛窦气化的变异有的可致筛漏斗或中鼻道狭窄,妨碍鼻窦通气和黏膜纤毛的清除功能,以致易发生鼻窦炎或转变成慢性。可影响鼻窦引流的解剖变异常见者有筛泡过大、中鼻甲气房、钩突气房、眶下气房、钩突外偏、中鼻甲反向等,均可由 CT 显示。

CT 冠状位可较好地显示额窦、筛窦、上颌窦和鼻腔的关系。一般在最前部层面上可见筛窦气房、额窦底、额隐窝气房的关系,下部可见鼻泪管下行开放于下鼻道。稍后的 3~4 个层面显示窦口鼻道复合体结构最好。在筛窦区上有筛泡、下有筛漏斗气房,两者间的内侧壁有半月裂,筛漏斗的内侧壁为钩突,外侧壁为眶内下壁,下端通向上颌窦。在较后层面上可见上颌窦开口于内壁上部。其上方可见筛上颌窦板。

在横断面的上颌窦窦口层面可见鼻泪管后的上颌窦内侧壁有钩突结构。有时通过筛泡中央作矢状面重建图像,也可较好地观察窦口鼻道复合体结构,包括蝶筛隐窝。

(三) 额窦

额窦位于额骨下部中线两侧,由中鼻道前上部的始基或前筛窦气房发育而成。1 岁内窦腔尚位于筛区,不易辨认;2 岁以后进入额骨;12 岁后发育较快;18~20 岁后才发育完全。额窦发育各人差异很大,有时可单侧或双侧发育小或不发育,有的则可过度气化,形成多房腔或广泛向外周扩展。一般额窦多位于额骨垂直板。有时可向眶顶额骨水平板扩展。双侧额窦常不对称,其窦间有完全性骨隔,下端居于中线,上端则多偏侧。额窦气化较大者,窦顶壁常呈分叶状,有不完全间隔伸入窦内。极少数正常人额骨中缝部分或大部分未闭,勿误为骨折。此类型额窦发育多数较小或无气化发育。双侧额窦也不互相跨越。

正常额窦位于额骨内、外板间,其前壁多较厚,感染时可在此发生骨髓炎;后壁即颅前窝前壁,为致密骨,窦内静脉可经导血管与颅内相通,为额窦炎向颅内蔓延的途径之一。正常额窦边缘都有薄层均匀骨皮质包绕,额窦底部与筛窦顶和眼眶内上壁紧邻。

额窦底部开口引流可有不同形式,与额窦起源有关。额窦由中鼻道前上部发育来者,多无真正鼻额管而直接引流至额隐窝。额窦由前筛窦气房向上扩展形成者,额窦腔多有鼻额管,长短不定,下延至筛漏斗再引流至中鼻道。

CT 横断面显示额窦前、后壁较清晰。冠状面则显示额窦与筛窦、前颅底及眼眶关系较明确。额窦引流口以矢状面显示较明确。

(四) 蝶窦

蝶窦为蝶骨体内的含气空腔。其气化发育常有差异。窦腔隐藏于颅底中央,临床不能直接查见,主要依赖影像检查。窦腔周围有许多重要结构,诊疗上均应予以重视。

蝶骨由蝶骨体、蝶骨翼、翼突等组成。蝶骨体由前蝶和后蝶两部分融合而成,3 岁时其间软骨结合才消失。新生儿时虽可见蝶窦始基,但一般在 3 岁左右才在蝶骨体自前向后开始气化。15 岁时已近成人型,以后可继续增大。窦腔大小、形状因人而异。极少数无气化(甲型),大多气化窦腔于蝶鞍前和下方(鞍型),少数可扩展至鞍背,甚至超越蝶骨体,向蝶骨大翼、蝶骨小翼、蝶骨翼突、枕骨斜坡等处延伸。

一般蝶窦被窦间隔分为左右两半,互不相通。少数可由副间隔再行分隔窦腔,或由不完全间隔成棘状,窦壁骨质厚薄与窦腔气化大小有关。一般除后壁和底壁较厚外,前、外和顶壁厚多在 1mm 左右。蝶窦窦口(直径 2~3mm)在前壁高处,通向上鼻甲后方的蝶筛隐窝。

蝶窦顶壁的前部与视神经管和视交叉沟相邻,后部上有鞍窝,内容纳垂体;两侧壁与海绵窦相邻,通过颈内动脉和动眼、滑车、三叉及展神经;后部为枕骨斜坡(蝶枕缝在 12~18 岁时才闭合),后有脑桥和基底动脉;底壁为鼻咽顶。蝶窦与这些结构紧邻,使得蝶窦病变常累及前组脑神经。同样,蝶窦也易为邻近病变侵及。有的蝶窦骨壁可凹陷或缺损。颈内动脉或视神经可突入窦内黏膜下,手术时易损伤,故诊断时应予以提示。

CT 横断面显示蝶窦与筛窦分界最为清楚。在前颅底层面骨窗片上可见蝶骨平板,其两侧缘与蝶骨小翼间有自前外向后内斜行的视神经管,止于蝶骨平板后缘的视交叉沟。在稍低层面,于蝶窦外缘、蝶骨小翼下外方可见眶上裂;在蝶鞍和蝶窦外侧可隐见海绵窦,于静脉内注入造影剂增强后显示其呈高密度影,外缘直而稍内凹状,窦内结构则分辨不清。在海绵窦后端附近岩尖处可见三叉神经节。一般海绵窦双侧大小和形态对称。在蝶骨平板下、蝶鞍之前的蝶窦前上部一般较小,在蝶鞍下的蝶窦气化腔较大,可向颅底蝶骨大翼等处扩展。在后筛窦与蝶窦交界处的两侧缘外可见眶下裂,前界为眶底后缘和上颌窦后外壁,后界为颞下窝,下通翼腭窝。

CT 冠状面显示蝶鞍与垂体、蝶窦底与鼻咽关系最好。一般蝶窦于筛骨垂直板后层面上显示,有的后组筛窦可伸至蝶窦区,分界不如横断面清楚。蝶窦中隔下端多在中线上,上段则常偏向一侧。蝶窦气化可下伸至翼突骨内。蝶窦前上区可见视神经管位于前床突与蝶窦顶外缘之间。在蝶窦外下壁或附近有翼管呈小孔状,此管一般前段较宽,约 2.5mm;后段较小,约 1mm。在蝶、筛窦交界处层面可见眶上裂,于其下端外侧可见圆孔。蝶窦上方鞍窝内的垂体及其侧方的大脑中动脉和前动脉,均应在增强后才能显示清楚。在蝶窦两侧壁的外侧有海绵窦,高为 5~8mm,横径为 5~7mm,前后径为 10~15mm;增强后显示其为高密度影,其外侧硬脑膜与脑脊液分界清楚。颈内动脉与窦内静脉结构常难以区别,一般颈内动脉与垂体间有 2~3mm 低密度间隙。海绵窦内的低密度点为脑神经,在较前层面于前床突下可见动眼神经,其下为展神经;在中央层面动眼神经在窦外上缘,三叉神经眼支在外上部。

正常 CT 表现

(一) 鼻及鼻窦的横断层面

选取额窦层面、前颅窝底层面、上鼻甲层面、中鼻甲层面、下鼻甲层面及下鼻甲下方层面的横断面描述鼻和鼻窦及毗邻的正常 CT 表现。

1. 额窦层面 额窦位于额骨下部中线两侧,正常额窦位于额骨内外板之间,其前壁多较后壁厚。一般额窦多位于额骨垂直板,有时可向眶顶额骨水平板扩展。双侧额窦常不对称,其窦间有完全性高密度骨隔。额窦下端居于中线,上端多偏侧;额窦气化较大者,窦顶壁常呈分叶状。鸡冠表现为底位于额窦侧的尖角状骨性高密度影(图 1-2-2-1)。

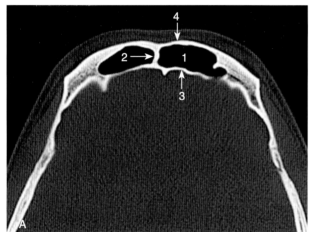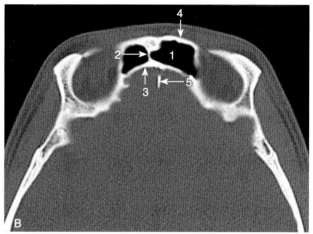

图 1-2-2-1 额窦层面

A:1. 额窦;2. 额窦间隔;3. 额骨内板;4. 额骨外板。B:1. 额窦;2. 额窦间隔;3. 额骨内板;4. 额骨外板;5. 鸡冠

2. 前颅窝底层面 筛骨水平板参与构成前颅窝底的前中部分,因骨质菲薄和容积效应而显示为软组织密度影,此板内侧小部分于鸡冠两侧为鼻腔顶壁的前段,有近 20 个小孔为嗅神经通过,鼻腔顶壁后段为蝶骨平板。筛骨水平板的外段为筛窦顶壁,位置略高于鼻腔顶壁。筛骨盲孔显示为鸡冠前、额筛骨之后小圆形低密度影,直径约 5mm。双侧筛窦上部显示为蜂房状气体密度影,筛窦由鼻中隔分为左右两半。筛窦前方骨性突起为额骨鼻突,筛窦外侧壁参与构成眼眶内侧壁的大部分,表现为断续的线状高密度影。鸡冠表现为额侧较宽水平走行的骨性高密度影(图 1-2-2-2)。

3. 上鼻甲层面 此层面主要显示上鼻甲、

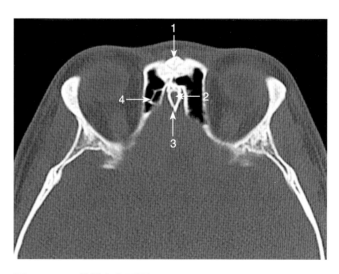

图 1-2-2-2 前颅窝底层面

1. 额骨鼻突;2. 盲孔;3. 鸡冠;4. 筛窦

筛窦、蝶窦、鼻腔。蝶窦表现为蝶骨体内的气体密度空腔,由线状骨性密度间隔分为左右两部分。蝶窦与蝶骨大翼间低密度影为眶上裂。蝶窦前壁高处小低密度裂隙为蝶窦窦口,与上鼻甲后上方的蝶筛隐窝相通。双侧筛窦应显示为蜂房状气体密度影,前组筛窦气房小而多,后组筛窦气房大而少。筛窦由鼻中隔分为左右两半,上层面呈长方形,下层面呈前窄后宽的斜方形。筛窦前方为鼻骨、上颌骨额突和泪骨,后方为蝶窦。筛窦外侧壁参与构成眼眶内侧壁的大部分,称筛骨纸板,表现为断续的线状高密度影,其后外壁与蝶骨大翼见带状低密度影为眶下裂。

鼻腔为顶窄下宽的气体密度腔,鼻腔内侧壁是鼻中隔,表现为纵行带状骨性高密度影及软骨密度影,前连鼻骨、后连蝶骨;鼻腔外侧壁由前至后分别为泪骨、筛骨迷路及上颌骨内侧壁,筛骨迷路附着上鼻甲,深入鼻腔内,表现为弧形带状高密度影,中央骨组织表现为骨样高密度影,表面黏膜组织表现为软组织密度影;鼻腔顶部筛骨垂直板两侧的狭小裂隙为嗅区,表现为窄带状低密度影。上鼻甲与筛板间裂隙为上鼻道,表现为气体密度影,与总鼻道相通(图 1-2-2-3)。

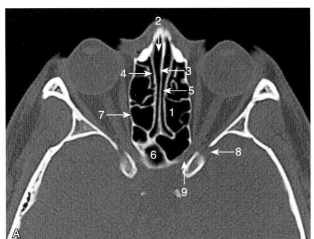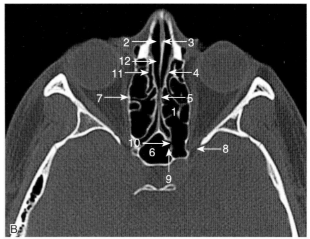

图 1-2-2-3 上鼻甲层面

A:1.筛窦;2.鼻腔;3.鼻中隔;4.鼻腔外侧壁;5.嗅区;6.蝶窦;7.筛骨纸板;8.眶上裂;9.视神经管。B:1.筛窦;2.鼻腔;3.鼻中隔;4.鼻腔外侧壁;5.嗅区;6.蝶窦;7.筛骨纸板;8.眶上裂;9.蝶窦窦口;10.蝶筛隐窝;11.上鼻道;12.总鼻道。

4. 中鼻甲层面 此层面主要显示中鼻甲、蝶窦、鼻腔及上颌窦。鼻腔显示为纵行带状气体密度腔,鼻腔内侧壁是鼻中隔,由骨和软骨构成,表面附以黏膜,表现为纵行带状骨性高密度影及软骨密度影,软骨及黏膜表现为软组织密度,两者无明显密度差异。鼻腔前界为梨状孔,梨状孔侧方为鼻骨、上颌骨额突及泪骨,泪骨后外侧近圆形低密度影为鼻泪管。鼻腔外侧壁由前至后分别为泪骨、筛骨迷路、上颌骨内侧壁、腭骨垂直部及翼突内板。中鼻甲附着于筛板和筛窦内侧壁,表现为由后至前的高密度影,中央线状骨质密度,周围黏膜为软组织密度,前支较后支肥大。中鼻甲与筛板及上颌窦内壁间裂隙为中鼻道,表现为气体密度影,与总鼻道相通,与上颌窦内侧壁上段的窦口相通。

上颌窦上部显示为圆形,进而显示为三角形气体密度影,双侧常对称,清楚显示上颌窦前壁、后外壁和内壁。上颌窦前壁上段及外侧部较厚,内侧壁较薄。上颌窦前上壁上部见低密度裂隙为眶下沟;上颌窦后外壁较内壁厚,自前外向后内斜行。上颌窦后方为蝶骨翼突,两者间低密度裂隙为翼上颌(图 1-2-2-4)。

5. 下鼻甲层面 此层面主要显示下鼻甲、外鼻、鼻前庭、鼻腔、上颌窦。鼻腔前通鼻前庭,后达鼻咽腔,呈带状气体密度影。鼻腔内侧壁为鼻中隔,其前部表现为软骨及骨密度影,后部骨性密度影为犁骨,表面黏膜表现为软组织密度影。鼻腔外侧壁由上颌骨额突、上颌窦内侧壁、腭骨垂直部及翼突内板组成。上颌窦前壁见眶下孔及眶下管。上颌窦内侧壁可见低密度裂口为上颌窦开口,通中鼻道,位于上下鼻甲间。上颌窦内侧壁窦口之下附着下鼻甲,表现为中央骨性高密度影、外周为软组织密度影,前后走行呈带状,可全长显示。下鼻甲与上颌窦内侧壁间及下方为下鼻道,表现为带状气体密度影,与总鼻道相通,下鼻道前上段见低密度鼻泪管开口影。

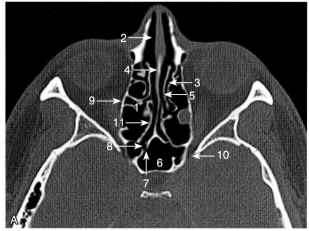 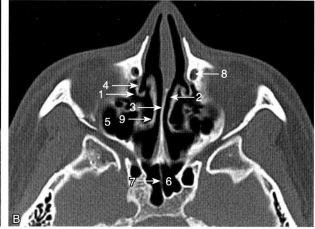

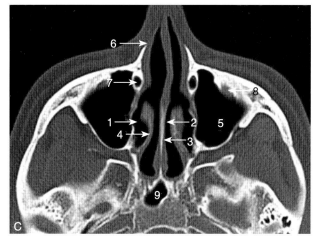

图 1-2-2-4　中鼻甲层面

A:1 筛窦;2.鼻腔;3.上鼻道;4.鼻中隔;5.上鼻甲;6.蝶窦;7.蝶窦口;8.蝶筛隐窝;9.筛骨纸板;10.眶上裂;11.中鼻甲。B:1.上鼻道;2.总鼻道;3.鼻中隔;4.上鼻甲前支;5.上颌窦;6.蝶窦;7.蝶窦间隔;8.鼻泪管;9.中鼻甲。C:1.中鼻道;2.总鼻道;3.鼻中隔;4.中鼻甲;5.上颌窦;6.梨状孔;7.鼻泪管;8.眶下沟;9.蝶窦

　　外鼻为鼻腔突出于梨状孔前方的部分,其上方是鼻骨,两侧是上颌骨额突,鼻骨下部与双侧上颌骨额突间为鼻中隔软骨,表现为梭形软组织密度影。鼻前庭为外鼻腔下段梨状孔之前的气体密度腔,其大部分为鼻翼软骨包绕而呈环状软组织密度影,中央见鼻中隔软骨呈梭形软组织密度影。

　　上颌窦显示为底朝内、尖向外的三角形气体密度影,双侧可不对称。此层面上颌窦前壁较厚,内侧壁较薄,外侧壁最薄。上颌窦后外壁自前外向后内斜行,其下部常见线状低密度裂隙为上齿槽神经血管沟。上颌窦后方为蝶骨翼突,翼突内外板分别附着翼内肌、腭张肌和翼外肌(图 1-2-2-5)。

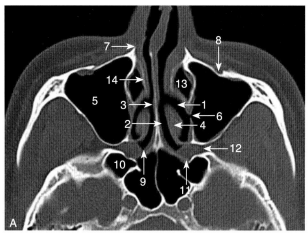 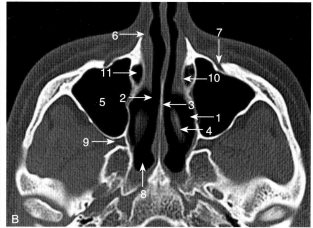

图 1-2-2-5　下鼻甲层面

A:1.中鼻道;2.总鼻道;3.鼻中隔;4.中鼻甲;5.上颌窦;6.上颌窦开口;7.梨状孔;8.眶下孔;9.鼻后孔;10.鼻咽腔;11.翼腭窝;12.翼上颌裂;13.下鼻道;14.下鼻甲。B:1.中鼻道;2.总鼻道;3.鼻中隔;4.中鼻甲;5.上颌窦;6.梨状孔;7.眶下管;8.鼻后孔;9.翼上颌裂;10.下鼻甲;11.下鼻道

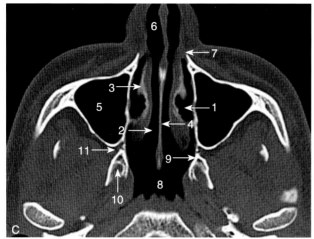
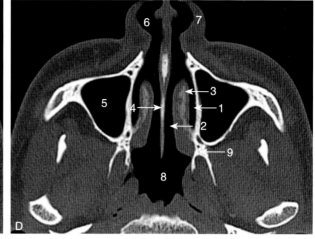

图 1-2-2-5（续）

C：1.下鼻道；2.总鼻道；3.下鼻甲；4.鼻中隔；5.上颌窦；6.鼻前庭；7.梨状孔；8.鼻咽腔；9.翼突；10.翼突窝；11.翼上颌裂。D：1.下鼻道；2.总鼻道；3.下鼻甲；4.鼻中隔；5.上颌窦；6.鼻前庭；7.鼻翼软骨；8.鼻咽腔；9.翼突

6. 下鼻甲下方层面 此层面显示上颌窦下部，双侧上颌窦下部表现为不规则形的气体密度影，内壁为硬腭（图 1-2-2-6）。

（二）鼻及鼻窦的冠状层面

选取外鼻层面、鼻泪管及鼻泪管前层面、额隐窝层面、上颌窦口层面、上鼻甲层面、蝶筛隐窝及蝶窦层面描述鼻和鼻窦及毗邻的正常 CT 表现。

1. 外鼻层面 外鼻由鼻骨、鼻软骨及附着的皮肤和肌肉组成，呈上窄下宽的三棱锥形，突出于面中部。外鼻鼻腔表现为上窄下宽的三角形气体密度影，其外周为鼻骨及软骨，鼻骨表现为骨性密度影，鼻软骨表现为软组织密度影。双侧鼻腔之间为鼻中隔，外鼻前部鼻中隔为软骨，表现为带状和

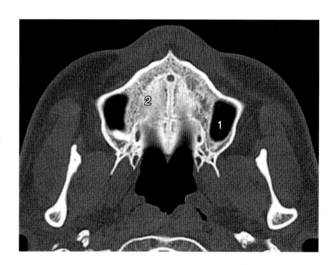

图 1-2-2-6 下鼻甲下方层面

1.上颌窦；2.硬腭

梭形软组织密度影；后部鼻中隔上方小部分为骨，下方大部分为软骨，表现为梭形软组织密度影。鼻前庭显示为软组织密度的鼻翼软骨包绕的三角形气体密度腔，由软组织密度的鼻中隔软骨分为左右两半。此层面显示额骨垂直板部分额窦，表现为气体密度腔，额窦上部分多偏于一侧，下部分常居于中线；双侧额窦常不对称，其间见完全性高密度骨性分隔；额窦气化较大时窦顶壁常呈分叶状（图 1-2-2-7）。

2. 鼻泪管及鼻泪管前层面 鼻腔位于双侧泪骨及上颌窦之间，呈弯曲、带状气体密度影；鼻腔内壁是鼻中隔，常呈梭形，鼻中隔上部是骨性密度的筛骨垂直板，中下部是软组织密度的软骨，后下方是骨性密度的犁骨和腭骨鼻棘；鼻腔外侧壁有两个突起，分别为中鼻甲和下鼻甲，中鼻甲起自筛骨，上端附着于筛板，自筛窦顶垂直下降；下鼻甲附着在上颌窦内壁上，下鼻甲较中鼻甲肥大。中鼻甲下方是气体密度中鼻道，下鼻甲下方是气体密度下鼻道，中鼻甲与下鼻甲之间为中鼻道，中鼻道与下鼻道分别与总鼻道气体密度影相通。眼眶内下见低密度泪囊窝，泪骨与上颌窦前内上壁间见管状低密度影为鼻泪管，鼻泪管向下开口于下鼻道。此层面显示额骨垂直板及水平板部分额窦，表现为气体密度腔，额窦上部分多偏于一侧，下部分常居于中线；双侧额窦常不对称，其间见完全性高密度骨性分隔；额窦气化较大时窦顶壁常呈分叶状。双侧上颌窦显示为圆形、椭圆形气体密度影，近而表现为三角形（图 1-2-2-8）。

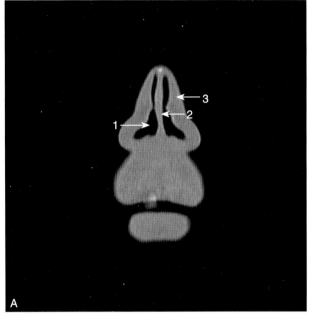

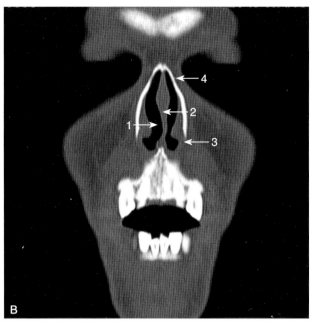

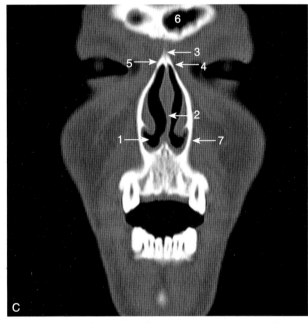

图 1-2-2-7　外鼻层面

A:1. 鼻前庭;2. 鼻中隔;3. 鼻翼软骨。B:1. 鼻前庭;2. 鼻中隔;3. 鼻翼软骨;4. 鼻骨。C:1. 鼻前庭;2. 鼻中隔;3. 鼻骨背部;4. 左侧鼻骨;5. 右侧鼻骨;6. 额窦;7. 上颌骨额突

3. 额隐窝层面　鼻腔位于双侧筛窦及上颌窦之间,呈弯曲、带状气体密度影;鼻腔内壁是鼻中隔,呈梭形,鼻中隔上部由骨和软骨构成,中部是软组织密度的软骨,下部是骨性密度的上颌骨额突骨嵴;鼻腔外侧壁有两个突起,分别为中鼻甲和下鼻甲,中鼻甲起自筛骨,上端附着于筛板,自筛窦顶垂直下降,下端呈杵状;下鼻甲附着在上颌窦内壁上,其起始部称筛突,下端肥大,下鼻甲较中鼻甲粗大。中鼻甲下方是气体密度的中鼻道,下鼻甲下方是气体密度的下鼻道,中鼻道与下鼻道分别与总鼻道气体密度影相通。额窦额骨水平板部表现为气体密度影,直接经额隐窝或经鼻额管至额隐窝引流到中鼻道。中鼻道前部外侧壁上见一镰刀形骨片,呈骨和软骨密度,是钩突,向前上隆起,其前端附着于鼻泪管后内缘。钩突前外与筛泡及眼眶内下壁之间半月形气体密度影是半月裂。双侧上颌窦显示为三角形气体密度影(图 1-2-2-9)。

4. 上颌窦口层面　鼻腔位于双侧筛窦及上颌窦之间,呈上窄下宽、弯曲、带状气体密度影;鼻腔内壁是鼻中隔,呈带状,由骨和软骨构成,呈骨和软组织密度;鼻腔外侧壁有三个突起,分别为上鼻甲、中鼻甲和下鼻甲,上鼻甲起自筛骨水平板,垂直向下;中鼻甲起自筛骨,上端附着于筛板,自筛窦顶垂直下降,远端呈卷曲状;下鼻甲附着在上颌窦内侧壁上颌窦口下方,下端亦呈向外卷曲状,下鼻甲较中鼻甲肥大。中鼻甲

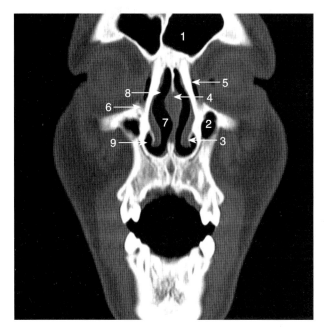

图 1-2-2-8 鼻泪管及泪骨层面

1. 额窦；2. 上颌窦；3. 下鼻甲；4. 鼻中隔；5. 泪骨；6. 鼻泪管；7. 鼻腔；
8. 总鼻道；9. 下鼻道

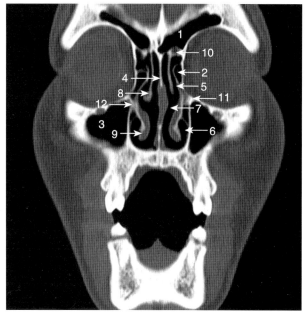

图 1-2-2-9 额隐窝层面

1. 额窦；2. 筛窦；3. 上颌窦；4. 鼻中隔；5. 中鼻道；6. 下鼻道；7. 总鼻道；
8. 中鼻甲；9. 下鼻甲；10. 额隐窝；11. 钩突；12. 半月裂

下方是气体密度的中鼻道，下鼻甲下方是气体密度的下鼻道，中鼻道与下鼻道分别与总鼻道气体密度影相通。此层面见筛泡向下开口于筛漏斗，前组筛窦开口于筛漏斗基底部。半月裂外部上颌窦侧呈漏斗状气体密度影为筛漏斗，筛漏斗内缘是上颌窦口。上颌窦口、筛漏斗、半月裂与中鼻道的交通构成窦口鼻道复合体。双侧上颌窦显示为三角形气体密度影。额窦额骨水平板部表现为气体密度影，直接经额隐窝引流至中鼻道。此层面上鼻甲显示（图 1-2-2-10）。

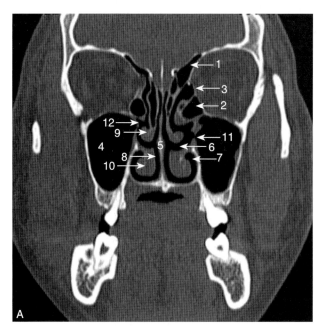

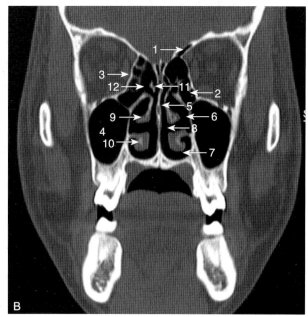

图 1-2-2-10 上颌窦口层面

A：1. 额窦；2. 筛窦；3. 筛骨纸板；4. 上颌窦；5. 鼻中隔；6. 中鼻道；7. 下鼻道；8. 总鼻道；9. 中鼻甲；10. 下鼻甲；11. 上颌窦口；12. 筛漏斗。B：1. 额窦；2. 筛窦；3. 筛骨纸板；4. 上颌窦；5. 鼻中隔；6. 中鼻道；7. 下鼻道；8. 总鼻道；9. 中鼻甲；10. 下鼻甲；11. 上鼻甲；12. 上鼻道

5. 上鼻甲层面　鼻腔位于双侧筛窦及上颌窦之间,呈上窄下宽、弯曲、带状气体密度影;鼻腔内壁是鼻中隔,呈带状,由骨和软骨构成,呈骨和软组织密度;鼻腔外侧壁有三个突起,分别为上鼻甲、中鼻甲和下鼻甲,上鼻甲表现为附着于筛骨水平板内段的骨和软骨密度的薄骨片,垂直向下走行;中鼻甲外侧附着于筛窦内侧壁,斜行向下,下端肥大且呈向外卷曲状;下鼻甲附着在上颌窦内侧壁上颌窦裂口下方,斜向内下且向外呈卷曲状,下鼻甲较中鼻甲肥大,上鼻甲最小。上、中及下鼻甲下方气体密度腔分别是上鼻道、中鼻道及下鼻道,上、中及下鼻道分别与总鼻道气体密度影相通。上颌窦内侧壁向中鼻道的骨性突起为钩突,钩突与筛泡见带状气体密度影为半月裂,半月裂经半月裂孔通中鼻道。本层面筛泡向内进入中鼻道。双侧上颌窦显示为三角形气体密度影。双侧中组筛窦气房较大,直接开口于上鼻道(图 1-2-2-11)。

6. 蝶筛隐窝层面　上鼻道呈横行带状气体密度影,位于中鼻甲与后组筛窦之间。中下鼻甲与上颌窦内壁间的中下鼻道呈纵行带状气体密度影,中下鼻甲下方中下鼻道呈横行带状气体密度影,与上鼻道近于平行。中下鼻甲分别与上颌窦内壁相连,呈卷曲状。鼻腔内壁是鼻中隔,呈带状,由骨和软骨构成,呈骨和软组织密度。双侧上颌窦呈椭圆形气体密度影。鼻腔顶部见较扩大的空腔,与蝶窦前上部相通,是气体密度的蝶筛隐窝(图 1-2-2-12)。

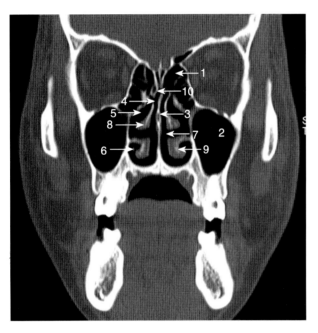

图 1-2-2-11　上鼻甲层面

1. 后组筛窦;2. 上颌窦;3. 鼻中隔;4. 上鼻道;5. 中鼻道;6. 下鼻道;
7. 总鼻道;8. 中鼻甲;9. 下鼻甲;10. 上鼻甲

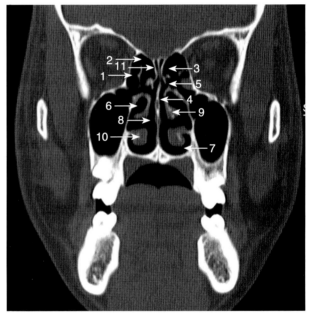

图 1-2-2-12　蝶筛隐窝层面

1. 后组筛窦;2. 蝶筛隐窝;3. 蝶窦;4. 鼻中隔;5. 上鼻道;6. 中鼻道;
7. 下鼻道;8. 总鼻道;9. 中鼻甲;10. 下鼻甲;11. 上鼻甲

7. 蝶窦层面　蝶窦表现为气体密度空腔,由窦间隔分为左右两半,互不相通,两侧常不对称。蝶窦顶壁自前向后分别为蝶骨小翼、视神经管和视交叉沟及蝶鞍,两侧壁与海绵窦相邻,底壁为鼻腔顶和鼻咽腔顶。上颌窦显示为纵向椭圆形气体密度影。鼻腔内见中下鼻甲及鼻中隔(图 1-2-2-13)。

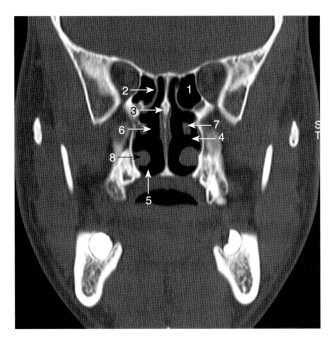

图 1-2-2-13 蝶窦层面

1.蝶窦;2.蝶窦内壁;3.鼻中隔;4.中鼻道;5.下鼻道;6.总鼻道;7.中鼻甲;8.下鼻甲

第三节 舌

舌分为上、下两面及两面间的肌肉。舌内外肌的运动受舌下神经支配,舌的感觉分别受三叉神经、面神经、舌咽神经及迷走神经支配。舌动脉是舌的供养血管,自舌骨大角处向前内走行经舌骨舌肌深面进入舌内,舌动脉的断面可在增强 CT 扫描图像上显示。舌及口底各结构在 CT 各层面上的显示情况。

(一)上面

上面拱起称舌背,按其形态结构和功能的不同,分为前、后两部分,前 2/3 为舌尖和舌体,后 1/3 为舌根,舌前 2/3 的舌背黏膜含有各种舌乳头,舌体、舌根交界处有倒 V 字形界沟,沟的中央有上凹陷称舌盲孔,是甲状舌管的残迹。舌前 2/3 位于口腔内,又称为舌的口部,为活动度较大的部分;舌后 1/3 参与咽前壁的构成。

(二)下面

下面又称舌腹,黏膜薄而平滑,返折与舌下区的黏膜相延续,并在中线形成舌系带。舌系带随舌而活动,体积较宽。舌系带两侧各有一条黏膜皱襞称伞襞,向前内方行向舌尖。舌根黏膜下含有舌扁桃体及黏液腺。

(三)肌层

舌肌为横纹肌,位于舌上下面之间,分为舌内肌和舌外肌两部分。舌内肌起止均在舌内,有舌上纵肌、舌下纵肌、舌横肌及舌垂直肌。肌纤维纵横交错,收缩时改变舌的形态。舌外肌主要起自下颌骨、舌骨、茎突及软腭而止于舌,分别称为颏舌肌、舌骨舌肌、茎突舌肌及腭舌肌,收缩时改变舌的位置。

正常 CT 表现

(一)舌的横断层面

选取舌尖层面、舌体和舌根层面的横断层面描述舌及毗邻的正常 CT 表现。

1. 舌尖层面 舌尖由舌内肌构成,表现为密度均匀一致的软组织密度影,在 CT 图像上,舌内肌密度均匀一致,边缘光滑锐利,隐约可见纵、横肌肉交错。舌后方为带状软组织密度软腭,两者间气体密度影相隔(图 1-2-3-1)。

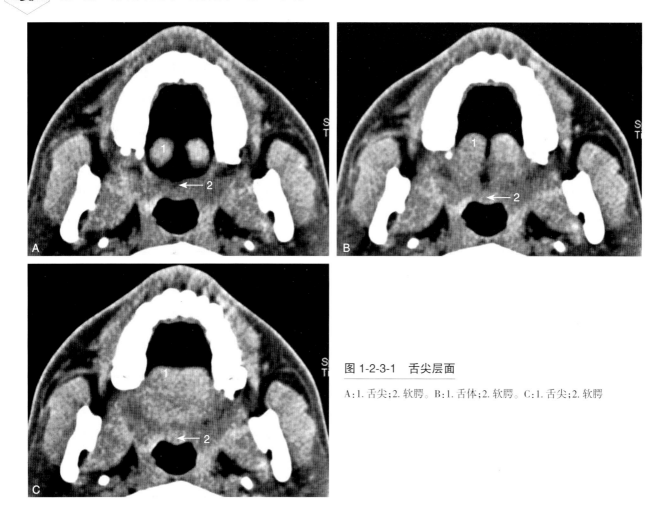

图 1-2-3-1　舌尖层面

A：1. 舌尖；2. 软腭。B：1. 舌体；2. 软腭。C：1. 舌尖；2. 软腭

2. 舌体、舌根层面　舌中央呈软组织密度，呈纵行排列，为颏舌肌；舌两侧密度较中央低，为舌横肌及舌下纵肌交错影像；舌体前部分密度较舌中央密度低，高于舌两侧，纵行排列，为舌上纵肌；舌根呈软组织密度影，呈横行带状（图 1-2-3-2）。

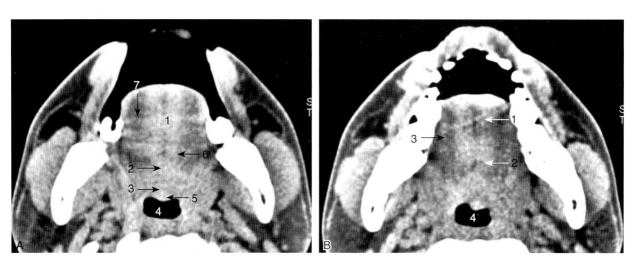

图 1-2-3-2　舌体与舌根层面

A：1. 舌体；2. 舌根；3. 咽缩肌；4. 口咽；5. 腭垂；6. 颏舌肌；7. 舌横肌和舌下纵肌。B：1. 舌上纵肌；2. 颏舌肌；3. 舌横肌和舌下纵肌；4. 口咽

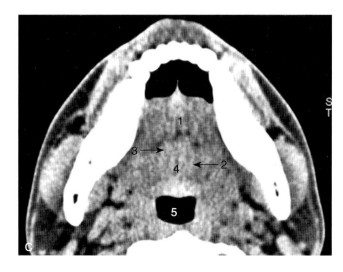

图 1-2-3-2（续）

C：1. 舌体；2. 颏舌肌；3. 舌腹；4. 舌根；5. 口腔

（二）舌的冠状层面

选取舌尖层面、舌体层面、舌根层面的冠状层面描述舌及毗邻的正常 CT 表现。

1. 舌尖层面　舌尖表现为软组织密度团块影，密度均匀，周围气体衬托显示界限清楚，边缘光滑（图 1-2-3-3）。

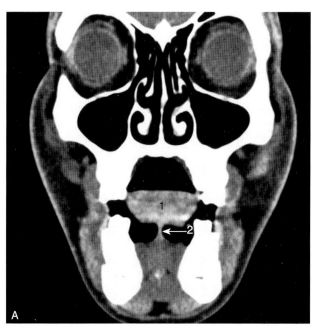
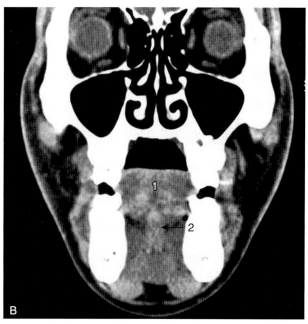

图 1-2-3-3　舌尖层面

A：1. 舌尖；2. 舌系带。B：1. 舌尖；2. 颏舌肌

2. 舌体层面　舌体显示为近梯形软组织密度影，中央密度较高，纵形排列，为颏舌肌；两侧密度略低，为舌横肌及舌垂直肌交错影；舌上缘为纵形走行的舌上纵肌；舌下缘两侧为舌下纵肌，斜形排列（图 1-2-3-4）。

3. 舌根层面　舌根显示为横行带状软组织密度影，其下方是颏舌肌，外侧为下颌舌骨肌，均呈软组织密度影，之间有低密度脂肪间隙相隔（图 1-2-3-5）。

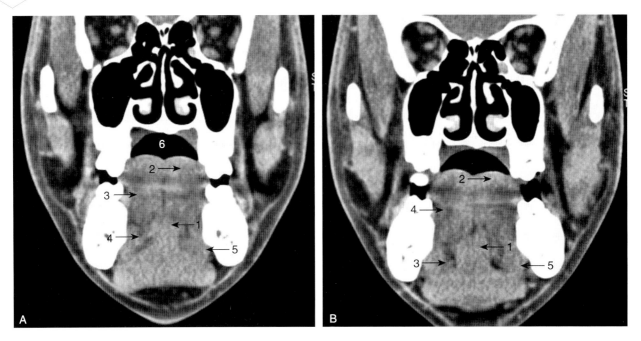

图 1-2-3-4 舌体层面

A:1. 颏舌肌;2. 舌上纵肌;3. 舌横肌和舌垂直肌;4. 舌下纵肌;5. 下颌舌骨肌;6. 口腔。B:1. 颏舌肌;2. 舌上纵肌;3. 舌下纵肌;4. 舌横肌和舌垂直肌;5. 下颌舌骨肌

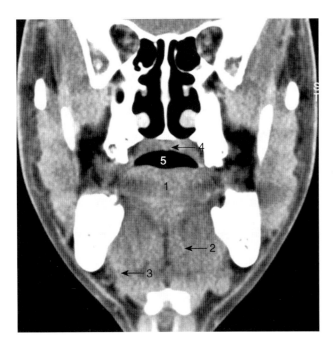

图 1-2-3-5 舌根层面

1. 舌根;2. 颏舌肌;3. 下颌舌骨肌;4. 软腭;5. 口腔

第四节 咽 和 喉

　　咽喉为颈部的重要组成部分。解剖上咽部可分为鼻咽、口咽和喉咽,喉亦可划分为声门、声门上区和声门下区。咽喉与周围颈部关系密切,CT 可直接显示其层面图像,全面反映其解剖关系。

一、咽 部

　　咽为管状软组织结构,上端附着于颅底,下端在环状软骨下缘水平与食管相连,其前壁部分开放,分别与鼻腔、口腔和喉腔相通,故可划分为鼻咽、口咽和喉咽。

(一) 鼻咽

鼻咽为颅底之下、软腭水平以上一段咽腔,又称为上咽部。其前壁经后鼻孔与鼻腔相通,下壁平时与口咽相连,仅当发声或屏气时软腭上提关闭鼻咽峡时才成为鼻咽下壁。鼻咽顶附着于蝶骨底和枕骨斜坡的颅外面,后壁贴附于第1~2颈椎前缘,顶后壁呈穹隆状。鼻咽两侧壁有咽鼓管隆突,其前下方有咽鼓管开口,后上方凹陷为咽隐窝(Rosenmuller窝)或侧突,距颈动脉管3~5mm,距破裂孔约1cm。

1. 鼻咽软组织结构 咽上部筋膜较厚,附着于颅底和咽上缩肌外表,称咽颅底筋膜,维持鼻咽开放。此筋膜起自翼突内板后缘,向后延伸于鼻咽两侧壁至颈动脉孔前,筋膜内、外侧分别还有细长的腭帆提肌及腭帆张肌,与咽鼓管开闭有关。在鼻咽腔后壁,咽颅底筋膜覆盖于头长肌及颈长肌表面,此处与椎前筋膜相贴,两层筋膜间构成潜在的咽后间隙。在鼻咽外后角的咽颅底筋膜不完整(Morgagni窦),被咽鼓管软骨及腭帆提肌穿过。以咽颅底筋膜在颅底附着线为界,可见破裂孔和颈动脉管前段位于鼻咽顶界内,卵圆孔则位于筋膜之外、咽旁间隙顶部。鼻咽腔面覆以黏膜,其表面为复层柱状纤毛上皮,以后随年龄增长渐转变为复层鳞状上皮。黏膜内含有小唾液腺,淋巴组织散布于黏膜层。儿童鼻咽淋巴组织丰富,增生形成腺样体(增殖体),一般在10岁后逐渐萎缩;青少年淋巴组织较多,常可致鼻咽顶后壁欠光滑,咽隐窝变窄或闭塞;老年淋巴组织萎缩完全,咽隐窝可较大。此外,鼻咽腔后壁中线有时可见小囊状凹陷的眼囊,或有鼻咽脊索残迹。有的颅咽管残余也可在鼻咽顶部形成Rathke囊,内含咽垂体。

2. 颅底骨结构 鼻咽与颅底骨关系密切,颅底骨结构复杂且重要,检查鼻咽时均应常规加骨窗观察颅底骨。从CT横断面图上看,颅中窝底在鼻窦和眼眶后方,以眶下裂、蝶骨大翼眶面和蝶骨嵴为前界,后方包括岩乳突和枕骨大孔前缘,中央区由蝶骨体和枕骨斜坡组成。蝶骨体内含蝶窦,颅内面有蝶鞍,双侧鞍旁为海绵窦(在增强扫描图上显示较清楚);枕骨斜坡内为松质骨,外缘有皮质骨。颅中窝内容纳大脑颞叶。颅底两侧部以岩蝶沟为界,其前内为蝶骨大翼颅底部分,前外为颞骨颧突的颅底部分,两者间有骨缝。蝶骨前下为翼突内、外板。颞骨颧突后下有颞下颌关节窝和下颌骨髁突。颅底蝶骨大翼内有卵圆孔和棘孔,卵圆孔(6~7)mm×(3~4)mm大小,为三叉神经下颌支和静脉通过,双侧可不对称;棘孔约3mm直径,为脑膜中动脉穿过,双侧对称,每个孔的边缘多有致密骨皮质环绕。岩蝶沟之后为岩乳突骨,其中段含内耳,前内段为岩骨尖,外段为中耳乳突。岩骨尖部嵌于蝶骨和枕骨斜坡之间。岩尖与蝶枕骨交界处有近似三角形空隙,即为破裂孔(覆以岩蝶韧带)。岩尖内缘与枕骨斜坡侧缘间裂隙为岩枕裂,其相应颅内面为岩下窦沟。岩尖段前内部为颈动脉管通过,该管升段在岩骨下部,约1cm长,在该层面图上显示为类圆形空腔;颈动脉管水平段在岩骨尖中层,呈长约2cm的管状,通过破裂孔上方进入颅内。正常颈动脉管前、后壁及破裂孔前内缘均可见完整致密骨皮质。在颈动脉管升段之后内方可见颈静脉孔,其前外有骨棘,可将该孔分为前内神经部和后外血管部。双侧颈静脉孔可不对称,右侧较大者为多。在外耳道后方和内耳外侧可见乳突。正常人乳突多为气化型。乳突后缘为乙状窦前壁。在岩骨中上层面于内耳内侧可见内耳道管通入颅内,一般双侧对称,在岩骨尖前缘颅内面,破裂孔后方可略凹陷,即为三叉神经节窝所在。此外,在枕骨大孔前外方骨内可见斜行的舌下神经管。

(二) 口咽

自软腭至会厌上缘(或舌骨)水平一段咽腔称为口咽,又称中咽部。为上呼吸道和消化道交叉部分。口咽前上方经咽峡与口腔相通,前下方为舌根背面,其与会厌舌面间的凹陷称为会厌溪,中线将舌会厌皱襞分成两半,两侧会厌溪外侧缘有咽会厌皱襞,为与喉咽(梨状窝)之分界。口咽两侧壁有舌腭弓和咽腭弓,其间形成扁桃体窝,内藏腭扁桃体。口咽后壁位于第2~3颈椎前,其上下与鼻咽和喉咽分界不明显,厚度较均匀一致。口咽壁由咽缩肌、咽提肌、腭肌和黏膜组成。口咽黏膜为复层鳞状上皮,黏膜内含有腺体。腭扁桃体和舌根的舌扁桃体为咽淋巴环的主要组成部分,儿童腭扁桃体常较大,成人的舌扁桃体可增生。咽缩肌为吞咽肌之一,呈叠瓦状排列,双侧肌束于咽后壁正中缝形成肌嵴。提咽肌包括茎突咽肌、咽腭肌等,与咽喉升提有关。腭肌由多束细薄肌束组成,与软腭活动和咽鼓管咽口开闭有关。除腭张肌由三叉神经支配外,其余腭肌均为迷走神经支配。

(三) 喉咽

自会厌上缘(或舌骨)至环状软骨下缘的一段咽腔称为喉咽或下咽部。喉咽由声门上喉两侧的梨状窝和环状软骨后的环后或环咽后间隙组成。梨状窝为尖向下的三角形空腔,其内侧壁即声门上喉侧壁,由会厌侧缘、杓状会厌襞和杓状软骨组成,上缘围成喉入口;梨状窝外侧壁上段附着于舌甲膜,下段则紧贴甲状软骨翼板内面,前壁在咽会厌皱襞下反折;后方直接与环后间隙相连,梨状窝尖可下达环杓关节外侧。杓状软骨与环状软骨板后方扁形腔隙即为环后间隙。喉咽后壁位于第 4~6 颈椎前。正常吞咽时食团由双侧梨状窝经环咽后间隙进入食管内。

二、喉

喉位于舌骨下颈前部,上与咽相通,下与气管相连,为呼吸道的重要门户和发声器官。喉的位置可随吞咽、发声和颈部运动而变动,一般成人喉体与第 3~6 颈椎等高,高约 4cm。幼儿和女性的位置较高,老年人的位置较低,个体有差异,有的还可偏斜。青春期后男性和女性发育有明显差别,男性甲状软骨前角突出形成喉结。

喉以软骨为支架,由肌肉、纤维组织和韧带连接,腔面附着黏膜。

(一) 喉软骨

喉软骨共 9 块,包括甲状软骨、环状软骨、会厌软骨和成对的杓状软骨、小角软骨和楔状软骨。

1. 甲状软骨　甲状软骨为最大的喉软骨,构成喉中部前壁和侧壁,由左右两片方形软骨板(成人长约 4cm,高约 2.4cm)在前端接合成角,两侧翼板向后外斜向张开。通常甲状软骨前角成年男性呈直角状,女性则呈 120° 左右。成年男性甲状软骨前角突出成喉结,为性别特征。甲状软骨前角上方有一 V 形缺裂,称为甲状软骨上切迹。甲状软骨板后上缘和后下缘分别向上、下突出,称为甲状软骨上角和下角。

2. 环状软骨　环状软骨在喉下部,为喉部仅有的完整软骨环,对维持呼吸道通畅有重要意义。此软骨形如印戒状,由前弓(高 5~7mm)和后板(高 2~3mm)构成,上缘由后上向前下倾斜,下缘较直。板部上缘两侧与杓状软骨组成环杓关节;板的两侧缘略凹,与甲状软骨下角组成环甲关节。

3. 会厌软骨　会厌软骨位于喉的前上部,在舌骨和舌根后下方。此软骨呈上宽下狭的叶瓣状,下部由甲状会厌韧带附着于甲状软骨前角内面。会厌软骨两侧缘附着方形膜,整个会厌喉面和舌面为黏膜覆盖。会厌软骨为弹力软骨,可活动,平时耸立开放喉腔,吞咽时则向后下反转关闭喉入口,以防食物误入喉腔内。

4. 杓状软骨　杓状软骨左右各一,位于环状软骨板上方,参与构成环杓关节。此软骨形似锥体状,其前底部突起为声带后端附着,称为声带突。杓状软骨外表为喉外肌附着,其顶的尖部伸向内后方,其上方有小角软骨,后者外侧还有楔状软骨。杓状软骨表面覆以黏膜。杓状软骨运动与声门关闭相关。

5. 小角软骨和楔状软骨　小角软骨和楔状软骨均较小,隐藏于杓状会厌襞下后部内。

甲状软骨、环状软骨和杓状软骨属透明软骨,可产生钙化或骨化。喉软骨钙化与年龄和性别有关,个体可有差异,熟悉其规律对判断病理改变有重要意义。一般喉软骨钙化于 20 岁后开始,50 岁后多有明显钙化。男性甲状软骨有前后两个骨化中心,钙化广泛;女性仅后部一个骨化中心,故钙化局限于后部。通常男性甲状软骨钙化自后下部开始,向后上和沿下部向前扩展至前angle及翼板上部、中央前区、中央后区,最后才完全钙化。环状软骨钙化可从板上缘或后缘开始向前弓上部扩展,以后也可完全骨化。老年喉软骨钙化后,在 CT 图上可见致密的内、外骨板和其内低密度的髓质间隙,有的老年妇女环状、甲状软骨后下部钙化可有小囊性变低密度灶间杂。杓状软骨前下方声带突钙化在成年人常见,呈对称小三角形致密影,为辨认声带的标志。有的杓状软骨前部钙化也可较大。此外,会厌软骨偶也可钙化。

舌骨虽属喉外结构,但与喉关系密切,且为重要解剖标志,应予认识。舌骨位于颈前部,介于下颌与喉之间。前方的舌骨体和两侧舌骨大角以软骨连接,前上舌骨小角则为茎突舌骨韧带附着。舌骨上、下为肌群附着,易变动位置。

(二)喉软组织结构

1. 喉纤维膜韧带和喉内间隙 喉的上、下分别以纤维膜与舌骨和气管相连接,包括:①甲状软骨上缘与舌骨间的弹性膜,称为舌甲膜,此膜侧份有喉上神经、血管穿过。后缘膜增厚成舌甲韧带,其内含有麦粒软骨,可钙化。②舌骨体与会厌间以舌骨会厌韧带相连接。③环状软骨下缘与第一气管环间以环气管韧带相连。

基于胚胎发育基础,以喉室为界,喉由上、下两部分接合而成。喉的上部弹性膜称为方形膜,此膜自会厌软骨的两侧缘和甲状软骨前角后面向杓状软骨内缘延伸,成为杓状会厌襞和室带(假声带)的基础。喉的下部弹性膜称为弹力圆锥,自甲状软骨前角下部下延至环状软骨前上缘内侧,与其表面的环甲膜融合成环甲韧带(环甲间距约 1.5cm)。弹力圆锥向后延伸至杓状软骨声带突,上缘增厚为声韧带,成为声带基础。弹性纤维膜可在喉内深部形成会厌前间隙和成对的声门旁间隙。会厌前间隙为喉前区较大的脂肪间隙,位于舌骨下会厌前,舌骨膜和甲状软骨前部之后,上界为舌会厌韧带,下界为会厌蒂。声门(喉)旁间隙以方形膜和弹力圆锥为内界,甲状软骨翼极为外界,在声门两侧方形成狭长的脂肪裂隙,其前上方可与会厌前间隙相通。弹性纤维膜对肿瘤有一定的阻碍作用,但癌侵入这些间隙可向喉内深部扩展。

2. 喉部肌肉 喉部肌肉有喉内肌和喉外肌之分。喉内肌多附着于杓状软骨,通过杓状软骨运动以使声带内收或外展活动。此外,还有环甲肌和甲杓肌调节声带张力。除环甲肌为迷走神经的喉上神经外支控制外,其他喉内诸肌均为喉返神经支配。两侧喉返神经在胸内行径不同,但在颈部均沿气管食管沟上行,于环甲关节后方进入喉内。喉外肌主要与喉的升降运动有关,包括舌骨上肌群(二腹肌、茎突舌骨肌、下颌舌骨肌和颏舌骨肌)和舌骨下肌群(胸骨舌骨肌、肩胛舌骨肌、胸骨甲状肌、甲状软骨肌)。

3. 喉腔结构和区划 喉腔自喉入口至环状软骨下缘。腔面覆以黏膜,喉上部为鳞状上皮,其余部分为柱状上皮。除声带黏膜无腺体外,喉黏膜均有黏液腺。杓状会厌襞和声门下区黏膜下较疏松,易发生肿胀。喉腔内以室带和声带分隔,室带以上喉腔称为喉前庭,其前壁为会厌,两侧壁为杓状会厌襞,后下为杓状软骨。室带与声带之间狭长的腔隙称为喉室,左右各一。少数人(约 40%)喉室前端可向上隆起,呈小囊状空腔,称之为喉室小囊,属喉囊退化的残余,一般多小于 1cm,可单侧或双侧存在。室带又称假声带,位于喉室上方,前端起于甲状软骨前角中上段内面,后端止于杓状软骨前上面,由室韧带、肌纤维和黏膜组成。声带位于喉室下方,其前端起于甲状软骨前角中段内面,后端附着于杓状软骨声带突,由声韧带、肌纤维和黏膜构成。常人声带厚约 5mm,男性长约 2cm,女性长约 1.5cm,双侧声带间的喉腔裂隙称为声门裂。双侧声带前端交合处称为前联合,该处黏膜厚仅 1~2mm;后端与杓状软骨内侧之间的黏膜称为后联合。双侧声带之下到环状软骨下缘间喉腔称为声门下区,成人横径约 1.5cm,前后径约 2.3cm。

临床上一般将喉部分为声门、声门上和声门下三区。声门区指声带、声门以及前、后联合;声门上区包括喉室、假声带、会厌、杓状软骨和杓状会厌襞;声门下区为声带下至环状软骨下缘。此外,还有将喉咽和口咽下部(会厌溪)称为喉外部,与喉关系密切。

4. 喉的淋巴引流 了解喉淋巴分布对于估计喉癌转移的趋向有一定意义。声门上区淋巴管网密集,尤以喉室、室带和喉的游离缘更为丰富。声带淋巴管少且分散,纵向排列,不与对侧相同。

喉的淋巴引流有 3 个方向:①喉上淋巴管收纳声门上区、声门旁间隙和会厌前间隙淋巴,穿过舌甲膜,主要向头端引流至颈动脉三角区的颈内静脉淋巴结;②声门下背侧经环状软骨下缘外后侧淋巴管,收集声门下区和喉后壁淋巴,引流至气管旁淋巴结,且与下颈静脉淋巴结相连,可进入纵隔;③声门下区前部淋巴管穿过环甲膜、引流至喉前淋巴结,可进入颈下静脉淋巴结。

正常 CT 表现

(一)鼻咽

选取鼻咽顶层面、咽隐窝层面及咽隐窝下层面的横断层面描述鼻咽及毗邻的正常 CT 表现。

1. 鼻咽顶层面 鼻咽腔顶部为顶后壁呈穹隆状气体密度腔,其前壁经后鼻孔与鼻腔相通。儿童时期鼻咽淋巴组织丰富,增生形成腺样体,表现为鼻咽腔顶后壁向腔内突出的软组织密度影;青少年时期淋巴组织增多,鼻咽腔顶后壁表现为不光滑。鼻咽顶壁为蝶骨底和枕骨斜坡,表现为骨性高密度影。鼻咽腔外侧肌肉由前至后分别为翼外肌、翼内肌、腭帆张肌及腭帆提肌(图 1-2-4-1)。

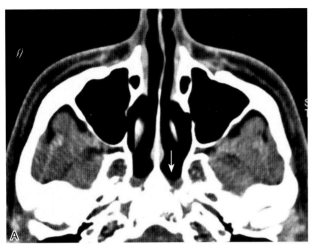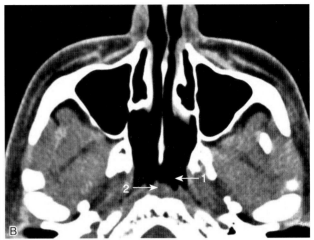

图 1-2-4-1 鼻咽顶层面

A:箭头:鼻后孔。B:1.鼻咽腔顶;2.腺样体

2. 咽隐窝层面 鼻咽腔为约 3cm 宽的气体密度空腔,前通鼻腔,以鼻中隔和鼻甲后端为前界。双侧壁见咽鼓管隆突对称性向腔内隆起,为最突出标志,其表面光滑圆钝。在其前方或前下方可见咽鼓管咽口和 3~5mm 节段管腔充气,呈喇叭形低密度凹陷,一般双侧基本对称。在咽鼓管隆突后稍上方可见鼻咽隐窝,呈低密度角状外突,一般约 1cm 长,其显示情况和大小与淋巴组织增生程度有关,双侧可不对称。儿童及青少年鼻咽腔面不光滑;成人鼻咽腔面一般多较光滑,如有较丰富淋巴组织增生,则表面可粗糙不平;鼻咽隐窝闭塞或呈裂隙状,其内可有细粒状气体,可与病变早期混淆(图 1-2-4-2)。

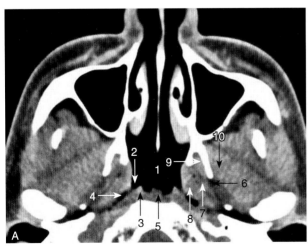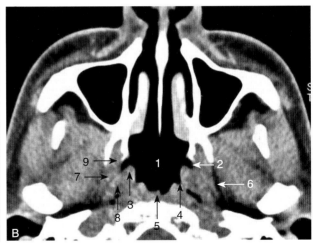

图 1-2-4-2 咽隐窝层面

A:1.鼻咽腔;2.咽鼓管咽口;3.咽鼓管隆突;4.咽鼓管;5.腺样体;6.咽旁间隙;7.腭帆张肌;8.腭帆提肌;9.翼内肌;10.翼外肌。B:1.鼻咽腔;2.咽鼓管咽口;3.咽鼓管隆突;4.咽隐窝;5.鼻咽后壁;6.咽旁间隙;7.腭帆张肌;8.腭帆提肌;9.翼内肌

咽颅底筋膜在鼻咽壁外面呈低密度线状,其内侧为咽缩肌、腭帆提肌和外侧的腭帆张肌。鼻咽两侧有类似三角形的低密度脂肪间隙,即咽旁间隙,其前外可见翼内肌和翼外肌,前端分别附着于翼突外板内、外面。鼻咽后壁与椎前肌(头长肌与头前直肌)间潜在的咽后间隙正常多不显示,但两侧椎前肌多对称,两肌束间在椎体前中线有低密度脂肪和韧带分隔。在椎前肌外侧和茎突骨质的内后方可见颈内动脉和静脉呈圆状。茎突为咽旁间隙后和颈内静脉前方之间呈骨性致密点状断面,其与下颌骨升支后内缘之间的间隙称为茎突下颌峡,腮腺深叶可部分插入其间,正常人此峡部双侧基本对称。在乳突尖内侧,颈内静脉后外方,可见二腹肌后腹斜切面投影,勿误为颈深上淋巴结。在咽鼓管隆突下 1cm 左右、硬腭水平,咽颅底筋膜变薄和消失。

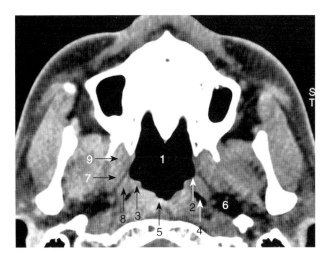

图 1-2-4-3 咽隐窝下层面

1.鼻咽腔;2.咽鼓管咽口;3.咽鼓管隆突;4.咽隐窝;5.鼻咽后壁;6.咽旁间隙;7.腭帆张肌;8.腭帆提肌;9.翼内肌

3. 咽隐窝下层面 咽隐窝下层面鼻咽腔表现为方形,近而表现为圆形或椭圆形气体密度腔,表现方形的鼻咽腔两侧为咽缩肌,后方为头长肌,前方与鼻腔相通。鼻咽下部由咽缩肌、腭肌和横嵴肌(Passavant 肌)共同组成完整的环形,下与口咽相延续(图 1-2-4-3)。

(二) 口咽

选取软腭、软腭下层的横断层面描述口咽及毗邻的正常 CT 表现。

1. 软腭层面 软腭层面的口咽腔咽腔较小,呈气体密度,其前方为软腭,较厚且呈软组织密度,中线可见软组织密度腭垂向腔内突出。双侧咽侧壁表现为软组织密度肌肉影,厚约 5mm。其外方咽旁间隙渐较小,呈脂肪密度影,其外界为软组织密度翼内肌(图 1-2-4-4)。

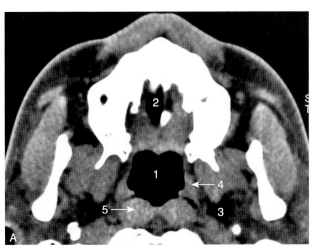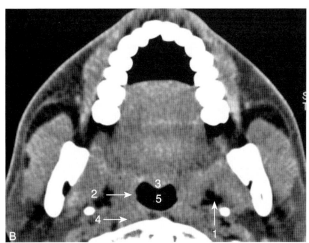

图 1-2-4-4 软腭层面

A:1.鼻咽腔;2.鼻腔;3.咽旁间隙;4.咽缩肌;5.头长肌和颈长肌。B:1.咽旁间隙;2.咽缩肌;3.腭垂;4.头长肌和颈长肌;5.口咽腔

2. 软腭下层面 会厌溪为会厌口咽缘前上方的口咽腔,表现为气体密度影,由舌会厌襞分为左右两半,两侧可以不对称。软腭下层面口咽双侧壁可稍厚和隆起,为扁桃体所在,其密度与肌肉相仿,外表筋膜不能分辨。有的腭扁桃体内可有小钙化点,可能与慢性炎症后改变有关。成人咽后壁椎前软组织厚度小于 5mm,儿童咽后壁多较成人为厚。此层面口咽前下壁为舌根,其表面常见淋巴组织增生,可为造影剂

增强,表面欠光滑,厚 3~5mm。舌根两侧与下颌骨水平支内侧和稍后可见下颌下腺,呈椭圆形,密度高于腮腺,较肌肉为低。在下颌下腺后方、胸锁乳突肌的内侧,还可见颈外、颈内动脉和颈内静脉(图 1-2-4-5)。

3. 环后或环咽后间隙层面　环后间隙为杓状软骨和环状软骨板后方扁形低密度腔隙,喉咽腔平时常处于塌陷状态,环后间隙和梨状窝尖狭小,喉咽与食管口分界在 CT 横断面图上显示常欠清楚。

(三)喉及喉咽

选取舌骨层面、甲状软骨层面、声门层面及环状软骨层面的横断层面描述喉及毗邻的正常 CT 表现。

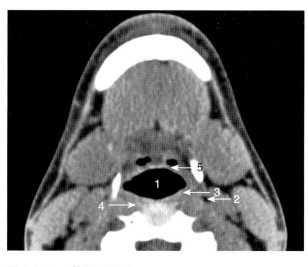

图 1-2-4-5　软腭下层面

1. 口咽腔;2. 咽旁间隙;3. 咽缩肌;4. 头长肌和颈长肌;5. 舌会厌皱襞

1. 舌骨层面　梨状窝与会厌溪交界处向咽腔内突出的三角形软组织密度影为杓会厌襞,此皱襞内侧、会厌后方的气体密度腔为喉前庭上部,外侧气体密度腔为梨状窝上部。舌骨下肌后缘之后的咽侧壁为梨状窝外侧壁,仅由薄层咽缩肌与舌甲膜组成,较为薄弱。喉咽后壁黏膜下薄层咽肌与椎前肌间有裂隙状咽后间隙(图 1-2-4-6)。

2. 甲状软骨层面　甲状软骨两侧板骨化较清楚,甲状软骨前角之后,会厌前间隙中线可见短带状软组织密度影为甲状会厌韧带。两侧甲状软骨板外表面附着软组织密度舌骨下肌带,分别为胸骨舌骨肌、甲状舌骨肌和肩胛舌骨肌;内表面与会厌间为低密度的会厌前间隙。杓状会厌襞表现为斜行带状软组织密度影,以杓状会厌襞为界,其内侧喉前庭腔和外侧梨状窝均较为清楚,表现为气体密度腔,一般腔面较光滑(图 1-2-4-7)。

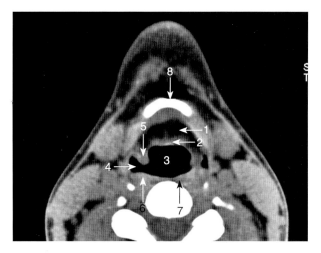

图 1-2-4-6　舌骨层面

1. 会厌溪;2. 会厌;3. 喉前庭;4. 梨状窝;5. 杓会厌襞;6. 咽缩肌;7. 咽后间隙;8. 舌骨

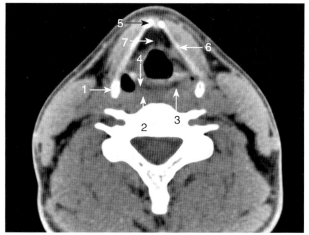

图 1-2-4-7　甲状软骨中下层面

1. 甲状软骨下角;2. 咽后间隙;3. 环后间隙;4. 咽缩肌;5. 甲状软骨角;6. 甲状软骨翼板;7. 甲状会厌韧带

3. 声门层面　此层面主要显示室带、声带、喉室及声门,室带和声带均在甲状软骨翼板内面,表现为前内向后外呈斜带状软组织密度影,前缘附着于甲状软骨前角两旁,外侧缘与甲状软骨翼板内面间有低密度线状的喉旁间隙。室带位于声带层面之上,常可见气体密度的喉室小囊,声带前端交角呈圆钝状,后端止于杓状软骨顶,密度较声带低;声带在室带下层面,前端交角尖锐且无软组织显示,后端与小三角形钙化的声带突相连,或骨化的环状软骨板上部,密度较室带高。正常人喉室仅少数显示,表现为声门侧壁凹陷状低密度气体影(图 1-2-4-8)。

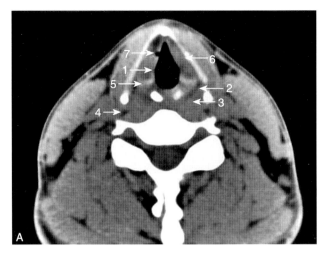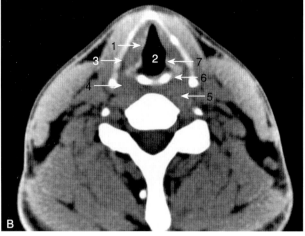

图 1-2-4-8　声门层面

A：1.喉室；2.咽旁间隙；3.咽缩肌；4.咽后间隙；5.杓状软骨；6.室带；7.喉室小囊。B：1.声带；2.声门裂；3.咽旁间隙；4.咽缩肌；5.咽后间隙；6.杓状软骨；7.声带突

4. 环状软骨层面　环状软骨由前弓和后板构成，板部上缘两侧与杓状软骨组成环杓关节，板的两侧缘与甲状软骨下角组成环甲关节。杓状软骨上方有小角软骨，下角软骨外侧有楔状软骨，两者均不钙化，所以 CT 很难鉴别。环状软骨全环显示时，声门下区呈圆形气体密度腔，环状软骨之下为气管软骨环，后方有扁圆形食管断面。正常人声门下区腔面光滑，黏膜层一般不被显示（图 1-2-4-9）。

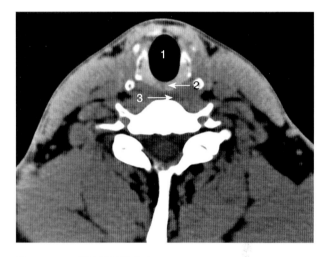

图 1-2-4-9　环状软骨层面

1.声门下区；2.环状软骨后弓；3.食管

（四）鼻咽、口咽冠状层面

选取咽鼓管咽口层面、咽隐窝层面的冠状层面描述鼻咽、口咽及毗邻的冠状面正常 CT 表现。

1. 咽鼓管咽口层面　鼻咽腔位于中线颅底下，呈烧杯状气体密度腔，其顶壁软组织厚度与淋巴组织增生程度有关，儿童有增殖体时呈块状肥厚，成人厚度一般小于 1cm。鼻咽双侧壁咽鼓管隆突对称，表现为向腔内突出的尖角状软组织密度影，其下方咽鼓管咽口清晰显示，表现为尖角向上外的气体密度影。有时增生的淋巴组织可致黏膜表面欠光滑或咽隐窝欠清楚。通常鼻咽侧壁和软腭厚度对称。在鼻咽侧壁外侧低密度的咽旁间隙内可见上方的翼外肌和下方的翼内肌，两侧亦基本对称。

鼻咽腔下方是软腭和腭垂，腭垂表现为球状软组织密度影，软腭表现为横行带状软组织密度影。软腭下方是口咽腔，表现为哑铃状气体密度腔（图 1-2-4-10）。

2. 咽隐窝层面　鼻咽腔显示为烧杯状气体密度影，其双侧上外缘向外上突起的尖角状气体密度影是咽隐窝，双侧基本对称。鼻咽腔下方是口咽腔，表现为长方形气体密度影。鼻咽与口咽间双侧弧形带状软组织密度影是咽会厌襞（图 1-2-4-11）。

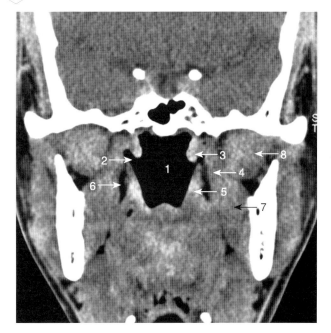

图 1-2-4-10   咽鼓管咽口层面

1. 鼻咽腔;2. 咽鼓管咽口;3. 咽鼓管隆突;4. 腭帆张肌;5. 腭帆提肌;
6. 咽旁间隙;7. 翼内肌;8. 翼外肌

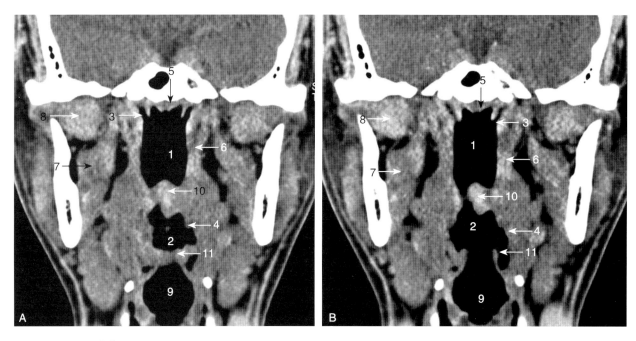

图 1-2-4-11   咽隐窝层面

A:1. 鼻咽腔;2. 口咽腔;3. 咽隐窝;4. 咽会厌襞;5. 鼻咽腔顶壁;6. 咽缩肌;7. 翼内肌;8. 翼外肌;9. 喉咽腔;10. 软腭;11 会厌。B:1. 鼻咽腔;2. 口
咽腔;3. 咽隐窝;4. 咽会厌襞;5. 鼻咽腔顶壁;6. 咽缩肌;7. 翼内肌;8. 翼外肌;9. 喉咽腔;10. 软腭;11. 会厌

（崔洪宇   孙   博）

第五节   眼   部

　　眼部由眼球、眼附属器和眼眶组成,其结构细致复杂,除眶骨外均为软组织。CT 可直接显示眼部软组
织和骨结构,同时可显示眶周结构,因而成为检查眼眶的理想方法之一。

　　眼部结构精细,功能复杂,与颅脑关系密切,大部分为鼻窦包围。所以,检查图像质量要求高。检查者
熟悉其解剖形态和与周围结构的关系为眼部疾病影像诊断的前提和基础。眼部解剖可分眶骨和眶内容物
两部分。

一、眼眶骨骼

眼眶骨骼结构位于脑颅与面颅之间,呈底向前开放的四棱锥形。成人其轴长4~5cm,容积约30cm³,眶口上下径为3.5cm,宽约4cm,双侧基本对称。双侧眼眶间距因年龄、性别有所差异,在上颌骨额突间测量,成年男性约2.8cm,女性约2.5cm;在球后极测量筛窦外侧壁间距,男性约3.4cm,女性约3.2cm。每侧眼眶骨由7块骨参与组成,即额骨、筛骨、上颌骨、蝶骨、颧骨、泪骨和腭骨,其构成的四壁由前向后逐渐倾斜形成锥尖,含有眶上裂、眶下裂和视神经管。

(一) 眼眶骨壁

1. 顶壁 即前颅底,大部分由额骨水平板组成,后部小部分由蝶骨体组成。其与额窦关系密切。一般额窦底在眶顶前内部分,气化较大者可向眶顶广泛伸展。眶上缘中内1/3交界处有眶上切迹,眶外上缘后有一个浅窝为泪腺窝。

2. 内侧壁 主要由筛骨外侧板组成,其前后方小部分分别由泪骨和蝶骨组成。筛骨外侧板很薄,将眼眶与筛窦气房分开并有许多血管交通支穿过。

3. 下壁 即上颌窦顶壁,颧骨和腭骨亦有小部分参与组成眶底壁的前外侧部和眶尖区。眶底外后界为眶下裂,在眶底壁中央区有眶下沟(后段)和眶下管(前段),其内有眶下神经血管通过,直达眶下缘稍下的眶下孔处。

4. 外侧壁 主要由蝶骨大翼组成,其后部由蝶骨小翼组成,前部由颧骨额突及额骨眶突组成。其前段与颞窝分开,后段将眶与中颅窝分开。两侧眼眶外侧壁近于互相垂直状。

另外,在眶骨壁前下区有泪囊窝,下端经鼻泪管(上颌骨额突内)通入下鼻道。

(二) 眶裂

1. 眶上裂 位于眶尖部的眶顶壁与眶外侧壁交界处,为蝶骨大翼与蝶骨小翼形成的斜行裂隙。其形态不一,可呈三角形、狭长形或哑铃形等。双侧亦可不对称。眶上裂为眼眶与颅中窝通路之一,内有动眼神经、滑车神经、展神经、三叉神经眼支和上眼静脉通过。

2. 眶下裂 在眶底壁与眶外侧壁的交界处,为蝶骨大翼与上颌骨之间形成的裂隙,其内端与眶上裂相通,下与翼腭窝和颞窝相通。眶下裂内有眶下神经、眼下动脉从下眼静脉分支通过。

3. 视神经管 视神经管为视神经从眶尖进入颅中窝的骨性管道,由蝶骨小翼的上、下根与蝶骨体包围而成,管轴方向倾斜,自前下外向后上内走行。成人管轴与头颅矢状面夹角为34°~38°,平均约37°;与头颅水平面(横断面)夹角有年龄及个体差异,平均约30°(幼儿约10°,少年约20°),但两侧基本对称。视神经管在4~5岁时已与成人大小相仿。视神经管在形态上大致呈圆柱状,两端呈漏斗状,其顶壁长约8~10mm,底与外侧壁长约6~8mm,内侧壁不规则,偶可缺如。视神经管的眶端为垂直卵圆形,大小约5mm×6mm;颅端为水平卵圆形,大小约4.5mm×6mm;中段为圆形,大小约5mm×5mm。

视神经管内有视神经及其覆盖的三层脑膜(软脑膜、蛛网膜和硬脑膜)。硬脑膜作为视神经管骨膜,前与眶骨膜延续,后与颅内视神经鞘的硬脑膜延续。眼动脉位于视神经下方并包埋于硬脑膜鞘内,交感神经则伴随眼动脉行于视神经管内。

二、眼及眼眶软组织

(一) 眼睑及结膜

眼睑内有腺体,包括皮肤腺体、Moll腺(变态的汗腺)、Zeiss腺(变态的皮脂腺)及睑板腺,另还含有淋巴组织、血管及神经,皮下脂肪较丰富。结膜可分为睑结膜、球结膜及穹隆结膜。

(二) 眼球

位于眼眶的前中部,其转动类似杵臼关节。眼球前段突出于眶缘前,临床上常用 Hertel 突眼计测量角膜顶点至眶缘的距离。正常人眼球突出度为 12~20mm,如读数在 20mm 以上或双侧相差超过 2mm 属于异常,眼球的容积约 6.5cm³,约占眼眶存积的 1/4;眼球外形近似球体,前后径长约 24mm(近视眼患者此径增长),横径约 23.5mm,垂直径最短约 23mm。除角膜外,眼球壁系由视网膜、脉络膜、巩膜和眼球筋膜囊组成,CT 不能分辨这几层结构。巩膜外表附着的眼球筋膜,向前止于角膜缘;向后与视神经硬脑膜相连。眼球内有晶状体、虹膜、睫状体和玻璃体结构。晶状体形如双凸透镜形,其直径为 9~10mm,中央厚为 4~5mm,其内钙质含量高,密度亦高。玻璃体为胶体,充满在晶状体后面的眼球腔内,密度低,CT 上可显示。

(三) 视神经

是由视网膜神经纤维层内的纤维向眼球后极部汇集而成,穿出球壁经过眼眶和视神经管进入视交叉。视神经在 4 岁左右即达成人大小。视神经内含有神经胶质而无神经膜细胞(Schwann 细胞),并被包埋于脑膜内,与一般周围神经不同。视神经全长为 35~50mm,可分为 4 段:①球内段:起自视盘,长约 1~2mm。②眶内段:自眼球后极部至视神经管眶口,长约 25~30mm。这一段视神经有轻度弯曲,略呈 S 形,以适应眼球转动,其长度比眼球后极部至视神经实际距离要长出约 6mm。③管内段:位于视神经管内,长 5~6mm。④颅内段:自颅端视神经孔至视交叉前,长短不定,一般长约 10mm。这一段视神经位于蝶鞍之上,其外侧是颈内动脉分出的眼动脉,其上方是前穿质、嗅束和大脑前动脉。

视神经外包有 3 层脑膜:外层鞘膜较厚,由硬脑膜衍生而来,纤维性组织向前与巩膜相混合;中层鞘膜薄而软,为蛛网膜;内层鞘膜为软脑膜,含有血管和神经。这三层鞘膜及两腔(蛛网膜下腔、硬膜下腔)都分别与颅内相连通。

(四) 视交叉

为扁平四边形的视神经纤维块,前后径约 8mm,左右径约 12mm,上下径有 3~5mm,其前外侧与视神经颅内段相连,后外侧延续为视束。视交叉处于倾斜状态,后缘高于前缘,位于蝶骨视交叉沟的后上方,在第三脑室前、底壁交界处的鞍上池内,前有大脑前动脉及其交通支,下方垂体漏斗部。视交叉与鞍隔并不直接接触,两者相距 5~10mm。由于视神经颅内段长短不同以及汇成视交叉的角度大小不同,故其与垂体的位置关系亦因人而异,约 79% 位于垂体后上方,12% 位于垂体前上方,5% 位于视交叉沟之前(极度前置),4% 位于鞍背(极度后置)。

(五) 眼外肌

与眼球运动有关的眼外肌共 6 条,包括 4 条直肌和 2 条斜肌,即上直肌、下直肌、内直肌、外直肌以及上斜肌和下斜肌。此外,还有上睑提肌,起自蝶骨小翼,向前行于上直肌之上止于上眼睑。4 条眼外直肌共同起源于眶尖处的总腱环(Zinn 环)——纤维性的肌腱环,此环包绕视神经孔,内侧为眶上裂根部。各肌作为独立的肌束向前延伸,其间通过肌间筋膜相连。每条直肌分别止于眼球赤道稍前方相应位置巩膜上,附着处的肌腱做扇形展开并和巩膜融合,因此巩膜前部常增厚。4 条直肌围成锥体形,以视神经孔为顶点,眼球为底部,称之为肌锥;视神经位于其内,因此可将眼眶内间隙分为肌锥内间隙和肌锥外间隙。

上斜肌为最长、最薄的眼外肌,它起自视神经孔的内上方,亦从总腱环发出,沿眶内壁向前行,肌腱长约 2cm,经过滑车,再转向后外侧,穿过眼球筋膜终止于眼球内侧的上直肌止点下方。下斜肌为唯一不起源于肌环的眼外肌,它起自眶底壁内侧段近泪骨后,沿下直肌之下与眶底之间向后外方延伸,在眼球赤道部后方从眼球外穿过眼球筋膜,止于眼球后外侧,此肌无肌腱。

(六) 眶筋膜

眶筋膜应包括眼球筋膜及眶隔。眼球筋膜为一薄层的纤维组织膜,从角膜缘到视神经包绕眼球,其覆盖于巩膜表面,与巩膜间形成一潜在性间隙,称为巩膜外间隙或眼球筋膜囊(Tenon 囊)。此筋膜前部有 6

条眼外肌肌腱穿过,筋膜由此返折向后包绕肌腱形成肌鞘,由肌鞘发出纤维薄膜和薄束扩展到其他部位起支持和固定作用。眼球筋膜这一特点很易使炎症扩散、蔓延。肌间筋膜为4条眼外直肌相互连接形成的筋膜鞘,它仅仅为一个限制性结构,与各直肌一起将眶内间隙分为肌锥内和肌锥外。眶隔为一层很薄的结缔组织膜,其前附着于眶周缘,并延伸至睑板,向后与眶周骨膜相延续。眶隔为阻止隔前或眼睑部位炎症向后扩散的重要屏障。

(七) 眶内脂肪

从眶尖到前方眶隔均有脂肪组织。眶内脂肪充填于眶内各间隙,包埋眶内其他结构,其内由完整的纤维隔分成许多小叶,眶脂肪体积为12~15cm³,占眼眶容积的41.5%。

(八) 眶内血管

眼动脉从颈内动脉颅内段内侧分出,经过海绵窦穿出脑膜后进入视神经管。在视神经管内眼动脉位于视神经的下外方,一起包绕于视神经鞘膜内;进入眶肌锥内后,眼动脉即穿出视神经鞘膜绕行于视神经与上直肌之间。在眶内眼动脉分出很多分支,包括睫状动脉、筛动脉、泪腺动脉、肌肉动脉和滑车动脉,其中最重要的一支是视网膜中央动脉。眼动脉除为眼眶部供血外,还为前额部和鼻外侧壁供血。

眶内静脉呈网状吻合,与面静脉一样无静脉瓣膜,大部分眶部静脉血经上眼静脉回流,少量经下眼静脉回流。上眼静脉在鼻根部附近由角静脉、额静脉和眶上静脉汇合而成,主干在眶顶下,行径弯曲,先向眼眶后外侧行,在眶中部进入肌锥内,位于上直肌下,弯向下行至Zinn环附近,经过眶上裂离开眼眶汇入海绵窦。下眼静脉起始于眶面部附近静脉丛,向后下行于下直肌上方,与上眼静脉互相交通,经过眶下裂汇入翼丛静脉。

(九) 神经

除视神经外,眶内脑神经尚有动眼神经、滑车神经、三叉神经第一支以及展神经,这些神经均经眶上裂进入眶内。动眼神经支配下直肌、内直肌、上直肌和下斜肌;滑车神经支配上斜肌;展神经支配外直肌;三叉神经第一支分出的额神经支和泪神经支分布至额部皮肤和泪腺。此外,还有鼻睫神经和睫状神经节位于眶后部视神经外侧,后者有来自中脑的运动纤维,可使瞳孔收缩。

(十) 淋巴

眼眶内没有淋巴组织,仅眼睑、结膜和泪腺才含有淋巴组织。

(十一) 泪器

分为泪腺和泪道两部分。泪腺为泪液的分泌腺体,近似杏仁状,位于额骨颧突内面的泪腺窝内,前贴眶隔,后贴眶脂肪,向下至眼球外上和外直肌上方。由上睑提肌伸展的附着点将其分为上、下两叶,即上方的眶叶和下方的睑叶。眶叶位于眶顶前外侧泪腺窝内,凸面贴于泪腺窝;睑叶紧连在眶叶之下,约为其大小的1/3,前缘恰在上穹隆外侧。

泪道为泪液的引流系统,由泪点、泪小管、泪囊和鼻泪管组成。泪点位于上、下睑缘内侧距内眦约6mm处。泪小管上下各一,起自泪点,在睑内侧向内走行汇成泪小总管再入泪囊窝内,长约10mm。泪囊位于泪骨和上颌骨额突的泪囊窝内,长约12mm,横径为3~4mm,前后径为5~6mm,外有泪囊筋膜包绕,其内侧为骨壁,前面与颞侧为内眦韧带和部分眼轮匝肌纤维覆盖。鼻泪管与泪囊下端直接相连,在上颌骨前内的骨管内,下行开口于下鼻道前段,管长为12~24mm,管径为3~6mm。

(十二) 眶内间隙划分

以眶隔为界可将眼眶分为隔前间隙和隔后间隙。隔后间隙又以4条眼外直肌和肌间筋膜为界分为肌锥内间隙和肌锥外间隙。也有人以眼球赤道为界将眼眶间隙分为球前间隙和球后间隙。

正常 CT 表现

由于眶内有大量脂肪组织包埋眶内其他结构,平扫时眶内脂肪的 CT 值约 –100Hu,肌肉、血管、神经的 CT 值为 30~35Hu,存在着明显的密度差异,有良好的自然对比,故此眼眶内结构在平扫时即可清晰显示。但其显示效果可受诸多因素的影响,如层厚、患者位置、扫描面与眼眶角度以及 CT 机的分辨率等。静脉内滴注造影剂后扫描,可使眼外肌、巩膜、视神经和血管增强,密度增高,而眼眶筋膜和玻璃体不增强,密度不变,这样可使眶内结构显示更为清楚。

(一) 眼眶的横断层面

选取眶顶层面、眶顶下层面、眼球上部层面、眼球中央层面、眼球下部层面及眶底层面的横断层面加以介绍,描述眼眶及毗邻的正常 CT 表现。

1. 眶顶层面 显示眼眶顶壁骨结构,大部分为额骨水平板,眼眶上前外方局限性隆起为额骨颧突,以骨窗观察为好。眶上缘内段可见眶上切迹呈缺裂状,勿误诊为骨折。前颅底脑回压迹可致眶顶骨质密度不规则,不要误为骨破坏。有的额窦可伸入眶顶,呈气体密度影,不应误为囊腔。眼眶上前外略低于软组织密度影为泪腺窝(图 1-2-5-1)。

2. 眶顶下层面 前面可见上眼睑,眼睑皮下脂肪层呈低密度区,内段有眶隔呈线状影,为上睑隔前间隙与隔后间隙的分界;中央有一前后向软组织带为上睑提肌与上直肌结合影,前部为上睑提肌,后部为上直肌,由于两者大部分重叠而难以区分界限。上直肌表现为前后走行的软组织密度影。上斜肌沿眶内壁走行,呈条带状,其前端稍高,在滑

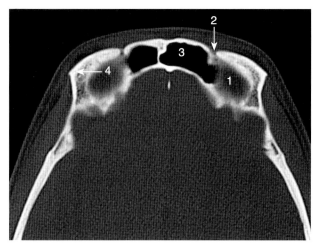

图 1-2-5-1 眶顶层面

1. 眶顶;2. 眶上切迹;3. 额窦;4. 额骨颧突

车处转向外附着眼球内缘。当眶内壁发生病变如骨膜下血肿等,这一段斜肌可外移,显示更清楚。内侧有时可见眼动脉分支眼上动脉显影,外侧可见泪腺于眶外缘后泪腺窝内,呈扁块状,一般其前后缘较尖薄。此层面眼眶内壁为额骨鼻突、筛骨纸板,额窦显示为气体密度影;外壁由前向后为额骨颧突及蝶骨大翼;后部为额骨水平板及蝶轭(图 1-2-5-2)。

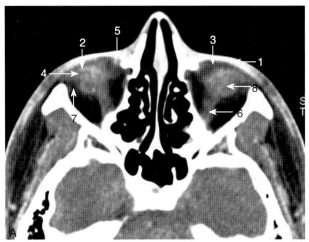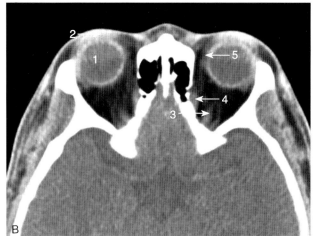

图 1-2-5-2 眶顶下层面

A:1. 眼睑;2. 眶隔;3. 隔前间隙;4. 隔后间隙;5. 上睑提肌;6. 上直肌;7. 泪腺;8. 眼球上缘。B:1. 眼球;2. 眼睑;3. 上直肌;4. 上斜肌;5. 上斜肌止点

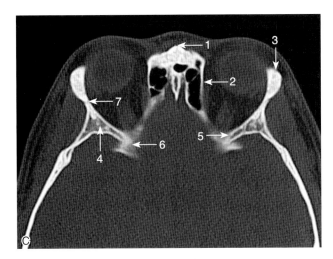

图 1-2-5-2（续）

C：1. 额骨鼻突；2. 筛骨纸板；3. 额骨颧突；4. 蝶骨大翼；5. 额骨水平板；6. 蝶轭；7. 额蝶缝

3. **眼球上部层面**　在此层面一般可见上眼静脉在眼球后呈向外拱的弯曲线状，直径约 2mm，泪腺在眼球后外方也较清楚。此层面眼眶内壁为鼻骨、上颌骨额突、泪骨及筛骨外侧板，筛窦显示为气体密度影；外壁由前向后为颧骨眶突、颧骨翼突及蝶骨大翼。眶上裂表现为眶尖眼眶顶壁与外壁交界处低密度裂隙（图 1-2-5-3）。

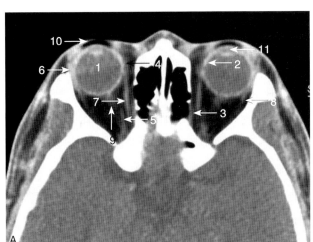 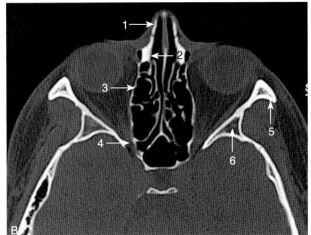

图 1-2-5-3　眼球上部层面

A：1. 玻璃体；2. 眼环；3. 上斜肌；4. 上斜肌止点；5. 上眼静脉；6. 泪腺；7. 内直肌；8. 外直肌；9. 视神经；10. 眼睑；11. 前房。B：1. 鼻骨；2. 泪骨；3. 筛骨纸板；4. 眶上裂；5. 颧骨额突；6. 蝶骨大翼

4. **眼球中央层面**　可显示眼球最大径面，视神经和内、外直肌也最为清楚。正常人两侧眼球对称，近似圆形，位于眶前部，1/3~1/2 突出于眶外缘前方。高度近视者眼球呈椭圆形，前后径眼轴较长。眼球边缘呈较高密度的环形，可称为眼环，厚约 2mm。眼球前缘有密度较高（CT 值约 85Hu）的晶状体，其前方低密度间隙为前房，其后方为较低密度（CT 值约 10Hu）的玻璃体。视神经从眼球后极至眼眶尖，位于内、外直肌之间，呈 4~5mm 粗的带状影，较内、外直肌为宽，密度与眼外直肌相仿。有的视神经因弯曲，不可能在一个层面上显示其全长，而可在相邻层面上显示。视神经后段常见眼动脉跨过，呈卷曲的线条状软组织密度影。内、外直肌位于眼球两侧呈带状软组织影，从眶尖分别沿眶内、外侧壁向前止于眼球赤道前的两侧，一般宽 2~3mm，肌腹稍粗；内直肌前端肌腱较薄，外直肌前段与泪腺紧贴，可欠清晰。泪腺有部分亦可在眶外缘前，紧贴眼球外上缘。有时因扫描层面倾斜，在眶尖区见下直肌后节段断面呈一小堆软组织影，切勿将其误认为眶尖病理性肿块。通常可以内、外直肌为界将眼球后脂肪间隙划分为肌锥内（中央）间隙和肌锥外（边缘）间隙。球后脂肪密度低，如适当加大窗宽，还可见眶脂肪内有细网状稍高密度的间隔。眼眶骨以骨窗显示较清楚，眼眶内壁由上、前至后，依次为额骨鼻突、鼻骨、泪骨及筛骨纸板，一般眼眶内壁筛骨

纸板菲薄,有些部位可似膜状;眼眶外壁由前至后依次为颧骨眶突及蝶骨大翼,外壁较厚,有时颧蝶缝可显示,勿误认其为骨折。在眶尖部可见视神经管和眶上裂。视神经管位于前床突内侧,为漏斗状管腔,长约10mm,后连视交叉沟;眶上裂则位于前床突外下方蝶窦外侧,注意不要混淆。视交叉沟后缘为鞍结节,常见横线状骨结构,其后为蝶鞍垂体窝,再后为鞍背骨质,鞍窝两侧、前床突之后下有海绵窦,海绵窦增强后可见其高密度影,边缘光滑且略内陷(图 1-2-5-4)。

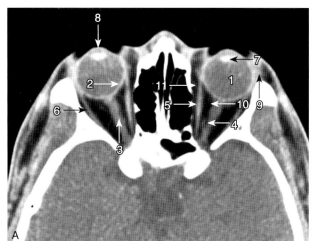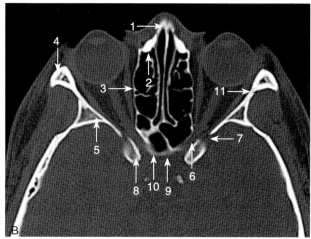

图 1-2-5-4　眼球中央层面

A:1. 玻璃体;2. 眼环;3. 视神经;4. 眼动脉;5. 内直肌;6. 外直肌;7. 晶状体;8. 前房;9. 泪腺;10. 肌锥内间隙;11. 肌锥外间隙。B:1. 鼻骨;2. 泪骨;3. 筛骨纸板;4. 颧骨额突;5. 蝶骨大翼;6. 视神经管;7. 眶上裂;8. 前床突;9. 视交叉沟;10. 鞍结节;11. 颧蝶缝

5. 眼球下部层面　可见下直肌呈前后走行带状软组织密度影。此层面可见筛窦、眶下裂及鼻泪管。眼眶内壁由前至后依次为上颌骨额突、泪骨及筛骨。眼眶外壁由前至后依次为颧骨眶突、颧骨蝶突及蝶骨大翼,颧蝶缝显示(图 1-2-5-5)。

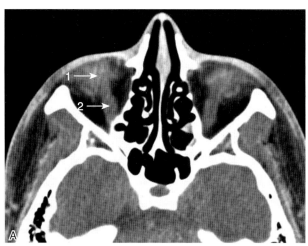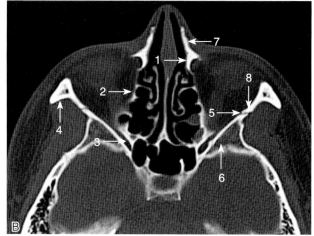

图 1-2-5-5　眼球下部层面

A:1. 眼球下缘;2. 下直肌。B:1. 泪骨;2. 筛骨纸板;3. 眶下裂;4. 颧骨额突;5. 颧蝶缝;6. 蝶骨大翼;7. 上颌骨额突;8. 颧骨蝶突

6. 眶底层面　下斜肌表现为自眼眶底壁内侧段近泪骨后向后外方延伸的带状软组织密度影,止于眼眶后外壁。蝶骨大翼与上颌骨之间的眶下裂显示为管状低密度影(图 1-2-5-6)。

(二)眼眶的冠状层面

眼眶 CT 冠状面虽不能显示眼外肌和视神经全长,但可同时显示眼外诸肌和视神经横断面及其关系,

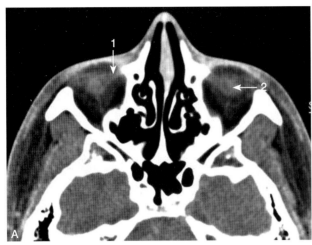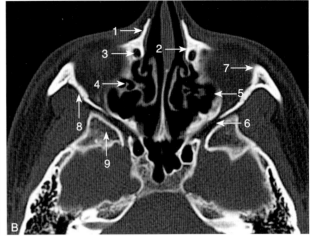

图 1-2-5-6 眶底层面

A:1.下斜肌;2.眼球下缘。B:1.上颌骨额突;2.泪骨;3.鼻泪管;4.筛窦;5.上颌窦;6.眶下裂;7.颧骨额突;8.颧骨蝶突;9.蝶骨大翼

有利于病变的象限定位,对眶顶和眶尖肌肉、骨质的显示也较为清晰,同时反映眼眶与相邻鼻窦关系较好,故此常作为补充检查。

选取眶外缘层面、眼球赤道附近层面、眼球后方层面、眶尖部层面、眼眶后层面的冠状层面描述眼眶及毗邻的正常 CT 表现。

1. 眶外缘层面 在眶外缘层面,一般可显示上、下眼睑和眼球前段,上、下眼睑显示为带状软组织密度影,眼球前房显示为近液体密度影,晶状体显示为圆形高密度致密影。眼环表现为环形软组织密度影,内直肌止点处眼环增厚;内直肌止点上方见小圆形软组织断面为上斜肌眼环止点。眼眶壁由上至内下分别为额骨、泪骨、上颌骨(图 1-2-5-7)。

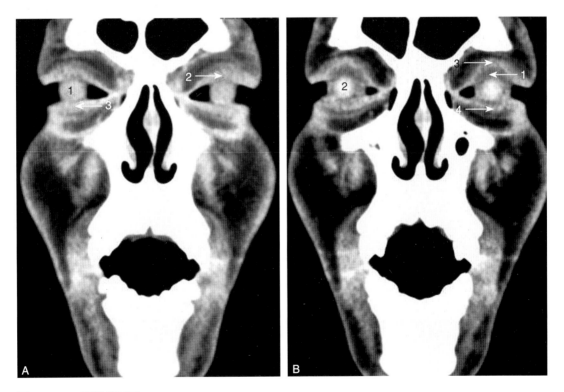

图 1-2-5-7 眶外缘层面

A:1.前房;2.上眼睑;3.下眼睑。B:1.眼球;2.晶状体;3.上眼睑;4.下眼睑

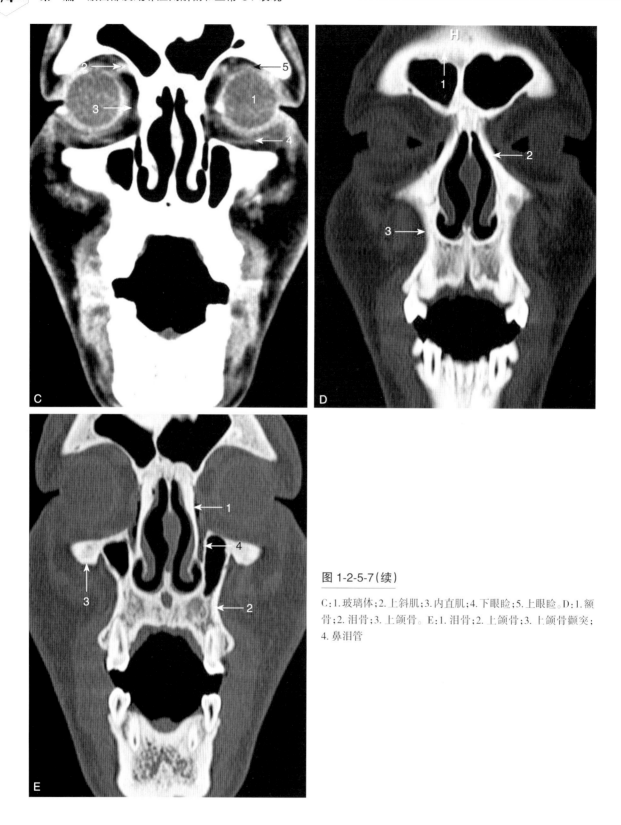

图 1-2-5-7(续)

C:1.玻璃体;2.上斜肌;3.内直肌;4.下眼睑;5.上眼睑。D:1.额骨;2.泪骨;3.上颌骨。E:1.泪骨;2.上颌骨;3.上颌骨颧突;4.鼻泪管

2. 眼球赤道附近层面   眼球赤道附近层面,显示眼球径面最大,其外表四极分别有眼外直肌附着,眼外肌显示为软组织密度影,呈扁片状断面,宽约 10mm,厚为 3~4mm,双侧基本对称。于上直肌上方,眶顶下可见上睑提肌,需与上直肌区别。于眶内上壁上方、上睑提肌内侧可见上斜肌,其稍外上方有上眼静脉呈小圆点状。眼眶骨壁由上至内下上外分别为额骨眶突、额骨水平板、筛骨纸板、上颌窦上壁、上颌骨颧突(图 1-2-5-8)。

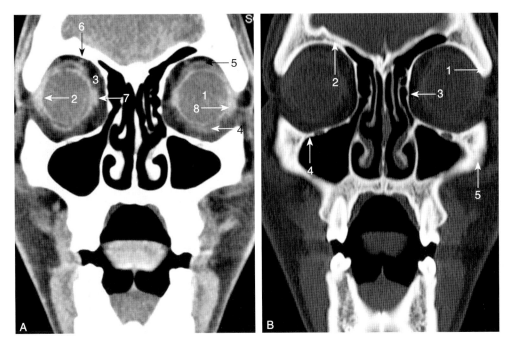

图 1-2-5-8　眼球赤道层面

A：1. 玻璃体；2. 眼环；3. 锥外间隙；4. 下直肌；5. 上睑提肌；6. 上眼静脉；7. 内直肌；8. 外直肌。B：1. 额骨颧突；2. 额骨水平板；3. 筛骨纸板；4. 上颌窦上壁；5. 上颌骨颧突

3. 眼球后部层面　眼球玻璃体显示为水样密度影，上、下、内、外直肌断面显示为软组织密度影。眶内上壁下方、上直肌和内直肌之间可见上斜肌亦呈软组织密度附于眼眶内上壁，于上直肌上方、眶顶下可见上睑提肌，其稍外上方有上眼静脉呈小圆状。眼眶骨壁由上至内下外上外分别为额骨眶突、额骨水平板、筛骨纸板、上颌窦上壁、颧骨眶突（图 1-2-5-9）。

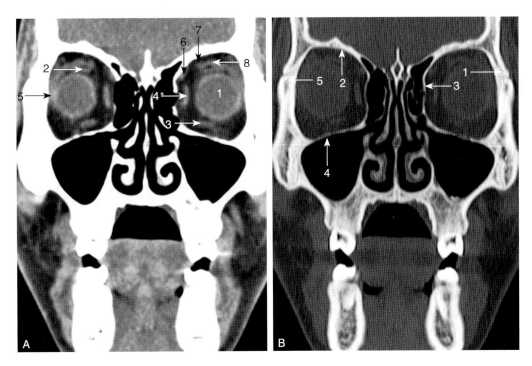

图 1-2-5-9　眼球后部层面

A：1. 玻璃体、眼球；2. 上直肌；3. 下直肌；4. 内直肌；5. 外直肌；6. 上斜肌；7. 上眼静脉；8. 上睑提肌。B：1. 额骨颧突；2. 额骨水平板；3. 筛骨纸板；4. 上颌窦上壁；5. 颧骨额蝶突

4. 眼球后方层面 眼球后方层面除下斜肌不可见外,其余眼外肌断面均较清楚,有时还可见 4 条眼肌间有细线状肌间膜相连,清楚表达肌锥内、外界限。在肌锥中央可见约 5mm 直径圆点状视神经断面,视神经上方与上直肌下内方偏内可见上眼静脉呈小圆形软组织密度,随着层面向后移,肌锥变小,上述诸肌也趋于靠近。眼眶壁由上至内下外分别为蝶骨大翼、额骨水平板、筛骨纸板、上颌窦上壁、眶下裂、颧骨蝶突(图 1-2-5-10)。

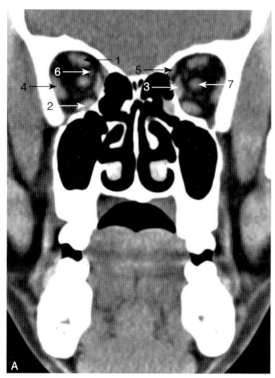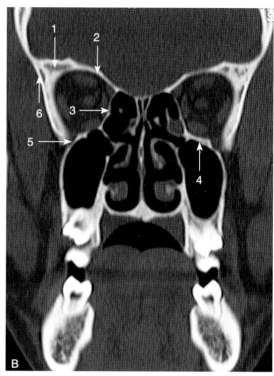

图 1-2-5-10 眼球后部层面

A:1. 上直肌;2. 下直肌;3. 内直肌;4. 外直肌;5. 上斜肌;6. 上眼静脉;7. 视神经。B:1. 蝶骨大翼;2. 额骨水平板;3. 筛骨纸板;4. 上颌窦上壁;5. 眶下裂;6. 颧骨蝶突

5. 眼眶尖部层面 在眼球下方可见薄条状下斜肌,自眶内下方眶底向外稍斜行至下直肌下方。视神经上方与上直肌下方偏外方可见眼动脉影(图 1-2-5-11)。

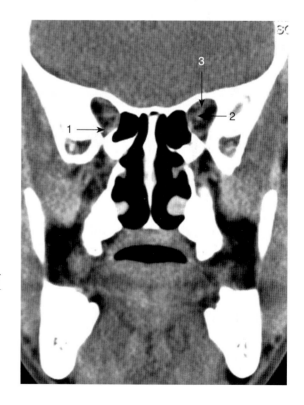

图 1-2-5-11 眼眶尖部层面

1. 下斜肌;2. 视神经;3. 眼动脉

第六节 耳

耳部解剖结构可分成外耳、中耳、内耳及内耳道。

(一) 外耳

外耳由耳廓和外耳道两部分组成。耳廓为软骨组织,完全显露在外,不需做CT检查。外耳道为自耳廓的耳甲腔底呈S形向内伸展至鼓膜的管腔。正常成人全长均为24mm,外侧1/3为软骨段(约8mm),内侧2/3为骨段(约16mm),两者交界较狭窄处称为峡部,在CT横断面扫描图上可显示。其正常矢状面上外耳口呈椭圆形,其垂直径(约10.4mm)大于横径(约6.5mm),其比率为1.5:1。新生儿外耳道较短,全部由软骨组成,随年龄增长,外耳道由鼓环向外伸展形成骨段。成人由于鼓膜呈倾斜,故外耳道前下壁较后上壁为长,前者长约31mm,后者为24mm。骨段外耳道后上部由颞骨鳞部和岩部构成,前下后壁为颞骨鼓部组成,鼓部上部缺如。鼓沟为鼓膜紧张部附着处。软骨段外耳道皮肤具有耵聍腺和耳毛,在前壁有细小软骨裂(Santorini裂),以增加外耳道柔软度,但也给病变提供播散的通道。骨段外耳道管腔较软骨段狭小,其皮肤较薄,有少许耵聍腺,无耳毛。

软骨段和骨段外耳道在CT横断面和冠状面图像上均可显示。骨段外耳道后壁和乳突皮质骨连续,其间有鼓乳缝为界。外耳道前壁与颞下颌关节间隙为邻。外耳道在CT冠状面图像上一般呈外口稍低的水平走向。如呈陡坡样上行,为先天性软骨发育不全。

(二) 中耳

中耳包括鼓室、咽鼓管和鼓窦三部分。

1. 鼓室 鼓室也称中耳腔,位于颞骨内,外侧以鼓膜与外耳道分隔,向前经咽鼓管与鼻咽腔相通,向后经鼓窦入口及鼓窦与乳突气房沟通。鼓室腔有6个壁。

(1) 外侧壁(鼓膜壁):即鼓膜,为一层0.1mm厚的半透明、椭圆形薄膜,向前、下、内方倾斜,外耳道前下壁较后上壁长。幼儿由于颞骨鼓部和乳突部尚未发育,鼓膜呈水平位倾斜。鼓膜由4层结构组成,外层为与外耳道相通的连续的复层鳞状上皮;内层为中耳腔黏膜(单层扁平上皮);中层包含两层纤维层,外侧呈放射状,内侧为环状。鼓膜周边较肥厚,以纤维软骨环固定于鼓环沟内,此部鼓膜为紧张部。鼓环上缘缺如为鼓切迹,鼓膜上端附着于颞骨鳞部,此处鼓膜为松弛部,该部鼓膜缺乏纤维层结构。鼓膜有内、外两面,锤骨柄附着其内面,牵拉鼓膜使中心内陷,此处鼓膜内面称鼓膜凸;外面称鼓膜脐。正常鼓膜紧张部在窗位适当的CT图像上可隐约见到,一般在CT冠状面扫描图上沿锤骨柄至外耳道下壁的鼓环连线即鼓膜紧张部的位置。鼓膜穿孔在CT图像上是不能被发现的,但当其增厚或后缩时CT扫描检查可作出诊断。

(2) 前壁(颈动脉壁):由颈内动脉垂直段后外壁形成。前壁上部有肌咽鼓管,此管被不完全骨隔分成上、下两部。上部为鼓膜张肌管,内有鼓膜张肌;下部为咽鼓管的骨性段。骨隔末端弯曲成匙状,称匙突。鼓膜张肌肌腱绕过此突,附着于锤骨柄。此骨壁有时不完整,为中耳腔炎症向前扩散的途径。

(3) 后壁(乳突壁):上宽下窄,上方有一不规则孔口,为鼓窦入口,向后与鼓窦相通。入口内缘有一弧形隆起,为外半规管凸。入口下方有一锥形骨隆起,称锥隆突(起)。镫骨肌腱自锥隆突顶尖穿出,止于镫骨颈后侧的镫骨肌突上。该隆突外侧为面神经隐窝,其外侧为深部外耳道后壁,隐窝后内为面神经管垂直段(乳突段)。锥隆突内侧为鼓室窦,它是前庭窗、蜗窗和鼓室后壁之间的空隙。鼓室窦后部与面神经管垂直段、后半规管相邻,其外侧以锥隆突和镫骨肌腱为分界。鼓室窦大小和形态随颞骨气化程度而异。这两间隙常为中耳腔内肉芽肿或炎症等隐藏地区,用CT扫描可在手术前作出诊断。

(4) 内壁(迷路壁):即内耳迷路外侧壁,其中部稍膨出称鼓岬(即耳蜗基底周)。鼓岬表面有浅沟,为鼓室神经通过。鼓岬后上方为前庭窗(卵圆窗),由镫骨底板和环韧带所封闭。鼓岬口下方为蜗窗(圆窗),为蜗窗膜封闭。自蜗窗上缘向后延伸的细条骨嵴称岬小桥。这两骨嵴间是鼓室窦。岬下脚下方是蜗窗龛,岬小桥上方是前庭窗。后壁后上方有外半规管隆起。在前庭窗的后上方和外半规管凸下方是面神经管鼓室段行走部位,该处管壁较薄,中段骨壁常缺如,使面神经暴露于鼓室腔中。CT 薄层冠状面扫描在该处显示为团块样软组织的为面神经。面神经鼓室段易被手术或炎症所损及。

(5) 顶壁(鼓室盖壁):由颞骨岩部鼓室盖构成,向后延续为鼓窦盖,向前为鼓膜张肌管。鼓室腔借此与颅中窝分隔。岩鳞裂刚好经过鼓室顶部,为儿童中耳炎症扩散至颅内的通路。

(6) 底壁(颈静脉壁):为一层向上凸起的薄骨板和颈内静脉球分隔。此板可不完整或完全缺如,使颈内静脉球向上疝入鼓室腔。

鼓室内包括听骨、韧带和肌肉。其中听骨由锤骨、砧骨和镫骨组成,三者互相衔接成链,将鼓膜感受到的声波传入内耳。

锤骨是听骨中最大者,形如锤。上端膨大为头部,与砧骨体前面鞍状关节面连成锤砧关节。头下方稍细为颈部,颈部向下稍向内延伸呈棒状为锤骨柄,附于鼓膜黏膜层和纤维层之间。鼓膜张肌肌腱附着于锤骨柄上部的内侧面。柄上部有一向外突起称短突。锤骨颈的前部有向前下伸出的细长突称前突,由锤前韧带与岩鼓裂相连,此韧带在薄层 CT 横断面图上可显示。锤骨头顶部有锤上韧带和鼓室盖相连(在 CT 冠状面图上可见)。

砧骨位居锤骨和镫骨之间,形成锤砧关节和砧镫关节。砧骨可分为体、长突和短突三部分。短突粗而短(约 5mm 长),向后伸展,借砧后韧带附着于砧骨窝内。短突在 CT 横断面图像上与锤骨头呈冰淇淋筒样。长突长约 7mm,位于锤骨柄之后与之平行,末端膨大称豆状突,与镫骨头相连,形成砧镫关节。

镫骨最小,分头、颈、前脚、后脚和底板。颈很短,镫骨肌腱附着于其后侧肌突上。底板为重要的鼓膜上窝(Prussaks space),其外侧为鼓膜松弛部,内界为锤骨颈,下界为锤骨短突,顶壁为锤外侧韧带。

鼓室通过外耳道在 CT 冠状面图像上可分成上、中、下三部分。上鼓室位于骨段外耳道顶壁上方,CT 冠状面扫描图为盾板尖端上方空腔;容纳锤骨头、颈部、前突、砧骨体和其短突;锤骨由锤上韧带、锤外侧韧带和锤前韧带所固定,前两条韧带在 CT 冠状面图像显示较好,而锤前韧带见于 CT 横断面图像上。中鼓室包含锤骨短突、锤骨柄、砧骨长突与豆状突、镫骨与镫骨肌。下鼓室在鼓沟平面以下,为鼓室最下部,底壁前下方为颈内动脉,下方为颈静脉球。

上鼓室和中鼓室分别通过鼓前峡和鼓后峡两个小孔互相贯通,这与胆脂瘤侵及途径有关。鼓前峡位于鼓膜张肌腱之后,镫骨和砧骨长突之前。鼓后峡的后界为鼓室后壁和锥隆突;外侧为砧骨短突和砧后韧带;内界为镫骨及镫骨肌腱;前界为砧内侧皱襞。

鼓室在 CT 横断面图像上以外耳道的前后壁的切线可将其分成前、中、后鼓室三部分。

2. 咽鼓管 咽鼓管为连接鼻咽部和鼓室的一扁长状管,长约 40mm。其后外 1/3 为骨部,前内 2/3 为软骨部,两部交界处最狭窄,称峡部。骨部管腔横切面呈三角形,位于颞骨鼓部和岩部之间,上与鼓膜张肌仅以薄骨板相隔,内壁即颈外壁,下部骨板有时气化,并与岩尖部气房相通。骨部咽鼓管可在 CT 横断面图上显示,软骨部不能显示,其管腔处于闭合状态。

咽鼓管的功能是使空气由咽口经该管入鼓室,维持鼓室内气压与外界的平衡。另外,它还有引流中耳腔分泌物由咽口排出的功能。

3. 鼓窦 鼓窦为鼓室后上方一含气腔,出生时即存在。介于鼓室隐窝和乳突气房间,向前经鼓窦入口和上鼓室相通,这在 CT 横断面图中见一哑铃样空腔,前端膨大部为上鼓室,后端膨大为鼓窦,中间狭窄部为鼓窦入口。成人鼓窦腔容量约 1ml,上下径为 1.5~7mm,平均为 4.5mm;宽径为 1~5mm,平均为 2.5mm。其内壁为外半规管,顶壁为一致密骨板,称鼓窦盖,与颅中窝分隔。

4. 乳突气房 婴儿出生时乳突气房尚未气化,呈海绵状骨质,至周岁时才开始气化。气化差异很大,与营养、遗传、环境和细菌感染次数等均有关。按气化情况将乳突分成气化型、板障型、坚实型(或称硬化型)和混合型。CT 检查应重视乳突气房的分布,按解剖部位可分脑板组(外耳道以上范围)、窦脑膜角上组、窦脑膜角下组、面神经(面神经垂直段周围)和乳突尖组。迷路周围气房又可分为上、下两组。岩尖区可分咽鼓管周围组(咽鼓管前内区至颈动脉管间)和岩尖组(颈动脉管的后内区)。气化发育好的还可到达颧弓区、颞鳞区、枕区和茎突。气房范围是疾病发展的通道。孤立大气房在平片和断层摄影检查中会造成诊断的困难,而用 CT 检查极易判断。

(三) 内耳

内耳又称迷路,埋藏在颞骨岩部,介于鼓室内壁和内耳道底部间。其长轴约 2cm,与岩骨长轴一致。内耳结构复杂、微小,是听觉和位觉感受器官。外层为致密骨质,称骨迷路,其内有相应分布的膜管和膜囊,称膜迷路,两者之间充满外淋巴液,膜迷路内含有内淋巴液,两种淋巴系统互不交通。骨迷路可分前庭、骨半规管和耳蜗三部分。

1. 前庭　呈椭圆形腔室,直径约 4mm,位于耳蜗和骨半规管之间。其内容纳椭圆囊和球囊。球囊居前庭的前下,椭圆囊居后上。前庭前下部狭窄,与耳蜗的前庭阶相通。后上部相对较宽,有 5 个开口与骨半规管相接。前庭外壁为鼓室腔内壁,有前庭窗开口。在 CT 横断面扫描检查时可见。

2. 骨半规管　每侧各有 3 条规管,分别称外半规管(水平半规管)、前半规管(前垂直半规管)和后半规管(后垂直半规管),均位于前庭后方。每个骨半规管弯成 2/3 的环状,管腔内径为 0.8~1.0mm;各有两脚,一脚末端膨大称壶腹,另一脚称单脚。前半规管和后半规管的单脚合并成总脚,开口于前庭后部。其他各脚单独开口,故前庭后部有 5 个开口接纳 3 条半规管。各半规管间互成直角,两外半规管向前的延长线互成直角。该两半规管在 CT 横断面图上于岩骨上部可见。各骨半规管内有形状相同的膜半规管,是位置平衡感受器。

3. 耳蜗　居于前庭前部,形如蜗牛壳,从基底至顶部高约 5mm。蜗顶尖朝前外方,接近咽鼓管的鼓口。其基底向后内方,其长轴与岩骨后缘垂直。耳蜗由中央疏松骨构成蜗轴,外绕以 2.5~2.75mm 圆周的螺旋骨管,分别称基底周、中周和尖(顶)周。基底周最宽,外侧凸出于鼓室腔内壁,称鼓岬,尖周最小。中空的螺旋管外壁有基底膜相连,并将此管完全分隔成上、下两半。蜗顶上半部称前庭阶,下半部称鼓阶,两者在蜗顶部由蜗孔交通。

4. 耳蜗导水管　该导管为喇叭形的骨小管。成人全长 6~10mm,宽约 1mm。起源于前庭阶底,向后内止于颅底颈静脉孔的外缘(即岩骨下面颈静脉窝和颈内动脉外口之间的三角形陷凹内)。CT 横断面图和冠状面图上可见其开口。脑膜呈管状楔入此导管,使蛛网膜下腔和内耳外淋巴间隙沟通。此导管有调节脑脊液和外淋巴液之间压力的功能,故也是脑膜炎播散至内耳迷路的通道。当该管腔扩大至正常 2 倍以上时有临床诊断价值。

5. 前庭水管　包括内淋巴管和内淋巴囊两部分,位于岩锥内。内淋巴管起始于椭圆囊管和球囊管交接处,在前庭后、前半规管总脚附近穿出,呈 30°~60° 角向后下方向终止于颞骨岩锥后面内耳孔后下方一骨浅窝内的内淋巴囊。该淋巴囊位于两层脑膜间。囊内一部分呈皱褶状,是正常内淋巴回流吸收和吞咽异物重要场所;另一部分较光滑,使脑脊液和内淋巴两者压力平衡。内淋巴囊在 CT 图上无法显示,而前庭水管开口在 CT 横断面图上有时可显示。

(四) 内耳道

内耳道又称内听道,为一个骨管,位于岩部内。其前壁长于后壁,顶壁略长底壁。前壁平均长约 14.9mm,后壁平均长约 9.9mm。管腔垂直径约为 4~7.5mm,平均为 5.9mm;横径为 4~7mm,平均为 5.7mm。内耳门前缘圆钝,后缘较锐。内耳道向后、外方向伸入岩部,与岩骨长轴几成 45° 角。两侧内耳道大小形态基本对称。一般认为,如其管腔大小相异 2mm 具有临床意义。内耳道在 CT 横断面和冠状面图上均可显示。脑膜延伸入内耳门。位听神经、面神经、中间神经、迷路动脉和静脉均由此管入颞骨。内耳道底部有许多小孔供神经终端进入其终点。内耳道底部有一横行骨嵴称横嵴(镰状嵴),将内耳道分成上、下两部,上部较小。其前方为面神经区;后方呈漏斗状为前庭上区,听神经的前庭上神经由此区进入,终止于椭圆囊和上、外半规管。前、后之间有一个垂直骨板分隔。横嵴下部较大,其前方为蜗区,为听神经的蜗支进入耳蜗的通道;后方是前庭下区,听神经的前庭下神经通过终止于球囊。这些神经在 CT 横断面超薄层(1mm 层厚)图上可显示。

正常 CT 表现

耳部 CT 检查常采取横断面和冠状面扫描,可根据病例需要选择不同扫描方法。

（一）耳的横断层面

选取前半规管层面、水平半规管上层面、水平半规管下层面、前庭窗层面、锤骨柄层面及咽鼓管层面的横断面描述耳正常 CT 表现。

1. 前半规管层面　此层面见三个圆点样低密度影，前方是膝状神经节，后方是后半规管，内侧是前半规管，膝状神经节与后半规管之间点状低密度影是水平半规管。鼓迷路内侧是上鼓室、鼓窦及乳突气房，两者间为鼓窦入口（图 1-2-6-1）。

2. 水平半规管上层面　此层面主要显示内耳道、水平半规管、后半规管、前庭、总脚、面神经管迷路段、上鼓室、鼓窦及鼓窦入口。内耳道表现为管状低密度影，前后缘光滑锐利。内耳道前外方线样低密度影向前方延伸是面神经管迷路段，内耳道底部前方扁圆形低密度影为耳蜗，内耳道外侧偏后为前庭与后方的总脚形成的椭圆形低密度影，其中圆形高密度影是水平半规管。水平半规管后方点状低密度影是后半规管的截面。上鼓室内见两个小圆形骨性高密度影，前为锤骨头，后为砧骨体。骨迷路内侧是气体密度的上鼓室、鼓窦、鼓窦入口及乳突气房，鼓室、鼓窦、鼓窦入口呈哑铃状（图 1-2-6-2）。

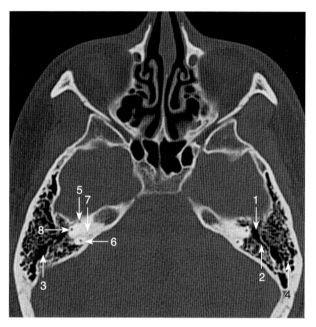

图 1-2-6-1　前半规管层面

1. 上鼓室；2. 鼓窦入口；3. 鼓窦；4. 乳突气房；5. 膝状神经节；6. 后半规管；7. 前半规管；8. 水平半规管

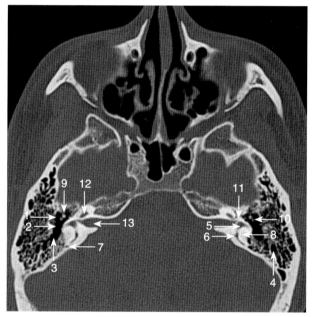

图 1-2-6-2　水平半规管上层面

1. 上鼓室；2. 鼓窦入口；3. 鼓窦；4. 乳突气房；5. 前庭；6. 总脚；7. 后半规管；8. 水平半规管；9. 锤骨头；10. 砧骨体；11. 面神经管迷路段；12. 耳蜗；13. 内耳道

3. 水平半规管下层面　此层面主要显示内耳道、水平半规管、前庭、总脚、耳蜗、上鼓室、鼓窦及鼓窦入口、锤骨头、砧骨体、砧骨短突及锤砧关节。骨迷路内侧低密度影为内耳道，内耳道底部外前方扁圆形低密度影为耳蜗。耳蜗后外方椭圆形低密度影是前庭与总脚，其中骨性高密度致密影为水平半规管。骨迷路内侧是鼓室，鼓室内壁光滑锐利，鼓室内见两个骨性高密度影，前部圆形高密度影是锤骨头，砧骨体呈三角形高密度影，位于锤骨头后方，两者构成锤砧关节，砧骨体后外方是砧骨短突。鼓室后方是鼓窦入口及鼓窦，乳突气房呈气体密度影（图 1-2-6-3）。

4. 前庭窗层面　此层面主要显示面隐窝、锥隐窝、锥隆突、锤骨颈、砧骨体、砧骨短突、匙突、前庭窗及耳蜗。骨迷路中螺旋样低密度影为耳蜗。耳蜗内侧是气体密度的上鼓室，上鼓室内壁光滑锐利。上鼓室内锤骨头及砧骨长突显示为骨性高密度影，砧骨长突内侧骨性高密度影为镫骨。上鼓室内侧壁的骨性突起是匙突，其后方的切迹为前庭窗，表现为椭圆形低密度影；前庭窗后方为圆窗。鼓室后壁的骨性突起为锥隆突，锥隆突外侧切迹为面隐窝，内侧切迹为锥隐窝（图 1-2-6-4）。

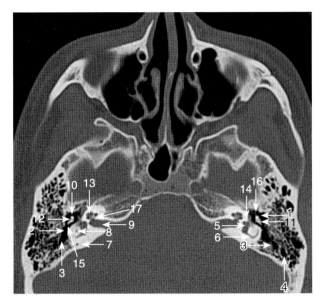

图 1-2-6-3 水平半规管下层面

1. 上鼓室;2. 鼓窦入口;3. 鼓窦;4. 乳突气房;5. 前庭;6. 总脚;7. 后半规管;8. 前半规管;9. 内耳道;10. 锤骨头;11. 砧骨体;12. 锤砧关节;13. 耳蜗;14. 匙突;15. 砧骨短突;16. 锤骨前突;17. 面神经

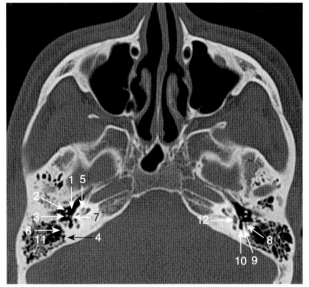

图 1-2-6-4 前庭窗、圆窗层面

1. 上鼓室;2. 锤骨颈;3. 砧骨长突;4. 圆窗;5. 耳窝;6. 前庭窗;7. 镫骨;8. 面隐窝;9. 锥隆突;10. 锥隐窝;11. 乳突气房;12. 前庭

5. 锤骨柄层面 此层面主要显示鼓岬、中鼓室、锤骨柄、砧骨长突及骨性外耳道。鼓室内线状高密度影为锤骨柄,指向鼓岬,其后方水平走行的线状骨性高密度影为砧骨长突。鼓岬为中鼓室内侧壁,正对着外耳道,光滑且平坦。圆窗与锥隐窝之间骨性突起为鼓岬下脚。骨性外耳道表现为宽大管状低密度影,管壁光滑,可有起伏,前后壁锐利的骨性密度突起为鼓棘,是中耳和外耳骨壁的联合部。前后骨棘之间可见线状软组织密度影为鼓膜(图 1-2-6-5)。

6. 咽鼓管层面 此层面主要显示咽鼓管、颈动脉管水平部、中下鼓室、外耳道。外耳道表现为管状气体密度影,外侧 1/3 为软组织密度软骨,内侧 2/3 为骨性密度骨段,两者交界较狭窄处为峡部。骨性外耳道后上壁为颞骨鳞部和岩部,前下壁为颞骨骨部。咽鼓管表现为不规则锥形低密度影,由鼓室前方向鼻咽腔部延伸。颈动脉管水平部与其前方的咽鼓管平行(图 1-2-6-6)。

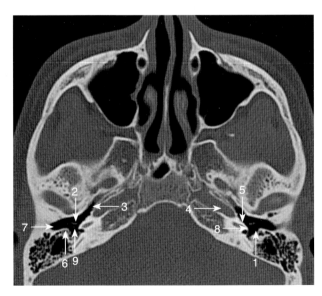

图 1-2-6-5 锤骨柄层面

1. 中鼓室;2. 锤骨柄;3. 咽鼓管;4. 颈动脉管;5. 鼓岬;6. 鼓棘;7. 外耳道;8. 鼓岬下脚;9. 砧骨长突

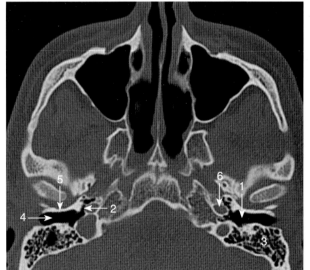

图 1-2-6-6 咽鼓管层面

1. 下鼓室;2. 咽鼓管;3. 乳突气房;4. 外耳道;5. 颞骨鼓部;6. 颈动脉管

（二）耳的冠状层面

选取咽鼓管层面、锤骨层面、砧骨及镫骨层面及圆窗层面的冠状面描述耳正常 CT 表现。

1. 咽鼓管层面 此层面主要显示耳蜗、鼓膜张肌管及咽鼓管。鼓室内上方圆形为鼓膜张肌管、内下方管状低密度影为咽鼓管。鼓膜张肌管及咽鼓管外侧气体密度腔为鼓室前部。此层面锤骨头显示，表现为蝌蚪样骨性高密度影（图 1-2-6-7）。

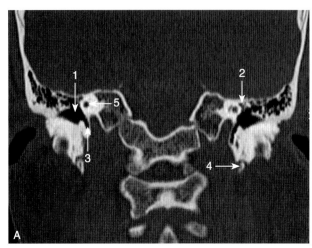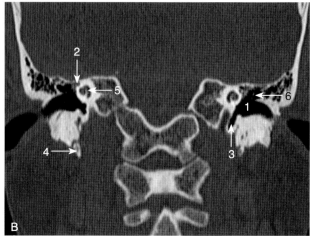

图 1-2-6-7 咽鼓管层面

A：1.鼓室前部；2.鼓膜张肌管；3.咽鼓管；4.茎突；5.耳蜗。B：1.鼓室前部；2.鼓膜张肌管；3.咽鼓管；4.茎突；5.耳蜗；6.锤骨头

2. 锤骨层面 此层面主要显示膝状神经节、锤骨、耳窝、鼓膜上窝、corner 隔、面神经管迷路段。中上鼓室可见逗号样骨性高密度影为锤骨头及锤骨颈影像，其前内方条状高密度影为锤骨前角，其后层面近 L 型骨性高密度影为锤骨头、锤骨颈及锤骨柄。中鼓室内侧螺旋样、中央低密度、外周高密度影为耳窝。耳窝上外方小圆形低密度影为面神经管迷路段，向外上方延伸。面神经管前外方小片状低密度影是膝状神经节。耳窝下方近圆形软组织密度影是颈动脉管。上鼓室外侧壁与锤骨头、颈之间的空隙为鼓膜上窝。上鼓室鼓室盖向鼓室突出的骨嵴称 corner 隔（图 1-2-6-8）。

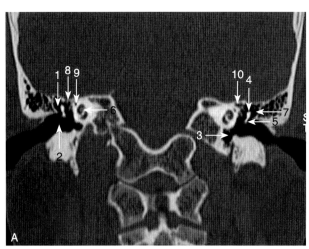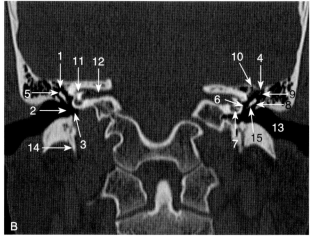

图 1-2-6-8 锤骨层面

A：1.上鼓室；2.中鼓室；3.下鼓室；4.锤骨头；5.锤骨颈；6.耳窝；7.鼓膜上窝；8.corner 隔；9.面神经管；10.膝状神经节。B：1.上鼓室；2.中鼓室；3.下鼓室；4.鼓室盖；5.锤骨头；6.锤骨柄；7.耳窝；8.鼓膜上窝；9.corner 隔；10.膝状神经节；11.面神经管；12.内耳道；13.外耳道；14.茎突；15.锤骨颈

3. 砧骨及镫骨层面 此层面主要显示内耳道、镰状嵴、砧骨、镫骨、骨岬、水平半规管、前庭窗、前半规管。在上、中鼓室交界处可见一倒置斜行水滴形高密度影为砧骨体及长突,其后层面可见两个水平走行的骨性高密度影分别为砧骨体和镫骨,镫骨长脚伸向鼓室内侧壁,砧骨与镫骨间裂隙样低密度影为砧镫关节。骨岬为中耳内侧壁,正对外耳道。水平半规管为一横行骨密度管,中央为低密度,构成鼓室内侧壁一部分,其下方的切迹为前庭窗。前半规管在鼓室盖下方,与鼓室内侧壁平行。内耳道是一水平走行的管状低密度影,其底部骨性突起为镰状嵴,镰状嵴将内耳道分为上、下两部分(图 1-2-6-9)。

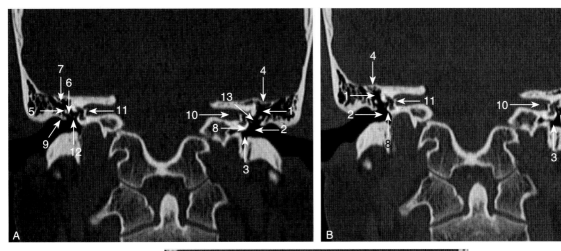

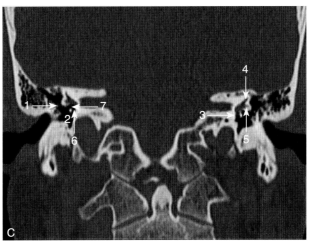

图 1-2-6-9 砧骨、镫骨层面

A:1. 上鼓室;2. 中鼓室;3. 下鼓室;4. 鼓室盖;5. 砧骨体;6. 砧骨长突;7.corner 隔;8. 鼓岬;9. 鼓室盾板;10. 内耳道;11. 镰状嵴;12. 镫骨;13. 砧镫关节。B:1. 上鼓室;2. 中鼓室;3. 下鼓室;4. 鼓室盖;5. 砧骨体;6. 镫骨;7.corner 隔;8. 鼓岬;9. 顿板;10. 内耳道;11. 镰状嵴。C:1. 砧骨体;2. 下鼓室;3. 鼓岬;4. 前半规管;5. 水平半规管;6. 下半规管;7. 前庭窗

4. 圆窗层面 此层面主要显示前半规管、水平半规管、前庭窗、鼓岬、圆窗。水平半规管为一横行骨密度管,中央为低密度,构成鼓室内侧壁一部分,其下方的切迹为圆窗。前半规管后方显示环形高密度并中心低密度影为后半规管,在最上部,下方三角形低密度影是总脚和前庭混合影(图 1-2-6-10)。

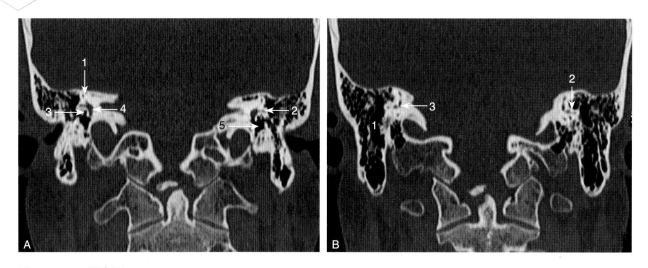

图 1-2-6-10 圆窗层

A:1. 前半规管;2. 水平半规管;3. 圆窗;4. 前庭和总脚;5. 下鼓室。B:1. 鼓室;2. 水平半规管;3. 后半规管

(李德超 李 亚 迟伟功)

第三章

口腔颌面、颈肌肉及脂肪间隙

第一节 口腔颌面及颈部肌肉

口腔颌面及颈部肌肉按其功能和部位分为表情肌、咀嚼肌、腭部肌、咽部肌、喉部肌和颈部肌。临床上一般以斜方肌前缘为界,将颈部分为前、后两部分,前部即通常所称颈部,后部则称项部。

一、表 情 肌

表情肌按其分布可分为颅顶、眼、鼻、耳及口五部分肌群。

(一)颅顶肌

1. 额肌 额肌(frontalis)位于颅顶前部,薄而阔,呈四边形,起自帽状腱膜,止于眉部皮肤。
2. 枕肌 枕肌(occipitalis)位于枕外侧,左右各一。起自上顶线外侧 2/3 和颞骨乳突部,向前止于帽状腱膜。
3. 帽状腱膜 帽状腱膜(galea aponeurotica)是额肌、枕肌的腱膜。两侧逐渐变薄延续为颞浅筋膜,附于上颞线。

(二)眼周围肌

眼周围肌包括眼轮匝肌和皱眉肌。
1. 眼轮匝肌 眼轮匝肌(orbicularis oculi)围绕眼裂,位于眼睑、眼眶部皮下,为宽扁而椭圆的环状肌,由眶部、睑部和泪囊部组成。①眶部为眼轮匝肌最外层部分,位于眼眶皮下。其肌束构成完整的椭圆形环。起自睑内侧韧带、额骨鼻部及上颌骨额突,肌束呈弧形绕眶缘,上下部纤维交错止于外眦部皮肤,并与邻近的额肌和提上唇肌纤维相移行。②睑部在眼睑皮下,起于睑内侧韧带,在睑板和眶隔的前方弓形行向外眦。③泪囊部位于泪囊后方,起于泪骨嵴,越过上下睑板,大部纤维止于眼睑外侧缝。
2. 皱眉肌 皱眉肌(corrugator)起自额骨鼻部,行向上外,横过眶上神经和血管的浅面,止于眉部内侧半的皮肤。

(三)鼻部肌

鼻部肌包括鼻肌、降鼻中隔肌和鼻根肌。
1. 鼻肌 鼻肌(nasalis)由横部和翼部构成。横部又称压鼻孔肌,起于鼻切迹外侧的上颌骨,行向上内,与对侧同名肌共同止于鼻背的腱膜。翼部又称鼻孔开大肌,在横部下内方,起于上颌骨,止于鼻翼软骨的外侧面。鼻肌的横部收缩,缩小鼻前庭与鼻腔连接的部分,从而缩小鼻孔。翼部收缩牵引鼻翼向下外,从而开大鼻孔。

2. 降鼻中隔肌 降鼻中隔肌(depressor septi nasi)位于口轮匝肌深面,起于上颌骨中切牙上方的切牙窝,行向上,止于鼻中隔软骨和鼻翼的后部。

3. 鼻根肌 鼻根肌(降眉间肌)位于鼻根处,与额肌内侧相连。起自鼻骨和外侧鼻软骨的上部,止于鼻根处眉间部的皮肤。

(四) 耳周围肌

耳周围肌主要有耳前肌、耳上肌和耳后肌,分别牵拉耳廓向前上、后上及后。

(五) 口周肌群

口周肌群按其部位可分为口周肌上组、口周肌下组、口轮匝肌及颊肌四组。口轮匝肌呈环形排列在口裂周围,而其余诸肌均呈放射状排列在口轮匝肌周围,直接参与唇颊的运动。

1. 口周肌上组 口周肌上组包括笑肌、颧大肌、颧小肌、提上唇肌、提上唇鼻翼肌和提口角肌。①笑肌(risorius):薄而细窄,起自腮腺咬肌筋膜,行向前下,越过咬肌,止于口角和唇的皮肤,部分肌束与颈阔肌的面部肌束相连;②颧大肌(zygomaticus major):位置表浅呈带状,起自颧骨颧颞缝前方,行向前下,越过面动脉和面静脉,止于口角和上唇皮肤;③颧小肌(zygomaticus minor):与颧大肌并行,起自颧骨外侧面的颧颌缝后,与颧大肌并行向下,止于口角内侧和上唇外侧部的皮肤;④提上唇肌(levator labii superioris):起自上颌骨眶下缘和上颌骨颧突附近,下行交织于口轮匝肌,止于上唇的皮肤;⑤提上唇鼻翼肌(levator labii superioris alaeque nasi):起自上颌骨额突和眶下缘,分内外两束斜向外下,内侧束止于鼻大翼软骨和皮肤,外侧束与提上唇肌共同参与口轮匝肌的构成;⑥提口角肌(levator anguli oris):又称尖牙肌,位于提上唇肌的深面,起自上颌骨的尖牙窝,向下止于口角的皮肤,并参与口角轮匝肌的构成。

2. 口周肌下组 口周肌下组由浅入深包括降口角肌、降下唇肌和颏肌。①降口角肌(depressor anguli oris):又称三角肌,呈三角形,起自下颌骨的外科线,行向内上,集中于口角,部分肌束止于口角的皮肤,部分肌束与口轮匝肌的上部、笑肌、提口角肌相延续,止于下唇、颊、口角外侧及上唇的皮肤,并参与口轮匝肌的构成;②降下唇肌(depressor labii inferioris):又称下唇方肌,呈方形,位于颏孔和颏结节之间,起自下颌骨外斜线,行向上内,与对侧同名肌汇合,止于下唇和颏部的皮肤;③颏肌(mentalis):也称颏提肌,呈圆锥状,位于降下唇肌的深面,起自下颌骨侧切牙及中切牙的牙槽突处的骨面,行向上内,靠近对侧颏肌,止于颏部皮肤。

3. 口轮匝肌 口轮匝肌(orbicularis oris)位于上下唇内,是指环绕口裂数层不同方向、呈扁环形排列的肌纤维,其固有肌纤维从唇的一侧至对侧,构成口轮匝肌的浅层;在口角处,来自颊肌唇部的部分纤维构成口轮匝肌的深层;口轮匝肌的中层则由口周肌上下组的肌纤维构成。

4. 颊肌 颊肌(buccinator)位于颊部,呈四边形。在提口角肌、颧大小肌、笑肌和降口角肌的深面与口腔黏膜的浅面之间,起自上下颌骨磨牙牙槽突的外面和翼突下颌缝,纤维向口角汇集,止于口角、上下唇及颊部的皮肤。

二、咀 嚼 肌

咀嚼肌是运动下颌的主要肌肉,主要包括咬肌、颞肌、翼内肌和翼外肌,广义的咀嚼肌还包括舌骨上肌群中的二腹肌前腹、下颌舌骨肌、颏舌骨肌。

(一) 咬肌

咬肌(masseter)又称嚼肌,为长方形厚肌,分为浅、中、深三层。浅层最大,起于上颌骨颧突、颧弓下缘前 2/3,行向下后,止于下颌角和下颌支外面的下半部。中层起于颧弓前 2/3 的深面及后 1/3 的下缘,止于下颌支的中份。深层起于颧弓深面,止于下颌支的上部和喙突。

（二）颞肌

颞肌（temporalis）位于颞窝，呈扇形。起于颞窝内骨面和颞深筋膜的深面，肌束下行，聚成扁腱，经颧弓深面止于喙突及下颌支前缘直至第三磨牙远中。

（三）翼内肌

翼内肌（medial pterygoid）是咀嚼肌中最深的一块，位于下颌支内侧面呈四边形的厚肌，在形态和功能上与咬肌相似，有浅深两头。浅头起自腭骨锥突和上颌结节；深头起自翼外板的内面和腭骨锥突，两头夹包翼外肌下头。其肌束行向下后外，止于下颌角内侧面的翼肌粗隆。在下颌角的后下缘，翼内肌与咬肌以肌腱相连。

（四）翼外肌

翼外肌（lateral pterygoid）位于颞下窝，大部分位于翼内肌的上方，略呈水平位，具有两个头。上头较小，起于蝶骨大翼的颞下面及颞下嵴；下头较大，起于翼外板的外面，肌束行向后外。部分止于颞下颌关节囊和关节盘的前缘；大部分肌束止于髁突颈前方的关节翼肌窝。

三、腭部肌

又称腭肌，位于软腭内，包括腭舌肌、腭咽肌、腭垂肌、腭帆张肌及腭帆提肌。

（一）腭舌肌

腭舌肌（palatoglossus）与黏膜共同形成腭舌弓，起自舌根外侧缘舌内的横肌纤维，止于腭腱膜。

（二）腭咽肌

腭咽肌（palatopharyngeus）起自甲状软骨后缘咽侧壁及咽后壁，纤维斜行向上内，止于硬腭后缘及腭腱膜，被黏膜覆盖后形成腭咽弓。此肌在软腭内被腭帆提肌分为前后两束，较大的前束行于腭帆提肌与腭帆张肌之间，附着于硬腭后缘和腭腱膜，并有部分纤维与对侧肌相连续；后束纤维附着于腭腱膜的后面。

（三）腭垂肌

腭垂肌（uvulae）又称悬雍垂肌，位于中线邻近，起自腭骨鼻后棘及腭腱膜，向下后止于腭垂黏膜下。

（四）腭帆张肌

腭帆张肌（tensor veli palatini）位于腭帆提肌外侧，为三角形薄肌。三角形的底在颅底，其尖位于翼钩处。腭帆张肌起自翼内板的基部和咽鼓管软骨附近的骨面，在翼内肌和翼内板之间垂直下行，其纤维形成一小肌腱，绕过翼钩几乎成直角转向中线，止于腭腱膜和腭骨水平部横嵴之后的下方。

（五）腭帆提肌

腭帆提肌（levator veli palatine）位于鼻后孔外侧，为一细小肌，起自颞骨岩部下面、咽鼓管软骨和膜部，行向前下内，经腭咽肌两束之间呈扇形分开分为三部分。前份参与腭腱膜的形成；中份为该肌的主要部分，其肌纤维横越中线与对侧同名肌相延续，共同形成提肌吊带；后份肌纤维与腭垂肌相融合。

四、咽部肌

咽部肌位于咽黏膜及纤维膜的外面，包括三对咽缩肌和三对咽提肌。两侧的咽缩肌相对，共同止于后方中线的咽缝。纵行的咽提肌多在咽缩肌内面贴近咽纤维膜下行,各肌束下端分散,主要止于咽壁。

(一) 咽缩肌

咽缩肌包括上、中、下三对缩肌,从下向上依次呈叠瓦状排列。①咽上缩肌(superior pharyngeal constrictor):构成咽上部的肌性壁,起于翼钩、翼突下颌缝、下颌舌骨线的后端和舌侧方,肌束弯曲向后,终于咽缝和附着在枕骨基部咽结节的腱膜,肌上缘和颅基部之间存在一缺口,该缺口处为咽隐窝的后壁,仅由咽部黏膜和较厚的咽基部筋膜构成。②咽中缩肌(middle pharyngeal constrictor):起于舌骨大小角、茎突舌骨韧带下部,肌纤维呈扇形,下部纤维在咽下缩肌深面下行,直至咽的下端,中部纤维横行呈水平向后,上部纤维遮盖咽上缩肌的下部上行,均与对侧肌共同止于后方中线的咽缝。③咽下缩肌(inferior pharyngeal constrictor):为三对咽缩肌中最厚的一对,起于甲状软骨及环状软骨。由其起点,可将该肌分成环咽肌和甲咽肌。环咽肌位于咽与食管相连接处,其纤维几乎水平位或呈稍向下弓形,与食管的环形纤维相连。甲咽肌纤维斜行向上,在后方中缝处与对侧者交叉。

(二) 咽提肌

咽提肌包括茎突咽肌、咽鼓管咽肌及腭咽肌。①茎突咽肌(stylopharyngeus):上部呈圆柱形,下部扁平。起自茎突基部内侧,沿咽侧壁在咽上缩肌和咽中缩肌之间下行,分散于咽的纤维膜。②咽鼓管咽肌(salpingopharyngeus):起于邻近咽鼓管咽口处的咽鼓管软骨的下部,行向下与腭咽肌融合,止于咽壁。③腭咽肌(palatopharyngeus):又名咽腭肌,位于茎突咽肌内侧。

五、喉　部　肌

喉部肌分为喉外肌和喉内肌。喉内肌有环甲肌起于环状软骨弓前外面,止于甲状软骨下角和下缘;环杓后肌起于环状软骨板后面,止于同侧杓状软骨肌突;环杓侧肌起于环状软骨弓上缘,止于杓状软骨肌突;甲杓肌起于甲状软骨前角内面,止于杓状软骨外侧面;杓横肌连接两侧杓状软骨肌突及外侧缘;杓斜肌起于一侧杓状软骨肌突,止于另一侧杓状软骨尖;杓会厌肌起于杓状软骨尖,止于会厌软骨及甲状会厌韧带。

六、颈　部　肌

颈部肌分为颈浅肌群、颈中肌群和颈深肌群。

(一) 颈浅肌群

包括颈阔肌和胸锁乳突肌。

1. 颈阔肌　颈阔肌(platysma)位于颈部皮下,薄而宽扁。其自颈部的三角肌和胸大肌筋膜,越过锁骨,行向上内,前部纤维在颏联合下方与对侧的颈阔肌纤维交织,向上止于下颌骨体的下缘;后部纤维越过下颌骨及咬肌的下后部,附着于面下部的皮肤和皮下层。

2. 胸锁乳突肌　胸锁乳突肌(sternocleidomastoid)是颈外侧部最长的肌肉。下端起始部有两个头,胸骨头起于胸骨柄前面的上部,行向上外后;锁骨头扁而宽,起于锁骨内侧 1/3 的上面,两头上行时融合,形成一个圆条形的肌腹,其胸骨头上行的肌纤维排列于浅面,锁骨头上行的纤维排列于深面,继而行向上后,止于乳突外侧面及上项线的外侧半或外侧 2/3。

(二) 颈中肌群

位于下颌骨、舌骨与胸廓之间。

1. 颏舌骨肌　颏舌骨肌(geniohyoid)位于下颌舌骨肌的上方中线的两侧,起自下颌骨颏联合后面的颏下棘,行向后下,止于舌骨体前面,并与对侧的同名肌相接或融合。

2. 下颌舌骨肌 下颌舌骨肌(mylohyoid)位于二腹肌前腹上方深面,起自下颌骨内面的下颌舌骨线全程,其后份纤维行向内下,止于舌骨体;中份和前份纤维止于正中纤维缝。两侧下颌舌骨肌共同参与形成肌性的口底或口膈。在此肌的上后方有颏舌骨肌和舌下腺,下份后方有下颌下腺。

3. 茎突舌骨肌 茎突舌骨肌(stylohyoid)位于二腹肌后腹的上方,起于茎突,向前下方行于二腹肌的前方,止于舌骨体与舌骨大角连接处。

4. 二腹肌 二腹肌(digastric)位于下颌骨下方,由前后两腹和连接两腹的中间腱构成。二腹肌后腹起于颞骨乳突切迹,行向前下;二腹肌前腹较短,起于下颌骨的二腹肌窝,行向后下;二腹肌前腹与后腹汇合于中间腱。中间腱借颈深筋膜构成的吊带固定于舌骨大角和舌骨体侧面。

5. 甲状舌骨肌 甲状舌骨肌(thyrohyoid)呈四边形,是胸骨甲状肌向上的延续。起于甲状软骨板的斜线,向上止于舌骨大角的下缘和邻接舌骨大角的舌骨体。

6. 胸骨甲状肌 胸骨甲状肌(sternothyroid)较宽而短,位于胸骨舌骨肌深面,并贴邻甲状腺浅面,起自胸骨柄的后面和第一肋软骨的边缘,止于甲状软骨板的斜线。两侧胸骨甲状肌在下方彼此靠拢,向上则逐渐分开。

7. 胸骨舌骨肌 胸骨舌骨肌(sternohyoid)薄而呈窄带状,位于颈前正中线两侧,起于胸骨柄及锁骨胸骨端的后面。肌束行向上内,止于舌骨体内侧部下缘。两侧胸骨舌骨肌之间有一较宽的间隙,由颈深筋膜浅、深层在中线形成颈白线和胸骨上间隙。

8. 肩胛舌骨肌 肩胛舌骨肌(omohyoid)分为上腹和下腹。下腹主要起于肩胛切迹附近的肩胛骨上缘和肩胛上横韧带,行向前下,在胸锁乳突肌深面终于中间腱。上腹起自中间腱几乎垂直向上,在胸骨舌骨肌止点的外侧,止于舌骨体外侧部的下缘。中间腱借颈深筋膜中层向下连于锁骨。

(三) 颈深肌群

位于脊柱颈段的前方和前外侧,分为内侧和外侧两群。

1. 内侧群 内侧群又称椎前肌,位于脊柱颈段的前方,主要包括头长肌和颈长肌。

2. 外侧群 外侧群包括前、中、后斜角肌。①前斜角肌(scalenus anterior):起于第3~6颈椎横突前结节,止于第一肋骨上面的斜角肌结节;②中斜角肌(scalenus medius):起于第2~6颈椎横突后结节,止于第一肋上面、锁骨下动脉沟后方的中斜角肌结节;③后斜角肌(scalenus posterior):起于第5~7颈椎横突后结节,止于第2肋骨外侧面中部的粗隆。

七、项 部 肌

项部肌主要有颈长肌、头长肌、头夹肌、头最长肌、肩胛提肌、头前直肌、头侧直肌、头后大直肌、头上斜肌、头下斜肌、颈夹肌、斜方肌、头半棘肌、颈半棘肌、多裂肌。

正常CT表现

选取额肌及皱眉肌层面、鼻肌层面、上唇提肌层面、翼内肌层面、二腹肌后腹下部层面、颏下层面、下颈部层面的横断面描述口腔颌面及颈部肌肉正常CT表现。

(一) 额肌及皱眉肌层面

本层面主要显示额肌、眼轮匝肌、皱眉肌、降眉间肌、颞肌及鼻肌。

额肌位于颅顶前部、额骨水平板前方皮下脂肪间隙内,表现为弧形条状软组织密度影,沿额骨走行。眼轮匝肌眶部表现为眼眶皮下弧形带状软组织密度影,内侧连于额骨鼻部;睑部显示为眼睑皮下弓形带状软组织密度影,其内侧为内眦,外侧是外眦。皱眉肌位于内眦眼轮匝肌内侧,表现为圆柱状软组织密度影,起自额骨鼻部,向外上走行,止于眉内侧皮肤。降眉间肌位于额骨鼻部及鼻根正中前方皮下脂肪间隙内,表现为横行粗线状软组织密度影。颞肌位于颞窝内,表现为较厚、薄厚不均的软组织密度影,内与颞骨外板相连。鼻肌由横部和翼部构成,此层面主要显示鼻肌横部,位于皱眉肌内侧,额骨鼻突、鼻骨、泪骨旁,表现为小圆柱状软组织密度影(图 1-3-1-1)。

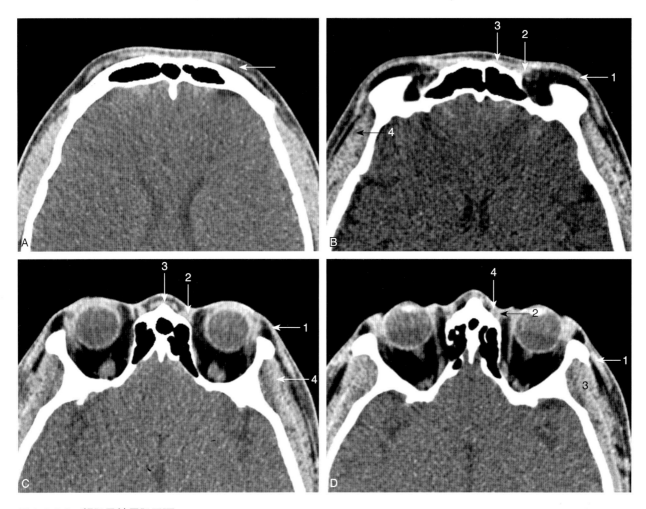

图 1-3-1-1 额肌及皱眉肌层面

A:箭头示额肌。B:1. 眼轮匝肌;2. 皱眉肌;3. 眉间肌;4. 颞肌。C:1. 眼轮匝肌;2. 皱眉肌;3. 降眉间肌;4. 颞肌。D:1. 眼轮匝肌;2. 皱眉肌;3. 颞肌;4. 鼻肌

(二) 鼻肌层面

此层面主要显示眼轮匝肌、颞肌、鼻肌、降鼻中隔肌、上唇提肌及颈深筋膜。

眼轮匝肌睑部显示为下眼睑皮下弓形带状软组织密度影,其内侧为内眦,外侧是外眦;眶部表现为眼眶皮下、上颌骨前方弧形窄带状软组织密度影,内侧连于泪骨和上颌骨额突。颞肌表现为颞窝及颞下窝内、较厚、薄厚不均的软组织密度影,与颞骨外板及颧弓内侧相邻,位于颈深筋膜深面、上颌窦后壁脂肪垫后方、翼前脂肪垫前方。鼻肌横部表现为双侧上颌骨额突旁、眼轮匝肌睑及眶部内侧、上颌窦前壁前方横行带状软组织密度影;翼部表现为横部内侧带状软组织密度影,与上颌骨额突走行一致且与之相连,止于鼻翼软骨的外侧面。降鼻中隔肌表现为口轮匝肌内侧、鼻肌外侧弧形带状软组织密度影,与鼻肌相连。上唇提肌起自上颌骨眶下缘和上颌骨颧突附近,下行交织于口轮匝肌,止于上唇的皮肤,本层面上唇提肌表现为上颌窦前壁前方横行带状软组织密度影。颈深筋膜表现为颞窝、颞肌后外侧锥形软组织密度影,密度高于相邻肌肉(图 1-3-1-2)。

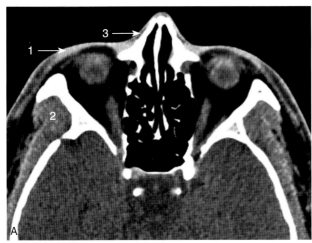

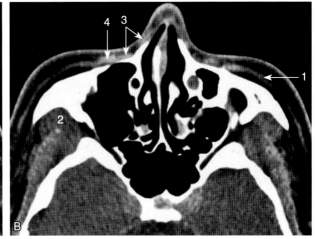

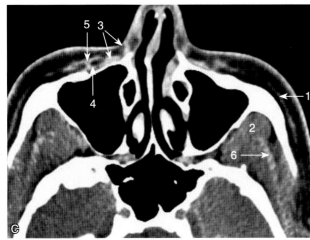

图 1-3-1-2 鼻肌层面

A：1. 眼轮匝肌；2. 颞肌；3. 鼻肌。B：1. 眼轮匝肌；2. 颞肌；3. 鼻肌；4. 降鼻中隔肌。C：1. 眼轮匝肌；2. 颞肌；3. 鼻肌；4. 降鼻中隔肌；5. 上唇提肌；6. 颞深筋膜

（三）上唇提肌层面

此层面主要显示颞肌、上唇提肌、翼外肌、枕肌、颞深筋膜、耳上肌、耳前肌、耳后肌、上唇鼻翼提肌、咬肌、腭帆张肌、腭帆提肌、颧大肌及颧小肌。

颞肌位于颞下窝内、颞深筋膜深面、下颌骨喙突内侧、上颌窦后壁脂肪垫与翼前脂肪垫之间，表现为三角形软组织密度影。上唇提肌位于上唇鼻翼提肌外方、上颌窦前壁中部前方皮下脂肪间隙内，表现为近带状组织密度影。翼外肌表现为梭形较肥大的软组织密度影，位于翼前、后脂肪垫之间，与翼突外板相连，与髁突相邻。枕肌表现为枕骨外侧沿枕骨走行窄带状近梭形软组织密度影，与乳突相连。颞深筋膜表现为颞肌与咬肌之间的带状高密度影，密度高于肌肉。耳上前后肌分别表现为外耳道上前后不规则形软组织密度影。上唇鼻翼提肌表现为上颌窦前壁内 1/3~1/2 前方弧形带状软组织密度影，与上颌骨额突及眶下缘相连，内侧与鼻翼软骨相邻。咬肌呈半圆形较厚的软组织密度影，位于颧弓深面及颧弓下，颞深筋膜及喙突外侧。腭帆张肌位于翼内肌与翼突内板之间，表现为带状软组织密度影，与翼突内板基底部相连。腭帆提肌位于鼻后孔及鼻咽腔外侧、腭帆张肌内侧，表现为与腭帆张肌伴行的软组织密度影，与颞骨岩部相连。颧大肌位于颧颞缝前方，颧骨外侧，呈半圆形软组织密度影与颧骨外侧板相邻；颧小肌位于上颌骨颧突外侧，与颧大肌并行（图 1-3-1-3）。

（四）翼内肌层面

此层面显示翼内肌、上唇鼻翼提肌、口角提肌、口轮匝肌、降鼻中隔肌、颊肌、颧大肌、颧小肌、咬肌、颞肌、翼外肌、腭帆张肌、腭帆提肌、咽上缩肌、腭垂肌、舌腭肌、二腹肌后腹、茎突舌骨肌、茎突咽肌、茎突舌肌、舌内肌、头长肌、头前直肌、颈长肌、头侧直肌、胸锁乳突肌、头夹肌、中斜角肌、头最长肌、头上斜肌、头

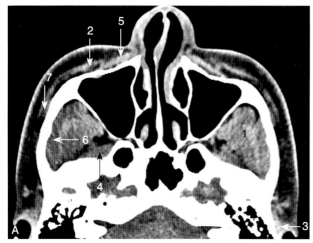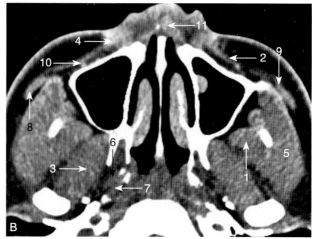

图 1-3-1-3　上唇提肌层面

A：1. 颞肌；2. 上唇提肌；3. 耳上肌；4. 翼外肌；5. 上唇鼻翼提肌；6. 咬肌；7. 颧大肌。B：1. 颞肌；2. 上唇提肌；3. 翼外肌；4. 上唇鼻翼提肌；5. 咬肌；6. 腭帆张肌；7. 腭帆提肌；8. 颧大肌；9. 颧小肌；10. 口角提肌；11. 降鼻中隔肌

下斜肌、头后大直肌、头后小直肌、头半棘肌、斜方肌、肩胛提肌。

　　翼内肌位于翼突内板、腭帆张肌与翼突外板之间，形态与翼外肌相似，表现为梭形软组织密度影。翼内肌上方与翼突外板紧密相连；下方逐渐靠近下颌骨升支且与下颌骨角部内侧面相邻。

　　上唇鼻翼提肌表现为上颌窦前壁内 1/2 前方皮下脂肪间隙内带状软组织密度影，内侧与鼻翼软骨相邻，向外下方与上唇提肌融合，两者参与口轮匝肌构成。口角提肌位于上唇提肌及颧小肌下方深面，呈小圆形软组织密度影，向前下止于口角皮肤，参与口角轮匝肌构成。口轮匝肌位于上下唇内，此层面显示上唇及口角口轮匝肌，上唇口轮匝肌表现为上颌牙槽骨唇侧拱形带状软组织密度影；口角口轮匝肌表现为双侧颊肌前带状软组织密度影。降鼻中隔肌位于口轮匝肌深面，自上颌骨中切牙上方的切牙窝向上，表现为小圆形、半环形软组织密度影，止于鼻中隔软骨和鼻翼的后部表现为长圆形软组织密度影。

　　颊肌位于颊部，此层面显示上颌及口角部颊肌，上颌部颊肌位于上颌骨磨牙区牙槽突及翼突上颌缝颊侧、口角提肌及颧大小肌深面，表现为与上颌牙槽骨走行一致的不规则形带状软组织密度影；口角部颊肌位于上下牙列之间，表现为斜行带状软组织密度影。颧大肌位于上颌骨颧突及牙槽骨外方、咬肌前外方，表现为小梭形软组织密度影。颧小肌与颧大肌并行，位于颧大肌前方，表现为小圆形软组织密度影，两者有时难以区分。

　　咬肌呈半圆形较厚的软组织密度影，位于下颌骨喙突、下颌骨升支及下颌骨角部外侧，与下颌骨颊侧密质骨紧密相连。颞肌下部位于下颌骨喙突及升支内侧，显示为小三角形软组织密度影。翼外肌下部表现为梭形软组织密度影，位于翼前后脂肪垫之间、下颌骨升支内侧、翼突外板外侧，与翼突外板相连，与髁突相邻，其下内是翼内肌。

　　腭帆张肌位于翼内肌与翼突内板之间，表现为带状软组织密度影，与翼突内板基底部相连，向下绕过翼钩近直角转向中线，位于口咽腔前上方呈横行带状软组织密度影。腭帆提肌位于鼻咽腔及口咽腔上部外侧、腭帆张肌内侧，表现为与腭帆张肌伴行的软组织密度影，与颞骨岩部相连。其中份横越中线与对侧同名肌相延续，共同形成提肌吊带；后份腭垂肌融合。

　　咽上缩肌表现为口咽周环形带状软组织密度影，咽上缩肌与翼钩及翼突下颌缝相邻。腭垂肌表现为口咽腔前部正中软组织密度突起，位于腭帆张肌下、腭帆提肌下内方。舌腭肌位于腭垂肌两侧，与黏膜共同形成舌腭弓，表现为横行带状软组织密度影。

　　二腹肌后腹位于腮腺深叶内侧、颈动脉鞘外方，由腮腺后内向前下方走行，与颞骨乳突切迹相连，本层面二腹肌后腹行至茎突下内部，表现为弧形或直线形带状软组织密度影。茎突舌骨肌起于茎突，位于茎突下段内侧下行于二腹肌的前方，表现为近圆形和带状软组织断面，然后继续下行。茎突舌肌位于咽缩肌外侧、茎突舌骨肌内侧,表现为圆形软组织断面下行。茎突咽肌位于茎突舌肌后方,表现为小圆形软组织密度影。舌内肌表现为口腔内椭圆形软组织密度影,中央密度较高,两侧密度较低,舌根部位于颏舌肌后方呈横行带状软组织密度影。

头长肌与头前直肌位于枕骨大孔、枕髁、寰椎椎体前、鼻咽腔及口咽腔后方,表现为椭圆形软组织密度影,头前直肌位于头长肌后外侧。头长肌与颈长肌位于枢锥椎体前、口咽腔后方,表现为椭圆形软组织密度影,颈长肌位于头长肌前内侧。头侧直肌位于枕骨大孔、枕髁、寰椎及枢锥椎体侧方,表现为带状软组织密度影。

胸锁乳突肌位于腮腺后缘,呈带状软组织密度影向后下延伸,上方与乳突外侧面相连。头夹肌位于枕骨、颈椎侧方,头后小直肌、头最长肌外侧,头半棘肌及斜方肌前外、胸锁乳突肌后方,表现为较厚的软组织密度影。中斜角肌位于枢椎横突后结节侧方,表现为团状软组织密度影。头最长肌位于头上斜肌及头下斜肌与头夹肌之间,表现为不规则形软组织密度影。头上斜肌位于枕髁及寰椎层面、头侧直肌与头最长肌之间,表现为团状软组织密度影。头下斜肌位于寰椎及枢椎椎弓侧方,表现为较厚带状软组织密度影。头后大直肌位于头侧直肌及头下斜肌后方,表现为逗号样软组织密度影,双侧呈括弧样。头后小直肌位于头后大直肌外侧,表现为近三角形软组织密度影。头半棘肌表现为头后小直肌后方近半圆形软组织密度影。此层面下部断面,头半棘肌及头夹肌后外方见窄带状软组织密度影为斜方肌。头侧直肌位于头下斜肌内侧,表现为带状软组织密度影。此层面显示肩胛提肌上端(图 1-3-1-4)。

(五)二腹肌后腹下部层面

此层面主要显示二腹肌后腹、茎突舌骨肌、茎突舌肌、舌内肌、舌骨舌肌、下颌舌骨肌、口轮匝肌、降口角肌、降下唇肌、颏横肌、咬肌、咽上缩肌、咽腭肌、颈长肌、头长肌、胸锁乳突肌、头夹肌、前斜角肌、中斜角肌、后斜角肌、头后大直肌、头最长肌、肩胛提肌、头下斜肌、斜方肌、头半棘肌、颈半棘肌、多裂肌。

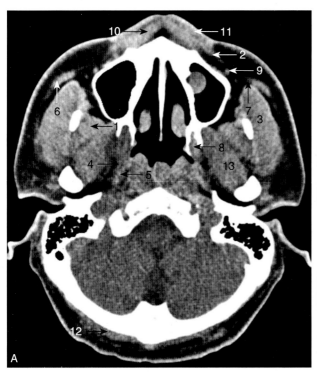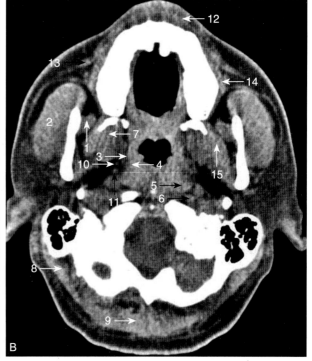

图 1-3-1-4　翼内肌层面

A:1. 颞肌;2. 上唇鼻翼提肌;3. 咬肌;4. 腭帆张肌;5. 腭帆提肌;6. 颧大肌;7. 颧小肌;8. 翼内肌;9. 口角提肌;10. 降鼻中隔肌;11. 口轮匝肌;12. 枕肌;13. 翼外肌。B:1. 颞肌;2. 咬肌;3. 腭帆张肌;4. 腭帆提肌;5. 头长肌;6. 头前直肌;7. 翼内肌;8. 头夹肌;9. 头半棘肌;10. 茎突舌肌;11. 茎突咽肌;12. 口轮匝肌;13. 口角提肌;14. 颊肌;15. 翼外肌

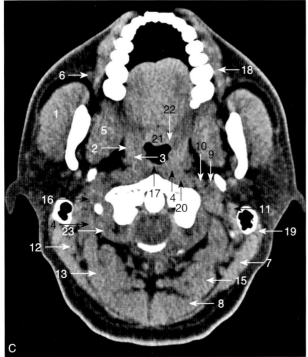

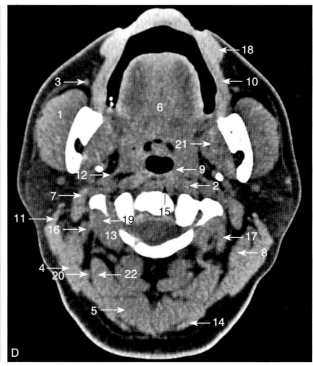

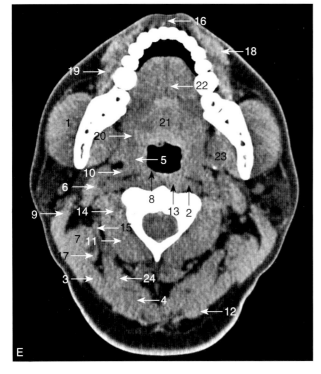

图 1-3-1-4（续）

C：1. 咬肌；2. 腭帆张肌；3. 腭帆提肌；4. 头长肌；5. 翼内肌；6. 口角提肌；7. 头夹肌；8. 头半棘肌；9. 茎突舌骨肌；10. 茎突舌肌；11. 二腹肌后腹；12. 头最长肌；13. 头后小直肌；14. 头侧直肌；15. 头后大直肌；16. 头上斜肌；17. 咽上缩肌；18. 颊肌；19. 胸锁乳突肌；20. 头前直肌；21. 腭垂肌；22. 舌腭肌；23. 头下斜肌。D：1. 咬肌；2. 头长肌；3. 口角提肌；4. 头夹肌；5. 头半棘肌；6. 舌肌；7. 二腹肌后腹；8. 头最长肌；9. 咽上缩肌；10. 颊肌；11. 胸锁乳突肌；12. 茎突舌骨肌；13. 头下斜肌；14. 斜方肌；15. 颈长肌；16. 头上斜肌；17. 肩胛提肌；18. 口轮匝肌；19. 头侧直肌；20. 颈夹肌；21. 翼内肌；22. 头后大直肌。E：1. 咬肌；2. 头长肌；3. 头夹肌；4. 头半棘肌；5. 茎突舌肌；6. 二腹肌后腹；7. 头最长肌；8. 咽上缩肌；9. 胸锁乳突肌；10. 茎突舌骨肌；11. 头下斜肌；12. 斜方肌；13. 颈长肌；14. 中斜角肌；15. 肩胛提肌；16. 口轮匝肌；17. 颈夹肌；18. 降口角肌；19. 降下唇肌；20. 舌骨舌肌；21. 舌内肌；22. 颏舌肌；23. 翼内肌；24. 头后大直肌

　　此层面显示二腹肌后腹位于腮腺深叶内侧，表现为带状软组织密度影行向前下，至颌下腺内侧表现为小团状软组织密度影，密度略高于周围组织；二腹肌后腹汇合于中间腱，中间腱与颈深筋膜表现为小圆形断面，与舌骨大角相连，呈软组织密度，密度略高于周围组织。茎突舌骨肌表现为二腹肌后腹前方近圆形软组织影，向前下下行移行至颌下腺内侧，与二腹肌后腹共同表现为近圆形软组织密度团块，团块中较高密度影为二腹肌后腹，茎突舌骨肌最终止于舌骨体与舌骨大角连接处。

　　茎突舌肌位于咽缩肌外侧、茎突舌骨肌内侧，表现为圆形软组织断面下行，下行至舌骨舌肌层面呈带状软组织密度影，位于颏舌肌与舌骨舌肌之间，表现为带状软组织密度影。颏舌肌位于舌内肌下方（口底），表现为前后走行带状软组织密度影。舌骨舌肌位于下颌舌骨肌及颌下腺内侧、茎突舌肌及颏舌肌外侧，表

现为锥形软组织密度影,密度略高于周围组织。下颌舌骨肌位于下颌下腺前外、舌骨舌肌外侧、下颌骨体部舌侧,表现为柱状软组织密度影。

口轮匝肌位于上下唇内,此层面显示下唇及口角口轮匝肌,口角口轮匝肌表现为口角长圆柱样软组织密度影;下唇口轮匝肌表现为下颌牙槽骨唇侧拱形带状软组织密度影。颊肌位于颊部,此层面显示口角及下颌部颊肌,口角部颊肌位于上下牙列之间,表现为斜行带状软组织密度影。下颌部颊肌位于下颌骨磨牙区牙槽突颊侧、降口角肌深面,表现为与下颌牙槽骨走行一致的不规则形带状软组织密度影。降口角肌起自下颌骨的外科线,行向内上,与口轮匝肌延续,表现为下颌骨体部唇侧拱形带状软组织密度影,向下延续。降下唇肌位于颏孔和颏结节之间,起自下颌骨外斜线,行向上内,与对侧同名肌汇合,止于下唇和颏部的皮肤,表现为下颌骨体部唇侧拱形窄带状软组织密度影,向下延续。颏横肌又称颏肌或颏提肌,位于降下唇肌内侧深面,表现为拱形软组织密度影,向下延续。

咬肌呈半圆形较厚的软组织密度影,覆于下颌骨角部颊侧,于下颌角后下缘与翼内肌连接。

咽上缩肌表现为口咽及喉咽周环形带状软组织密度影。咽腭肌表现为口咽及喉咽侧壁向咽腔突出的软组织密度影。颈长肌与头长肌位于颈椎椎体前、口咽及喉咽后方,表现为椭圆形软组织密度影。头长肌位于颈长肌后外侧。

胸锁乳突肌位于腮腺后缘及颌下腺后方,呈带状较厚软组织密度影向后下延伸。头夹肌位于头半棘肌及肩胛提肌外侧、胸锁乳突肌后方,表现为较厚的弧形带状软组织密度影。前斜角肌位于3~6颈椎横突前结节侧方,表现为横行条带状软组织密度影;中斜角肌位于2~6颈椎横突后结节侧方,表现为团状软组织密度影。头最长肌位于头半棘肌前方、肩胛提肌与颈椎关节突之间,表现为近三角形软组织密度影。肩胛提肌位于胸锁乳突肌与头夹肌之间,表现为半圆形软组织密度影。头下斜肌位于椎弓侧方,表现为较厚带状软组织密度影,逐渐变薄,下方层面可见多裂肌和颈半棘肌。斜方肌位于颈项部后方脂肪层下,表现为弧形窄带状软组织密度影。头半棘肌位于头夹肌内侧、中线两侧,表现为近半圆形软组织密度影。颈半棘肌和多裂肌位于颈3椎体以下层面、椎弓及棘突旁,多裂肌位于颈半棘肌前方,表现为团状软组织密度影;颈半棘肌位于多裂肌后方,表现为V形或团状软组织密度影(图1-3-1-5)。

(六) 颏下层面

此层面主要显示降口角肌、降下唇肌、颏横肌、颏舌肌、下颌舌骨肌、颏舌骨肌、二腹肌前腹、胸骨舌骨肌、甲状舌骨肌、肩胛舌骨肌、咽中缩肌、咽下缩肌、甲杓肌、杓横肌、环杓后肌、咽中缩肌、颈长肌、头长肌、胸锁乳突肌、头夹肌、前斜角肌、中斜角肌、头最长肌、肩胛提肌、颈夹肌、斜方肌、头半棘肌、颈半棘肌。

降口角肌表现为下颌骨体部唇侧外科线区短带状软组织密度影。降下唇肌位于颏孔和颏结节之间,位于降口角肌与颏横肌之间,表现为拱形窄带状软组织密度影。颏横肌又称颏肌或颏提肌,位于降下唇肌的内侧深面,表现为拱形软组织密度影。

颏舌肌位于下颌骨颏部与舌骨体之间,表现为前后走行带状软组织密度影。下颌舌骨肌位于颌下腺前内、颏舌肌及颏舌骨肌外侧,表现为椭圆形组织密度影。颏舌骨肌位于颏舌肌后下、舌骨体前方,表现为横行带状软组织密度影。二腹肌前腹位于下颌舌骨肌下部外侧,表现为带状软组织密度影。

胸骨舌骨肌位于颈前正中线两侧,自舌骨体内侧部下缘向下,于双侧甲状软骨前外方下行,表现为薄窄带状软组织密度影,两侧胸骨舌骨肌之间见低密度裂隙。甲状舌骨肌自舌骨大角及邻近舌骨大角的舌骨体下缘、胸骨舌骨肌后外侧向下,覆于甲状软骨外侧,表现为较薄半月形软组织密度影,向下延续为胸骨甲状肌。肩胛舌骨肌上腹自舌骨体外侧部下缘、胸骨舌骨肌外侧下行,覆于胸骨舌骨肌及甲状舌骨肌外侧,表现为窄带状软组织密度影。

咽中缩肌位于喉咽后方,表现为弧形带状软组织密度影,咽中缩肌起于舌骨大小角、茎突舌骨韧带下部,向下延续为咽下缩肌。甲杓肌位于杓状软骨与甲状软骨之间,表现为锥形软组织密度影。杓横肌位于环状软骨上方、两侧杓状软骨之间,表现为横行窄带状软组织密度影。环杓后肌表现为杓状软骨和环状软骨后方弧形带状软组织密度影。

颈长肌与头长肌位于颈椎椎体前、口咽及喉咽后方,表现为椭圆形软组织密度影。

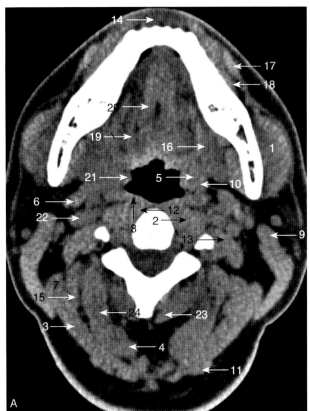

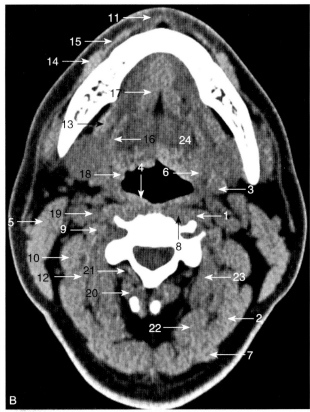

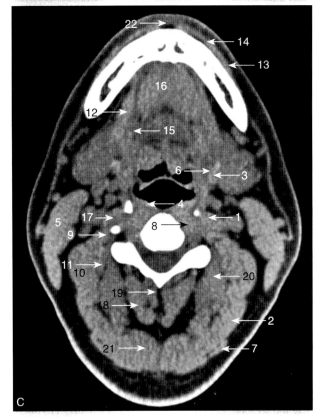

图 1-3-1-5 二腹肌后腹下部层面

A：1. 咬肌；2. 头长肌；3. 头夹肌；4. 头半棘肌；5. 茎突舌肌；6. 二腹肌后腹；7. 肩胛提肌；8. 咽上缩肌；9. 胸锁乳突肌；10. 茎突舌骨肌；11. 斜方肌；12. 颈长肌；13. 中斜角肌；14. 口轮匝肌；15. 颈夹肌；16. 下颌舌骨肌；17. 降口角肌；18. 降下唇肌；19. 舌骨舌肌；20. 颏舌肌；21. 腭咽肌；22. 前斜角肌；23. 头下斜肌；24. 头后大直肌。B：1. 头长肌；2. 头夹肌；3. 二腹肌后腹；4. 咽上缩肌；5. 胸锁乳突肌；6. 茎突舌骨肌；7. 斜方肌；8. 颈长肌；9. 中斜角肌；10. 肩胛提肌；11. 口轮匝肌；12. 颈夹肌；13. 下颌舌骨肌；14. 降口角肌；15. 降下唇肌；16. 舌骨舌肌；17. 颏舌肌；18. 腭咽肌；19. 前斜角肌；20. 颈半棘肌；21. 多裂肌；22. 头半棘肌；23. 头最长肌；24. 茎突舌肌。C：1. 头长肌；2. 头夹肌；3. 二腹肌后腹；4. 咽上缩肌；5. 胸锁乳突肌；6. 茎突舌骨肌；7. 斜方肌；8. 颈长肌；9. 中斜角肌；10. 肩胛提肌；11. 颈夹肌；12. 下颌舌骨肌；13. 降口角肌；14. 降下唇肌；15. 舌骨舌肌；16. 颏舌肌；17. 前斜角肌；18. 颈半棘肌；19. 多裂肌；20. 头最长肌；21. 头半棘肌；22. 颏横肌

　　胸锁乳突肌位于颌下腺后方,呈带状较厚软组织密度影向后下延伸。头夹肌位于头半棘肌外侧、肩胛提肌后方,表现为弧形带状软组织密度影。前斜角肌位于颈椎横突前结节外侧,中斜角肌位于颈椎横突后结节外侧,前斜角肌表现为横行扁圆形软组织密度影,中斜角肌表现为不规则形软组织密度影。头最长肌位于头半棘肌前方、颈椎关节突及多裂肌与肩胛提肌之间,表现为带状软组织密度影。肩胛提肌位于头最长肌外侧,表现为较厚半圆形软组织密度影。颈夹肌位于肩胛提肌、头最长肌及头夹肌之间,表现为近三角形软组织密度影。斜方肌位于颈项部侧方脂肪层下,表现为弧形窄带状软组织密度影。头半棘肌位于头夹肌内侧、头夹肌与颈半棘肌之间,表现为弧形带状软组织密度影。颈半棘肌和多裂肌位于颈椎椎弓后外、横突两侧,分别表现为团状软组织密度影(图 1-3-1-6)。

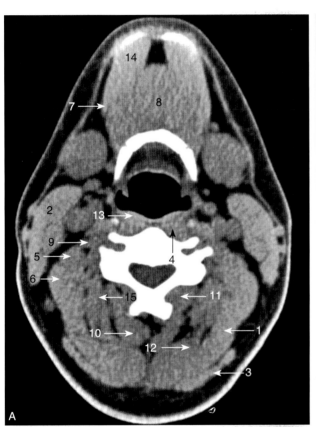

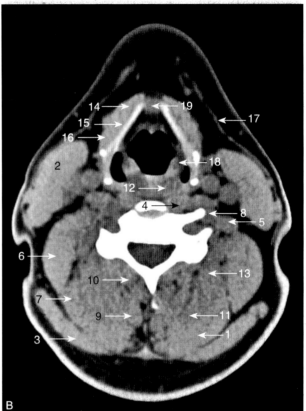

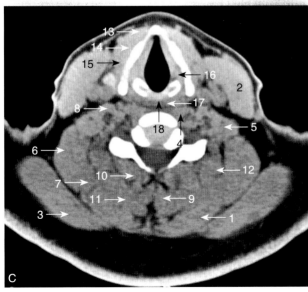

图 1-3-1-6　颏下层面

A:1.头夹肌;2.胸锁乳突肌;3.斜方肌;4.颈长肌;5.中斜角肌;6.肩胛提肌;7.下颌舌骨肌;8.颏舌骨肌;9.前斜角肌;10.颈半棘肌;11.多裂肌;12.头半棘肌;13.咽中缩肌;14.二腹肌前腹;15.头最长肌。B:1.头夹肌;2.胸锁乳突肌;3.斜方肌;4.颈长肌;5.中斜角肌;6.肩胛提肌;7.颈夹肌;8.前斜角肌;9.颈半棘肌;10.多裂肌;11.头半棘肌;12.咽中缩肌;13.头最长肌;14.胸骨舌骨肌;15.甲状舌骨肌;16.肩胛舌骨肌;17.颈阔肌;18.杓会厌肌;19.杓横肌。C:1.头夹肌;2.胸锁乳突肌;3.斜方肌;4.颈长肌;5.中斜角肌;6.肩胛提肌;7.颈夹肌;8.前斜角肌;9.颈半棘肌;10.多裂肌;11.头半棘肌;12.头最长肌;13.胸骨舌骨肌;14.甲状舌骨肌;15.肩胛舌骨肌;16.甲杓肌;17.咽下缩肌;18.环杓后肌

(七)下颈部层面

此层面主要显示胸骨舌骨肌、肩胛舌骨肌、胸骨甲状肌、甲状舌骨肌、咽下缩肌、甲勺肌、环勺后肌、环甲肌、颈长肌、胸锁乳突肌、前斜角肌、中斜角肌。斜方肌、肩胛提肌、头夹肌、颈夹肌、头最长肌、头半棘肌、颈半棘肌、多裂肌。

胸骨舌骨肌位于颈前正中线两侧,位于甲状软骨、环状软骨及甲状腺前方,表现为薄窄带状软组织密度影,两侧胸骨舌骨肌之间见低密度裂隙。肩胛舌骨肌上腹覆于甲状舌骨肌外侧及甲状腺浅面,表现为窄带状软组织密度影。胸骨甲状肌位于甲状软骨板下方、胸骨舌骨肌深面,邻近甲状腺浅面,表现为窄带状软组织密度影。此层面可见甲状舌骨肌下部,表现为甲状软骨旁弧形带状软组织密度影。

咽下缩肌位于喉咽后方,表现为弧形带状软组织密度影。甲勺肌位于勺状软骨与甲状软骨之间,表现为锥形软组织密度影。环勺后肌位于环状软骨后、喉咽腔前方,表现为弧形带状软组织密度影。环甲肌位于环状软骨周围,表现为环形软组织密度影。

颈长肌位于脊柱颈段前、中咽缩肌后方,表现为椭圆形软组织密度影,其外侧可见椭圆形软组织密度头长肌。

胸锁乳突肌位于甲状软骨及甲状腺两侧,呈带状软组织密度影向后下延伸。头夹肌位于斜方肌下内方,表现为较厚的弧形带状软组织密度影。前斜角肌位于颈椎横突前结节外侧,中斜角肌位于颈椎横突后结节外侧,后斜角肌位于颈椎横突后结节外侧,前斜角肌表现为横行扁圆形软组织密度影,中斜角肌表现为不规则形软组织密度影,后斜角肌表现为中斜角肌后方扁椭圆形软组织密度影。头最长肌位于肩胛提肌与颈椎横突之间,表现为窄带状软组织密度影。肩胛提肌位于头最长肌外侧,表现为较厚的近三角形组织密度影。斜方肌位于颈项部侧方脂肪层下,表现为弧形带状软组织密度影,向下层面逐渐变厚。头半棘肌位于头夹肌内侧,表现为弧形带状软组织密度影。颈半棘肌及多裂肌位于颈椎横突两侧,颈半棘肌位于多裂肌后方(图1-3-1-7)。

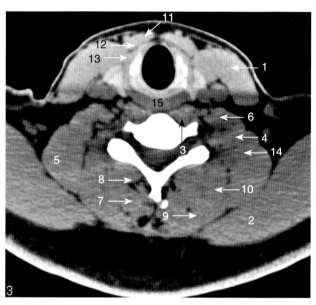

图 1-3-1-7　下颈部层面

1. 胸锁乳突肌;2. 斜方肌;3. 颈长肌;4. 中斜角肌;5. 肩胛提肌;6. 前斜角肌;7. 颈半棘肌;8. 多裂肌;9. 头半棘肌;10. 头最长肌;11. 胸骨舌骨肌;12. 胸骨甲状肌;13. 肩胛舌骨肌;14. 后斜角肌;15. 环甲肌

第二节　口腔颌面蜂窝组织间隙

口腔颌面蜂窝组织间隙是指位于颅底、上颌骨、下颌骨及其周围的筋膜间、筋膜与肌肉间、肌肉与肌肉间、肌肉与鼓膜间及骨膜与骨膜之间的潜在间隙。各间隙均为蜂窝组织所充满,并有血管和神经穿行,一些间隙还含有唾液腺或淋巴结。蜂窝组织伴随血管神经束,从一个间隙进入另一个间隙,使相邻的间隙彼此通连。

(一)眶下间隙

眶下间隙(infraorbital space)位于眼眶前部的下方,上界为眼眶下缘,下界为上颌骨牙槽突,内界是鼻侧缘,外以颧大肌为界。以尖牙窝为中心的上颌骨前壁形成眶下间隙的底,浅面有面部表情肌(口角提肌、上唇提肌、上唇鼻翼提肌及颧小肌等)覆盖。该间隙内有蜂窝组织及出入眶下孔的眶下神经、血管,有时也有淋巴结。

(二) 颊间隙

颊间隙(buccal space)解剖范围尚有争议,笔者认为位于颊肌和咬肌之间,略呈倒立的锥形,前界为咬肌前缘及颧大肌,后界为下颌支前缘及颞肌前缘,上界为颧弓,下界为下颌骨下缘。颊间隙由表及里由皮肤、皮下脂肪、筋膜、颊肌、颊黏膜组成。间隙内有颊神经、颊动脉、面深静脉及脂肪组织。

(三) 咬肌间隙

咬肌间隙(masseteric space)又称咬肌下间隙(submasseteric space)、咬肌下颌间隙(masseter mandibular space),位于咬肌与下颌支之间。前邻磨牙后区或咬肌前缘,后界下颌支后缘或腮腺,上界颧弓下缘,下界下颌骨下缘。

(四) 翼下颌间隙

翼下颌间隙(pterygomandibular space)或称翼颌间隙,位于下颌支与翼内肌之间。前为颞肌及颊肌,借颊肌与口腔分隔,后为腮腺,上界翼外肌下缘,下以翼内肌附着于下颌支处为界。该间隙的额切面呈一底朝上、尖向下的三角形。间隙内主要有舌神经、下牙槽神经、下牙槽动脉及下牙槽静脉通过。

(五) 颞下间隙

颞下间隙(infratemporal space)位于翼颌间隙的上方。前界上颌骨后缘,后界为腮腺深叶,内界是蝶骨翼突外板,外界为下颌支上份及颧弓,上界是蝶骨大翼的颞下面和颞下嵴,下以翼外肌下缘平面为界。

(六) 颞间隙

颞间隙(temporal space)位于颞区,借颧弓和颞下嵴的平面与颞下间隙分界,颞下间隙分为颞浅间隙和颞深间隙。颞浅间隙位于深筋膜与颞肌之间;颞深间隙位于颞肌与颞窝之间。

(七) 腮腺间隙

腮腺间隙(parotid space)位于腮腺鞘内,该间隙为腮腺及通行于腺体内的血管、神经及淋巴结所充满。

(八) 翼腭间隙

翼腭间隙(pterygopalatine space)或称翼腭窝,位于眶尖的下方,颞下窝的内侧,为一伸长的三角形间隙。前界上颌骨体,后界蝶骨翼突,上为蝶骨大翼,内以腭骨垂直板为界。翼腭间隙内主要有上颌神经、翼腭神经节、上颌动脉的第三段及其分支。

(九) 舌下间隙

舌下间隙(sublingual space)呈马蹄形,上界为口底黏膜,下界为下颌舌骨肌及舌骨舌肌,前外侧为下颌舌骨线以上的下颌骨体内侧面骨壁,后界止于舌根。舌下间隙被颏舌肌及颏舌骨肌平分为左右对称的两部分,该两部分亦称颌舌沟间隙,二者在舌系带深面相交通。舌下间隙内有舌下腺、下颌下腺深部及其导管、舌神经、舌下神经及舌下动静脉等。

(十) 舌深部间隙

舌深部间隙是指舌外肌之间的间隙,包括颏舌肌间间隙和颏舌肌-舌骨舌肌间间隙。颏舌肌间间隙位于左右颏舌肌之间,该间隙正中矢状剖面呈扇形,额状剖面呈长条形,内含蜂窝组织;颏舌肌-舌骨舌肌间间隙位于颏舌肌与舌骨舌肌之间,左右各一,间隙内蜂窝组织外,尚有舌动脉通行。

正常 CT 表现

选取眶下间隙、颊间隙、咬肌间隙、翼下颌间隙、颞下间隙、颞间隙、腮腺间隙、翼腭间隙、舌下间隙、舌深部间隙层面的横断面描述口腔颌面蜂窝组织间隙正常 CT 表现。

（一）眶下间隙层面

眶下间隙位于眶下缘至上颌骨牙槽突、鼻侧缘至颧大肌、颊肌至皮肤之间,表现为脂肪密度影,位于翼外肌下缘以上、上颌骨前方,内可见眼轮匝肌、上唇鼻翼提肌、上唇提肌、口角提肌及颧小肌软组织密度影。眶下间隙向后连颊间隙(图 1-3-2-1)。

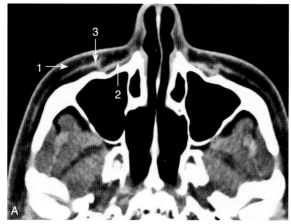

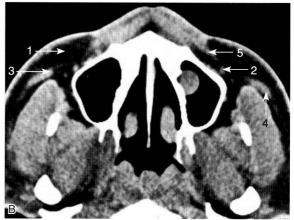

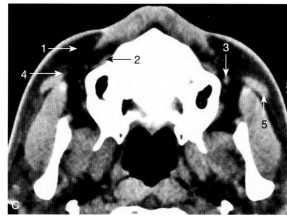

图 1-3-2-1　眶下间隙层面

A:1. 眶下间隙;2. 上唇鼻翼提肌;3. 上唇提肌。B:1. 眶下间隙;2. 口角提肌;3. 颧小肌;4. 颧大肌;5. 上唇鼻翼提肌。C:1. 眶下间隙;2. 上唇提肌;3. 口角提肌;4. 颧小肌;5. 颧大肌

（二）颊间隙层面

颊间隙位于颧弓至下颌骨下缘、咬肌前缘或颧大肌至下颌支前缘之间,颊肌与咬肌之间,翼外肌下缘以下,颊黏膜与皮肤之间脂肪密度影。颊间隙向内下与翼颌间隙、向后与咬肌间隙、向前与眶下间隙、向内与颞下间隙、向上与颞间隙相连(图 1-3-2-2)。

（三）咬肌间隙层面

咬肌间隙位于咬肌与下颌支、颧弓下缘与下颌骨下缘、咬肌前缘与下颌支后缘之间,翼外肌下缘以下,为潜在间隙,未显示明确脂肪密度影。咬肌间隙向内与颞下间隙及翼颌间隙、向前与颊间隙、向上与颞间隙相通,向后与腮腺间隙相邻(图 1-3-2-3)。

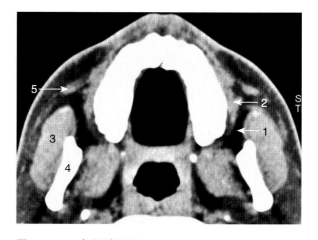

图 1-3-2-2　颊间隙层面

1. 颊间隙;2. 颊肌;3. 咬肌;4. 下颌支;5. 颧大肌

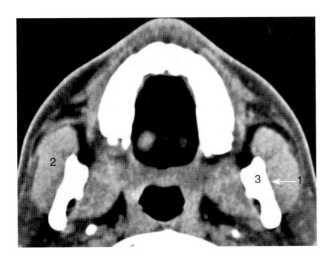

图 1-3-2-3 咬肌间隙

1. 咬肌间隙；2. 咬肌；3. 下颌支

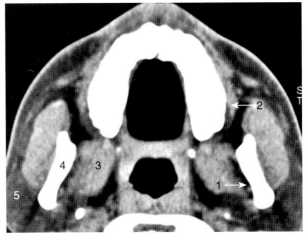

图 1-3-2-4 翼下颌间隙

1. 翼下颌间隙；2. 颊肌；3. 翼内肌；4. 下颌支；5. 腮腺

(四) 翼下颌间隙层面

翼下颌间隙位于下颌支与翼内肌、翼外肌下缘与翼内肌附丽于下颌支处、颊肌及颊肌与腮腺之间，表现为脂肪密度影。翼下颌间隙向上与颞下间隙、向前与颊间隙、向下与舌下及下颌下间隙、向后与咽旁间隙、向外与咬肌间隙相通（图 1-3-2-4）。

(五) 颞间隙层面

颞间隙位于颞区颧弓上方，表现为脂肪密度影，中见较致密的颞深筋膜，颞深筋膜与颞肌之间为颞浅间隙；颞肌与颞窝之间为颞深间隙（图 1-3-2-5）。

(六) 颞下间隙层面

颞下间隙位于上颌骨后面与腮腺深叶、蝶骨翼突外板与下颌支上份及颧弓、蝶骨大翼的颞下面及颞下嵴与翼外肌下缘之间，颧弓以下，表现为脂肪密度影。颞下间隙向上与颞间隙、向下与翼颌间隙、向前外与颊间隙、向内与翼腭间隙及咽旁间隙相通（图 1-3-2-6）。

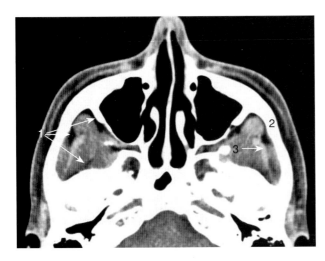

图 1-3-2-5 颞间隙

1. 颞间隙；2. 颧弓；3. 颞深筋膜

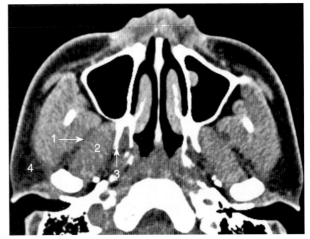

图 1-3-2-6 颞下间隙

1. 颞下间隙；2. 翼外肌；3. 翼突外板；4. 腮腺

(七) 腮腺间隙层面

　　腮腺间隙位于腮腺鞘内,为潜在间隙,不显示脂肪密度影。腮腺间隙向内与咽旁间隙及翼颌间隙相通(图 1-3-2-7)。

(八) 翼腭间隙层面

　　翼腭间隙位于眶尖下方、颞下窝内侧,上颌骨体与蝶骨翼突、蝶骨大翼与腭骨垂直板之间,表现为三角形脂肪密度影。翼腭间隙向前经眶下裂通眼眶、向内经蝶腭孔通鼻腔、向外经翼上颌裂连通颞下间隙、向下经翼腭管通口腔、向后上经圆孔通颅腔(图 1-3-2-8)。

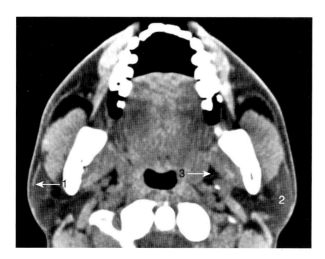

图 1-3-2-7　腮腺间隙

1. 腮腺间隙;2. 腮腺;3. 咽旁间隙

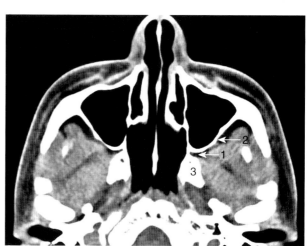

图 1-3-2-8　翼腭间隙层面

1. 翼腭间隙;2. 上颌窦后壁;3. 翼突

(九) 舌下间隙层面

　　舌下间隙位于口底黏膜与下颌舌骨肌及舌骨舌肌、下颌骨体内侧与舌根之间,舌下间隙被颏舌骨肌平分为左右两部分,两部分相通。舌下间隙内有舌下腺、下颌下腺深部及导管等。舌下间隙向后通下颌下间隙及颏舌肌间间隙、向后上通翼颌间隙、向后内通咽旁间隙(图 1-3-2-9)。

(十) 舌深部间隙层面

　　舌深部间隙位于下颌舌骨肌以上,包括颏舌肌间间隙和颏舌肌 - 舌骨舌肌间间隙。颏舌肌间间隙位于两颏舌肌之间,上界为舌中隔,下界为颏舌骨肌,向前通舌下间隙。颏舌肌 - 舌骨舌肌间间隙位于颏舌肌与舌骨舌肌之间,向前通舌下间隙(图 1-3-2-10)。

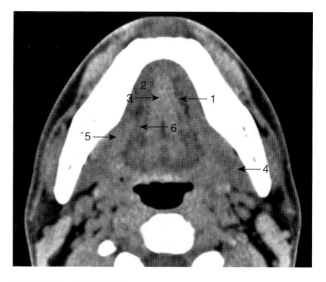

图 1-3-2-9　舌下间隙

1. 舌下间隙;2. 舌下腺;3. 颏舌肌;4. 下颌下腺;5. 下颌舌骨肌;6. 舌骨舌肌

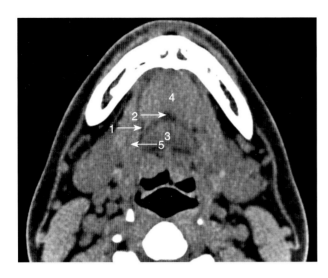

图 1-3-2-10 舌深部间隙层面

1. 颏舌肌 - 舌骨舌肌间隙；2. 颏舌肌间隙；3. 颏舌骨肌；4. 颏舌肌；
5. 舌骨舌肌

(赵嘉珩)

第三节 颈部境界、分区、筋膜及筋膜间隙

(一) 颈部的境界

颈部上方以下颌骨下缘、上项线、枕外粗隆的连线与头部为界，下方以胸前颈静脉切迹、锁骨、肩胛骨肩峰至第 7 颈椎棘突的连线与胸部、上肢、背部为界。临床上一般以斜方肌前缘为界，将颈部分为前、后两部分，前部即通常所称颈部，后部则称项部。前颈部包藏咽喉、食管、气管和甲状腺等脏器，颈侧有许多大血管、神经和淋巴结等结构。

(二) 颈部分区

颈前部皮下有广阔薄层的颈阔肌覆盖，在其深面胸锁乳突肌起自胸骨柄和锁骨前内段，斜行于颈侧，止于乳突尖。临床上以胸锁乳突肌为界，将两侧颈部分为颈前（内侧）三角和颈后（外侧）三角。颈前三角位于胸锁乳突肌之前和下颌骨下缘之下。两侧在颈前中线结合。此三角又可以舌骨为界，再分为舌骨上区和舌骨下区。舌骨上区以二腹肌前腹为界，可再分为颏下三角和下颌下三角。舌骨下区以肩胛舌骨肌上腹为界，可再分为颈动脉三角和肌三角。

颈后三角区的前方以胸锁乳突肌的后缘为界，后方以斜方肌前缘为界，下方为锁骨。该区域被肩胛舌骨肌下腹分成上半部较大的枕三角区和下半部较小的锁骨上大窝，即肩胛舌骨肌锁骨三角，简称锁骨上三角。

颏下三角居中线，以二腹肌前腹为外界，舌骨为底边。间隙内含少量淋巴结和面动脉、面静脉分支。

下颌下三角以下颌骨下缘为底，二腹肌前后腹分别为其前后界。间隙内主要结构为下颌下腺，下颌下淋巴结位于腺体浅面与下颌骨下缘之间，此外还有支配舌的血管、神经和肌肉，该区域内的病变相对少见。

颈动脉三角边界分别为胸锁乳突肌前缘、二腹肌后腹和肩胛舌骨肌。该区域内主要结构有颈总动脉及其分叉、颈内静脉、迷走神经、颈交感神经干和颈深淋巴结等。颈总动脉在甲状软骨上缘水平分为颈内、外动脉，颈外动脉又在此三角内分出大部分分支，如甲状腺上动脉、舌动脉、面动脉等，而颈内动脉在颈部几乎没有大的血管分支，颈总动脉、颈内静脉、迷走神经、颈交感神经干和淋巴结共同包于颈动脉鞘内。颈总动脉分叉处还有颈动脉体化学感受器和颈动脉窦压力器。因此该三角区的病变种类颇多，以血管性病变、颈动脉体瘤、神经源性肿瘤和肿大的淋巴结较为常见。

肌三角以肩胛舌骨肌上腹和胸锁乳突肌下段为外界，由颈前中线分成左右两侧，前面覆盖舌骨下肌群。间隙内藏有喉、喉咽、气管和食管颈段及甲状腺、甲状旁腺，以及与之相关的血管神经等。

颈后三角位于胸锁乳突肌之后和斜方肌之前,以锁骨中段为底,肩胛舌骨肌下腹横过可将其在分为(上)枕三角和(下)锁骨上三角。在颈后间隙上部有脊副神经和沿其分布的淋巴结,间隙下部有颈横动、静脉及淋巴结和臂丛神经。此外,颈椎周围的肌肉可以颈椎横突为界分为两群,在颈椎横突之前属颈屈肌群。包括头长肌、颈长肌和斜角肌(在颈椎两侧各有前、中、后三条斜角肌,起自颈椎横突向外下行,止于第 1~2 肋),在横突之后诸肌属颈伸肌群,包括头夹肌、斜方肌和肩胛提肌等。

胸锁乳突肌为颈部重要的肌肉标记,其深面有颈总动脉、颈内静脉、迷走神经和颈交感干组成的血管神经鞘,附近还有颈深淋巴结群,在颈部横断各层均可见到。下颌舌骨肌则为口底与颈部的外界标记。二腹肌和肩胛舌骨肌亦为常见标记,有时其断面类似椭圆形,注意勿将其误为淋巴结。

(三) 颈部筋膜

颈部介于头面和胸腔入口之间,大多器官纵向排列,周围为筋膜及疏松结缔组织包绕,下延至纵隔。解剖上基于颈深筋膜分布可将颈部结构分成多个间隙。筋膜对这些间隙感染的扩散和肿瘤的侵犯有一定阻隔作用,借助筋膜表面低密度脂肪的对比,CT 横断面可清楚区划颈部筋膜间隙,为病变定位提供重要基础。因此,熟悉颈深筋膜及其间隙的解剖和 CT 表现颇有意义。

颈筋膜有深浅之分。颈浅筋膜在颈部皮下,附着于颈阔肌表面。颈深筋膜可分为浅、中和深三层。颈深筋膜浅层又称封套筋膜,其上方附着于下颌骨下缘、乳突、上项线和枕外粗隆,下方附着于胸骨柄、锁骨和肩峰。自颈椎棘突开始向前分层包绕斜方肌、胸锁乳突肌和咀嚼肌,然后两侧于颈前中线连接,附着于舌骨后,在舌骨上再分层包绕下颌下腺、腮腺,其浅表层为腮腺咬肌筋膜,附着于颧弓,深层延续成为颈咽筋膜,附着于颅底,在舌骨下则包绕舌骨下肌群。

颈深筋膜中层又称颈内筋膜,在舌骨上区即颊咽筋膜,在舌骨下区则分为两层:①脏层筋膜沿舌骨下肌深面,包绕咽、食管、喉、气管和甲状腺,形成脏层间隙;②壁层筋膜则向外包绕颈动、静脉,形成颈动脉鞘(间隙)。颈深筋膜深层即椎前筋膜,覆盖于椎前肌表面,两侧包围椎旁肌群,自颅底下延至后纵隔与心包膜相连。

颈部由颈深筋膜分成多个间隙,在舌骨上颈部有咽黏膜间隙、咬肌间隙、咽旁间隙、腮腺间隙、颈动脉间隙、咽后间隙和椎前间隙等,在舌骨下颈部有脏层间隙、颈动脉间隙、咽后间隙、椎前间隙和颈后间隙。除内脏间隙仅见于舌骨下颈部外,其他间隙均上延至舌骨上颈部。兹将各间隙组成分述如下:

(四) 颈部筋膜间隙

1. 下颌下间隙 下颌下间隙(submandibular space)位于下颌下三角内,上界为下颌骨下缘;前内界为二腹肌前腹;后下以二腹肌后腹为界;底由下颌舌骨肌、舌骨舌肌及咽上缩肌等构成。下颌下腺为下颌下间隙内主要内容物。腺与鞘之间连以蜂窝组织,易于分离。下颌下淋巴结 3~6 个,主要位于下颌下腺鞘内,下颌下腺与下颌缘之间。面静脉、面动脉分别走行于下颌下腺浅、深面。舌神经、下颌下腺导管及舌下神经三者均位于下颌下腺深面。

2. 颏下间隙 颏下间隙(submental space)前界为下颌骨正中联合,后界为舌骨,上界是下颌舌骨肌,两侧以二腹肌前腹为界,即位于颏下三角内。间隙内主要有颏下淋巴结及脂肪组织。

3. 咽旁间隙 咽旁间隙(parapharyngeal space)位于翼内肌、腮腺深叶与咽侧壁之间,呈倒立的锥体形,上达颅底,下至舌骨水平面。前界翼下颌韧带,后界椎前筋膜的外侧份。舌骨舌肌将其与下颌下腺及鞘分开。咽旁间隙由茎突及茎突诸肌将其分为前后两部分:前部称咽旁前间隙,较小,内含蜂窝组织,隔咽上缩肌与扁桃体相邻;后部称咽旁后间隙,较大,内有颈内动静脉及第Ⅸ~Ⅻ对脑神经和颈深上淋巴结。

4. 颈动脉间隙 颈动脉间隙(carotid arterial space)又称颈动脉鞘,由颈深筋膜三层参与组成,其位于茎突及其肌群后方,故属茎突后的咽旁间隙。此间隙上端附着于颈动脉管及颈静脉孔周围颅底,下行通过颈部全长,在舌骨下其内包含有颈总动脉和颈内静脉,在舌骨上方(颈动脉分叉后)其内包含颈内动、静脉。在颈动脉内侧有颈交感神经,在颈内动、静脉之间的后方有迷走神经。颈动脉鞘在舌骨下区行于喉气管和甲状软骨后外方,胸锁乳突肌的内后方;在舌骨上区颈动脉鞘居于椎前肌外侧和茎突内后方,颈内动脉位于颈内静脉前内方,颈外动脉(稍外方)居于颈内动脉更前方。一般颈内静脉较颈内动脉粗大,双侧颈内静脉可不等大,右侧常较大,尤其在下颈段。颈内静脉位置也可变动,在颈中部颈内静脉居于动脉外侧,在颈下部位于颈动脉前方。颈静脉周围有颈深淋巴结,血管增强扫描可较清楚判断之。

5. 咽后间隙　咽后间隙(retropharyngeal space)位于咽后壁颊咽筋膜(咽缩肌)与椎前筋膜(椎前肌)之间的潜在间隙,中线有分隔,两侧与咽旁间隙亦有分隔。此间隙向下延伸至后纵隔(第 3~4 胸椎水平),其内有咽后淋巴结接受后鼻腔、鼻咽和口咽淋巴引流。正常时此间隙不显示,当病理增宽时可见。

6. 椎前间隙　椎前间隙(prevertebral space)在咽后间隙之后,位于椎前筋膜与脊柱之间,下延至后纵隔,此间隙内有头直肌、头长肌(第 3 颈椎以上)和颈长肌(下达第 1~3 胸椎水平),统称为椎前肌。双侧椎前肌在颈椎前中线有肌嵴和韧带分隔,在 CT 横断面上可显示,一般双侧对称。

7. 椎旁间隙　椎旁间隙(paravertebral space)位于颈动脉间隙后方,以前斜角肌和中斜角肌为其前、后界,此间隙通过颈部全长,在第 3~5 颈椎水平,前斜角肌之前的筋膜深部有膈神经;在第 5 颈椎至第 1 胸椎水平,前、中斜角肌间有脊神经臂丛及其分支。

8. 气管前间隙　气管前间隙(pretracheal space)在气管前与胸骨舌骨肌之间,颈内筋膜壁层与脏层形成的潜在间隙,向下达前上纵隔。

9. 内脏间隙　内脏间隙(visceral space)位于颈内筋膜壁层与脏层间,自颅底向下经后纵隔至横膈处。其内包含咽、食管、喉、气管、甲状腺和血管及淋巴组织。甲状腺位于环状软骨水平以下,居于气管两侧,呈锥体形;腺内因含碘故密度高(青年的密度较老年为高),腺体富血供,可增强,腺体外后方有较宽脂肪间隙,在甲状腺下极部喉返神经及甲状腺下动脉行于气管食管沟内。

正常 CT 表现

(一) 颈部境界

选取颈部上界、颈部中部、颈部下界层面的横断面描述颈部境界正常 CT 表现。

1. 颈部上界层面　此层面下颌骨下缘、下颌舌骨肌影像消失,仅显示颏舌骨肌和二腹肌前腹的层面为颈前部上界;显示上项线、枕外粗隆的层面为颈后部上界(图 1-3-3-1)。

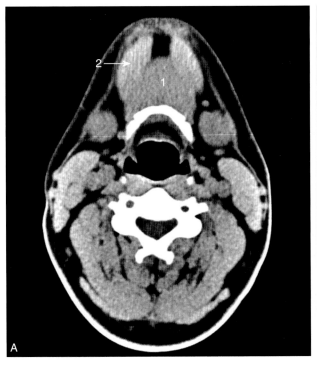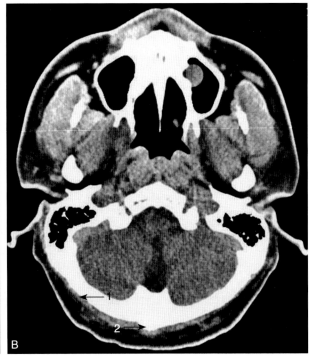

图 1-3-3-1　颈部上界层面

A:1. 颏舌骨肌;2. 二腹肌前腹。B:1. 上项线;2. 枕外粗隆

2. 颈部中界层面 此层面显示舌骨体、舌骨大角及颏舌骨肌,以舌骨为界将颈前三角分为舌骨上区和舌骨下区。此层面亦显示斜方肌,以斜方肌前缘为界,其前部为颈部;后部为项部(图 1-3-3-2)。

3. 颈部下界层面 此层面显示颈静脉切迹、锁骨及第 7 颈椎棘突(图 1-3-3-3)。

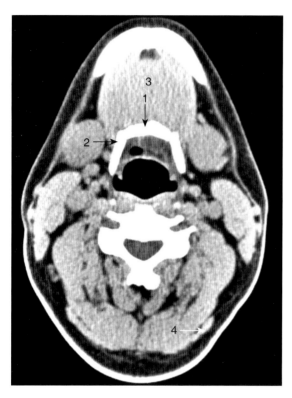

图 1-3-3-2 颈部中界层面

1. 舌骨体;2. 舌骨大角;3. 颏舌骨肌;4. 斜方肌

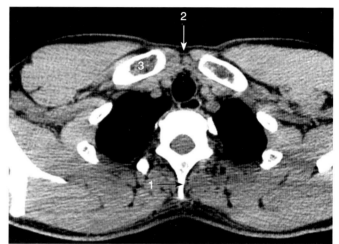

图 1-3-3-3 颈部下界层面

1. 第 7 颈椎棘突;2. 颈静脉切迹;3. 锁骨

(二) 颈部分区

选取颈前后三角、舌骨上下区、颏下三角、下颌下三角、颈动脉三角及肌三角层面的横断面描述颈部分区的正常 CT 表现。

1. 颈前、后三角层面 本部分选取甲状软骨层面,胸锁乳突肌前缘前方为颈前三角;胸锁乳突肌后缘至斜方肌前缘为颈后三角;胸锁乳突肌内侧为颈动脉三角(图 1-3-3-4)。

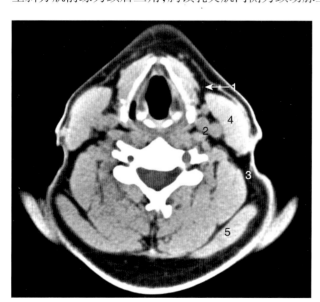

图 1-3-3-4 颈前后三角

1. 颈前三角;2. 颈动脉三角;3. 颈后三角;4. 胸锁乳突肌;5. 斜方肌

2. 舌骨上、下区层面 本部分选取舌骨层面,本层面显示舌骨,以舌骨为界把颈前三角分为上下两区,舌骨上方为舌骨上区;舌骨下方为舌骨下区(图 1-3-3-5)。

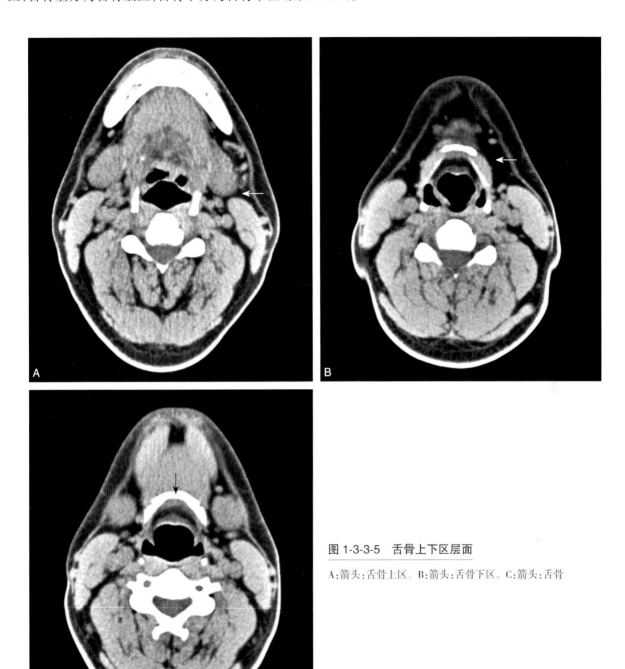

图 1-3-3-5 舌骨上下区层面

A:箭头:舌骨上区。B:箭头:舌骨下区。C:箭头:舌骨

3. 颏下三角层面 颏下三角位于下颌舌骨肌下方、舌骨前方及二腹肌前腹之间,间隙内可见颏舌骨肌、淋巴结和面动静脉分支(图 1-3-3-6)。

4. 下颌下三角层面 下颌下三角位于下颌骨下缘内侧、二腹肌前腹外后及二腹肌后腹外前,间隙内主要显示颌下腺,也可显示颌下腺腺体浅面的淋巴结(图 1-3-3-7)。

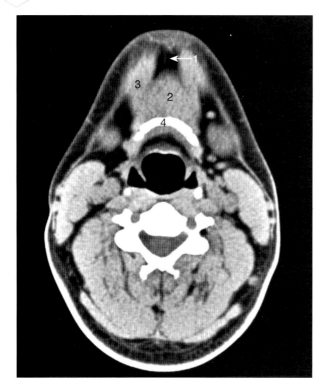

图 1-3-3-6 颏下三角

1. 颏下三角;2. 颏舌骨肌;3. 二腹肌前腹;4. 舌骨

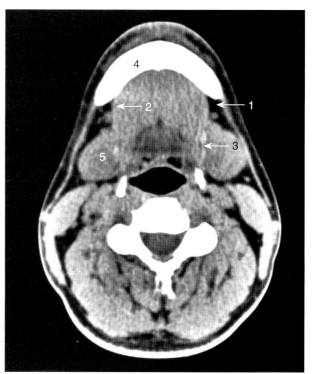

图 1-3-3-7 下颌下三角

1. 下颌下三角;2. 二腹肌前腹;3. 二腹肌后腹;4. 下颌骨;5. 下颌下腺

5. 颈动脉三角层面 颈动脉三角分别位于二腹肌后腹内侧、胸锁乳突肌前缘、胸锁乳突肌内侧及肩胛舌骨肌上腹前内和内侧。颈动脉三角主要显示颈总动脉及分支、颈内静脉、迷走神经、颈交感神经干及颈深淋巴结(图 1-3-3-8)。

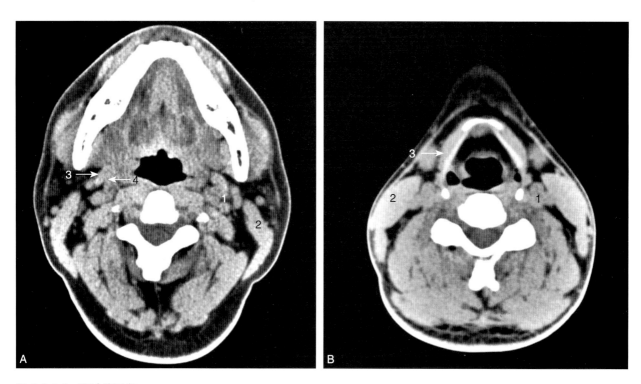

图 1-3-3-8 颈动脉三角

A:1. 颈动脉三角;2. 胸锁乳突肌;3. 二腹肌后腹;4. 肩胛舌骨肌。B:1. 颈动脉三角;2. 胸锁乳突肌;3. 肩胛舌骨肌

6. 肌三角层面 肌三角位于肩胛舌骨肌上腹及胸锁乳突肌内侧，前面覆盖舌骨下肌群，间隙内可见喉、喉咽、气管、食管、甲状腺及甲状旁腺（图1-3-3-9）。

（三）颈部筋膜间隙

选取下颌下间隙、颏下间隙、咽旁间隙、颈动脉间隙、咽后间隙、椎前间隙、椎旁间隙、气管前间隙层面的横断面描述颈部筋膜间隙的正常CT表现。

1. 下颌下间隙层面 下颌下间隙位于下颌下三角内，位于下颌骨下缘与二腹肌前腹之间脂肪密度影，其后界为二腹肌后腹，内界为二腹肌前腹及后腹，底为下颌舌骨肌及舌骨舌肌。下颌下间隙内主要见下颌下腺，也可显示下颌下淋巴结，一般3~6个，位于下颌下腺与下颌缘之间（图1-3-3-10）。

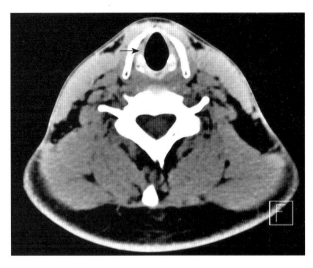

图 1-3-3-9 肌三角

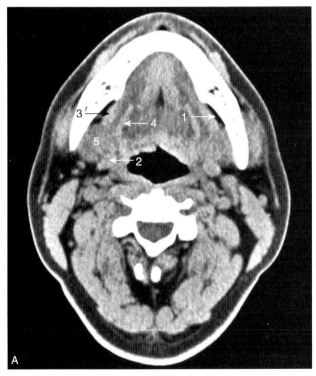
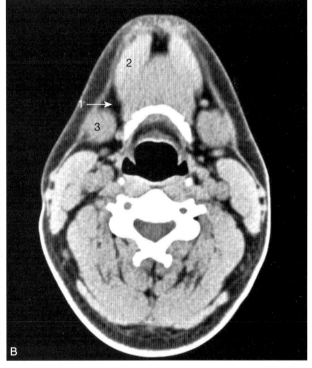

图 1-3-3-10 下颌下间隙

A：1.下颌下间隙；2.二腹肌后腹；3.下颌舌骨肌；4.舌骨舌肌；5.下颌下腺。B：1.下颌下间隙；2.二腹肌前腹；3.下颌下腺

2. 颏下间隙层面 颏下间隙位于颏下三角内，位于下颌骨正中联合与舌骨之间，双侧二腹肌前腹内侧。表现为脂肪密度影，间隙内可见软组织密度淋巴结（图1-3-3-11）。

3. 咽旁间隙层面 咽旁间隙位于咽腔周围，翼内肌、腮腺深叶与咽侧壁之间，上达颅底，下至舌骨水平面。咽旁间隙借舌骨舌肌与下颌下腺分开，由茎突及茎突诸肌将咽旁间隙分为前后两部分，前部分称咽旁前间隙；后部分称咽旁后间隙，内有颈内动静脉、脑神经及淋巴结（图1-3-3-12）。

4. 颈动脉间隙层面 颈动脉间隙又称颈动脉鞘，即咽旁后间隙，位于茎突及其肌群后方。在舌骨上区颈动脉间隙居于椎前肌外侧、茎突内后、胸锁乳突肌内侧；在舌骨下区颈动脉间隙位于喉、气管和甲状软骨后外方，胸锁乳突肌的内后方。在舌骨上方显示颈内动静脉，颈内动脉位于颈内静脉前内方，在颈内动、

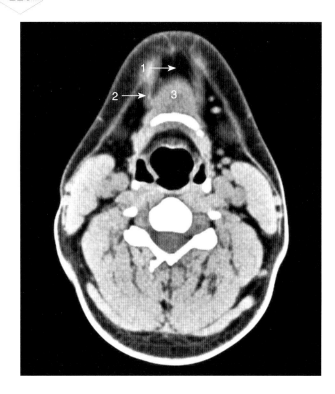

图 1-3-3-11　颏下间隙

1. 颏下间隙;2. 二腹肌前腹;3. 颏舌骨肌

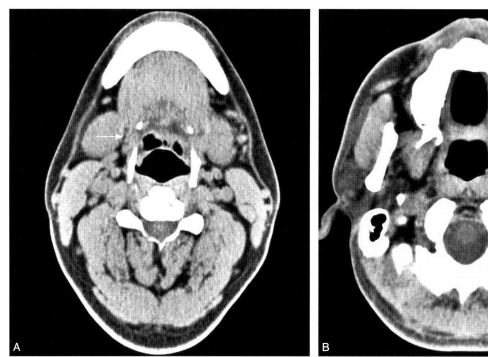

A

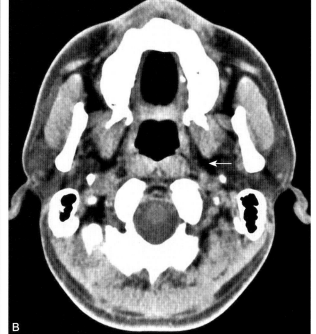

B

图 1-3-3-12　咽旁间隙

A:箭头:咽旁前间隙。B:箭头:咽旁后间隙

静脉之间的后方有迷走神经;在舌骨层面可显示颈总动脉及颈内静脉或颈内、外动脉及颈内静脉或颈总动脉、颈内动脉、颈外动脉及颈内动脉;颈外动脉居于颈内动脉前外方;舌骨下层面显示颈总动脉和颈内静脉,由上至下,颈内静脉由位于颈总动脉后外方逐渐变动位于颈总动脉前外方或前方(图 1-3-3-13)。

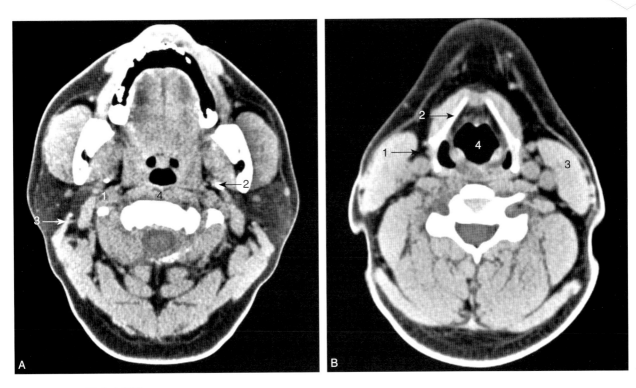

图 1-3-3-13 颈动脉间隙

A:1.颈动脉间隙;2.茎突;3.胸锁乳突肌;4.椎前肌。B:1.颈动脉间隙;2.甲状软骨;3.胸锁乳突肌;4.喉咽

　　5. 咽后间隙层面　咽后间隙位于咽缩肌与椎前肌之间,表现为潜在的脂肪间隙(图 1-3-3-14)。
　　6. 椎前间隙层面　椎前间隙位于咽后间隙之后,椎前筋膜与脊柱之间,内可见椎前肌(头直肌、头长肌、颈长肌)(图 1-3-3-15)。

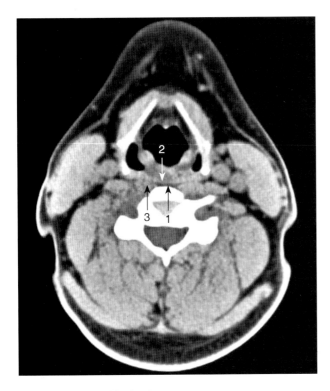

图 1-3-3-14 咽后间隙层面

1.咽后间隙;2.咽缩肌;3.椎前肌

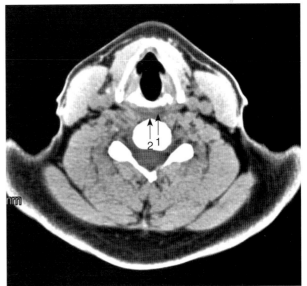

图 1-3-3-15 椎前间隙

1.咽后间隙;2.椎前间隙

7. 椎旁间隙层面 椎旁间隙位于颈动脉间隙后方,以前斜角肌和中斜角肌为其前后界,表现为横行带状脂肪密度影(图 1-3-3-16)。

8. 气管前间隙层面 气管前间隙位于气管前壁与胸骨舌骨肌之间,表现为潜在的脂肪间隙(图 1-3-3-17)。

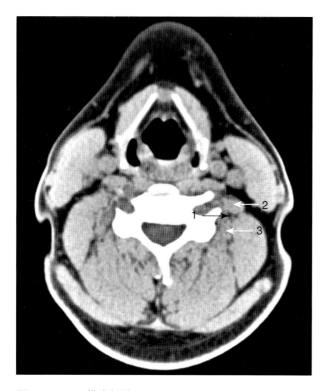

图 1-3-3-16 椎旁间隙

1. 椎旁间隙;2. 前斜角肌;3. 中斜角肌

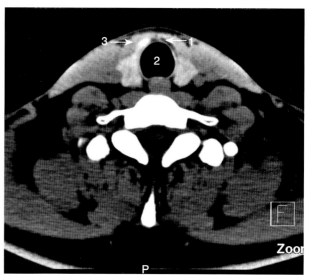

图 1-3-3-17 气管前间隙

1. 气管前间隙;2. 气管;3. 胸骨舌骨肌

第四节 颈部淋巴结及其分布

颈部淋巴结非常丰富,分成相互关联的若干组(链),引流相应解剖区域的器官和结构。颈部淋巴结是淋巴瘤最早和最常累及的部位之一,又是头颈部恶性肿瘤(通常为鳞状细胞癌)的主要转移部位,也是胸、腹部(呼吸道和消化道)肿瘤的终末转移站。熟悉颈部正常淋巴结的分布、分组和引流类型,对头颈部及其他肿瘤的分期具有重要的临床价值。颈部淋巴结分成下列几个组:

(一) 颈外侧深部淋巴结群(分三组)

1. 颈深淋巴结链 沿颈内静脉分布,位颈动脉鞘内。按部位高低分成上、中、下三组,上组与中组以舌骨平面为界;下组和中组以环状软骨为界。舌骨和环状软骨作为骨性标记,在 CT 图上可清楚显示之。颈深淋巴结链的顶点(最高部位)为颈二腹肌淋巴结,位于下颌角处。该链的最低部位为 Virchow 淋巴结。

引流类型:该淋巴结链接受腮腺、咽后、下颌下和颏下等淋巴结引流,形成颈淋巴干,引流入锁骨下静脉或颈内静脉,在左侧进入胸导管,而后进入静脉系统,可引起血行性肿瘤扩散。

2. 脊副淋巴结链(颈后三角淋巴结链) 该淋巴结链沿副神经分布,位于颈后三角区内。

引流类型:接受枕部、乳突、头皮、外侧颈部淋巴引流,然后进入颈横淋巴结链。

3. 颈横淋巴结链 又称锁骨上淋巴结链,位于锁骨上区,与锁骨平行,呈水平走向。

引流类型:接受颈后三角淋巴结链、颈深淋巴结链、锁骨上淋巴结、前上胸壁和颈前外侧皮肤的引流,最后进入静脉系统。

(二)颈前淋巴结链(分浅、深2组)

1. 浅组　为颈前静脉组,沿颈外静脉走行,位于颈部浅层筋膜间隙中,引流颈前部的皮肤和肌肉的淋巴。
2. 深组　为食管旁淋巴链,位于气管旁、甲状腺后方的气管食管沟内。

(三)颏下-下颌下淋巴结链(分颏下组和下颌下组)

1. 颏下组　位于下颌角下方,二腹肌前腹的前方,接受额、唇、颊、口底、舌的淋巴引流,然后引流至下颌组,最后进入颈深上淋巴结链。
2. 下颌下组　位于下颌角的后外侧,邻近下颌下腺,接受前半面部结构、皮肤、口腔等处的淋巴引流。

(四)腮腺组

腮腺组分腺内组和腺外组。两组淋巴结均位于腮腺间隙内,主要引流前额和颞部皮肤、后颊、牙龈和颊黏膜的淋巴,最后进入颈深淋巴结链。

(五)咽后组

咽后组位于咽后间隙,分内、外侧组。
1. 内侧组　靠近中线,接受鼻咽、口咽的淋巴引流,然后进入高位颈深淋巴结链。
2. 外侧组　位于咽后间隙的外侧,颈内动脉的内侧,椎前肌肉的前方。其引流类型同内侧组。

正常CT表现

选取颈外侧深部淋巴结群、颈前淋巴结链、颏下-下颌下淋巴结链、腮腺组、咽后组层面的横断面描述颈部淋巴结及其分布的正常CT表现。

(一)颈外侧深部淋巴结群

1. 颈深淋巴结链层面　颈深淋巴结链位于颈动脉间隙内,沿颈内静脉走行,表现为颈内静脉周围点状或小圆形软组织密度影,一般不超过1cm大小。根据分布部位的高低分为上、中、下三组,舌骨平面以上为上组;舌骨平面以下至环状软骨平面为中组;环状软骨平面以下为下组(图1-3-4-1)。

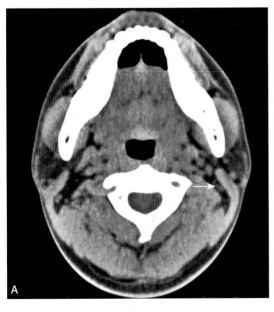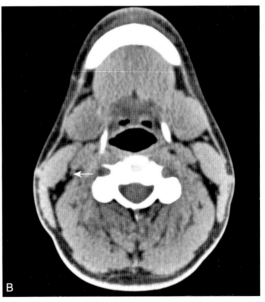

图1-3-4-1　颈深淋巴结链

A:箭头:颈深淋巴结链上组。B:箭头:颈深淋巴结链中组。

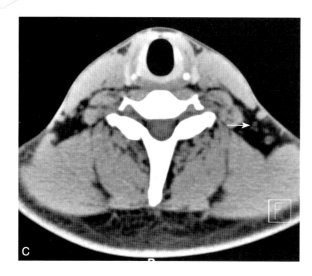

图 1-3-4-1(续)

C:箭头示颈深淋巴结链下组

2. 脊副淋巴结链层面 脊副淋巴结链(颈后三角淋巴结链)位于颈后三角内,沿副神经分布。表现为颈后三角内小圆形或点状软组织密度影(图 1-3-4-2)。

3. 颈横淋巴结链层面 颈横淋巴结链(锁骨上淋巴结链)位于锁骨上区,与锁骨平行,呈水平走行。表现为锁骨上窝点状或小圆形软组织密度影(图 1-3-4-3)。

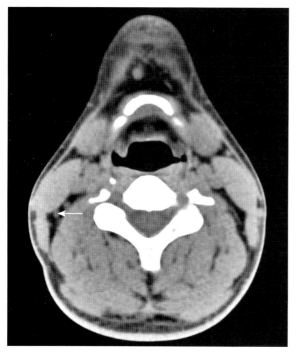

图 1-3-4-2 颈后三角淋巴结链

箭头:颈后三角淋巴结链

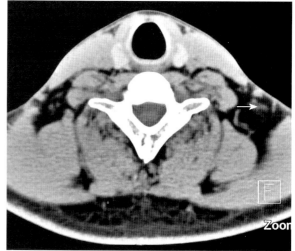

图 1-3-4-3 锁骨上淋巴结

箭头:锁骨上淋巴结

(二) 颈前淋巴结链

1. 浅组 颈前淋巴结浅组沿颈外静脉走行,表现为颈部浅层筋膜间隙内颈外静脉周围点状或小圆形软组织密度影(图 1-3-4-4)。

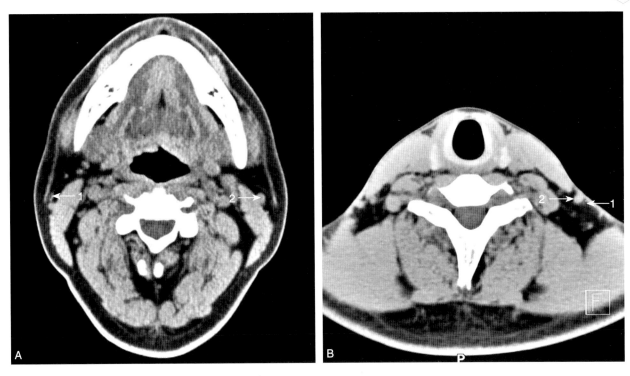

图 1-3-4-4 颈前淋巴结浅组

A:1. 颈前淋巴结浅组;2. 颈外静脉。B:1. 颈前淋巴结浅组;2. 颈外静脉

2. 颈前淋巴结深组 颈前淋巴链深组位于气管 - 食管沟内,表现为气管 - 食管沟内点状软组织密度影(图 1-3-4-5)。

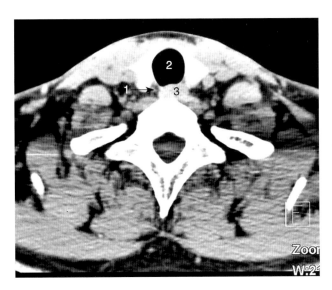

图 1-3-4-5 颈前淋巴链深组

1. 颈前淋巴结深组;2. 气管;3. 食管

(三)颏下 - 下颌下淋巴结链

颏下组位于下颌角下方;下颌下组位于下颌角的后外侧。表现为颏下三角及下颌下三角点状或圆形软组织密度影(图 1-3-4-6)。

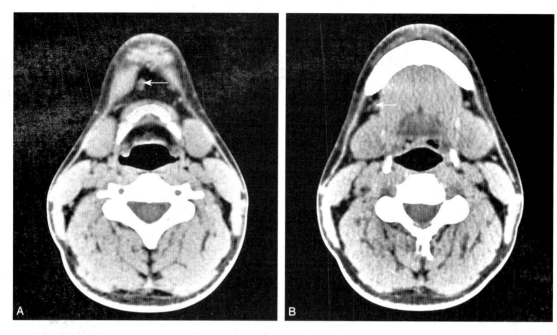

图 1-3-4-6　颏下、下颌下淋巴结链

A:箭头:颏下组淋巴结。B:箭头:下颌下组淋巴结

(四) 腮腺组

腮腺组位于腮腺间隙内,表现为腮腺区点状软组织密度影(图 1-3-4-7)。

(五) 咽后组

咽后组位于咽后间隙内,分内、外两组,内侧组靠近中线;外侧组位于咽后间隙的外侧。表现为咽后间隙内点状或小圆形软组织密度影(图 1-3-4-8)。

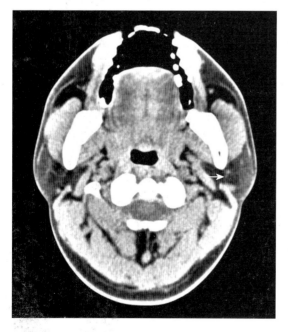

图 1-3-4-7　腮腺组

箭头:腮腺组淋巴结

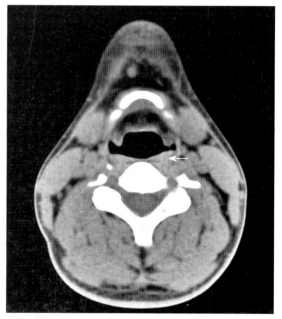

图 1-3-4-8　咽后组

箭头:咽后组淋巴结

(孟存芳　杜晓岩　关　键)

第二篇

各 论

第一章

口腔颌面及颈部感染

第一节 概 论

感染(infection)是指由各种生物性因子在宿主体内繁殖及侵袭,在生物因子与宿主相互作用下,导致机体产生以防御为主的一系列全身及局部组织反应的疾病。

口腔颌面部位于消化道和呼吸道的起端,通过口腔、鼻腔与外界相通。由于口腔、鼻腔及鼻窦具有腔隙,同时牙、牙龈及扁桃体的特殊解剖结构,又因这些部位的温度和湿度均适宜细菌的寄居、滋生和繁殖,因此,正常时即有大量的微生物存在;此外,颜面皮肤的毛囊、汗腺与皮脂腺也是细菌最常寄居的部位,在这些部位遭受损伤、手术或全身抵抗力下降等因素影响下,均可导致正常微生物生态失调的内源性或外源性感染的发生。

颌面及颈部周围存在较多相互连通的脂肪间隙,其间含有疏松的蜂窝结缔组织,形成感染易于蔓延的通道,加之颜面部血液循环丰富,鼻唇部静脉又无瓣膜,致使在鼻根至两侧口角区域内发生的感染易向颅内扩散而被称为面部的"危险三角区"。

面颈部具有丰富的淋巴结,口腔、颜面及上呼吸道感染,可顺相应淋巴引流途径扩散,发生区域性的淋巴结炎,特别是儿童淋巴结发育尚未完善,感染易穿破淋巴结被膜,形成结外蜂窝织炎。

一、口腔颌面及颈部感染途径及病原菌

(一) 口腔颌面及颈部感染途径

1. 牙源性 病原菌通过病变牙或牙周组织进入体内发生感染者,称为牙源性感染。牙在解剖结构上与颌骨直接连接,牙髓及牙周感染可向根尖、牙槽突、颌骨、颜面及颈部蜂窝组织间隙扩散。由于龋病、牙髓病及根尖周病是临床常见疾病,故牙源性感染是口腔颌面及颈部感染的主要途径。

2. 腺源性 颌面及颈部淋巴结既可继发于口腔、上呼吸道及咽腔的感染,引起炎症改变;淋巴结感染又可穿过淋巴结被膜向周围扩散,引起筋膜间隙的蜂窝组织炎。

3. 损伤性 口腔颌面及颈部损伤,病原菌直接经创口感染机体组织。

4. 血源性 机体其他部位感染灶的病原菌经过血液循环引起口腔颌面及颈部感染。

5. 医源性 即医源性感染,医务人员行局部麻醉、手术及穿刺等操作未严格遵守无菌技术造成的继发性感染。

(二) 病原菌

口腔颌面部感染常由金黄色葡萄球菌、溶血性链球菌、大肠埃希菌等引起,最多见的是需氧菌与厌氧

菌定植。新生儿口腔一般是无菌的,与外界接触后可导致细菌定植,早期定植的是唾液链球菌,随着乳牙萌出的生态环境变化,链球菌、葡萄球菌、奈瑟球菌、放线菌、乳酸杆菌、螺旋体及其他需氧或厌氧菌相继出现;10岁左右,菌种的定植过程基本完成并进入成人菌群阶段。通常,菌群与宿主之间维持一种动态平衡而不引起宿主的不良反应。目前,对口腔颌面部感染的原因,一般认为可能是外源性细菌感染所致;也可因机体的内环境变化导致口腔正常菌群失调而发生内源性感染。

口腔内的正常菌群或外来病原菌的感染,不一定都会发生病变,只有当人体局部或全身的防御功能减弱,或病原菌数量过大或毒性作用过强时才会发病。感染的发生一方面取决于细菌的种类、数量和毒性;另一方面还取决于机体的抵抗力、易感性、患者的年龄及营养状况,以及感染发生部位的解剖特点、局部血液循环状况、有无血肿形成或异物存在等多种因素。

病原菌不同,口腔颌面及颈部感染可分为化脓性和特异性两大类,后者指结核、梅毒、放线菌等引起的特定病变。

二、口腔颌面及颈部感染的临床表现

(一) 局部症状

化脓性炎症的急性期,局部表现为红、肿、热、痛、功能障碍及引流区淋巴结肿痛等典型症状,表现症状与程度因发生部位、深浅、范围大小和病程而有差异。炎症累及咀嚼肌时可有不同程度的开口受限;病变位于口底、舌根、咽旁时,可有进食、吞咽、语言及呼吸困难。坏死性蜂窝织炎的局部皮肤弥漫性水肿,呈紫红色或灰白色,无弹性,有明显凹陷性水肿,由于脂肪间隙有气体产生可触及捻发音。当急性炎症形成脓肿时,因主要感染菌种不同,其脓液性状也有差异:金黄色葡萄球菌感染为黄色黏稠脓液;链球菌感染一般为淡黄或淡红稀薄脓液,有时由于溶血而呈褐色;绿脓杆菌的典型脓液为翠绿色,稍黏稠,有酸臭味;混合性细菌感染灰白或灰褐色脓液,有明显的腐败坏死臭味。

感染的慢性期,由于病变组织有大量的单核细胞浸润,正常组织破坏后被增生的纤维组织代替,因此局部形成较硬的炎性肿块,并出现不同程度的功能障碍。有的脓肿形成未及时治疗而自行破溃,形成长期排脓的窦口。

(二) 全身症状

全身症状因细菌的毒性及机体的抵抗力不同而有差异,表现也有轻重之分。局部反应轻微的炎症可无全身症状;反之,局部炎症反应较重的感染,全身症状也明显。全身症状包括畏寒、发热、头痛、全身不适、乏力、食欲减退、尿量减少、舌质红、苔黄及脉数等。化验室检查白细胞总数增高,中性粒细胞比例上升,核左移。病情较重且时间较长者,由于代谢紊乱,可导致水与电解质平衡失调、酸中毒及肝肾功能障碍。慢性炎症的患者多表现为局部炎症久治不愈,长期排脓或反复发作,可伴有持续低热的全身症状。

第二节 颌骨骨髓炎

颌骨骨髓炎(osteomyelitis)是指由细菌感染以及物理或化学因素,造成颌骨产生炎性病变的总称。颌骨骨髓炎不仅限于骨髓腔内的炎症,也包括骨膜、骨密质、骨松质和骨髓以及骨髓腔内的血管、神经等组织成分的炎症过程。

根据颌骨骨髓炎的临床病理特点和致病因素的不同,分为化脓性颌骨骨髓炎、特异性颌骨骨髓炎及物理性(放射线)和化学性因素引起的颌骨坏死而继发感染的骨髓炎,临床上以牙源性感染引起的化脓性颌骨骨髓炎最为常见。

一、化脓性颌骨骨髓炎

化脓性颌骨骨髓炎（pyogenic osteomyelitis of jaws）主要由金黄色葡萄球菌引起，其次是溶血性链球菌、大肠埃希菌、肺炎球菌等引起。其感染途径有：①牙源性，系指经牙体及牙周组织炎性病变扩散所引起，这种途径最多见；②损伤性，是细菌经损伤创口，特别是开放性骨折创口导致颌骨感染，颌骨炎症多局限；③血源性，由身体其他部位化脓性病灶的细菌经血行播散，引起败血症或脓毒血症后，再发展为颌骨炎症，病情一般较重，婴幼儿较多见。

化脓性颌骨骨髓炎根据感染的原因及病变特点又可分为两大类：即中央性颌骨骨髓炎和边缘性颌骨骨髓炎。

（一）急性化脓性颌骨骨髓炎

急性化脓性颌骨骨髓炎（acute pyogenic osteomyelitis of jaws）多来自牙源性感染，常继发急性根尖脓肿和根尖肉芽肿或根尖周囊肿等慢性根尖病变，少数由外伤后感染和血行感染引起。

1. 中央性急性化脓性颌骨骨髓炎　中央性急性化脓性颌骨骨髓炎多在急性化脓性根尖周炎及根尖周脓肿的基础上发生。炎症先在骨髓腔内发展，再由颌骨中央向外扩散，可累及骨密质及骨膜。中央性急性化脓性颌骨骨髓炎绝大多数发生在下颌骨，因上颌骨有窦腔，骨组织疏松，骨板薄，血管丰富，侧支循环多，有感染时易穿破骨壁向低位的口腔引流不易发展成弥散性骨髓炎；下颌骨骨外板厚而致密，单一血管供血，侧支循环少，炎症发生时不易穿破骨皮质，血管栓塞后可造成大块骨组织营养障碍及死骨形成。

【临床表现】

青壮年多见，一般以 16~30 岁发生率最高，男性多于女性，约 2：1，主要发生在下颌骨，但婴幼儿则以上颌骨最为多见。

骨髓炎初期，全身寒战、发热、体温可达 39~40℃；食欲减退、嗜睡。此时，炎症常局限于牙槽突或颌骨的骨髓腔内，因为炎症被致密骨包围，不易向外扩散，患者自觉病变区牙有剧烈疼痛，疼痛可向一侧颌骨或三叉神经分支区放射，受累区牙松动，有伸长感，不能咀嚼；炎症进入化脓期后，患者全身抵抗力下降，常出现中毒症状及局部症状加重；如经血行播散，可引起败血症。

中央性颌骨骨髓炎在急性期如不能及时控制，可见受累部位牙龈明显充血，有脓液从松动牙的龈袋溢出。炎症继续发展，破坏骨板，溶解骨膜后，可有口腔黏膜和面部皮肤破溃。若骨髓腔内感染不断扩散，可在颌骨内形成弥散性骨髓炎。

下颌中央性颌骨骨髓炎可沿下牙槽神经管扩散，波及一侧下颌骨，甚至越过中线累及对侧下颌骨；下牙槽神经受到损害时，可出现下唇麻木症状。如果病变波及下颌支、髁突及喙突时，翼内肌、咬肌等受到炎症激惹而出现不同程度的张口受限。在少数患者，炎症还可能向颅底或中耳蔓延。

上颌骨中央性颌骨骨髓炎罕见，很少形成广泛的骨质破坏。在炎症波及整个上颌骨体部时，常伴有上颌窦炎，致鼻腔有脓液外溢。当炎症突破骨外板，可向眶下、颊、颧部、翼腭窝或颞下窝等部位扩散，或直接侵入眼眶，引起眶周及球后脓肿。

【病理变化】

骨髓组织高度充血和炎症性水肿，并见大量的中性粒细胞浸润；随炎症的进展，组织溶解坏死，骨髓腔以化脓性渗出物和坏死物质充满，形成脓肿；病变区骨小梁的成骨活性降低，破骨活性增高；残存于脓肿内或坏死组织内的海绵状骨小梁，由于失去血供而导致成骨细胞和骨细胞的完全消失，形成死骨，其周围有炎性肉芽组织。

【CT 表现】

中央性急性化脓性颌骨骨髓炎病变初期，因骨髓组织充血和炎症性水肿，表现为骨松质骨小梁紊乱，边缘模糊，骨松质密度均匀或不均匀增高，骨密质正常（图 2-1-2-1~2-1-2-3），下颌管壁正常，管腔可变细（图

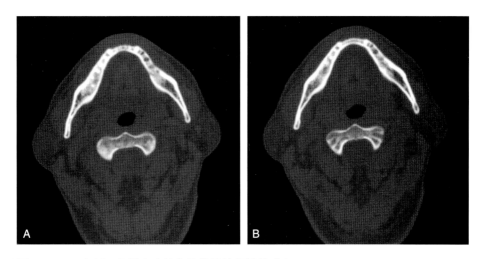

图 2-1-2-1 右侧下颌骨中央性急性化脓性颌骨骨髓炎

右侧下颌骨体部骨松质骨小梁紊乱,密度弥漫性增高,下颌管粗细无明显变化。密质骨未见异常

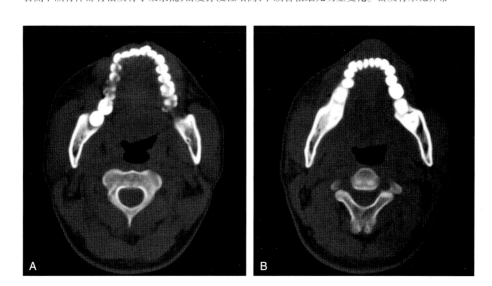

图 2-1-2-2 右侧下颌骨中央性急性化脓性颌骨骨髓炎

右侧下颌骨体部骨松质骨小梁紊乱,密度弥漫性增高,下颌管变细。密质骨未见异常

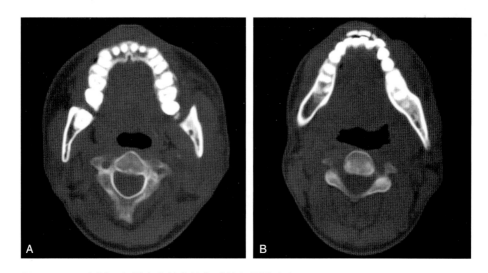

图 2-1-2-3 左侧下颌骨中央性急性化脓性颌骨骨髓炎

左侧下颌骨角部骨松质骨小梁紊乱,密度弥漫性增高,下颌管增粗。密质骨未见异常

2-1-2-2)或增粗(图 2-1-2-3)。随炎症进展,骨松质组织溶解破坏,病变区骨小梁稀少或消失,骨松质密度弥漫性变低或表现为虫蚀样低密度影(图 2-1-2-4、2-1-2-5),下颌管正常或管壁增厚、管腔变细(图 2-1-2-4),或管腔变细、管壁密度变低(图 2-1-2-5)。当骨髓腔化脓性渗出物和坏死物质充填时,形成脓肿,脓肿区骨小梁消失,表现为团状低密度脓腔,形态不规则,边缘毛糙,其周围骨松质常呈高密度(图 2-1-2-6),低密度区下颌管影消失,高密度区下颌管显示(图 2-1-2-6B)。

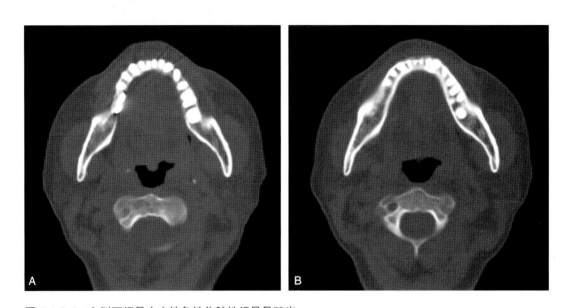

图 2-1-2-4 左侧下颌骨中央性急性化脓性颌骨骨髓炎

左侧下颌骨体部骨松质密度弥漫性变低,下颌管壁略增厚、管腔变细。密质骨未见异常

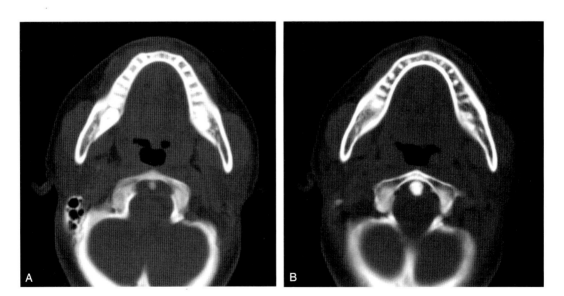

图 2-1-2-5 左侧下颌骨中央性急性化脓性颌骨骨髓炎

左侧下颌骨体部骨松质密度弥漫性变低,下颌管管壁密度变低、管腔变粗

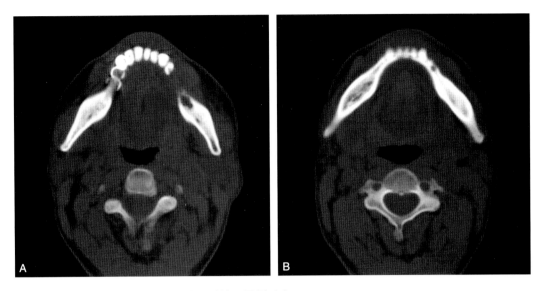

图 2-1-2-6 左侧下颌骨中央性急性化脓性颌骨骨髓炎

左侧下颌骨角部及体部骨松质密度增高,局部溶骨性骨破坏,脓肿形成,表现为团状低密度影,下颌管略变细

中央性急性化脓性颌骨骨髓炎骨松质组织充血、水肿、破坏及脓肿形成,如没能得到及时控制,病变累及骨密质,骨密质表现为密度变低,破坏吸收变薄(图 2-1-2-7、2-1-2-8),进而骨密质断续或破坏消失(图 2-1-2-9~2-1-2-11)。骨髓炎累及骨密质时,颌骨相邻肌肉可表现为不同程度肿胀,蜂窝组织间隙密度增高,严重时可见低密度脓肿形成。

下颌骨中央性急性化脓性颌骨骨髓炎下颌管可增粗、变细,管壁可破坏消失。炎症较少累及髁突,髁突受累时常表现为溶骨性骨破坏(图 2-1-2-11A)。

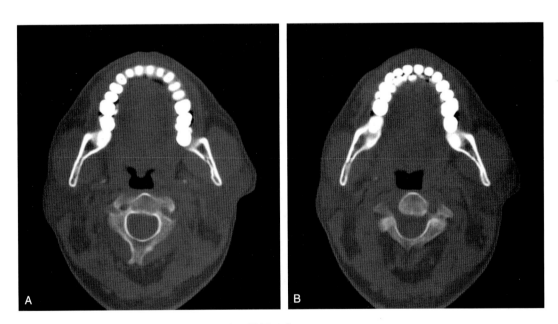

图 2-1-2-7 右侧下颌骨中央性急性化脓性颌骨骨髓炎

右侧下颌骨角部局部骨松质密度增高,舌侧骨密质密度变低

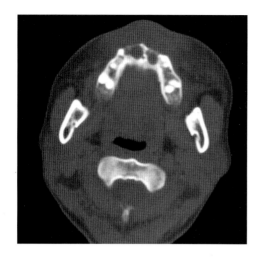

图 2-1-2-8　上颌骨中央性急性化脓性颌骨骨髓炎

上颌骨骨松质溶骨性骨破坏,表现为低密度脓肿影,累及骨密质,唇侧骨密质变薄、密度变低

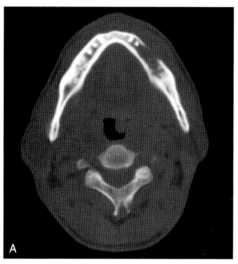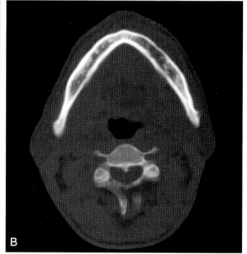

图 2-1-2-9　左侧下颌骨中央性急性化脓性颌骨骨髓炎

左侧下颌骨体部骨松质密度增高,局部溶骨性骨破坏,表现为不规则形低密度区,累及骨密质,舌侧骨密质变薄、密度变低;唇侧骨密质变薄,局部破坏消失

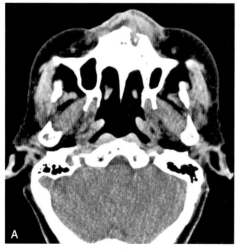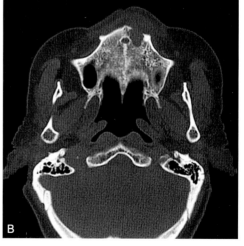

图 2-1-2-10　左侧上颌骨中央性急性化脓性颌骨骨髓炎

左侧上颌骨溶骨性骨破坏,骨松质见团状低密度影,唇侧骨密质局部破坏消失,相邻软组织肿胀。A:左侧咬肌、颞肌、翼内外肌肿胀,脓肿形成

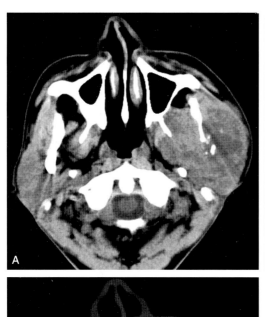
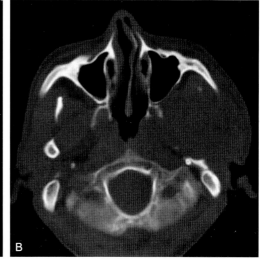
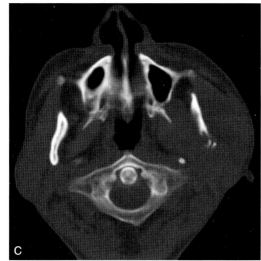

图 2-1-2-11 左侧下颌骨中央性急性化脓性颌骨骨髓炎

左侧下颌骨升支溶骨性骨破坏,累及喙突和髁突

【鉴别诊断】

(1) 边缘性急性化脓性颌骨骨髓炎:中央性急性化脓性颌骨骨髓炎以根尖周炎为主,多在急性化脓性根尖周炎及根尖脓肿基础上发病;边缘性急性化脓性颌骨骨髓炎以智齿冠周炎为主,恒牙胚牙囊外硬骨板影消失是其特征性表现。中央性急性化脓性颌骨骨髓炎骨密质破坏不明显时,颌骨周围无间隙感染或感染轻微;边缘性急性化脓性颌骨骨髓炎时,智齿冠周炎先累及咬肌间隙或翼颌间隙,间隙感染表现明显。中央性急性化脓性颌骨骨髓炎除牙源性感染,可见血源性和外伤;边缘性急性化脓性颌骨骨髓炎的感染来源除牙源性外,腺源性也比较常见。

(2) 中央性慢性化脓性颌骨骨髓炎:中央性急性化脓性颌骨骨髓炎无肉芽组织、死骨、新骨形成,无骨密质增厚、骨膜反应;中央性慢性化脓性颌骨骨髓炎可有肉芽组织、死骨、新骨形成、骨密质增厚、骨膜反应及骨骼变形。中央性急性化脓性颌骨骨髓炎较中央性慢性化脓性颌骨骨髓炎间隙感染表现明显。

(3) 颌骨恶性肿瘤:中央性急性化脓性颌骨骨髓炎骨质溶骨性骨破坏时要与颌骨恶性肿瘤鉴别。中央性急性化脓性颌骨骨髓炎骨破坏是在骨髓组织充血、炎症性水肿基础上,组织溶解坏死,骨髓腔被化脓性渗出物和坏死物质充满,形成脓肿,低密度破坏区周围骨松质常较正常组织密度增高,破坏区常有一定形态;颌骨恶性肿瘤溶骨性骨破坏时破坏区常无一定形态,边缘常呈切迹样。中央性急性化脓性颌骨骨髓炎可有蜂窝组织间隙感染;恶性肿瘤无脂肪间隙感染。

2. 边缘性急性化脓性颌骨骨髓炎 边缘性急性化脓性颌骨骨髓炎系指继发于骨膜炎或骨膜下脓肿的骨密质外板的炎性病变,常在颌周间隙感染基础上发生。下颌骨为好发部位,其中又以下颌升支及下颌角部居多。

边缘性急性化脓性颌骨骨髓炎的感染来源、感染途径是病源牙(常见冠周炎),首先累及咬肌间隙或翼下颌间隙,然后侵犯下颌骨的骨膜,发生骨膜炎,形成骨膜下脓肿(即咬肌或翼下颌间隙脓肿),以后再损害骨密质,近而累及骨皮质。当骨膜被溶解后,造成血管栓塞,引起该区骨密致营养障碍,发生骨密质坏死,骨软化似蜡状,小片状死骨形成,骨面粗糙,有脓性肉芽。

儿童非牙源性下颌骨边缘性骨髓炎一般以腺源性感染为主要原因,在腮腺内和腮腺周围存在着数个淋巴结,这些淋巴结特别是腮腺内淋巴结发生化脓性感染,如果不及时有效地控制感染,则可引起下颌骨骨质破坏,最终形成下颌骨化脓性骨髓炎。

边缘性急性化脓性颌骨骨髓炎按病变范围分为局限型和弥散型,按骨质改变分为增生型和溶解破坏型。增生型多发生于青年人,因患者身体抵抗力较强,致病的病原菌毒力相对较弱,骨质破坏不明显,主要呈增生性改变;溶解破坏型多发生在急性化脓性颌周脂肪间隙蜂窝组织炎之后,骨膜及密质骨溶解破坏,常在骨膜或黏膜下形成脓肿。

【临床表现】

临床表现主要是腮腺咬肌区肿胀、变硬、压痛伴明显张口受限。增生型一般全身症状不明显,局部的病变发展缓慢,患侧下颌升支及腮腺咬肌区肿胀变硬,皮肤无急性炎症,局部压迫有不适感或轻微疼痛。溶解破坏型多发生在急性化脓性颌周间隙蜂窝织炎之后,骨膜、骨密质已被溶解破坏,因此,常在骨膜或黏膜下形成脓肿,一旦自溃或切开引流,则遗留瘘孔,常久治不愈,长期从瘘孔溢脓。

【病理变化】

骨髓组织高度充血和炎症性水肿,并见大量的中性粒细胞浸润;随炎症的进展,组织溶解坏死,骨髓腔充满化脓性渗出物和坏死物质,形成脓肿。增生型病理组织学检查可见有骨密质增生,骨松质硬化,骨膜反应活跃,有少量新骨形成;溶解破坏型组织学检查,骨膜、骨密质溶解破坏,骨膜或黏膜下脓肿形成,脓性肉芽组织及小块薄片状或广泛死骨形成。

【CT 表现】

边缘性急性化脓性颌骨骨髓炎病变初期,骨密质无明显改变,因骨髓组织充血和水肿,骨松质密度局限性或弥漫性增高,常见智齿,智齿唇颊及舌腭侧骨密质无明显改变,智齿根尖周骨松质无明显改变(图2-1-2-12、2-1-2-13)。病变初期,下颌管及下颌孔可正常(图2-1-2-12B)或变细、扩大(图2-1-2-13B、C)。此时也可见智齿根尖炎或冠周炎,表现为智齿根尖区或牙冠周围低密度影(图2-1-2-14C、2-1-2-15C),智齿唇颊侧或舌腭侧硬骨板变薄、不连续或局部破坏消失(图2-1-2-14C、2-1-2-15C)。

随炎症进展,首先骨密质溶解破坏,表现为变薄、密度变低(图2-1-2-16B、2-1-2-17B);进而骨密质断裂,表现为线状低密度影(图2-1-2-17B、2-1-2-18B)。骨松质仍表现为充血、水肿,显示为局限或弥漫高密度影(图2-1-2-16、2-1-2-17)或骨小梁减少而密度变低(图2-1-2-18)。进而,骨质溶解破坏累及骨松质,骨松质表现为低密度影,下颌管影消失(图2-1-2-19)。病变严重时,骨密质呈断续样或局部破坏消失,骨松质呈大片状低密度影或低密度脓肿形成(图2-1-2-20~2-1-2-22)。

边缘性急性化脓性颌骨骨髓炎较少累及髁突,累及髁突时表现为骨松质密度由高到低变化过程,骨密质变薄至断续或消失(图2-1-2-23)。边缘性急性化脓性颌骨骨髓炎较少双侧发病,可见一侧上下颌骨同时发病(图2-1-2-22)。

边缘性急性化脓性颌骨骨髓炎同时合并颌骨周围软组织炎症表现,炎症发展可出现周围间隙的蜂窝组织炎和脓肿形成。颌周间隙感染常累及咬肌、翼内肌、翼外肌、颊肌和颞肌,累及颊间隙、咬肌间隙、翼下颌间隙、下颌下间隙及眶下间隙,表现为肌肉肿胀、边缘清楚锐利或模糊毛糙;肌肉密度均匀或低密度脓肿形成;脂肪间隙密度增高;筋膜增厚(图2-1-2-12~2-1-2-22)。

【鉴别诊断】

(1)边缘性慢性化脓性颌骨骨髓炎:边缘性急性化脓性颌骨骨髓炎无明显死骨形成,骨密质正常、变薄、密度变低或破坏吸收,无明显骨膜反应;边缘性慢性化脓性颌骨骨髓炎常可见死骨、骨密质增生硬化、骨膜反应。前者骨髓腔内常见脓肿形成;后者骨髓腔内可见炎性肉芽肿。前者骨骼无变形;后者可见骨骼

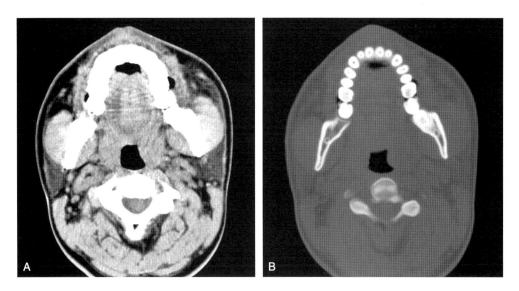

图 2-1-2-12　左侧下颌骨边缘性急性化脓性颌骨骨髓炎

左侧下颌骨升支及角部智齿周围骨松质密度弥漫性增高,下颌管正常。左侧咬肌肿胀,咬肌间隙及颊间隙蜂窝组织密度增高

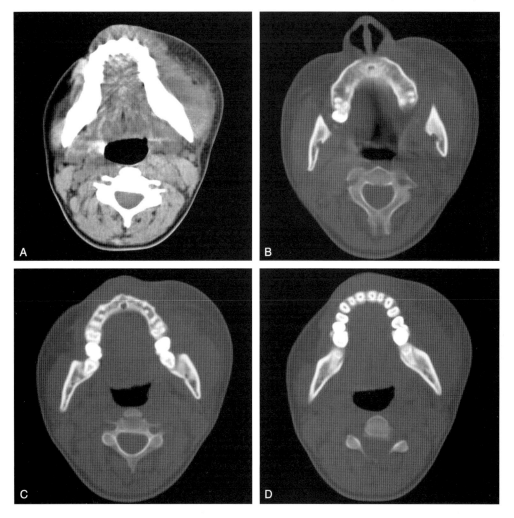

图 2-1-2-13　左侧下颌骨边缘性急性化脓性颌骨骨髓炎

左侧下颌骨升支及角部智齿周围骨松质密度弥漫性增高,下颌管及下颌孔扩大,密质骨无明显改变。左侧颊肌及咬肌肿胀,脓肿形成

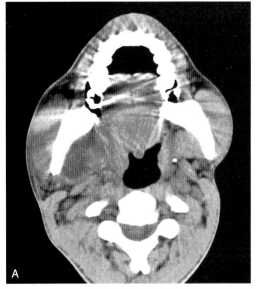

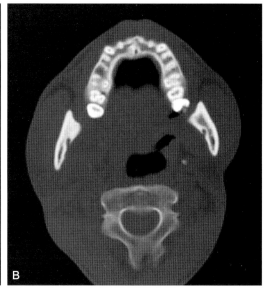

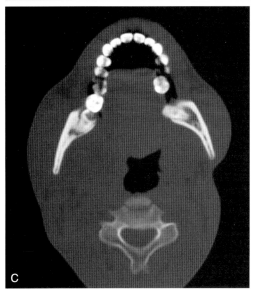

图 2-1-2-14　右侧下颌骨边缘性急性化脓性颌骨骨髓炎

右侧下颌骨升支及角部智齿周围骨松质密度弥漫性增高,下颌管略扩张。A:右侧咬肌、翼内肌肿胀,翼内肌脓肿形成。C:智齿合并根尖炎,智齿舌侧骨密质变薄

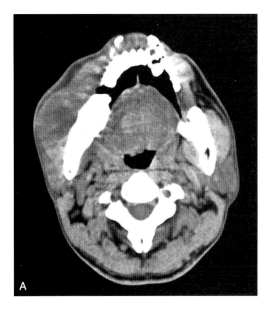

图 2-1-2-15　右侧下颌骨边缘性急性化脓性颌骨骨髓炎

右侧下颌骨升支及角部骨松质密度弥漫性增高,下颌管及下颌孔变细。A:右侧咬肌肿胀,脓肿形成,咬肌间隙蜂窝密度增高。C:智齿合并冠周炎,其舌侧骨皮质局部破坏消失

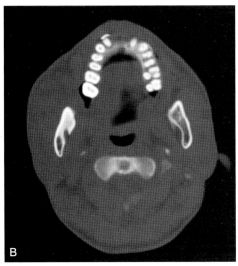
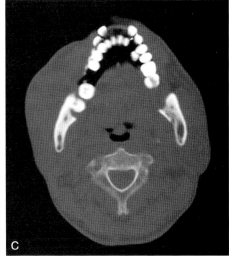

图 2-1-2-15（续）

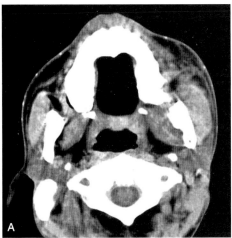
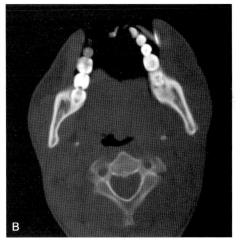

图 2-1-2-16　左侧下颌骨边缘性急性化脓性颌骨骨髓炎

左侧下颌骨角部骨松质密度增高，舌侧骨密质局部密度变低、变薄、模糊。左侧翼内肌、咬肌及颊肌肿胀，咬肌间隙及颊间隙蜂窝组织密度增高

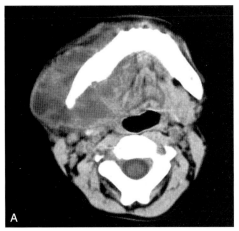
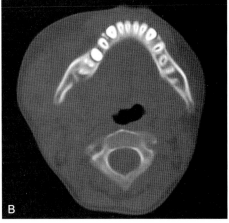

图 2-1-2-17　右侧下颌骨边缘性急性化脓性颌骨骨髓炎

左侧下颌骨角部骨松质密度增高且不均，舌侧骨密质局部断续。右侧翼内肌及下颌舌骨肌肿胀，下颌下间隙密度增高，形成软组织团块，中见低密度脓肿

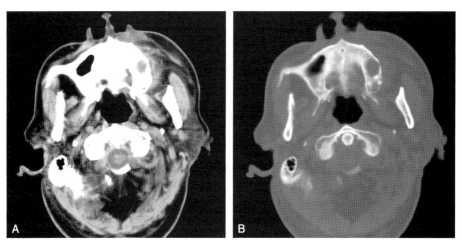

图 2-1-2-18   左侧上颌骨边缘性急性化脓性颌骨骨髓炎

左侧上颌骨牙槽突颊侧密质骨、上颌窦外壁毛糙、断续，牙槽突松质骨骨小梁减少、密度变低，上颌窦密度增高。左侧颊间隙软组织肿胀

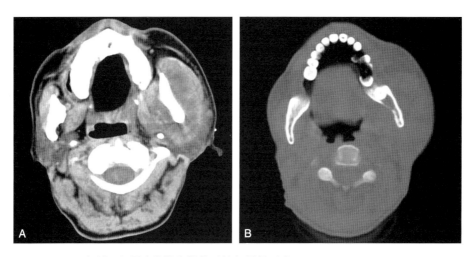

图 2-1-2-19   左侧下颌骨边缘性急性化脓性颌骨骨髓炎

左侧下颌骨角部骨松质溶骨性骨破坏，脓肿形成，舌侧骨密质变薄、断续。左侧咬肌、翼内肌肿胀，脓肿形成

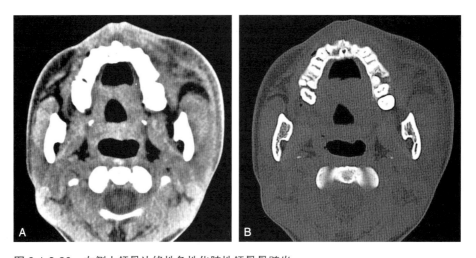

图 2-1-2-20   左侧上颌骨边缘性急性化脓性颌骨骨髓炎

左侧上颌骨牙槽突局部骨松质破坏呈低密度，其颊侧密质骨破坏消失。左侧颊肌肿胀，颊间隙蜂窝组织密度增高

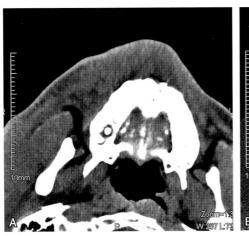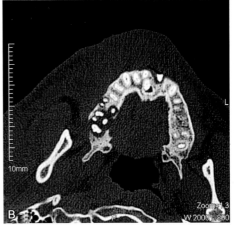

图 2-1-2-21　上颌骨边缘性急性化脓性颌骨骨髓炎

右侧上颌牙槽骨松质骨溶骨性骨破坏表现为大片状低密度影，其颊、舌侧密质骨局部破坏消失。右侧颊肌及咬肌肿胀

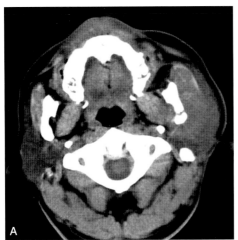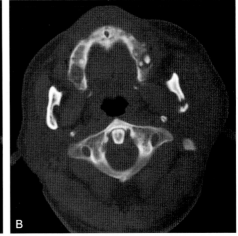

图 2-1-2-22　左侧上颌骨、下颌骨边缘性急性化脓性颌骨骨髓炎

左侧上颌牙槽骨、下颌骨升支溶骨性骨破坏，上颌骨颊侧及下颌骨舌颊侧密质骨破坏消失。左侧咬肌、翼内肌及颊肌肿胀

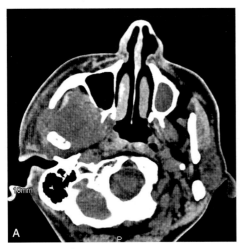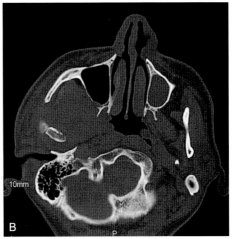

图 2-1-2-23　右侧髁突边缘性急性化脓性颌骨骨髓炎

右侧髁突前斜面密质骨破坏断续，松质骨密度变低。右侧咬肌、颞肌、翼外肌及翼内肌肿胀

变形。前者颌周间隙感染明显；后者颌周间隙感染轻微或消失。

（2）恶性颌骨肿瘤：边缘性急性化脓性颌骨骨髓炎溶骨性骨破坏时形成脓肿，低密度破坏区周围骨松质常较正常组织密度增高，破坏区常有一定形态；颌骨恶性肿瘤溶骨性骨破坏时破坏区常无一定形态，边缘常呈切迹样。前者有明显的蜂窝组织间隙感染；后者无脂肪间隙感染，仅表现为软组织肿胀或包块。

（二）慢性化脓性颌骨骨髓炎

慢性化脓性颌骨骨髓炎（chronic suppurative osteomyelitis）较多见，可由急性化脓性颌骨骨髓炎治疗不当或毒性较弱的细菌感染引起。

1. 中央性慢性化脓性颌骨骨髓炎　中央性慢性化脓性颌骨骨髓炎常因中央性急性化脓性颌骨骨髓炎阶段治疗不及时，方法不正确，治疗不彻底所致。

【临床表现】

中央性慢性化脓性颌骨骨髓炎患者体温正常或有低热，局部肿胀及疼痛症状明显减轻，饮食及睡眠逐渐恢复正常。此时主要临床特点是口腔内及颌面部皮肤形成多个瘘孔，大量炎性肉芽组织增生，触之易出血，长期排脓，有时从瘘孔排出死骨片。如有大块死骨或多数死骨形成，在下颌骨可发生病理性骨折，出现咬合错乱与面部畸形。

【病理变化】

其主要病理改变为有明显骨吸收和死骨形成的化脓性病灶。死骨主要表现为骨细胞消失，骨陷窝空虚，骨小梁周围缺乏成骨细胞。死骨周围有炎症性肉芽组织，使死骨与周围组织分离。小块死骨可从瘘管排除，大块死骨周围有纤维结缔组织围绕。病变周围有时可见成纤维细胞和毛细血管增生，伴不同程度的淋巴细胞、浆细胞、巨噬细胞和中性粒细胞浸润。死骨摘除后，纤维组织增生活跃，分化出成骨细胞，并形成反应性新骨。

【CT表现】

中央性慢性化脓性颌骨骨髓炎的主要CT表现为肉芽组织形成、脓腔周围骨质增生硬化、死骨、骨质增生硬化、骨膜反应及骨骼变形。

（1）肉芽组织形成：在颌骨脓肿基础上，炎性肉芽组织充满脓腔，表现为密度均匀一致的低密度影，边缘与正常骨组织移行或清楚锐利，无硬化边。病变形态与颌骨一致，骨密质变薄连续或断续或破坏消失，颌骨形态正常或膨胀。此时无明显骨质增生、死骨及骨膜反应（图2-1-2-24）。

（2）脓腔周围骨质增生硬化：脓腔表现为不规则形低密度区，边缘较毛糙且略呈浅切迹样，无硬化边，骨密质可连续、断续或破坏消失。脓腔周围骨质增生硬化，骨松质密度增高致密，骨密质增厚（图2-1-2-25、2-1-2-26）。

（3）死骨：死骨表现为骨松质低度破坏区或脓腔内与周围骨质不连续的密度较高的似骨样高密度影，形态呈点状、结节状、块状等。死骨周围炎性肉芽组织表现为低密度囊腔，囊腔唇颊或舌腭侧密质骨可连续、变薄、断续或破坏消失。此时，多有骨松质硬化，骨密质增厚（图2-1-2-27~2-1-2-30）。

（4）骨质增生硬化：骨松质硬化，密度弥漫性增高、致密；骨密质增生肥厚明显（图2-1-2-31~2-1-2-34），有时可见根尖周炎（图2-1-2-33A），此时下颌管多显示正常（图2-1-2-34）。

（5）骨膜反应：炎症刺激骨膜新骨形成，骨膜新骨形成大多数出现在角部和升支，表现骨密质外线状、带状、层状或弧形高密度致密影，密度高于骨松质、低于骨密质，与颌骨密质平行且之间有线状低密度影分隔（图2-1-2-35~2-1-2-37）。骨膜新骨相邻骨密质可显示增厚、变薄或破坏消失。骨密质破坏消失时，骨膜新骨位于脓腔或肉芽肿边缘（图2-1-2-37A）。

（6）骨骼变形：化脓性骨髓炎痊愈期，因颌骨膨胀、死骨残存或脱落、骨密质增生或破坏及骨膜反应等原因，常使骨骼变形。表现为骨骼增粗（图2-1-2-38~2-1-2-40）、变细（图2-1-2-41）或局部骨质缺如（图2-1-2-42），病变发生在上颌骨时可见窦腔塌陷（图2-1-2-42A）。

（7）软组织改变：中央性慢性化脓性颌骨骨髓炎软组织改变不明显，累及颌骨周围软组织时，可表现为肌肉肿胀、蜂窝组织间隙感染或脓肿形成（图2-1-2-43）。

颌骨术后继发中央性慢性化脓性颌骨骨髓炎除上述表现外，可见术后残腔等术后改变（图2-1-2-44）。

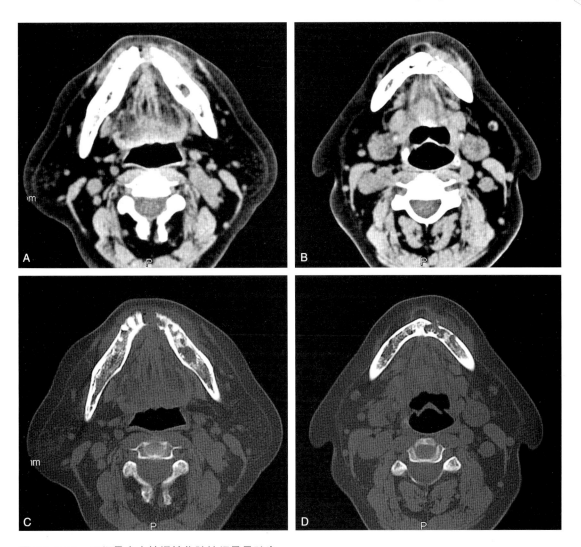

图 2-1-2-24 下颌骨中央性慢性化脓性颌骨骨髓炎

下颌骨颏部及左侧下颌骨体部溶骨性骨破坏,肉芽肿形成。B:相邻肌肉肿胀。C:肉芽肿密度不均匀。D:密度不均匀,低密度中见点片状高密度影。唇、舌侧密质骨变薄、断续、局部破坏消失

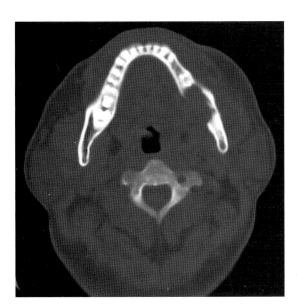

图 2-1-2-25 左侧下颌骨中央性慢性化脓性颌骨骨髓炎

左侧下颌骨体部溶骨性骨破坏,脓肿形成,累及骨密质。脓腔周围骨松质增生硬化,密度增高

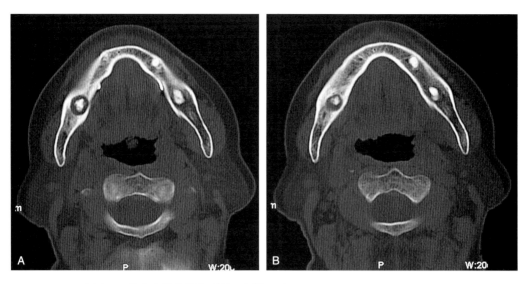

图 2-1-2-26 右侧下颌骨中央性慢性化脓性颌骨骨髓炎

右侧下颌骨体部见根尖脓肿,其周围骨松质密度弥漫性增高,骨密质增厚

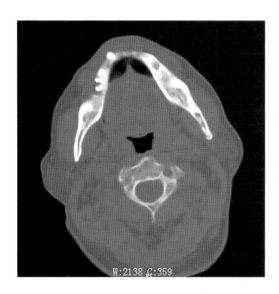

图 2-1-2-27 左侧下颌骨中央性慢性化脓性颌骨骨髓炎

左侧下颌骨角部溶骨性骨破坏,破坏累及骨密质,破坏区内见结节状死骨

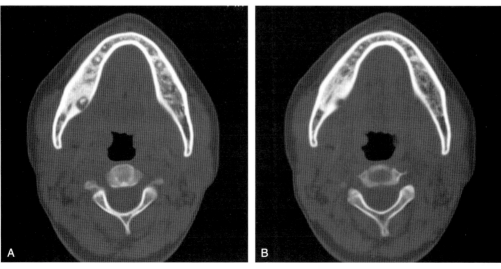

图 2-1-2-28 右侧下颌骨中央性慢性化脓性颌骨骨髓炎

右侧下颌骨角部及体部骨松质密度增高,骨密质增厚。B:见小圆形低密度脓肿,中见结节样死骨

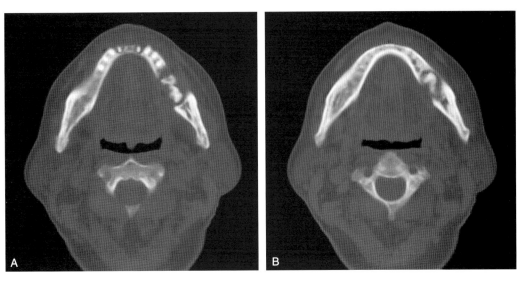

图 2-1-2-29　左侧下颌骨中央性慢性化脓性颌骨骨髓炎

左侧下颌骨体部溶骨性骨破坏,破坏累及骨密质,破坏区见团状死骨

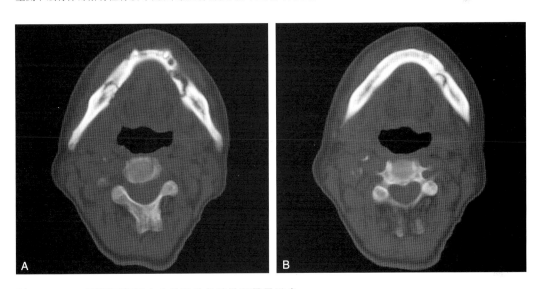

图 2-1-2-30　双侧下颌骨中央性慢性化脓性颌骨骨髓炎

双侧下颌骨体部溶骨性骨破坏,破坏累及骨密质,骨密质局部增厚、断续,破坏区内见团状死骨

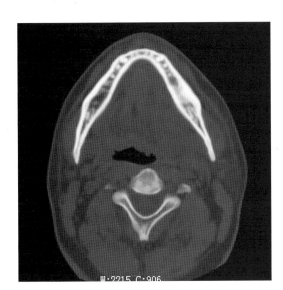

图 2-1-2-31　左侧下颌骨中央性慢性化脓性颌骨
骨髓炎

左侧下颌骨体部骨松质密度增高,骨密质增厚

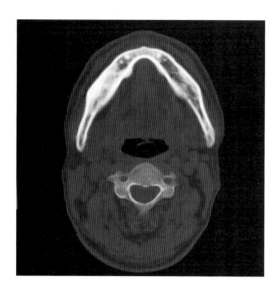

图 2-1-2-32 右侧下颌骨中央性慢性化脓性颌骨骨髓炎

右侧下颌骨体部骨松质密度增高,骨密质增厚

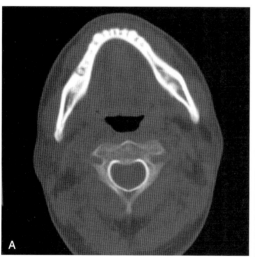 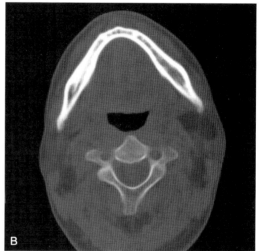

图 2-1-2-33 右侧下颌骨中央性慢性化脓性颌骨骨髓炎

右侧下颌骨体部骨松质密度增高,骨密质增厚。A:见前磨牙根尖炎

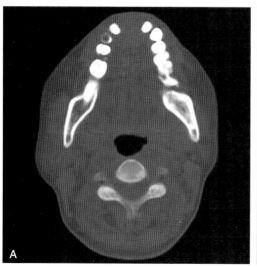 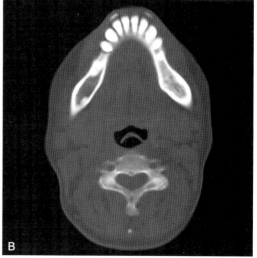

图 2-1-2-34 左侧下颌骨中央性慢性化脓性颌骨骨髓炎

左侧下颌骨角部骨松质密度弥漫性增高,下颌管显示正常,骨密质增厚

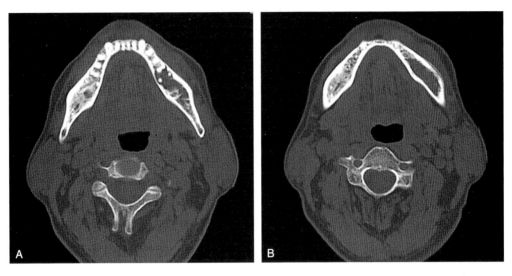

图 2-1-2-35 左侧下颌骨中央性慢性化脓性颌骨骨髓炎

左侧上颌骨体炎性肉芽肿形成,骨密质局部变薄。B:密质骨颊侧见弧形线状骨膜反应

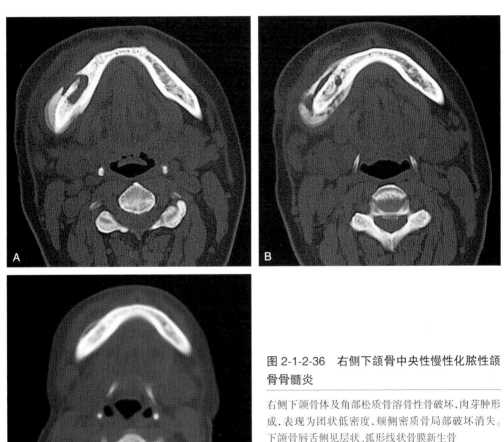

图 2-1-2-36 右侧下颌骨中央性慢性化脓性颌骨骨髓炎

右侧下颌骨体及角部松质骨溶骨性骨破坏,肉芽肿形成,表现为团状低密度,颊侧密质骨局部破坏消失。下颌骨唇舌侧见层状、弧形线状骨膜新生骨

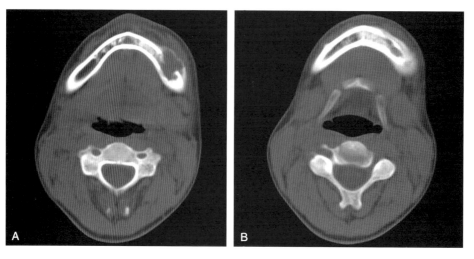

图 2-1-2-37　左侧下颌骨中央性慢性化脓性颌骨骨髓炎

左侧下颌骨体部破坏、脓腔形成，颊侧密质骨局部破坏消失，密质骨周围见线状弧形和带状骨膜反应，骨膜新生骨覆盖脓腔颊侧

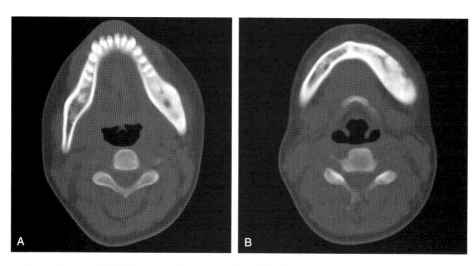

图 2-1-2-38　左侧下颌骨中央性慢性化脓性颌骨骨髓炎

左侧下颌骨体部膨隆粗大，骨松质增生硬化，中见高密度死骨，局部骨密质不连续

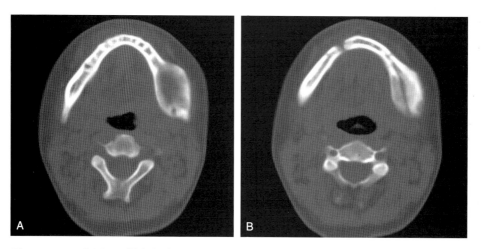

图 2-1-2-39　左侧下颌骨中央性慢性化脓性颌骨骨髓炎

左侧下颌骨体部膨隆，骨松质增生硬化，局部骨密质缺如，下颌管扩张

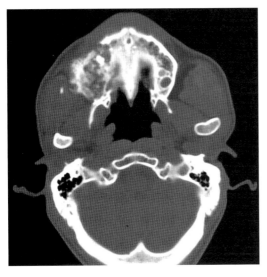

图 2-1-2-40　右侧上颌骨中央性慢性化脓性颌骨骨髓炎

右侧上颌骨膨隆,骨松质密度不均,骨密质增生硬化

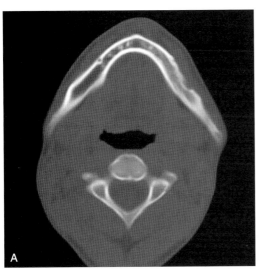
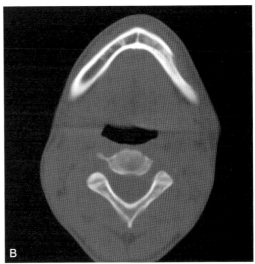

图 2-1-2-41　左侧下颌骨边缘性慢性化脓性颌骨骨髓炎

左侧下颌骨骨松质密度增高,骨骼塌陷变细

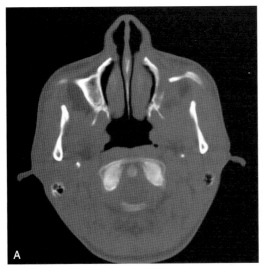
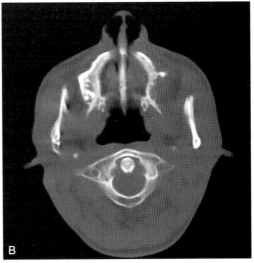

图 2-1-2-42　左侧上颌骨中央性慢性化脓性颌骨骨髓炎

左侧上颌骨局部骨质缺如,密度不均,边缘毛糙。A:左侧上颌窦腔塌陷

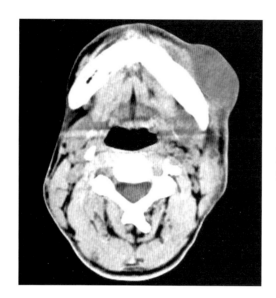

图 2-1-2-43　左侧下颌骨中央性慢性化脓性颌
骨骨髓炎

左侧颊部脓肿形成

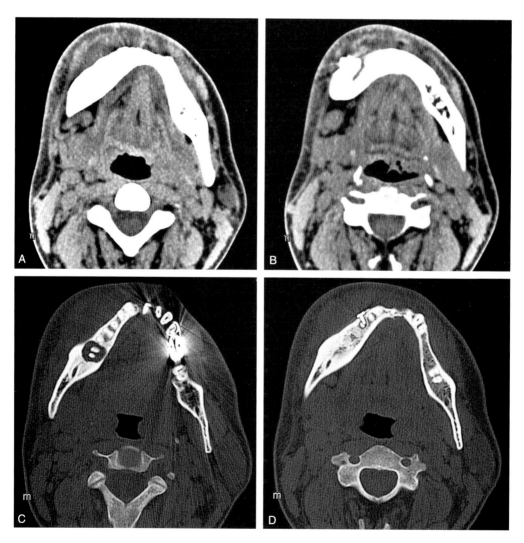

图 2-1-2-44　右侧下颌骨中央性慢性化脓性颌骨骨髓炎

右侧下颌骨术后钛板固定，右侧下颌骨体部肥大，骨质局部缺损，松质骨密度弥漫性增高，下颌管显示清晰。
A:口轮匝肌下方见局限性脓肿。C:角部见根尖脓肿。D:钛钉固定处见死骨

【鉴别诊断】

（1）颌骨囊肿：中央性慢性化脓性颌骨骨髓炎炎性肉芽肿形成时要与颌骨囊肿鉴别。颌骨囊肿病变局限，形态与颌骨形状不一致，多呈圆形或椭圆形，骨密质受压吸收变薄或消失，边缘锐利光滑，有时可见骨白线环绕；炎性肉芽肿形态常与颌骨一致，与正常骨组织移行，无骨白线，骨密质断续或破坏吸收，边缘较毛糙。前者无软组织肿胀及颌周蜂窝组织间隙感染；后者常见软组织肿胀及颌周蜂窝组织间隙感染。

（2）边缘性慢性化脓性颌骨骨髓炎：中央性慢性化脓性颌骨骨髓炎以根尖周炎为主，多在根尖周炎及根尖脓肿基础上发病；边缘性慢性化脓性颌骨骨髓炎以智齿冠周炎为主。前者骨密质破坏不明显时，颌骨周围无间隙感染或感染轻微；后者软组织肿胀或蜂窝组织感染明显；前者除牙源性感染，可见血源性、手术和外伤；后者除牙源性感染外，腺源性也是比较常见感染来源，腺源性感染时，表现为颌下腺炎或腮腺炎影像表现，有时可见导管结石。

2. 边缘性慢性化脓性颌骨骨髓炎　边缘性慢性化脓性颌骨骨髓炎常因边缘性急性化脓性颌骨骨髓炎阶段治疗不及时，方法不正确，治疗不彻底所致。

【临床表现】

临床表现主要是以下颌支及下颌角为中心的咬肌区肿胀、变硬、压痛伴明显张口受限。腮腺咬肌区弥漫性肿胀，局部组织坚硬，轻微压痛，无波动感。病程延续较长而不缓解，或缓解后再反复发作。由于炎症侵犯咬肌，多有不同程度的张口受阻，进食困难，全身症状一般不严重。

【病理变化】

死骨逐渐分离，小块死骨可从窦道排出，大块死骨不能排出又难以吸收，周围有纤维组织包绕。慢性期骨修复现象越来越明显，纤维组织新生活跃，分化出成骨细胞，并形成新骨。

【CT 表现】

边缘性慢性化脓性颌骨骨髓炎主要征象有：骨质增生硬化、死骨、骨膜反应、骨膜新骨破坏及骨骼变形。

（1）骨质增生硬化：常见智齿及智齿冠周炎或根尖脓肿，智齿冠周炎表现为智齿牙冠周围环形低密度影，智齿根尖脓肿表现为智齿根尖区或根尖周围低密度脓腔，其骨硬板消失，骨密质局部变薄或破坏消失。骨松质明显增生硬化，表现为片状高密度致密影，有时致密骨松质中见低密度小脓肿腔或肉芽肿。骨密质增生致密、肥厚，有时致密的骨密质变薄、断续或破坏缺如（图 2-1-2-45、2-1-2-46）。

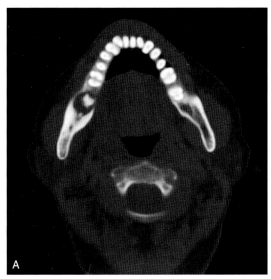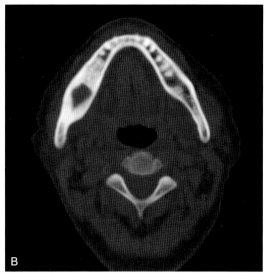

图 2-1-2-45　右侧下颌骨边缘性慢性化脓性颌骨骨髓炎

右侧下颌骨角部及体部骨松质密度增高，表现为致密高密度影，骨密质肥厚。A：智齿，智齿周围见低密度脓腔。B：右侧下颌骨体部见低密度脓肿

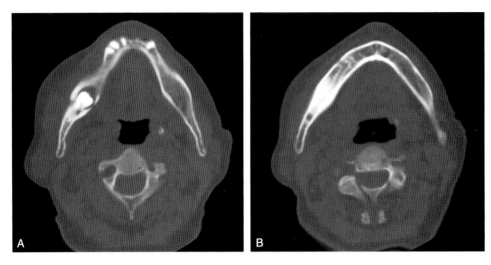

图 2-1-2-46 右侧下颌骨边缘性慢性化脓性颌骨骨髓炎

A:智齿合并脓肿,脓腔舌、颊侧骨密质局部破坏消失,脓腔周围骨松质密度增高,表现为致密高密度影。
B:骨松质致密,中见小低密度脓腔,骨密质增厚

(2) 死骨:死骨表现为与周围骨质不连续的密度高于松质骨、低于密质骨的点状、条带状、结节状、块状影。小块死骨可从窦道排出,大块死骨不能排出又难以吸收,周围有纤维组织包绕,表现为骨样密度结节或团块,周围可见环形低密度纤维结缔组织包膜。团状低密度脓腔及肉芽组织少见。骨松质密度增高,中可见低密度脓腔或肉芽组织,骨密质致密肥厚或局部变薄、破坏消失(图 2-1-2-47、2-1-2-48)。

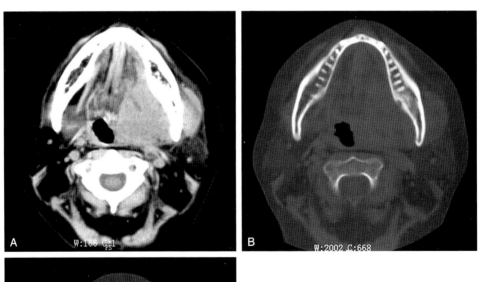

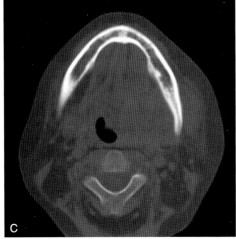

图 2-1-2-47 左侧下颌骨边缘性慢性化脓性颌骨骨髓炎

A:左侧颌下腺明显肿胀,密度增高,累及下颌舌骨肌,咬肌亦肿胀,筋膜增厚。B:左侧下颌骨体部骨松质密度略增高,舌侧骨密质不连续。C:舌侧密质骨内侧见条带状死骨。图 A 左侧颌下腺明显肿胀,密度增高,累及下颌舌骨肌,咬肌亦肿胀,筋膜增厚

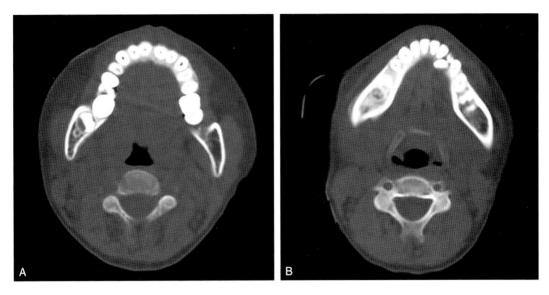

图 2-1-2-48　右侧下颌骨边缘性慢性化脓性颌骨骨髓炎

右侧下颌智齿合并冠周炎，右侧下颌骨角部骨松质密度增高，舌侧密质骨局部不连续，下颌骨唇颊肌舌侧见线状和带状骨膜反应，下颌管扩张。B：见结节状死骨

（3）骨膜反应：骨膜新骨形成大多数出现在角部和升支，表现骨密质外线状、带状、层状或弧形高密度致密影，以线状和带状状多见，密度高于骨松质、低于骨密质，与颌骨密质之间有线状低密度影分隔。骨松质密度增高或变低，增生硬化的骨松质中可见低密度脓腔或肉芽组织。骨密质增厚或变薄、断续及破坏消失（图 2-1-2-49～2-1-2-51）。

（4）骨骼变形：因骨密质破坏或增生、死骨脱落及骨膜新骨形成，可导致颌骨形态异常，表现为骨骼变细、增粗、局部缺如或形态不规则（图 2-1-2-52）。

（5）牙源性边缘性慢性化脓性颌骨骨髓炎均有一定颌周间隙感染，以颌周软组织肿胀明显，表现为咬肌、翼内肌肿胀，可有低密度脓肿形成；蜂窝组织间隙感染轻微，表现为脂肪间隙密度增高，筋膜肥厚。腺

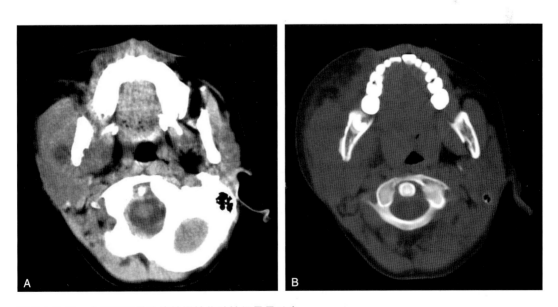

图 2-1-2-49　右侧下颌骨边缘性慢性化脓性颌骨骨髓炎

右侧下颌骨智齿合并冠周炎，右侧下颌骨角部骨松质密度变低，颊舌侧骨密质密度变低、模糊、断续，颊侧骨密质外方见带状骨膜反应。右侧咬肌和翼内肌肿胀明显，中见低密度脓肿

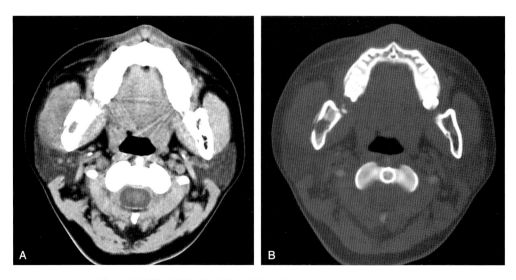

图 2-1-2-50　右侧下颌骨边缘性慢性化脓性颌骨骨髓炎

右侧下颌骨升支及角部骨松质见团状低密度脓腔,脓腔颊侧骨密质变薄、破坏吸收,其外侧见带状弧形骨膜反应。脓腔周围骨松质增生硬化,密度增高。右侧咬肌肿胀

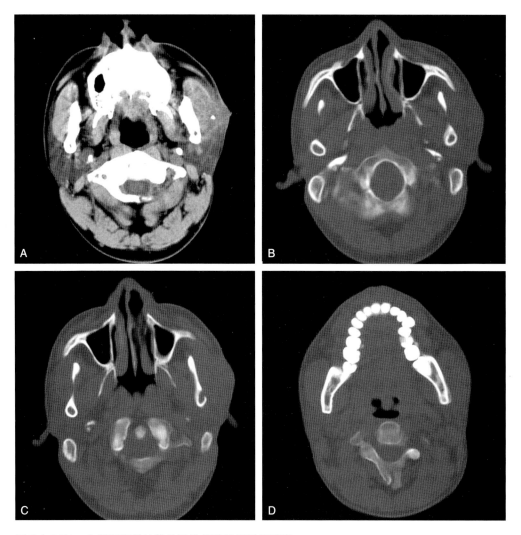

图 2-1-2-51　左侧下颌骨边缘性慢性化脓性颌骨骨髓炎

左侧下颌髁突骨松质密度变低,升支见低密度脓腔,脓腔颊侧骨密质局部破坏消失,见带状骨膜反应。左侧咬肌及腮腺浅叶肿胀,密度增高,腮腺导管见结节样高密度结石

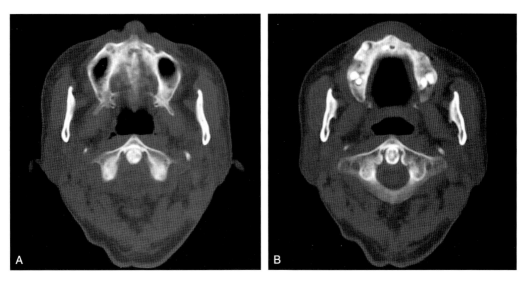

图 2-1-2-52 左侧上颌骨边缘性慢性化脓性颌骨骨髓炎

左侧上颌骨局部骨质缺损、松质骨硬化、唇侧骨密质塌陷、软组织肿胀不明显

源性表现为颌下腺或腮腺肿胀、密度增高,有时可见唾液腺结石。

(6) 边缘性慢性化脓性颌骨骨髓炎较少累及髁突,累及髁突时表现为骨松质密度变低、脓肿及肉芽肿形成及骨膜反应。

(三) 新生儿颌骨骨髓炎

新生儿颌骨骨髓炎(osteomyelitis of the jaw in the neonate)又称婴幼儿急性化脓性颌骨骨髓炎,一般指发生在出生后 3 个月以内的化脓性中央性颌骨骨髓炎。新生儿颌骨骨髓炎几乎均发生于上颌骨,下颌骨极为罕见。

【感染来源】

新生儿上颌骨骨髓炎的感染来源多为血源性,其中分娩时损伤口腔黏膜以及脐周感染、哺乳时所致的腭黏膜损伤、母亲患化脓性乳腺炎为主要感染途径,泪囊炎和鼻泪管炎有时也可伴发上颌骨骨髓炎,挑刺口腔“马牙”所致新生儿上颌骨骨髓炎也时而发生。病原菌多为金黄色葡萄球菌、链球菌,也有肺炎球菌感染。

【临床表现】

患儿发病突然,全身有高热、寒战、脉快、哭啼、烦躁不安,甚至呕吐;重者可并存败血症而出现昏睡、意识不清以及休克等症状。

由于新生儿的上颌骨发育未成熟,上颌窦未完全形成,故感染很快波及上牙槽突而出现上颌牙龈及硬腭黏膜红肿。感染向外扩散穿破骨板或骨膜,相应形成骨膜下脓肿、眶下区皮下脓肿,经切开或自溃流出脓液。脓液也常从龈缘、腭部及鼻腔破溃溢出,形成脓瘘。

新生儿上颌骨骨髓炎一般很少形成大块死骨,这是因为上颌骨骨质较薄而又富有多个营养孔,化脓性炎症容易突破骨板向外发展或引流。但常有眶下缘或颧骨的骨质破坏,形成颗粒状死骨从瘘管排除。如果炎症不能得到及早控制,上颌乳牙牙胚可因炎症损伤而影响以后恒牙的正常萌出。

新生儿上颌骨骨髓炎可导致上颌骨及牙颌系统发育障碍,死骨排出后的骨质缺损,加上眶下区的瘢痕形成,可导致下睑外翻、颧面部塌陷等继发畸形。

【病理变化】

新生儿上颌骨短而宽,窦腔未发育,牙槽直达眶底,周围血管丰富,骨髓较丰富,骨松质疏松,同时覆盖于新生儿上颌牙槽突的黏膜有丰富网状血管,而在骨膜中缺乏,一旦感染,易发生坏死,难成新骨。

【CT表现】

新生儿颌骨骨髓炎以上颌骨多见,首先表现为上颌骨松质骨水肿而密度增高,进而骨小梁紊乱、较少而密度变低,当松质骨明显破坏时表现为不规则明显低密度区,脓肿形成时表现为团状低密度脓腔,累及密质骨时密质骨密度变低、断续或局部破坏消失。新生儿颌骨骨髓炎少见死骨,无骨质硬化及骨膜反应,可合并相邻脂肪间隙蜂窝组织炎及软组织肿胀(图2-1-2-53)。

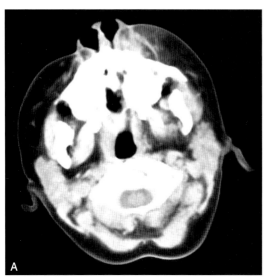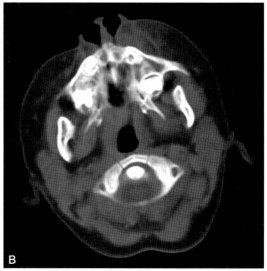

图2-1-2-53 左侧上颌骨新生儿颌骨骨髓炎

左侧上颌骨腭突及牙槽突松质骨密度变低,唇侧密质骨密度变低模糊,眶下间隙蜂窝组织密度增高、软组织肿胀

二、慢性骨髓炎伴增生性骨膜炎

慢性骨髓炎伴增生性骨膜炎(chronic osteomyelitis with proliferative periostitis)又称为Garre骨膜炎、慢性非化脓性硬化性骨炎、或骨化性骨膜炎。是一种伴明显骨膜炎症反应的慢性非化脓性骨髓炎,多由慢性根尖周炎、牙周炎或拔牙创感染的持续存在,通过密质骨刺激骨膜,导致骨膜下反应性新骨形成。

【临床表现】

好发于青少年,下颌骨比上颌骨多见,常见发生部位是下颌骨边缘的角部、升支和乙状切迹,一般两个以上位置同时发生,最多见部位是角部和升支。患者常见下颌第一恒磨牙冠周根尖炎症。患者表现为无痛性颌骨膨胀,质地坚硬,表面皮肤和黏膜色泽正常病程进展缓慢。

【病理变化】

骨膜下反应性新骨形成为本病特点。在密质骨的表面,新生骨小梁与骨面垂直,互相呈平行排列,周围有成骨细胞围绕。骨小梁之间由纤维结缔组织构成,伴有散在的淋巴细胞和浆细胞浸润。

【CT表现】

慢性骨髓炎伴增生性骨膜炎特征性表现:密质骨肥厚,在骨密质外有不规则的骨质增生,骨膜新骨形成,表现为双层或多层高密度影,骨髓腔内病变轻微,软组织肿胀轻微,均有一定程度的骨骼变形(图2-1-2-54)。

张志良等提出分型标准为:增生型和溶骨破坏型,即Ⅰ型和Ⅱ型,此两型中各有3种亚型。Ⅰ1:颌骨边缘骨质增生,骨密质增高,骨密质外有一条线状或带状致密影,与原骨骨密质之间有低密度影分隔;Ⅰ2:颌骨外形膨隆,骨密度增高,骨密质外新骨形成,呈弧形高密度影,边缘光滑;Ⅰ3:Ⅰ1加骨密质外新骨形成,呈多条弧形密度增高、葱皮样影像。Ⅱ型即溶解破坏性。Ⅱ1:原颌骨骨密质增生呈高密度影像中,有类圆形低密度骨质破坏;Ⅱ2:颌骨骨密质外新骨形成中,有类圆形低密度骨质破坏影;Ⅱ3:Ⅱ1加Ⅱ2或伴有颌骨边缘缺损畸形。

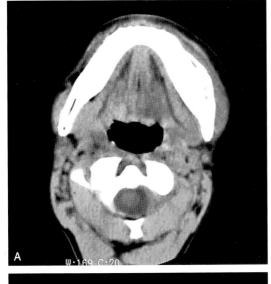
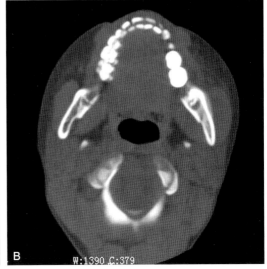
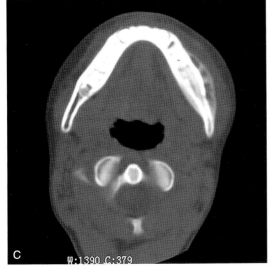

图 2-1-2-54 左侧下颌骨边缘性慢性化脓性颌骨骨髓炎

左侧下颌骨角部及体部骨松质密度增高,骨密质增生变厚,局部模糊、断续,骨膜反应明显,表现为层状骨膜新生骨。可见智齿及冠周炎,图示左侧咬肌轻度肿胀

三、慢性局灶性硬化性骨髓炎

慢性局灶性硬化性骨髓炎(chronic focal sclerosing osteomyelitis)又称为致密性骨炎,是根尖周组织受到轻微缓慢持续性的低毒性因素刺激产生的一种骨质增生性、局灶性防御反应。多与慢性根尖周炎有关,有时也可发生于无修补的正常牙附近,提示咬合紊乱也可能有致病作用。

【临床表现】

病变可发生于任何年龄,以青年人多见。患者一般无特定症状,多发生于下颌骨第一磨牙的根尖区,少数见于下颌第二磨牙或前磨牙的根尖区。

【病理变化】

病变区骨小梁比周围正常骨组织致密,主要是由编织骨和板层骨构成的不规则形骨小梁,其中含有复杂的嗜碱性线,狭小的骨髓腔含疏松的纤维结缔组织,可见少量淋巴细胞浸润。

【CT 表现】

患牙或正常牙根尖区骨小梁增多、增粗,骨质密度增高,局限于一个或两个根尖区,骨髓腔变窄或消失。病变与正常骨组织无明显分界或表现为圆形界限清楚的高密度影。相邻牙齿根尖部牙周膜间隙可增宽,根尖无增粗膨大。骨密质正常,颌周软组织及蜂窝组织正常(图 2-1-2-55)。

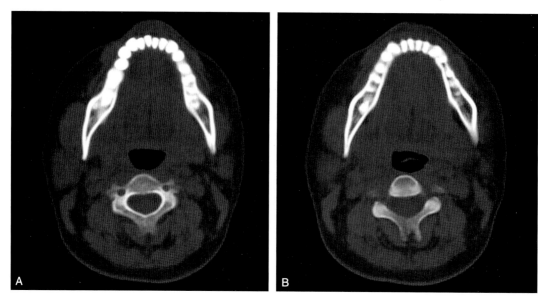

图 2-1-2-55　右侧下颌骨慢性局灶性硬化性骨髓炎

右侧下颌骨体部见多发团状高密度影,界限清楚,密度高于松质骨、低于密质骨和与密质骨密度相仿

四、结核性骨髓炎

颌骨结核性骨髓炎(tuberculous osteomyelitis)罕见,常为身体其他部位结合的继发病,结核菌来源主要是肺等器官的结合病灶,其结核分枝杆菌通过血行感染侵入颌骨。其次为牙龈等口腔黏膜的结核病灶直接侵犯颌骨;结核分枝杆菌也可经拔牙创、开放性龋洞或在牙萌出期侵入颌骨。

【临床表现】

颌骨结合在全身骨骼系统中发病率较低,多在结核病晚期发生,一般多见于儿童。上下颌骨均可发生,下颌骨多于上颌骨,多见于下颌角及颧颌缝,下颌骨结核多发生于成人,而上颌骨结核以儿童多见。初期表现为患部无痛性肿胀、或间有隐痛。进一步发展,病变突破颌骨密质骨,可波及相应部位的口腔黏膜及皮肤,形成冷脓肿,脓肿破溃后形成经久不愈的瘘道。全身症状较轻,一般仅有低热及血沉加快。

【病理变化】

颌骨骨髓腔内形成结核性肉芽组织,由上皮样细胞、朗汉斯巨细胞及散在炎症细胞聚集形成上皮样细胞结节。结节中心常见于干酪样坏死,周围可见增生的纤维结缔组织,有时可见死骨形成。

【CT 表现】

结核性颌骨骨髓炎以破坏为主,表现为颌骨内局限性不整齐的低密度影,低密度影为肉芽组织,边界不清。有的颌骨显示膨胀,病变表现为囊样低密度影,边缘较清楚,无囊壁。当病灶较大,累及密质骨刺激骨膜时,可见骨膜新生骨。病变范围较大时,破坏灶因血运障碍而有死骨形成,死骨多细小。病变严重时可发生病理性骨折。结核性骨髓炎发生于儿童者可引起颌骨膨隆;发生于成人时,因骨质较致密,很少有骨质膨隆。

五、放射性骨髓炎

颌骨放射性骨髓炎(radiation osteomyelitis)又称放射性骨坏死,是头颈部恶性肿瘤放射治疗的常见并发症。近年来,随着鼻咽癌根治性放射治疗和各种恶性肿瘤术前术后放疗的广泛应用,放射性颌骨骨髓炎发生率随之增加。近年的文献报道下颌骨放射性骨髓炎的发生率为 5%~15%。

放射性颌骨骨髓炎的发生多数学者认为与解剖部位、放射剂量、疗程、投照技术及放射治疗前后的牙齿和颌骨感染有关,特别是与放射剂量及疗程关系更为密切。

关于放射性骨髓炎的发病机制目前较公认的是 Marx 提出的"三低"学说,即放射线对颌骨血管系统损害后,形成低细胞、低血管结构、低氧的"三低"组织部分或完全丧失对细胞代谢性死亡和胶原溶解的补偿能力,从而导致骨组织坏死瓦解。创伤和感染只是放射性颌骨骨髓炎的促发因素,而非直接原因。

按 Gierny 的标准,将放射性坏死性颌骨骨髓炎分为四期:Ⅰ期,无骨质缺损,仅髓质受累;Ⅱ期,骨缺损直径小于 2cm,皮质受累,无网状骨质损害;Ⅲ期,骨缺损直径小于 2cm,无双侧皮质损害;Ⅳ期,骨缺损直径大于 2cm,或病理性骨折,或感染性骨不愈合。

【临床表现】

放射性颌骨骨髓炎发病过程较缓慢,多在放射治疗后 0.5~3 年之内发病。下颌骨多于上颌骨,下颌骨后部多于前部,其原因是下颌骨后部常为直接照射部位,其主要症状为疼痛和骨暴露。初期病变区间断性或持续性刺痛或剧痛,皮肤红肿,随后牙松动脱落、黏膜破溃,死骨暴露;病变晚期,瘘管形成、排脓、长期不愈。其他症状还有张口受限、下唇麻木、口角歪斜、听力下降和病理性骨折等。

【病理变化】

病变主要是骨的变性和坏死,骨密质的变化比骨松质变化更为明显,在照射后的早期,表现为层板骨纹理结构粗糙、着色不均匀,部分骨细胞消失,骨陷窝空虚,并可见微裂,成骨和破骨现象均不明显。随后骨破坏加重,层板骨结构消失或断裂,骨细胞大部分消失,形成死骨。松质骨变化轻微,可见骨小梁萎缩,偶见骨微裂,但骨小梁边缘仍可见骨的沉积线。骨髓组织有不同程度的纤维化和炎症细胞浸润。变性骨周围可见大量破骨细胞和成骨细胞。颌骨照射区内血管变化不突出,可见小动脉内膜、内弹力层消失,肌层纤维化,外膜增厚,偶见动脉管腔内存在脱落的内皮细胞团块,或血栓形成。电镜下显示骨细胞萎缩,细胞器消失,细胞核的染色质凝集,骨基质的胶原纤维溶解变性。

【CT 表现】

病变早期,因少量放射照射使成骨细胞的活力减低,破骨细胞活力相对增强,表现为骨质吸收,骨质稀疏,骨质密度变低。随病情发展,颌骨呈现骨质破坏,表现为较广泛散在斑点状、虫蚀样或斑片状低密度影,边缘不整齐,无硬化,无骨质增生。有时低密度骨质破坏区夹杂团状或点状密度增高影,两者交错构成了一片结构紊乱的区域。中晚期,破坏区相互融合,可见骨缺损或死骨,死骨常表现为界限不明确的大块不规则形高密度影。少数病例发生病理性骨折,多发生于下颌骨。放射性颌骨骨髓炎颌周软组织改变不明显(图 2-1-2-56、2-1-2-57)。

马绪臣认为:颌骨有牙存在时,放射性骨坏死易继发感染,病变常从牙槽突开始。当病变以牙槽突为主时,表现为局部骨质疏松及根尖周密度变低。随病变进展,骨吸收破坏加重、范围扩大,可见大小不等、形状不一的死骨。由于成骨和破骨活动均停止,所以死骨不易分离。较大死骨形成时,可导致病理性骨折,多发生于下颌骨。此时病变中心常不在牙槽突,而位于根尖以下,并可累及下颌骨边缘密质骨。骨膜对放射线高度敏感,放射线照射后的骨膜活力明显降低,甚至消失,因而很少发生骨膜成骨。

【鉴别诊断】

(1) 颌骨慢性化脓性骨髓炎:慢性化脓性骨髓炎短期内可出现明显软组织肿胀及骨质增生表现,而放射性颌骨骨髓炎一般无骨质增生;前者脓腔周围常有硬化边,后者破坏区周围无硬化边缘;前者常有骨膜反应,后者很少有骨膜反应。

(2) 颌骨骨结核:骨结核主要表现为骨质破坏,可呈囊样改变,颌骨可有膨胀,而放射性颌骨骨髓炎破坏区呈不规则形,颌骨无膨胀;前者死骨常细小而呈点状,后者死骨长呈大块样。前者可有骨膜反应,后者很少见骨膜反应。

(3) 颌骨恶性肿瘤:恶性骨肿瘤容骨性、成骨性或混合性骨破坏,边缘及不规则,无骨质增生及死骨,可有瘤骨形成及骨膜三角,而放射性颌骨骨髓炎可有死骨形成,无瘤骨及骨膜三角;前者可形成明显软组织肿块,后者软组织肿胀轻微。

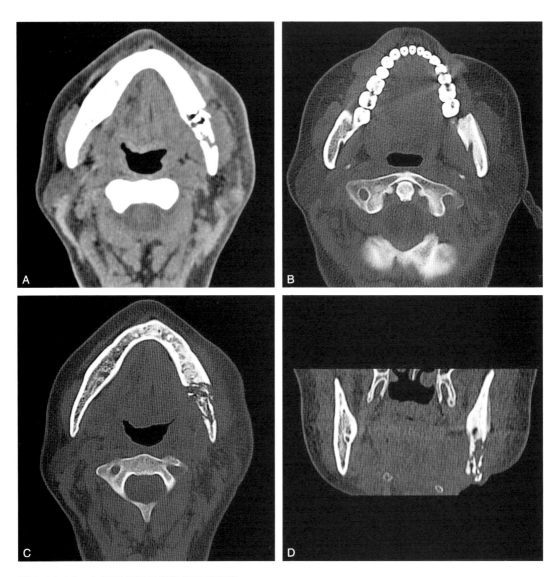

图 2-1-2-56　左侧下颌骨放射性颌骨骨髓炎

左侧下颌骨体及角部骨骼萎缩变细,骨质溶骨性骨破坏表现为虫蚀状和斑片状低密度影,边缘不整齐且见残留骨片,松质骨内见死骨。骨破坏区相邻松质骨密度弥漫性增高,密质骨增厚,其颊侧见带状骨膜增生。咬肌及颊肌轻度肿胀,骨松质破坏区内见气泡影

六、放线菌性骨髓炎

　　放线菌(actinomycetes)是一类丝状分枝的单细胞原核微生物,属细菌的一种特殊类型,广泛存在于土壤、植物、空气及江河湖泊等自然环境中,在深海及高原环境中也可存在。某些种类的放线菌可作为正常菌群存在于人体的口腔、扁桃体窝、肠道、女性生殖道及眼结膜囊。

　　放线菌病是放线菌引起人兽共患的一种渐进性、化脓性、肉芽肿性的亚急性至慢性感染性疾病。以局部扩散、化脓、肉芽肿性炎症、多发脓肿和窦道瘘管为特征。主要侵犯颌面、颈部、胸腹等。本病多侵犯男性,Moh W K 统计男女比例为 3∶1,且多发于农村,Curia MN 报道城市发病率为农村 1/10。

　　放线菌是条件致病菌,易感因素在感染的发生中重要作用,如口腔卫生差、糖尿病、免疫抑制、营养不良、外科手术、口腔肿瘤或感染、头颈部恶性肿瘤的放射治疗等。目前,放线菌引起放线菌病的机制尚不清楚,公认的假说有:①在正常的寄生部位,放线菌不致病,但当管腔黏膜破裂或管腔全层破裂,放线菌转移到黏膜下层及体腔,则导致放线菌病。②其他细菌辅助感染,放线菌进入到黏膜下通常伴有其他细菌辅助

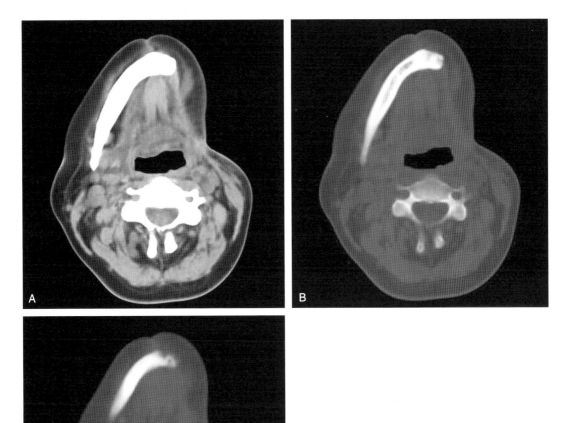

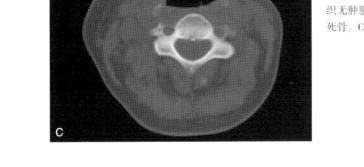

图 2-1-2-57 下颌骨颏部放射性颌骨骨髓炎

左侧下颌骨体部局部缺如为肿瘤手术所致。A:示软组织无肿胀,左侧下颌舌骨肌萎缩。B:下颌骨颏部见团状死骨。C:显示下颌骨颏部骨质局部缺损

感染,放线菌进入到黏膜下通常伴有其他细菌,主要是大肠埃希菌和链球菌等,在这些细菌的协同作用下导致放线菌病的发生。

颌骨放线菌性骨髓炎(actinomyceptic osteomyelitis of jaws)是一种由放线菌引起的、以肉芽肿性和化脓性病变为特点的慢性颌骨骨髓炎。

【临床表现】

颌骨放线菌病分为急性和慢性两种,慢性多见,其原因是放线菌繁殖缓慢,毒力较弱。多发生于青壮年,常见下颌骨角部。临床主要表现为硬性软组织肿块、多发窦道和不同程度开口受限。炎性增生的硬性浸润性肿块进行性增大,病灶软化后可在中央形成小脓肿,表面皮肤变薄、充血、潮红,可自行破溃,破溃后常有淡黄色粘稠脓液自溃破口溢出,脓液中含有黄白色颗粒,此颗粒称为“硫黄颗粒”。

【病理变化】

“硫黄颗粒”在显微镜下可见放线菌菌落,由放线菌和包绕菌团的变性肉芽组织构成,是放线菌病的典型表现。

【CT表现】

颌骨放线菌病的CT表现主要是骨质破坏和周围骨质反应性新骨增生。骨质破坏早期表现为骨质疏

松、密度变低;进而表现为不规则、蜂窝状或虫蚀样低密度影;病变侵入颌骨中心,颌骨破坏严重时,表现为颌骨内囊肿样低密度影,颌骨可有膨胀。新骨增生表现为低密度骨质破坏区周围团絮状高密度致密影。病变多累及骨膜刺激骨膜成骨,骨膜反应致骨膜明显增厚、颌骨膨胀畸形。颌骨放线菌病无死骨形成。颌周可见软组织密度结节或肿块,结节呈软组织密度,肿块内可见低密度脓肿,结节或肿块常见于腮腺及下颌角区。脓肿、瘘管及窦道为本病特征性表现。

七、化学药物性颌骨骨髓炎

颌骨化学性骨坏死(actinomyceptic osteomyelitis of jaws)又称化学药物性颌骨骨髓炎,是因砷、磷、汞等化学药物中度所致的颌骨坏死性疾病。

砷制剂(As_2O_3)作为牙髓失活剂已被广泛应用于临床,疗效良好,但由于砷制剂的毒性作用,临床上砷性骨髓炎时有发生。

黄磷广泛用于工业、农业、医药以及国防工业,对人体毒性作用的靶器官是骨骼和肝脏,磷进入体内可引起急性或慢性磷中度。急性或亚急性磷中度以胃肠炎和肝损害为主,慢性者可累及牙齿、颌骨及长骨,以骨坏死和营养障碍为主。

【临床表现】

砷毒性颌骨骨髓炎主要表现为患牙或邻牙松动、叩痛,局部牙龈红肿并与牙分离,牙槽骨暴露,疼痛,口臭。磷毒性颌骨骨髓炎主要表现为口腔黏膜和牙龈暗红而无光泽,可有轻度充血和不同程度糜烂。牙周充血、溢脓、侵及牙槽骨使牙酸痛、叩痛、松动脱落、咀嚼无力及蒜样口臭等。

【病理变化】

亚砷酸对神经、血管及细胞均有毒性。其疗效可靠,是口腔科常用牙髓失活剂,然而亚砷酸对组织的毒性作用没有自限性,砷的作用可以破坏深部组织。封药时间过长,砷的作用可以通过根尖孔,使根尖周组织甚至下颌骨坏死。

黄磷引发的颌骨骨髓炎主要是通过吸入雾,磷溶解在唾液内或直接接触口内原有的创口或通过黏膜吸收,侵及牙槽骨、颌骨,影响钙磷代谢和相关酶的生物活性,发生代谢紊乱。磷沉积于骨骼中,产生骨质增生,骨内外膜增生,骨硬化,钙盐吸收引起骨萎缩。

【CT表现】

早期表现为牙周膜增宽、模糊或消失,骨硬板模糊。进而牙槽骨呈水平状吸收,可见大小不等、形状不规则的骨质破坏区,边界不清。病变区可见条状或斑块状高密度死骨,有时可见下颌管轮廓消失。晚期牙槽骨可有不同程度增生硬化,骨髓腔变窄。

第三节 口腔颌面及颈部间隙感染

口腔颌面及颈部间隙感染又称口腔颌面及颈部蜂窝组织炎,是指颌骨周围及颈部软组织化脓性炎症,均为继发性,与患者局部因素及全身因素有密切关系。

口腔颌面及颈部间隙感染常为牙源性或腺源性感染扩散所致,损伤性、医源性、血源性较少见。牙齿与颌骨直接相连,牙体及牙周感染可向根尖、牙槽骨、颌骨及颌面部蜂窝组织间隙扩散,由于龋病、牙周病、智齿冠周炎均为临床常见病,故牙源性感染是口腔颌面部感染的重要来源。其次为腺源性,是由面颈部淋巴结感染扩散而引起,因面颈部淋巴结引流主要归属于下颌下及颏下区,故腺源性感染以下颌下、颏下间隙多见,直接继发于唾液腺炎症的间隙感染极为少见。

口腔颌面及颈部各间隙均为蜂窝组织所充满,并有血管、神经穿行,蜂窝组织伴随血管神经束,从一个间隙进入另一个间隙,使相邻间隙彼此通连,一个间隙感染后,感染可通过上述途径或破坏邻近组织,由近至远,波及一个或数个间隙。除下颌下及颏下间隙外,口腔颌面及颈部两侧间隙互不通连,因此,大多局限于一侧,引起一侧间隙感染。

　　口腔颌面及颈部各间隙感染多为需氧和厌氧菌引起的混合性感染,也可为葡萄球菌、链球菌等引起的化脓性感染,或厌氧菌等引起的腐败坏死性感染。感染累及潜在筋膜间隙内结构,初期表现为蜂窝组织炎,脂肪结缔组织变性坏死后则可形成脓肿。

　　口腔颌面及颈部间隙感染可发生于任何年龄,但以儿童多见,其次是青壮年。儿童病例以腺源性感染多见,青壮年发病以牙源性感染为主,其中又以智齿冠周炎引起者占大多数。

一、眶下间隙感染

　　眶下间隙(infraorbital space)邻近上颌前牙、前磨牙、鼻侧部及上唇,上述部位的化脓性炎症,可侵及眶下间隙。眶下间隙感染多来自上颌尖牙及第一前磨牙或上颌切牙的根尖化脓性炎症或牙槽脓肿。眶下间隙后通颊间隙,并有面静脉和面动脉通过,面静脉连于内眦静脉经眼静脉与海绵窦相通,炎症可循此蔓延。

【临床表现】

　　眶下区肿胀,肿胀范围常涉及内眦、眼睑、颧部皮肤,鼻唇沟消失、张力增大、眼睑水肿、睑裂变窄,脓肿形成后,眶下区可触及波动感,口腔前庭龈颊沟即位于间隙底部处常有明显肿胀、压痛,极易扪得波动,也可自行破溃,溢出脓液。

　　眶下间隙肿胀及炎症激惹眶下神经,可致不同程度的疼痛,眶下间隙感染向上可向眶内直接扩散,形成眶内蜂窝组织炎,出现眼球前突、眼胀痛,也可沿面静脉、内眦静脉、眼静脉向颅内扩散,并发海绵窦血栓性静脉炎。

【CT表现】

　　初期蜂窝组织炎时,表现为眶下间隙增大,蜂窝组织间隙密度可正常或密度不均匀增高,密度常低于周围肌肉,有时与肌肉呈等密度,边界欠清。如该间隙与外界相通或病变由产气杆菌感染可见气体密度影。脂肪结缔组织变性坏死,脓液聚集形成脓肿,表现为团状液体密度影。眶下间隙内软组织肿胀,可见口角提肌、上唇提肌、上唇鼻翼提肌及颧小肌肿胀增粗,密度变低。眶下间隙旁浅筋膜可增厚,边缘毛糙、模糊。有时可见邻近骨质病变,如尖牙、第一前磨牙或切牙根尖炎或脓肿,上颌骨骨髓炎改变。眶下间隙淋巴结较少,所以少见肿大淋巴结。眶下间隙感染易累及颊间隙及颞下间隙。强化检查,眶下间隙不均匀强化,坏死组织、渗出液无强化,脓肿壁呈环形强化,增厚筋膜轻度强化(图2-1-3-1、2-1-3-2)。

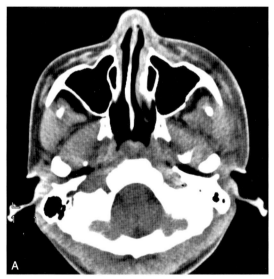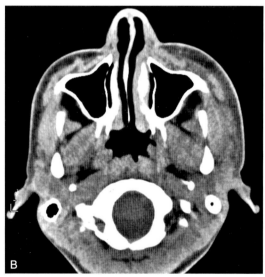

图 2-1-3-1　左侧眶下间隙感染

左侧眶下间隙开大,蜂窝组织度增高,中见斑片状不规则形高密度影,密度接近肌肉,左侧鼻肌、上唇鼻翼提肌及上唇提肌肿胀

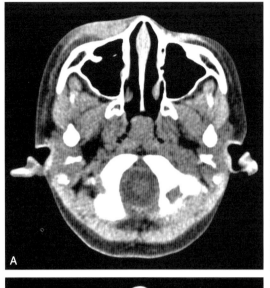

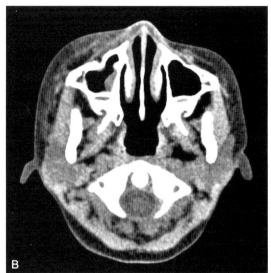

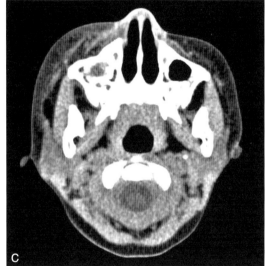

图 2-1-3-2 右侧眶下间隙感染

右侧眶下间隙开大,蜂窝组织密度增高,中见淡片状高密度影。右侧上唇鼻翼提肌肿胀。右侧上颌窦黏膜肥厚。以上唇鼻翼提肌为中心见带状软组织密度肿块

二、颊间隙感染

颊间隙内除含蜂窝组织、脂肪组织及颊脂垫外,尚有面神经分支、腮腺导管、面动脉、面前静脉通过,以及颊淋巴结、颌上淋巴结等位于其中。颊间隙借血管、颊脂垫突及脂肪结缔组织与翼下颌间隙、咬肌间隙、眶下间隙、颞下间隙及颞间隙相通,称为感染相互扩散的通道。

颊间隙感染以牙源性为主,尤以下颌磨牙的根尖病变穿过骨膜侵入颊间隙者为多见,其次为腺源性,即由颊淋巴结所致的腺源性间隙感染,再次为由邻近间隙沿颊脂肪垫侵入或外伤等原因所致。

【临床表现】

颊部的腺源性感染,发病和进展都比较缓慢,在儿童也有发展较快的病例。这些部位的淋巴结感染后,首先呈淋巴结炎,而后致颊部腺源性蜂窝织炎或脓肿。由根尖的炎症、脓肿或牙槽脓肿穿破骨膜侵入颊间隙所形成的蜂窝织炎或脓肿,有牙病史,临床特点取决于脓肿形成的部位,在颊部皮下或黏膜下的脓肿,病程进展缓慢,肿胀及脓肿的范围较为局限;但感染波及颊脂垫时,则炎症发展迅速,肿胀范围波及整个颊部,并可向相通间隙扩散,形成多间隙感染。由于颊间隙脓肿距皮肤较近,有时可自行溃破,颊间隙感染若由邻近间隙感染侵入者,以原发间隙的症状为主,颊间隙感染因位置浅表易于诊断,对口腔的功能影响较小,只有轻度的开口障碍,全身反应也较轻。

【CT 表现】

颊间隙感染初期,表现为颊间隙开大,蜂窝组织密度均匀或不均匀增高,密度常低于周围肌肉,颊间隙内软组织可有肿胀,表现为口角提肌、上唇提肌、颊肌、笑肌、口轮匝肌、颧大肌、降下唇肌及降口角肌肿胀增粗,密度变低,间隙周围筋膜增厚。间隙感染继续发展,蜂窝组织密度接近或等于软组织密度,表现为片状软组织密度影,间隙内肌肉界限模糊。病变聚集或肌肉肿胀明显时形成团块,表现为软组织密度结节或肿块影。如脂肪结缔组织变性坏死,脓液集聚形成脓肿,表现为团状液体密度影。如该间隙与外界相通或病变由产气菌感染可见气体密度影。牙源性感染有时可见上、下颌磨牙的根尖脓肿或牙槽脓肿或颌骨骨髓炎,术后患者可见颌骨术后改变。颊间隙淋巴结比较少,所以少见肿大淋巴结(图 2-1-3-3~2-1-3-5)。强化检查,眶下间隙不均匀强化,坏死组织、渗出液无强化,脓肿壁呈环形强化,增厚筋膜轻度强化。

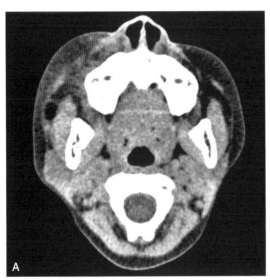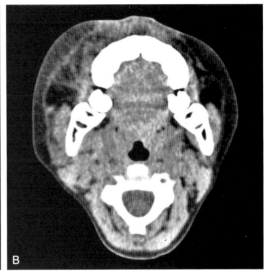

图 2-1-3-3　左侧颊间隙感染

左侧颊间隙密度弥漫性增高,密度低于肌肉,边缘模糊,颊肌颧大肌及口角提肌肿胀,筋膜肥厚

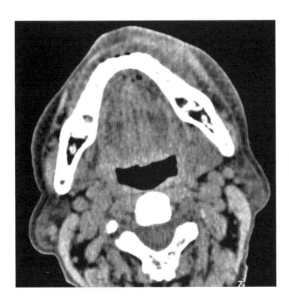

图 2-1-3-4　左侧颊间隙感染

左侧颊间隙密度增高,密度低于肌肉,边缘模糊,颊肌及降口角肌肿胀,筋膜肥厚

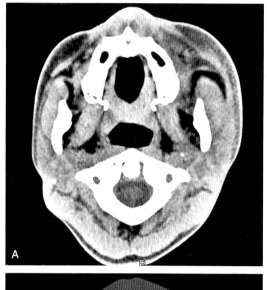

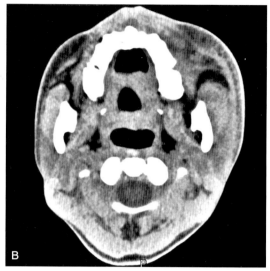

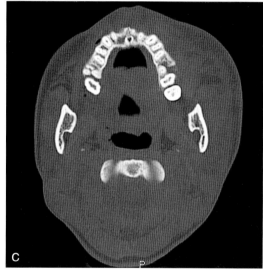

图 2-1-3-5 左侧颊间隙感染

左侧眶下间隙开大,蜂窝组织密度增高,中见淡片状高密度影。左侧颊肌肿胀明显形成软组织密度团块、颧大肌肿胀,筋膜肥厚。左侧上颌牙槽骨骨质溶骨性破坏

三、咬肌间隙感染

咬肌间隙感染来源于牙源性感染为主,主要发病因素是口腔卫生不佳,感染易从下颌第三磨牙冠周炎及下颌磨牙根尖周炎进入咬肌间隙,有时炎症还可通过下颌磨牙和颌骨体外侧的淋巴管引流至咬肌淋巴结,也可通过下颌磨牙后三角黏膜与冠周龈袋中的静脉,直接进入咬肌间隙。磨牙后三角黏膜下的炎症,也可直接经咬肌前缘和下颌骨之间进入咬肌间隙。

【临床表现】

咬肌间隙感染典型症状是耳前腮腺、下颌角区、咬肌的深面局限性肿胀、充血、压痛、张口及咀嚼时胀痛加剧、开口困难。一旦咬肌下脓肿形成,由于咬肌肥厚坚实,脓肿难以自溃,也不容易触到波动感。局部常有明显压痛,如果炎症已进入化脓阶段,脓液则沿下颌支向上扩散,或向下波及颌下区,肿胀范围可波及整个腮腺咬肌区。

【CT 表现】

咬肌间隙感染表现为咬肌间隙开大,蜂窝组织密度均匀或不均匀增高,中可见片状高密度影,密度常低于周围肌肉。咬肌常有肿胀,密度变低。如脂肪结缔组织变性坏死,脓液集聚形成脓肿,表现为团状液体密度影。如该间隙与外界相通或病变由产气菌感染可见气体密度影。咬肌间隙感染常累及同侧颊间隙,也可累及翼下颌间隙、咽周间隙及腮腺间隙。有时下颌骨升支或角部可见骨髓炎表现(图 2-1-3-6~2-1-3-8)。强化检查,咬肌间隙不均匀强化,坏死组织、渗出液无强化,脓肿壁呈环形强化,增厚筋膜轻度强化。

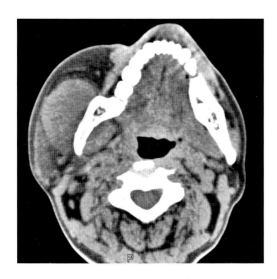

图 2-1-3-6 右侧咬肌间隙感染

右侧咬肌明显肿胀,密度变低,咬肌与下颌骨体部见带状不规则形低密度影

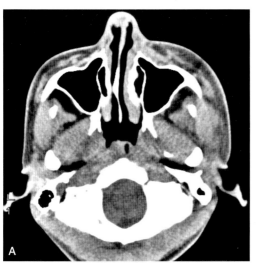
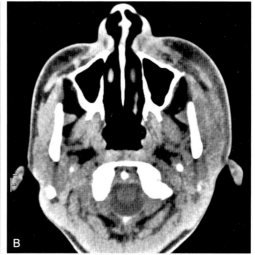

图 2-1-3-7 左侧咬肌间隙感染

左侧咬肌密度明显变低、肿胀不明显、边缘模糊、毛糙。咬肌间隙蜂窝组织密度增高,近软组织密度,颞大肌肿胀,筋膜肥厚

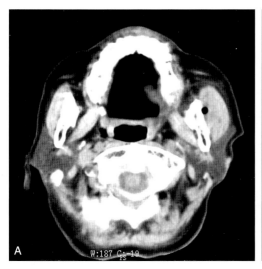
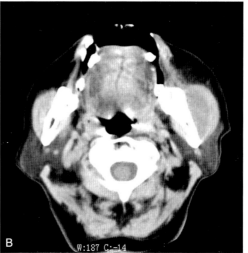

图 2-1-3-8 左侧咬肌间隙感染

左侧咬肌明显肿胀,中见低密度脓肿。左侧咬肌间隙密度增高,中见气泡,间隙周围筋膜肥厚

四、翼下颌间隙感染

翼下颌间隙感染常源于下颌智牙冠周炎及下颌磨牙根尖周炎扩散所致;下牙槽神经阻滞麻醉时消毒不严或拔除下颌智牙时创伤过大,也可以引起翼下颌间隙感染;此外,邻近间隙感染也可波及翼下颌间隙。

【临床表现】

翼下颌间隙感染的临床症状极不一致,早期体征不明显。发病缓慢者全身反应很轻,发病急剧者全身反应重。有的患者在拔牙创口愈合后出现翼下颌间隙感染的体征。

常有牙痛史,继而出现张口受限、咀嚼及吞咽时疼痛;口腔检查可见翼下颌皱襞处黏膜水肿,下颌支后缘稍内侧可有轻度肿胀、深压痛。由于翼下颌间隙位置较深,脓肿形成时很难触及波动。

【CT表现】

翼下颌间隙感染表现为翼下颌间隙增大,翼内肌肿胀,密度变低,边缘毛糙。翼下颌间隙蜂窝组织密度增高,可见片状高密度影。脓肿形成时可见团状低密度影。有时可见相邻颌骨骨髓炎。翼下颌间隙感染易累及颊间隙或咽旁间隙(图 2-1-3-9)。强化检查,咬肌间隙不均匀强化,坏死组织、渗出液无强化,脓肿壁呈环形强化,增厚筋膜轻度强化。

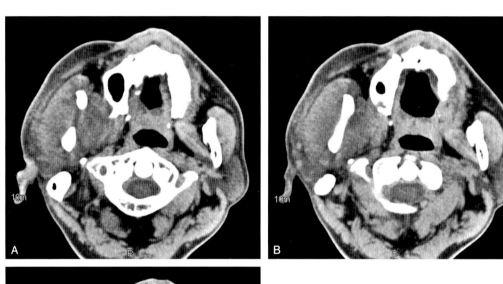

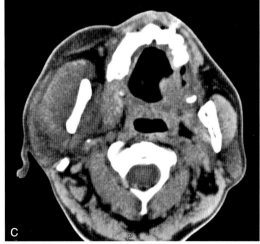

图 2-1-3-9　右侧翼下颌间隙感染

右侧翼内肌明显肿胀,密度略变低。右侧翼下颌间隙开大、密度增高,且见团状软组织密度影。右侧牙槽骨局部溶骨性骨破坏

五、颞下间隙感染

颞下间隙处于颌面深部诸间隙的中央,间隙中有翼丛、上颌动脉及其分支和上、下颌神经的分支通过。间隙中的蜂窝组织伴随上述血管神经伸入邻近诸间隙,使颞下间隙与颞间隙、翼下颌间隙、颊间隙、翼腭间隙及咽旁间隙相通,并借眶下裂与眶内、经卵圆孔和棘孔与颅腔通连,借翼丛与海绵窦相通。因此,颞下间隙感染可以从相邻间隙感染扩散而来;也可因上颌结节、卵圆孔、圆孔阻滞麻醉时带入感染;或由上颌磨牙的根周感染或拔牙后感染引起。

【临床表现】

颞下间隙位置深在、隐蔽,感染时外观表现常不明显。局部症状首先是上颌后部疼痛,虽不剧烈,但向颞部放射。颞部出现反应性水肿,有轻度开口障碍,若借助外力缓慢强行开口,仍可张至 2cm 以上,同侧淋巴结可以肿大。患侧上颌磨牙区的黏膜颊褶处红肿,可触到硬结及压痛,口腔内下颌支前缘也出现浸润性硬结和压痛。有些病例出现同侧的眼睑及结膜水肿,个别患者因眼球后肿胀而出现眼球突出或固定。

颞下间隙呈现广泛的蜂窝织炎时,有剧烈的疼痛,使患者难以忍受。疼痛向颞部及眶部放散,反应性水肿可波及颊、颧弓、腮腺咬肌区的上部和颞部的下部。由于翼外肌受累,开口障碍严重,在静止状态时下颌向健侧移位,开口时则向患侧移位。颞下间隙感染的患者,于口腔前庭穹隆的后上部肿胀处有时可触得波动。

【CT表现】

颞下间隙感染表现为颞下间隙密度增高,上颌窦后壁脂肪垫、翼前后脂肪垫密度增高,感染严重时可见片状高密度影或软组织密度团块。产气菌感染或与窦腔及外界相通时可见气泡。翼外肌或颞肌肿胀,如脂肪结缔组织变性坏死,脓液集聚形成脓肿,表现为团状液体密度影(图 2-1-3-10)。强化检查,咬肌间隙不均匀强化,坏死组织、渗出液无强化,脓肿壁呈环形强化,增厚筋膜轻度强化。颞下间隙感染常合并同侧上颌窦炎。

六、颞间隙感染

颞部间隙感染在临床上比较少见,且多为继发性的多间隙感染,而原发的单纯颞间隙感染尤为少见。颞间隙感染是下颌骨升支骨髓炎常见的并发症之一。颞间隙与颌周诸间隙的毗邻关系,及其所具有的解剖特点,使感染的发生、感染传播的途径及临床表现、诊断和治疗等问题复杂化。

颞间隙感染,由于解剖部位关系,多为牙源性的继发感染。有人认为颧骨骨髓炎可致颞筋膜间隙感染,也有人认为在颞骨乳突炎时,可形成颞筋膜间隙感染,其他颞部诸间隙的原发性感染只有在外伤时才发生。

颞间隙位于颞区,其颞深筋膜致密、颞肌坚厚、颞窝骨质以颞鳞处最薄,因此,颞部脓肿形成后,难以自行穿破,脓液长期积存于颞鳞表面,压迫骨密质,使其坏死,发生骨髓炎,感染由此可直接向颅内或通过邻近脑膜的血管蔓延,导致脑膜炎、脑脓肿等并发症。

【临床表现】

颞部诸间隙感染多为继发,单间隙感染的机会很少,而在多间隙感染时,颞间隙感染的体征常被原发间隙感染的症状所掩盖,或混淆在一起而极不明显。颞间隙感染有的发病很急,进展很快,全身中毒严重,有的发病和进展均很缓慢,全身中毒较轻。眶区和颧部向下可至腮腺咬肌区。缓慢进行的脓肿患者,虽脓肿范围很大,而反应性水肿却不明显,波及范围也不广。在颞间隙感染中,化脓而致的波动,只有在颞筋膜间间隙感染时出现较早,颞深间隙感染时,由于颞肌覆盖,虽已化脓也很难触得波动,这时只有依靠穿刺决定。颞间隙感染有不同程度的牙关紧闭,在开口时下颌向患侧偏移。颞间隙感染的患者有较剧的患侧头痛和头部沉重感,在颞深间隙感染时尤为明显。其他症状有发烧、食欲缺乏、全身不适、粒细胞增高等。

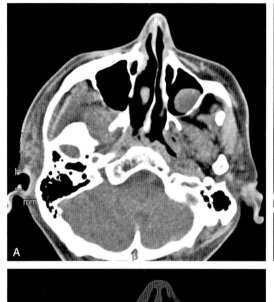

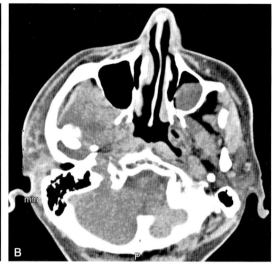

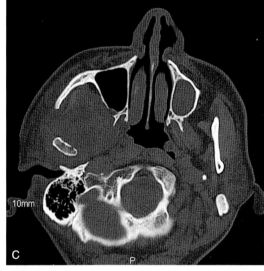

图 2-1-3-10 右侧颞下间隙感染

右侧翼外肌肿胀、颞肌明显肿胀,边缘不规则毛糙。上颌窦后壁及翼前后脂肪垫软组织密度团块充填,密度增高。右侧上颌窦后外壁及髁突前斜面密质骨吸收变薄、断续

【CT 表现】

颞间隙感染表现为颞间隙蜂窝组织密度增高,表现为淡片状或片状高密度影,间隙周围筋膜肥厚。脓肿形成时表现为低密度团块,比较厚。有时可见眼轮匝肌或耳前肌肿胀。累及颞骨时,可见颞骨骨髓炎表现,进而侵及颅内;累及颧骨时,可见颧骨骨破坏;累及中耳时可见中耳乳突炎 CT 表现(图 2-1-3-11~2-1-3-13)。强化检查,蜂窝组织间隙不均匀强化,坏死组织、渗出液无强化,脓肿壁呈环形强化,增厚筋膜轻度强化。

七、腮腺间隙感染

腮腺间隙位于腮腺鞘内,该间隙为腮腺及通行于腺体内的血管、神经及淋巴组织所充满。腮腺间隙内侧面未封闭,直接通咽旁间隙和翼下颌间隙。

【临床表现】

腮腺间隙感染表现为腮腺区肿胀、压痛。脓肿形成后,间隙脓肿可触及波动感。

【CT 表现】

腮腺间隙感染表现为腮腺密度增高,呈点状、结节状、条带样、片状或弥漫性高密度影。腮腺间隙周围筋膜肥厚,边缘毛糙。感染炎症时可见软组织密度团块,脓肿形成时表现为低密度团块,壁较厚。有时可见耳前、后肌肿胀(图 2-1-3-14~2-1-3-16)。强化检查,蜂窝组织间隙不均匀强化,坏死组织、渗出液无强化,脓肿壁呈环形强化,增厚筋膜轻度强化。

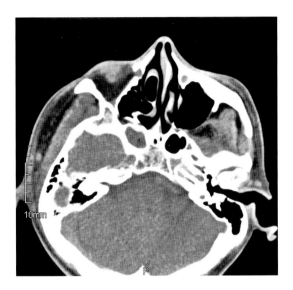

图 2-1-3-11 右侧颞间隙感染

右侧颞间隙开大,蜂窝组织密度未见明显改变,颞肌明显肿胀

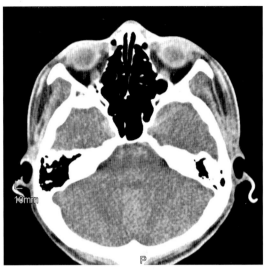

图 2-1-3-12 左侧颞间隙感染

右侧颞间隙开大,筋膜肥厚,筋膜间蜂窝组织间隙变窄、密度略变高

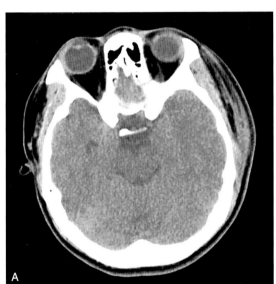

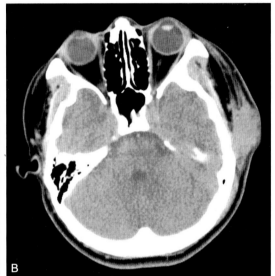

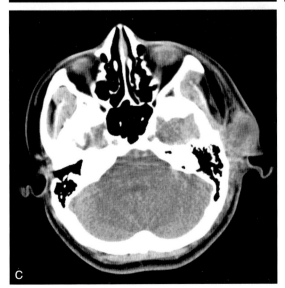

图 2-1-3-13 左侧颞间隙感染

左侧颞间隙开大,筋膜肥厚且形成软组织密度团块,团块中见低密度坏死,筋膜间蜂窝组织间隙变窄、密度增高

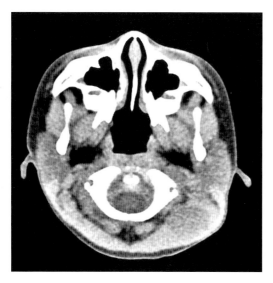

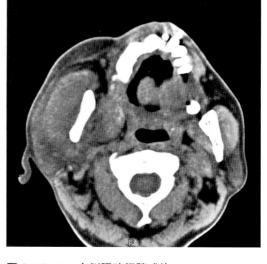

图 2-1-3-14　左侧腮腺间隙感染

左侧腮腺肿胀,密度略增高

图 2-1-3-15　右侧腮腺间隙感染

右侧腮腺间隙开大,密度增高,二腹肌后腹向内移位

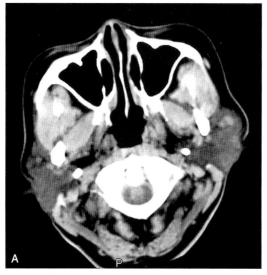

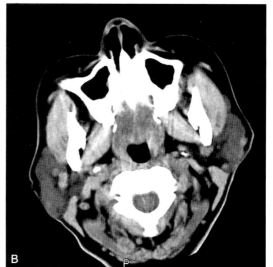

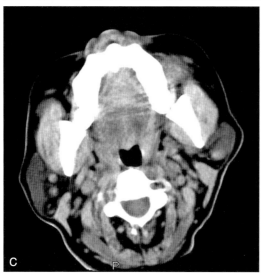

图 2-1-3-16　左侧腮腺间隙感染

左侧腮腺边缘腮腺间隙多发软组织密度结节,腮腺筋膜肥厚

八、翼腭间隙感染

翼腭间隙向前经眶下裂通眼眶,向内经蝶腭孔通鼻腔,向外经翼上颌裂连通颞下间隙,向下翼腭管通口腔,向后上经圆孔通颅腔。

【临床表现】

翼腭间隙位于颞下间隙及翼下颌间隙内侧,位置较深,感染如不累及周围组织结构时外观改变不明显(图 2-1-3-17)。

【CT 表现】

翼腭间隙感染多由相邻间隙感染蔓延所致,多表现为翼腭间隙密度增高,当软组织密度结节形成时表现为间隙开大,间隙开大罕见。

九、舌下间隙感染

舌下间隙向后通下颌下间隙及颏舌肌间间隙,向后上通翼下颌间隙,向后内通咽旁间隙。由于下颌前牙及第一前磨牙的根尖下颌舌骨线的上方,因此,上述诸牙的牙源性感染,若破坏下颌骨的舌侧骨板,则进入舌下间隙。口底黏膜损伤、溃疡以及舌下腺、下颌下腺导管的炎症均可引起舌下间隙感染。

【临床表现】

舌下间隙感染表现为一侧或双侧的舌下肉阜或颌舌沟区底肿胀,黏膜充血,舌体被挤压抬高、推向健侧、运动受限、语言、进食及吞咽困难和疼痛。感染向口底后部扩散时,可出现张口受限和呼吸不畅。脓肿形成后在口底可扪及波动;如自行破溃则有脓液溢出。

【CT 表现】

舌下间隙感染表现为颏舌肌 - 舌内肌间隙、下颌舌骨肌 - 舌骨舌肌间隙开大、密度增高,可见舌下腺、颌下腺导管及下颌下腺深部炎,舌下肉阜或颌舌沟区底肿胀(图 2-1-3-18)。

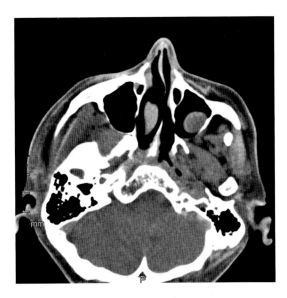

图 2-1-3-17　右侧翼腭间隙感染

右侧颞间隙感染累及翼腭间隙,翼腭间隙表现为软组织密度影

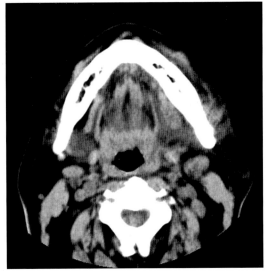

图 2-1-3-18　左侧舌下间隙感染

左侧舌骨舌肌 - 下颌舌骨肌间隙开大,密度增高,下颌舌骨肌肿胀,舌骨舌肌受压变细

十、舌深部间隙感染

舌深部间隙包括颏舌肌间间隙和颏舌肌－舌骨舌肌间间隙。颏舌肌间间隙上界为舌中隔，下界颏舌骨肌，向前通舌下间隙；颏舌肌－舌骨舌肌间间隙向前通舌下间隙。

【临床表现】

舌下间隙感染表现为一侧或双侧颏舌肌或舌骨舌肌肿胀，黏膜充血，口底抬高，语言、进食及吞咽困难和疼痛。脓肿形成时可触及波动。

【CT表现】

舌深部间隙感染表现为颏舌肌间间隙和颏舌肌－舌骨舌肌间间隙开大，密度增高，颏舌肌和舌骨舌肌肿胀，可见片状软组织密度影及软组织密度团块（图2-1-3-19）。

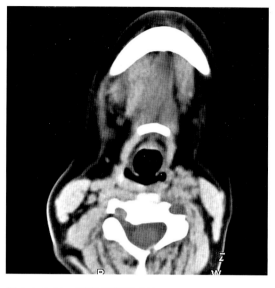

图 2-1-3-19　舌深部间隙感染

双侧颏舌肌密度变低，右侧颏舌肌肿胀，颏舌肌间间隙狭窄，密度增高

十一、下颌下间隙感染

下颌下间隙位于下颌下三角内，界限与下颌下三角相通，间隙内包含有下颌下腺和下颌下淋巴结，并有面动脉、面前静脉、舌神经及舌下神经通过。该间隙与舌下间隙、颏下间隙、翼下颌间隙及咽旁间隙相通。由于下颌磨牙及下颌第二前磨牙的根尖多位于下颌舌骨线的下方，因此，上述诸牙根尖的炎症可穿破下颌骨舌侧骨板，侵入下颌下间隙。下颌下淋巴结炎扩散及化脓性下颌下腺炎均可继发下颌下间隙感染。

【临床表现】

多数下颌下间隙感染是以蜂窝组织炎为早期表现，进而有淋巴结肿大，临床表现为下颌下区丰满，有明确边界的淋巴结肿大、压痛。化脓性淋巴结炎向淋巴结外扩散形成蜂窝组织炎。下颌下蜂窝组织炎临床表现为下颌下三角区肿胀，下颌骨下缘轮廓消失，皮肤紧张、压痛，按压有凹陷性水肿。脓肿形成后，中心区皮肤充血，可触及明显波动。下颌下间隙因与舌下间隙相续，感染极易向舌下间隙扩散，此时可伴有口底后份肿胀，舌运动疼痛，吞咽不适等症状。

【CT表现】

下颌下间隙感染首先表现为蜂窝组织密度增高或间隙开大，可表现为片状高密度影，炎症聚集形成软组织密度团块，间隙周围筋膜肥厚。常合并淋巴结炎，表现为淋巴结肿大，肿大淋巴结边缘模糊毛糙，可相互融合。脓肿形成时表现为团状低密度影。下颌下间隙感染累及下颌下腺时，颌下腺肿胀，密度变低；累及下颌舌骨肌时，下颌舌骨肌肿胀（图2-1-3-20~2-1-3-22）。强化检查，蜂窝组织间隙不均匀强化，坏死组织、渗出液无强化，脓肿壁呈环形强化，增厚筋膜轻度强化。

十二、颏下间隙感染

颏下间隙位于颈前三角舌骨上区，此间隙借下颌舌骨肌、颏舌骨肌与舌下间隙相隔。该间隙与下颌下间隙相连，内有少量脂肪组织和淋巴结。下颌舌骨肌在下颌体前部的附着处位于下颌前牙及第一前磨牙根尖之下，所以颏下间隙牙源性感染较少，但颏下淋巴结收集下唇中部、颏部、下颌前牙及舌尖等处的淋巴，上述部位的感染可侵及颏下淋巴结，所以腺源性间隙感染较多见。

【临床表现】

颏下间隙感染多为淋巴结扩散引起，所以病情一般进展缓慢，早期变现为蜂窝组织炎，进而淋巴结肿

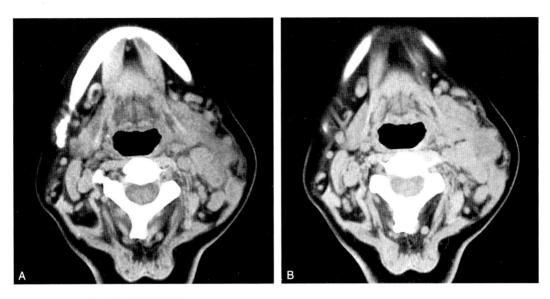

图 2-1-3-20　左侧下颌下间隙感染

左侧下颌下间隙开大,蜂窝组织密度增高且见不规则形软组织密度团块和脓肿,下颌下腺和淋巴结肿大

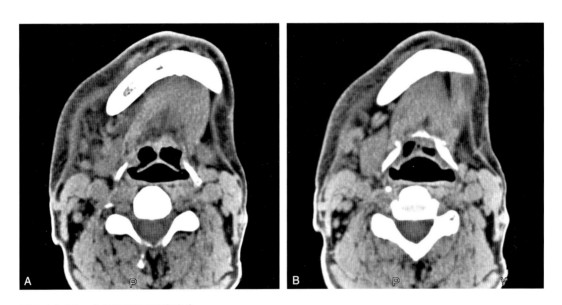

图 2-1-3-21　右侧下颌下间隙感染

右侧下颌下间隙开大,蜂窝组织密度增高,筋膜肥厚,淋巴结肿大

大,肿胀范围可扩展至整个颌下三角区,皮肤充血、发红,有压痛。脓肿形成后局部皮肤呈紫色,触诊有凹陷性水肿及波动感。

【CT 表现】

颌下间隙感染表现为蜂窝组织密度增高或间隙开大,筋膜肥厚,可见片状高密度影,炎症聚集形成软组织密度团块。常合并淋巴结炎,表现为淋巴结肿大,肿大淋巴结边缘模糊毛糙,可相互融合。脓肿形成时表现为团状低密度影。脂肪结缔组织变性坏死,脓液集聚形成脓肿,表现为团状液体密度影,颌舌骨肌可见受压移位或肿胀(图 2-1-3-23~2-1-3-25)。强化检查,蜂窝组织间隙不均匀强化,脓液不强化,脓肿壁呈环形强化,增厚筋膜轻度强化。

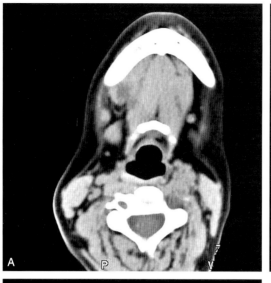
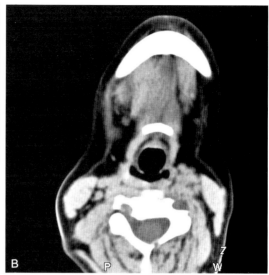
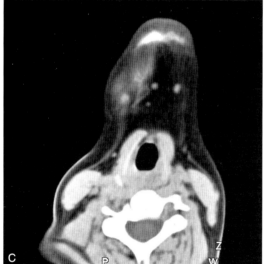

图 2-1-3-22 右侧下颌下间隙感染

右侧下颌下间隙开大,蜂窝组织密度增高,筋膜肥厚,淋巴结肿大,脓肿形成

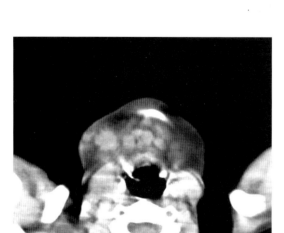

图 2-1-3-23 颏下间隙感染

颏下间隙开大,蜂窝组织密度增高,间隙内淋巴结肿大

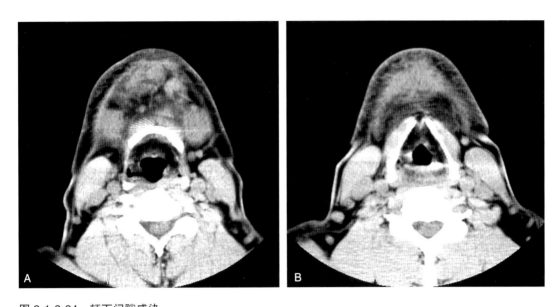

图 2-1-3-24　颏下间隙感染

颏下间隙蜂窝组织密度增高,筋膜肥厚,颏舌肌肿胀且形成软组织密度团块

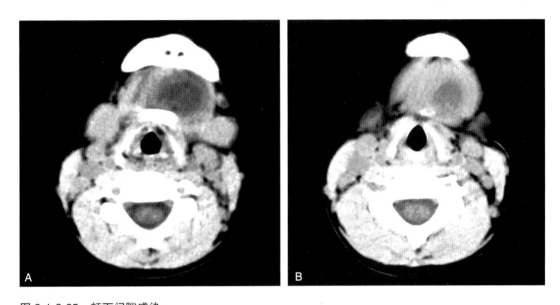

图 2-1-3-25　颏下间隙感染

颏下间隙增大,软组织密度团块,团块中见低密度脓肿

十三、咽旁间隙感染

　　咽旁间隙位于咽腔侧方的咽上缩肌与翼内肌和腮腺深叶之间。咽旁间隙的外侧是翼内肌和腮腺深叶,其前被咽颊筋膜所掩盖,后为椎前筋膜,上起自颅底,下至舌骨平面,咽旁间隙被茎突及茎突肌群分为前后两份。前部较小,内有结缔组织,后部较大,内有颈内静脉、颈内动脉、舌咽神经、舌下神经、迷走神经、副神经及颈交感神经等。咽旁间隙与翼下颌间隙、颞下间隙、舌下间隙、下颌下间隙及咽后诸间隙相通。

　　咽旁间隙感染来源:①扁桃体感染所致,扁桃体周围的脓肿可直接穿过咽上缩肌进入咽旁间隙;或在切开扁桃体脓肿由注射针头将感染带入;或因分离过深而将感染带入。②牙源性感染,较少见,主要是下颌磨牙冠周炎或其所致的骨髓炎等。③耳源性感染,乳突尖脓肿穿破乳突尖端或内侧壁而进入咽旁间隙。④腮腺鞘内的感染可以直接注入咽旁间隙。⑤邻近间隙感染可直接侵入咽旁间隙,如翼下颌间隙、颞下间隙、颊间隙、舌下间隙等。⑥沿血管侵入,扁桃体的感染不论沿静脉内或静脉周围均可侵入咽旁间隙。⑦淋巴途径感染,有时淋巴结的病变也可经静脉壁引起静脉周围炎,或血栓性静脉炎再延至咽旁间隙。⑧其他如外伤或拔除智齿时,由于将牙根或牙碎片推入咽旁间隙而引起感染。

【临床表现】

咽旁间隙感染脓肿向内蔓延使患侧扁桃体、咽侧壁明显推向中线,向上蔓延出现面颊部肿胀及头面部蜂窝组织炎,向下蔓延出现患侧颈部、颌下区弥漫性肿胀及颈部强直,此时脓肿较深,波动感不明显。

【CT表现】

咽旁间隙包括咽旁前间隙和咽旁后间隙,前间隙较小,内含蜂窝组织,隔咽上缩肌与腭扁桃体相邻;咽旁后间隙亦称颈动脉间隙,较大,内有颈内动静脉、IX ~ XII对脑神经和颈深上淋巴结。咽旁间隙感染初期表现为蜂窝组织密度增高,进而表现为片状高密度影。炎症聚集形成团组织密度团块,脓肿形成时表现为低密度脓腔,如产气菌感染或感染与外界或含气腔相通,可见气泡。炎症向内扩散,可见咽缩肌或扁桃体肿胀,咽腔受压狭窄或移位(图2-1-3-26、2-1-3-27)。强化检查,蜂窝组织间隙不均匀强化,脓液不强化,脓肿壁呈环形强化。

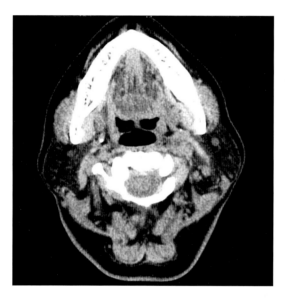

图 2-1-3-26　左侧咽旁后间隙感染

左侧咽旁后间隙密度增高,间隙内见软组织密度团块,形态不规则边缘毛糙。茎突及二腹肌后腹受压移位

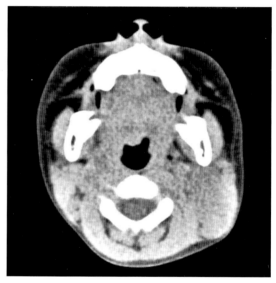

图 2-1-3-27　左侧颈动脉间隙感染

左侧颈动脉间隙开大、饱满、密度增高,间隙内见略低于软组织密度团块,形态不规则,边缘毛糙。胸锁乳突肌受压移位

十四、颈前三角舌骨下区间隙感染

颈前三角舌骨下区位于胸锁乳突肌前缘前方、舌骨下方的颈前侧区。

【临床表现】

颈前三角舌骨下区被蜂窝组织充填,向上延续下颌下间隙,感染多源于下颌下间隙向下扩散。颈前三角舌骨下区感染首先变现为蜂窝组织炎,继而淋巴结肿大或脓肿形成,临床表现为颈前区丰满、肿胀及压痛。脓肿形成后,中心区皮肤充血,可触及明显波动。

【CT表现】

颈前三角舌骨下区间隙感染早期表现为间隙开大或蜂窝组织密度增高,进而表现为片状高密度影或软组织密度结节。可合并淋巴结肿大,肿大淋巴结界限模糊,筋膜肥厚。病情严重时,软组织密度结节或肿大淋巴结相互融合形成软组织密度团块,团块坏死,形成低密度脓肿(图2-1-3-28、2-1-3-29)。强化检查,肿大淋巴结及软组织密度团块不均匀强化,脓液不强化,脓肿壁呈环形强化,增厚筋膜轻度强化。

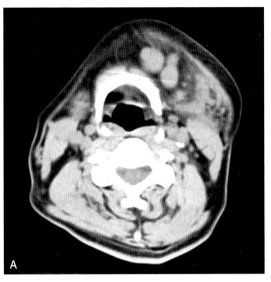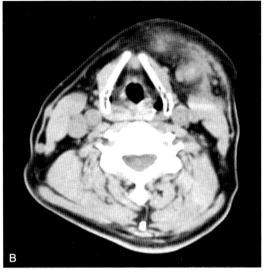

图 2-1-3-28 左侧颈前三角舌骨下区间隙感染

左侧颈前三角舌骨下区蜂窝组织密度增高，淋巴结肿大且融合形成肿块，筋膜肥厚

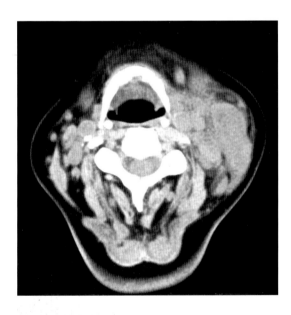

图 2-1-3-29 左侧颈前三角间隙感染

左侧颈前三角蜂窝组织密度增高，见片状、团状软组织密度影，软组织密度团块见低密度坏死。左侧胸锁乳突肌明显肿胀，相邻筋膜肥厚。此感染累及颈动脉三角

十五、颈后三角间隙感染

颈后三角间隙位于颈后三角，境界与颈后三角相当，前界为胸锁乳突肌后缘，后界为斜方肌前缘，下以锁骨上缘中 1/3 为界。该间隙的顶为颈深筋膜浅层，其底由上向下依次为夹肌、肩胛提肌、后斜角肌及中斜角肌构成。

【临床表现】

颈后三角间隙感染多源于颈前三角感染向后扩散。颈后三角舌骨下区感染首先表现为蜂窝组织炎性浸润，继而淋巴结炎，临床表现为颈前区丰满、肿胀及压痛。脓肿形成后，中心区皮肤充血，可触及明显波动。

【CT 表现】

颈后三角间隙感染早期表现为间隙开大或蜂窝组织密度增高，进而表现为片状高密度影或软组织密度结节。间隙相邻肌肉可有肿胀，肌肉肿胀时肌间间隙可狭窄或消失。可合并淋巴结肿大，肿大淋巴结界

限模糊,筋膜肥厚。病情严重时,软组织密度结节或肿大淋巴结相互融合形成软组织密度团块,团块坏死,形成低密度脓肿(图2-1-3-30)。强化检查,肿大淋巴结及软组织密度团块不均匀强化,脓液不强化,脓肿壁呈环形强化,增厚筋膜轻度强化。

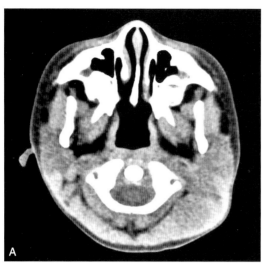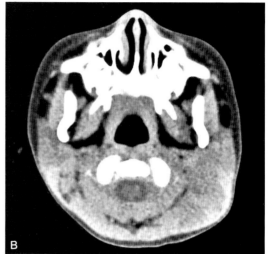

图 2-1-3-30　左侧颈后三角间隙感染

左侧颈后三角间隙开大,蜂窝组织密度增高,软组织密度团块形成,中见低密度脓肿。胸锁乳突肌及斜方肌受压移位

十六、咽后、椎前、椎旁间隙感染

咽后间隙位于咽后壁颊咽筋膜(咽缩肌)与椎前筋膜(椎前肌)之间;椎前间隙在咽后间隙之后,位于椎前筋膜与脊柱之间;椎旁间隙位于颈动脉间隙后方,以前斜角肌和中斜角肌为其前、后界,此间隙通过颈部全长。

【临床表现】

此三间隙感染多源于相邻间隙感染蔓延所致,主要表现为蜂窝组织炎,淋巴结肿大少见。

【CT 表现】

咽后、椎前、椎旁间隙感染分别表现为咽后、椎前、椎旁间隙蜂窝组织密度增高,间隙开大,可见片状或结节状软组织密度影,相邻肌肉肿胀时间隙可闭塞(图2-1-3-31~2-1-3-33)

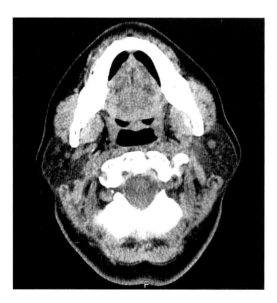

图 2-1-3-31　咽后间隙感染

咽后间隙左侧间隙开大,蜂窝组织密度增高,软组织密度结节形成

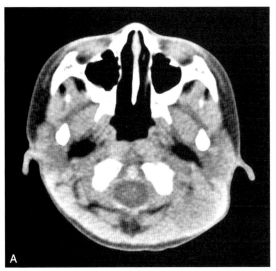
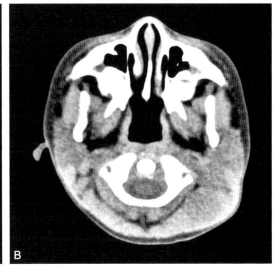
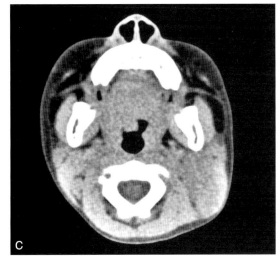

图 2-1-3-32　左侧椎前间隙感染

左侧椎前间隙开大,蜂窝组织密度增高,颈长肌、头长肌肿胀

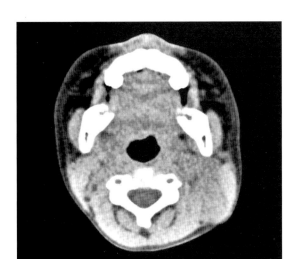

图 2-1-3-33　左侧椎旁间隙感染

左侧椎旁间隙狭窄,蜂窝组织密度增高,前、中斜角肌密度变低、边缘毛糙

第四节 颌面颈部淋巴结炎

面颈部有丰富的淋巴组织,它能将口腔、颌面部的淋巴回流、汇集到所属的区域淋巴结内,最后经过颈深淋巴结及颈淋巴干进入颈内静脉。淋巴结有过滤与吞噬进入淋巴液中的微生物、颗粒物质(如尘埃、异物、含铁血黄素)与细胞(肿瘤细胞等)的功能;而且还有破坏毒素的作用。因此,它是防御炎症侵袭和阻止肿瘤细胞扩散的重要屏障。口腔颌面部的许多疾病,特别是炎症和肿瘤,常出现相应引流淋巴结的肿大。

面颈部淋巴结炎与口腔及牙源性感染的关系密切,故主要表现为下颌下、颏下及颈深上群淋巴结炎,有时也可见到面部、耳前及耳下淋巴结炎。

面颈部淋巴结炎以继发于牙源性及口腔感染多见;也可来源于颜面部皮肤的损伤、疖、痈等;小儿大多数由上呼吸道感染及扁桃体炎引起。由化脓性细菌引起的称为化脓性淋巴结炎;由结核分枝杆菌感染的为结核性淋巴结炎。

一、化脓性淋巴结炎

化脓性淋巴结炎一般分为急性和慢性两类。急性化脓性淋巴结炎的经过主要表现为由浆液性逐渐向化脓性转化;慢性化脓性淋巴结炎多发生在患者抵抗力强而细菌毒力较弱的情况下,多源于慢性牙源性及咽部感染,或急性淋巴结炎控制不彻底,转变成慢性,病变表现为慢性增殖性过程。化脓性淋巴结炎多见于儿童及青壮年,无男女差别。有研究表明:化脓性淋巴结炎好发于下颌下及颏下淋巴结。

【临床表现】

急性化脓性淋巴结炎浆液性炎症的特征是局部淋巴结肿大变硬,自觉疼痛或压痛,病变主要在淋巴结内出现充血、水肿,淋巴结尚可移动,边界清楚,与周围组织无粘连。全身反应轻微或有低热。感染发展化脓后,局部疼痛加重,淋巴结包膜化脓溶解破溃后,侵及周围蜂窝组织或软组织则出现蜂窝织炎或炎性浸润肿块。此时,浅表皮肤充血、肿、硬,淋巴结与周围组织粘连,不能移动。脓肿形成时,皮肤有局部明显压痛点及凹陷性水肿,浅在的脓肿可触及明显波动感;全身反应加重、高热、寒战、头痛、全身无力、食欲减退、小儿可烦躁不安。

慢性化脓性淋巴结炎临床特征是淋巴结内结缔组织增生形成微痛的硬结,淋巴结活动、有压痛,但全身无明显症状;如病情持续时间较长,机体抵抗力下降,可反复急性发作。增生肿大淋巴结,即使原发感染病灶清除,也不可能完全消退。

【CT 表现】

化脓性淋巴结炎主要以淋巴结病理变化为病变诊断依据,淋巴结的大小是评价面颈部淋巴结病变的最基本标准。大多数学者以淋巴结长径 10~15mm 为标准,亦有以淋巴结短径 8~10mm 为标准者。笔者赞同以 Ⅱ、Ⅲ、Ⅳ 区肿大淋巴结直径≥15mm,其他区域直径≥10mm 为诊断面颈部淋巴结肿大的标准。有学者研究表明:此标准敏感性为 84.6%,特异性为 86.7%,诊断失误率为 10%~20%。所以,个别患者淋巴结虽肿大不明显或 <8mm,只要淋巴结内部密度有改变应考虑淋巴结病变可能性。

化脓性淋巴结炎病变初期即急性期,主要是淋巴结内充血、水肿,表现为单个或多个肿大淋巴结,与肌肉等密度,密度均匀,边缘清楚光滑,周围脂肪间隙蜂窝组织密度正常。肿大淋巴结可呈串珠样,也可双侧或多间隙发病。肿大淋巴结多表现为椭圆形、长圆形、切迹样或分叶状(图 2-1-4-1、2-1-4-2)。

慢性期化脓性淋巴结炎肿大淋巴结内发生结缔组织增生性病变,淋巴结密度变低,低于肌肉,边缘清楚光滑,周围脂肪间隙蜂窝组织密度正常。有学者提出肿大淋巴结的最长径与短径之比 >2 为反应性增生的淋巴结(图 2-1-4-3~2-1-4-5)。

随病情进展,淋巴结包膜化脓溶解破溃后,侵及周围蜂窝组织或软组织则出现蜂窝织炎或炎性浸润包块。此时包块形态可不规则,肿大淋巴结密度变低,低于肌肉,边缘毛糙,周围脂肪间隙蜂窝组织密度增高或呈片状高密度影,间隙周围筋膜肥厚。一般认为淋巴结炎性浸润形成肿物 <3cm 时成为结节;≥3cm 时

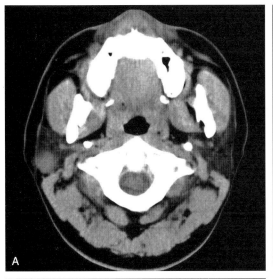

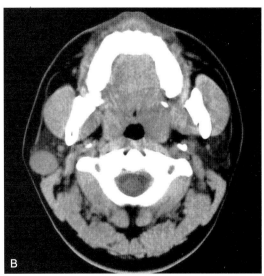

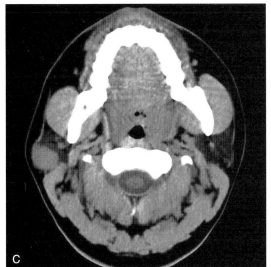

图 2-1-4-1　右侧腮腺间隙急性化脓性淋巴结炎

右侧腮腺间隙淋巴结肿大,密度均匀且等于肌肉,呈椭圆形,边缘清楚光滑,周围脂肪间隙蜂窝组织及腮腺密度正常

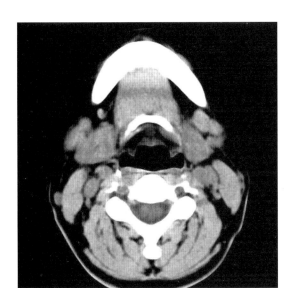

图 2-1-4-2　双侧下颌下间隙急性化脓性淋巴结炎

双侧下颌下间隙淋巴结肿大,密度均匀且等于肌肉,呈椭圆形,边缘清楚毛糙,周围脂肪间隙蜂窝组织正常

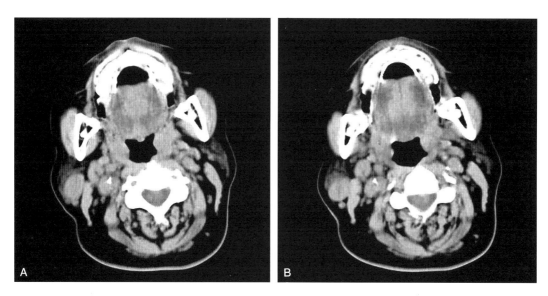

图 2-1-4-3　右侧腮腺间隙慢性化脓性淋巴结炎

右侧腮腺间隙淋巴结反应性增生肿大,密度均匀且略低于肌肉、呈椭圆形、边缘清楚光滑,周围脂肪间隙蜂窝组织正常

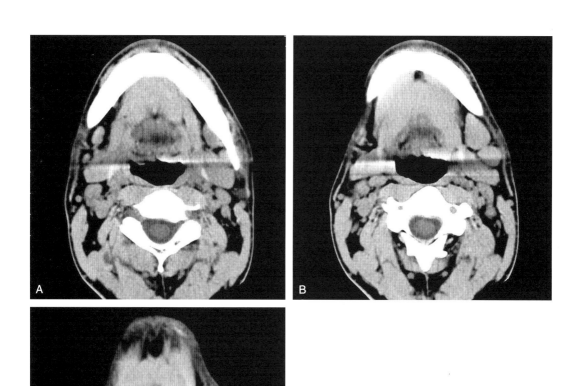

图 2-1-4-4　左侧下颌下间隙慢性化脓性淋巴结炎

左侧下颌下间隙淋巴结反应性增生肿大,密度均匀且略低于肌肉,呈长圆形、边缘清楚光滑,周围脂肪间隙蜂窝组织正常

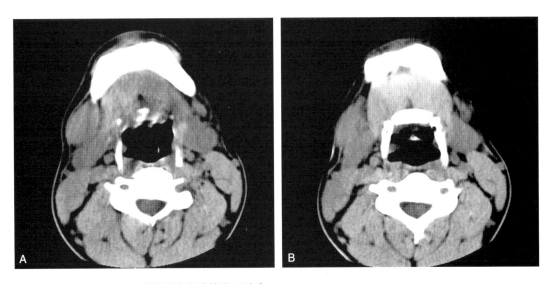

图 2-1-4-5　右侧下颌下间隙慢性化脓性淋巴结炎

右侧下颌下间隙淋巴结反应性增生肿大,密度均匀且低于肌肉,呈长圆形,边缘清楚、毛糙,周围脂肪间隙蜂窝组织正常

称为肿块(图 2-1-4-6~2-1-4-8)。脓肿形成后,表现为软组织密度结节或肿块中央低密度影,密度低于软组织、高于水,有时可见脓肿壁(图 2-1-4-8)。

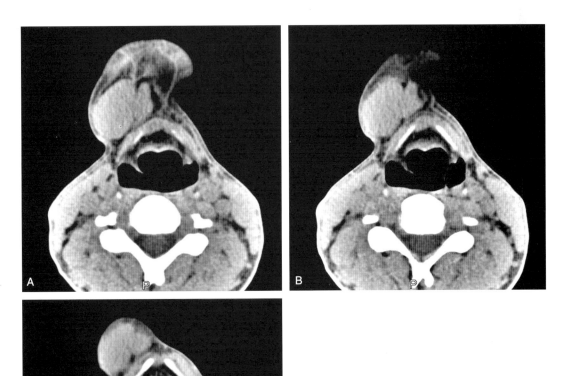

图 2-1-4-6　右侧颈前三角间隙化脓性淋巴结炎

右侧颈前三角见近软组织密度肿块和结节,密度均匀且低于肌肉,边缘清楚、毛糙,肿块呈椭圆形,结节呈不规则形。右侧颈前间隙开大,蜂窝组织密度增高

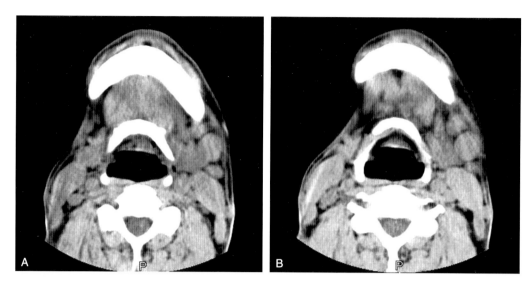

图 2-1-4-7　左侧下颌下间隙化脓性淋巴结炎

左侧下颌下间隙多发圆形、椭圆形近软组织密度结节,密度均匀且低于肌肉,边缘清楚、毛糙。左侧下颌下间隙开大,蜂窝组织密度增高,下颌下腺肿大、密度变低,筋膜肥厚

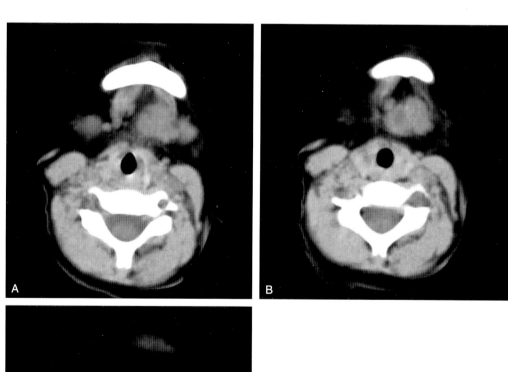

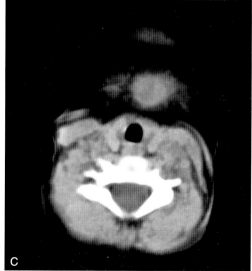

图 2-1-4-8　颏下间隙化脓性淋巴结炎

颏下间隙见分叶状近软组织密度结节,密度不均匀且低于肌肉,中见低密度脓肿,病变边缘较模糊、毛糙。颏下间隙开大,蜂窝组织密度增高

增强检查:肿大淋巴结均匀、不均匀或环形中度强化,强化程度大于肌肉,脓液不强化,脓肿壁环形强化。

二、结核性淋巴结炎

颌面及颈部是结核性淋巴结炎好发部位,结核分枝杆菌多由口腔、龋洞、龈袋、鼻咽部、扁桃体及咽部侵入,受累淋巴结依次为颈部、颌下区、腮腺区及颏下区,以颈内静脉链中、下组及颈后三角组淋巴结最为常见。多见于青壮年,女性明显多于男性。

【临床表现】

轻者仅有淋巴结肿大而无全身症状,重者可伴有体质虚弱、营养不良或贫血、低热、盗汗、疲倦等症状,并可同时有肺、肾、肠、骨等器官的结核病变或病史。局部临床表现,最初可在颈侧或下颌下发现单个或多个成串的淋巴结,缓慢肿大、较硬、无疼痛,与周围组织无粘连;病变继续发展,淋巴结中心因有干酪样坏死,组织溶解液化变软。炎症波及周围组织时,淋巴结可彼此粘连成团,或与皮肤粘连,但皮肤表面无红、热及明显压痛,扪之有波动感,此种液化现象称为冷脓肿。颈部淋巴结结核可发生于一侧或双侧,常位于胸锁乳突肌前、后缘或沿颈内静脉分布的淋巴结,故可形成颈深部冷脓肿。脓肿破溃后形成经久不愈的窦或瘘。

【CT表现】

面颈部结核性淋巴结炎的临床表现极不典型,诊断困难。CT平扫及增强扫描可明确面颈部淋巴结的部位、大小、数目、形态特征及病变周围情况,为诊断提供了很好的依据,也便于观察治疗效果。同时,CT的动态增强扫描可反映面颈部淋巴结核的病理改变。依据结核性淋巴结炎的病理变化分为两型、四期。即单纯型和混合型,单纯型又分为Ⅰ型:单个淋巴结直径<2cm;Ⅱ型:串珠型;Ⅲ型:多房型;Ⅳ型:融合呈大单房或单个直径≥2.0cm。单纯或混合型结核性淋巴结炎Ⅰ期:结核结节及肉芽肿形成;Ⅱ期:淋巴结干酪样坏死;Ⅲ期:淋巴结包膜坏死;Ⅳ期淋巴结干酪样坏死破溃并向周围侵犯。

结核结节及肉芽肿形成时,表现为单一或散在、密度均匀的软组织密度结节,结节边缘可光滑或毛糙,与周围组织界限清晰,周围蜂窝组织密度正常(图2-1-4-9、2-1-4-13),相邻筋膜正常或略肥厚,CT增强扫描呈均匀中度或明显强化(图2-1-4-15)。淋巴结干酪坏死时,肿大淋巴结中央呈低密度影,淋巴结周围脂肪间隙密度正常,CT增强扫描呈中度环状强化,中央低密度区无强化、显示更清晰(图2-1-4-10、2-1-4-16)。淋巴结包膜坏死时,肿大淋巴结相互粘连、融合,侵及周围脂肪间隙,表现为软组织或混杂密度结节或肿块,团块边缘模糊、毛糙,周围蜂窝组织密度增高,CT增强扫描表现为多个环状强化淋巴结融合成花环状,环壁较厚,中央干酪坏死区呈圆形或类圆形低密度影(图2-1-4-11)。淋巴结干酪样坏死破溃并向周围侵犯,表现为混杂密度肿块,肿块周围蜂窝组织密度增高或呈片状高密度影,病灶形成融合的脓腔,最终通过窦道引流至皮肤表面(图2-1-4-12)。CT增强扫描,表现为病变淋巴结融合成团,中度花环形或不均匀强化,中央低密度区不规则(图2-1-4-16)。

结核性淋巴结炎病程迁延时间较长时较多出现钙化,表现为点状、斑片状及大块状高密度致密影,不规则形钙化是面颈部结核性淋巴结炎的特征性表现(图2-1-4-12~2-1-4-14)。

结核性淋巴结炎灌注成像表现为缓慢上升到一较低的峰值后,在峰值水平呈水平走势;也可表现为缓慢上升趋势,没有波峰。

口腔颌面部结核因缺乏局部典型特征,容易造成误诊,需要结合其他检查。OT实验阳性只能提示该患者曾感染过或已接种过卡介苗;B超检查可以显示淋巴结结核部分实性与囊性的特点,可以明确淋巴结大小、数目、形态,但如病变没有坏死液化,则与良性肿瘤、慢性淋巴结炎难以区别;脓液或穿刺液涂片寻找结核分枝杆菌阳性率较低,临床意义不大;淋巴结穿刺活检省时、快捷、损伤小,几乎没有并发症,应是目前首选的口腔颌面部淋巴结结核的诊断方法。

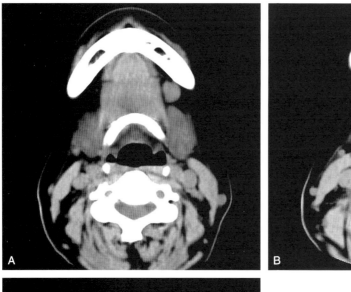

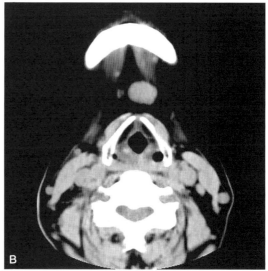

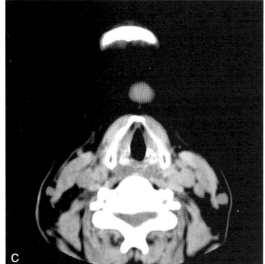

图 2-1-4-9 颏下间隙及左侧下颌下间隙结核性淋巴结炎 I 期

颏下间隙及左侧下颌下间隙分别见圆形和椭圆形软组织密度结节,密度均匀且与肌肉一致,边缘清楚光滑,间隙蜂窝组织密度正常

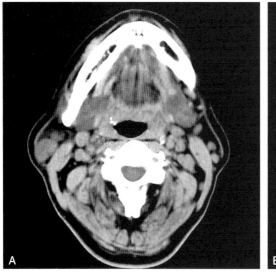

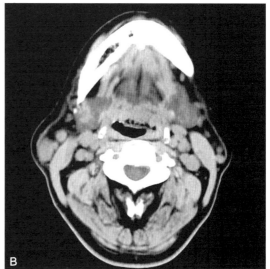

图 2-1-4-10 右侧腮腺间隙结核性淋巴结炎 II 期

右侧腮腺间隙见近椭圆形软组织密度结节,结节中央密度低于肌肉,边缘清楚、毛糙,淋巴结周围脂肪间隙密度正常,筋膜略肥厚

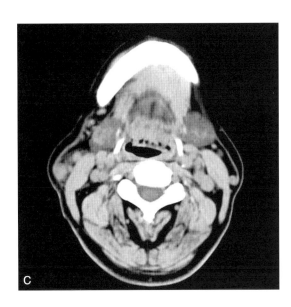

图 2-1-4-10（续）

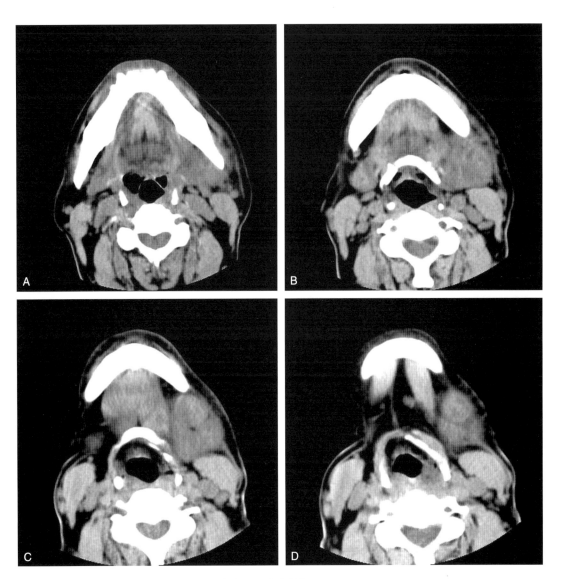

图 2-1-4-11　颏下及左侧下颌下间隙结核性淋巴结炎Ⅲ期

左侧下颌下间隙见多发近软组织密度结节,相互融合成团块,密度低于肌肉且不均,边缘模糊、毛糙,周围蜂窝组织密度增高,筋膜肥厚

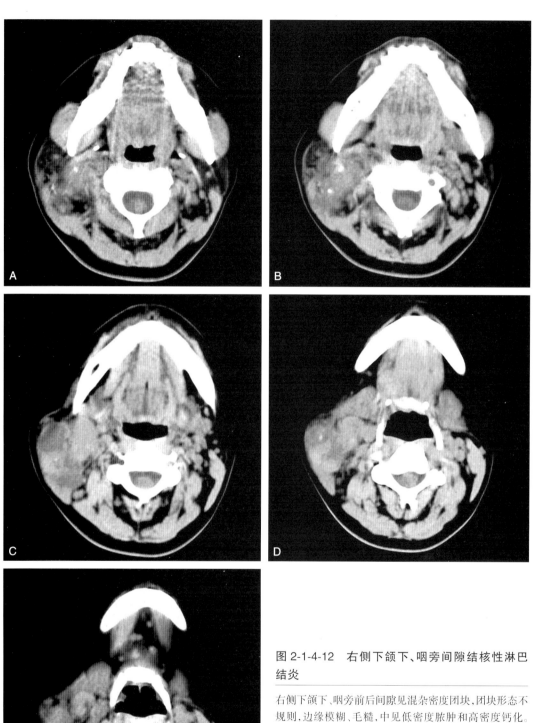

图 2-1-4-12　右侧下颌下、咽旁间隙结核性淋巴结炎

右侧下颌下、咽旁前后间隙见混杂密度团块,团块形态不规则,边缘模糊、毛糙,中见低密度脓肿和高密度钙化。肿块周围蜂窝组织密度增高或呈片状高密度影,筋膜肥厚,胸锁乳突肌受累

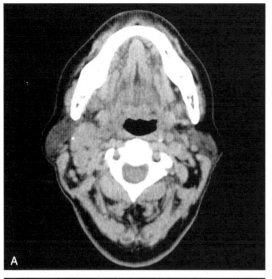
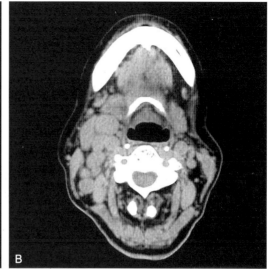
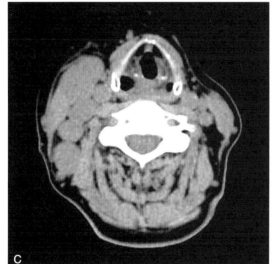

图 2-1-4-13 右侧颈前后及颈动脉三角结核性淋巴结炎

右侧颈前后及颈动脉三角多发软组织密度结节,边缘清楚光滑,密度均匀,中见点状高密度钙化

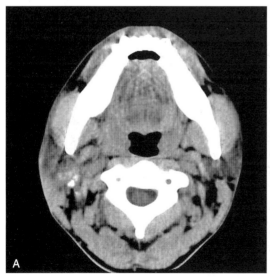
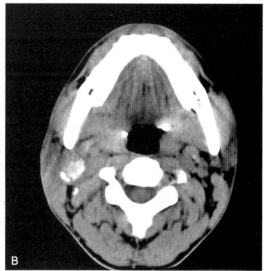

图 2-1-4-14 右侧颈动脉三角间隙结核性淋巴结炎

右侧颈动脉三角见软组织密度结节,边缘模糊、毛糙,密度不均,中见斑点和斑片状高密度钙化。间隙蜂窝组织密度增高,胸锁乳突肌肿胀、边缘模糊

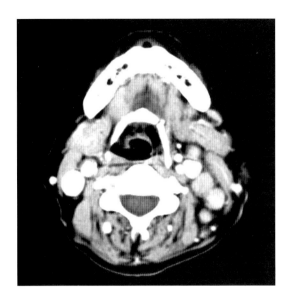

图 2-1-4-15 左侧颈动脉三角间隙及颈后三角结核性淋巴结炎

左侧颈动脉间隙及颈后三角多发淋巴结肿大,肿大淋巴结中度和明显强化

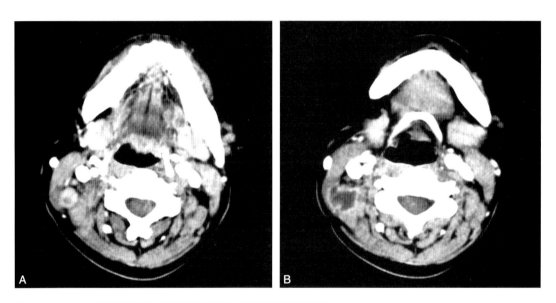

图 2-1-4-16 右侧颈动脉三角间隙及颈后三角结核性淋巴结炎

右侧颈动脉间隙及颈后三角淋巴结肿大形成肿块,肿块环形或花环样强化,形态不规则,中央为低密度干酪样坏死及脓腔,周围蜂窝组织密度改变不明显

(段 峰 杨鸿波)

第二章

口腔颌面骨损伤

第一节 概 论

口腔颌面部损伤(injuries of oral and maxillofacial region)是指颜面、颌骨和口腔部位的外伤,多因工伤、运动损伤、交通事故和生活中的意外伤害所致,战争时期则以火器伤为主。颌面部有重要组织结构,其中包括骨骼、眼、耳及鼻等气管,同时颌面部处于人体暴露部分,很容易遭受创伤,严重者可造成感觉器官障碍及面部急性感染等。

口腔颌面部损伤分为多处伤、多发伤及复合伤。多处伤是指在该部位的多个损伤,如多个软组织伤口、下颌骨两处以上的骨折、全面部骨折等;多发伤是指除口腔颌面部外,还存在颅脑伤、胸腹伤或四肢伤等;复合伤是指两种以上的原因致伤,如撞击伤与灼伤或辐射伤并存。

口腔颌面部骨折是口腔颌面外科的主要疾病之一,也是全身创伤的一个重要组成部分,骨折带来的创伤对于患者的咀嚼功能、吞咽功能、言语功能、面容外观等均可造成不同程度的障碍,损害患者的身心健康。骨折是骨组织或骨小梁的连续性中断称为骨折。绝大部分患者是因直接或间接外力作用于骨骼而发生的;当骨折发生在骨病变部位时,外伤往往不是造成骨折的主要原因,此种骨折称为病理性骨折。

口腔颌面部骨折根据骨折部位分为:下颌骨骨折、上颌骨骨折、颧骨及颧弓骨折、鼻区骨骨折、眼眶骨折等。

【观察要点】

(1) 骨折的部位与数目:骨折线的具体部位,是单发还是多发。由于颌骨的特殊解剖结构,受外伤可发生直接骨折和间接骨折。直接骨折是在外力直接撞击的部位骨质发生断裂,而间接骨折是非直接撞击部位发生的骨折,所以,颌骨外伤骨折可有三种情形,第一种是仅外力作用部位骨折;第二种是外力直接作用部位未发生骨折,而对侧颌骨发生间接骨折;第三种是外力直接作用部位与对侧某些部位同时发生骨折。

(2) 骨折的类型:观察是完全性或不完全性骨折;横行、斜行或纵行骨折;粉碎性、嵌入性、凹陷性骨折;青枝骨折或骨缝分离。

(3) 骨折的移位:见于完全性骨折,影响骨折段移位因素很多,如骨折的部位、类型、损伤力量的大小、方向和肌肉的牵拉力等。骨折移位可直接影响咬合、咀嚼、吞咽和言语等功能。

(4) 骨折线与牙的关系:应注意观察牙是否在骨折线上;有无牙折或病变牙;牙是否有脱位或缺失。

(5) 骨折线与营养管及正常骨缝区别:骨折线是密质骨和松质骨断裂而显示不整齐的低密度条状影,呈直线状、锯齿状或不规则状,密质骨和骨小梁终止于骨折线的边缘,新鲜骨折线边缘清晰而锐利。正常骨缝和营养管有恒定的位置和走行方向,显示为均匀的管状或线状低密度影。

【骨折的愈合】

骨折的愈合过程要经过骨折部血肿形成、血肿机化、纤维性及软骨性骨痂形成、骨组织取代软骨组织几个阶段,而在组织学上可概括为骨痂形成期及塑形期。

骨折后,血肿充满了组织间的间隙,此时 CT 表现骨折线锐利、不规则,软组织肿胀,组织界限不清;以后,血肿周围新的毛细血管和成骨细胞开始长入血肿内,使血肿机化,此时骨折断端附近的骨外膜深层及骨内膜产生大量的成骨细胞,散布于两断端间的肉芽组织中,机化的血块逐渐变为骨样组织,再钙化形成骨痂,这一过程为骨痂形成期。此时,骨小梁无一定方向,结构不规则。骨样组织不断有钙盐沉积,使基质发生钙化,逐渐变为致密的骨组织。

骨折愈合在 CT 片上最重要的表现是骨折线的变化,早期骨折断端有轻微吸收,显示不整齐的边缘。随着治疗过程的进展,先是骨折线更清晰再逐渐模糊、密度增高、类骨质形成。愈合过程中形成的骨痂没有清晰的骨结构,骨小梁排列紊乱,经过不断地塑形调整,出现正常骨结构,骨折线也逐渐完全融合、消失。骨折愈合不良的 CT 表现是骨痂出现延迟、稀少或不出现,骨折线消失迟缓或长期存在;不愈合的 CT 表现是骨折断端变圆、变宽、边缘光滑,断端间有明显裂隙。

【并发症】

(1) 骨萎缩:骨萎缩 CT 表现为骨密度变低,骨皮质变薄,骨小梁间隙增宽。只有当骨萎缩长期不消失,成为永久性或伴永久性变化时,才能考虑它是骨折的并发症。

(2) 感染:当骨折部并发感染时,局部骨质破坏,新形成的骨痂亦有局部骨破坏,破坏区被肉芽组织或瘢痕组织所充填。CT 显示不规则骨破坏,破坏区没有化骨现象,可出现死骨。

(3) 外伤性骨膜下骨化及移位骨化:于骨折或软组织严重挫伤后,都可能发生外伤性骨膜下骨化或移位骨化。

(4) 骨骺分离后的生长障碍:骨骺分离将影响损伤骨的生长。由于骨骺损伤或骨骺线过早联合,以后可能出现骨骼畸形,对此患者受伤后 CT 检查随访,比较病侧和健侧骨骼形态差别。

(5) 畸形愈合:骨折后复位不佳,可导致畸形愈合,累及颞下颌关节功能,可能出现颞下颌关节紊乱病。

第二节 下颌骨骨折

下颌骨是颌面部体积最大、位置较突出的骨骼,容易遭受损伤,无论在平时或战时,其损伤的发生率均较高,居颌面骨骨折的首位。据国内外有关资料统计,下颌骨骨折的发生率占颌面损伤总数的 25%~28%,而占颌面骨骨折的 55%~72%。

下颌骨骨折以下颌骨体部骨折率最高,然后依次为髁突、下颌角、升支,骨折仅限于喙突和牙槽突者少见。下颌骨骨折的部位常与受打击的部位有关,如大多数髁突颈部骨折是由于颏部受到打撞而引起的;而下颌骨体部和角部骨折,则常为该部直接受外力所致。火器性下颌骨损伤的部位与子弹、弹片击中的部位关系更为密切,不一定与下颌骨本身的薄弱部位有关。

下颌骨是构成面部下 1/3 的主要骨骼,也是头面部唯一能活动的骨骼。下颌骨的骨质较致密,骨密质厚而坚硬,尤其是体部的下缘最厚,是下颌骨最坚实的部分。体部在正中处形成颏正中联合。下颌骨髁突是下颌骨主要的生长中心,该部如在儿童期受到损伤或破坏,将导致下颌骨的发育障碍。髁突颈部是髁突头部下方较细的部分,在下颌骨外伤中,常被间接力量的冲击而发生骨折。下牙槽神经、血管束经下颌孔进入下颌骨内,沿下颌管向下前延伸。下颌骨因骨质致密,血运比上颌骨要差,因此损伤后并发骨髓炎的机会比上颌骨多,而且严重,骨折的愈合也较慢。下颌骨上附着的肌肉较多,主要有两组强大的咀嚼肌附着。咬肌、颞肌和翼内肌构成升颌肌群;颏舌骨肌、下颌舌骨肌和二腹肌前腹构成降颌肌群。当下颌骨发生骨折时,各肌的牵引力失去相互平衡状态,骨折段将循着所附着肌的牵引方向而发生移位,造成牙咬合错乱和咀嚼障碍,甚至阻塞呼吸道,发生呼吸困难。

【临床表现】

下颌骨骨折可根据骨折性质、骨折发生部位及骨折段有无牙存留进行分类。按骨折性质分为①洞穿性骨折:骨折部骨质有洞性缺损;②闭合性骨折:单纯线状骨折且无皮肤、软组织伤口与其相通者;③开放性骨折:骨折同时有皮肤、软组织伤口,并与骨折处相通;④复杂性骨折:多方向骨折,同时与周围软组织伤口相通;⑤粉碎性骨折:骨折部骨质断裂成许多大小不等的碎片;⑥嵌叠性骨折:骨折断端移位后,互相重叠、淤塞。按骨折发生部位分为:颏中缝区骨折;尖牙区骨折、颏孔区骨折、下颌角骨折、升支骨折、髁突颈骨折及喙突骨折等。按骨折段有无牙存留分为:①骨折线两侧骨折段上均有牙存留,可以利用牙做结扎固定,恢复咬合关系者;②骨折线两侧骨折段上仅一侧有牙存留,另一侧无牙。

下颌骨骨折时除会发生一般外伤骨折所具有软组织肿胀、疼痛、出血和功能障碍等症状和体征外,由于下颌骨的解剖生理特点,骨折时又有一些特殊的临床表现。

(1) 骨折段移位:下颌骨骨折后,有多种因素可以影响骨折段的移位,其中以咀嚼肌对颌骨的牵拉为主要原因,其他因素还有外力的方向、骨折的部位、骨折线的方向和骨折段上是否有牙存留等。不同部位骨折后的移位情况是不相同的。

① 颏部骨折:颏部骨折是指双侧颏孔之间的下颌骨骨折,颏部骨折,可以是单发的、双发的线性骨折或粉碎性骨折。在单发的正中颏部线性骨折时,由于骨折线两侧肌肉的牵拉力量相等,方向相对,常无明显移位或不发生移位。如颏部双发骨折,两骨折线之间的颌骨骨折段可因颏舌骨肌、颏舌肌、下颌舌骨肌和二腹肌前腹的牵拉,而向后下移位。如颏部粉碎性骨折或伴有骨质缺损,则两侧骨折段由于下颌舌骨肌的牵引,而向中线方向移位,使下颌骨前端变窄。后两种情况,都可使舌后退,有引起呼吸困难,甚至发生窒息的可能,应特别注意。

② 颏孔区骨折:颏孔区骨折后,相当于将下颌骨分成大小不等的前后两段。前段骨折段与健侧下颌骨保持连续性,由于受降颌肌群的牵拉,向下、后方移位,同时也受对侧翼外肌的作用而微偏向患侧;后骨折段因受所附升颌肌群的牵拉而向上移位,同时也受翼外肌的作用而稍向内偏移,如上、下颌都有牙,则向上移位至上、下牙接触为止。这样,在临床上就表现出咬合错乱。

③ 下颌骨角部骨折:下颌骨角部骨折也是使下颌骨分成前长后短的两个骨折段,如果骨折线在下颌角或其稍上方,前后两骨折段都有咬肌和翼内肌附着,则可不发生移位。如骨折线在升颌肌群附着处之前,则前骨折段受降颌肌群的牵拉,向下后移位;而后骨折段因升颌肌群的牵拉,向上内侧移位。

④ 髁突骨折:髁突颈部较细,在解剖上属薄弱区,受外力打击可造成直接骨折,且髁突处于应力传导部位,颏部或体部骨折常伴髁突颈部间接骨折,故临床上髁突骨折较为常见。骨折后的髁突,常因其所附着的翼外肌的牵拉而向前内方移位。同时,下颌升支部受咬肌、翼内肌和颞肌的牵拉而向上移位,使健侧牙及前牙形成开𬌗。双侧髁突发生骨折时,两侧同时有骨折段移位,开𬌗更为明显。

⑤ 多发骨折:下颌骨发生多发骨折时,骨折段的移位常无一定的规律。有肌肉附着的骨折段一般向肌牵拉方向发生移位;无肌附着或原附着的肌肉也损伤断裂,则骨折段常随外力方向或重力发生移位,尤其在火器性损伤造成粉碎性骨折时更是如此。

(2) 咬合错乱:咬合错乱是颌骨骨折中最常见和最有特点的体征。下颌骨骨折后,骨折段多有移位,有时即使只有轻度移位,也可出现咬合错乱。

(3) 牙龈及黏膜撕裂:下颌体部的骨折常致骨折处的牙龈和黏膜撕裂,而成为开放性骨折,并可伴发牙折、牙挫伤、牙脱位或牙缺失。

(4) 骨折附近软组织出血或肿胀:骨折时均伴有局部出血,血液可从与骨折相通的面部伤口或口内牙龈断裂处流出,也可积聚在组织内形成血肿。

(5) 感觉异常:下颌骨骨折后,可因骨折端活动或摩擦,发生疼痛。如伴发下牙槽神经损伤或断裂,则出现同侧下唇麻木。

(6) 骨折段异常动度:下颌骨虽是可以活动的骨骼,但在正常情况下,是全下颌骨整体和协调的生理运动。当下颌骨骨折后,则可出现分段的不协调的异常动度,尤其在检查时容易发现。同时可能检查出骨折断端间的异常摩擦感、摩擦音或骨断端形成的台阶。

(7) 功能障碍:下颌骨骨折患者可出现张口受限,影响咀嚼、吞咽和呼吸等功能。

【CT 表现】

(1) 颏部骨折:颏部骨折发生于双侧下颌骨颏孔之间的部位,根据 CT 表现分为四种:①单发骨折:下颌骨颏部骨质不连续,见单发线状低密度影,骨折断端无错位、错位不明显或明显错位,错位时长骨折段向下、短骨折段向上移位,长骨折段多向后、短骨折段多向前移位,移位时两骨折段常向内靠拢(图 2-2-2-1~2-2-2-4);②双发骨折:下颌骨颏部见两条线状低密度影,常见骨折段向下、后方移位(图 2-2-2-5);③粉碎性骨折:下颌骨颏部骨质碎裂,见两条以上线状低密度影,有时可见骨碎片或骨缺损,可见骨碎片向下、后移位,两侧骨折端向下移位或向中线移位,下牙弓变窄(图 2-2-2-6~2-2-2-8);④颏部骨折伴髁突骨折:颏部骨折常伴一侧或双侧髁突骨折,表现为颏部及髁突骨质不连续(图 2-2-2-9)。

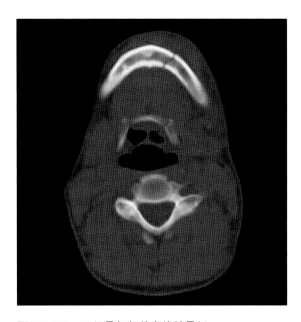

图 2-2-2-1 下颌骨颏部单发线性骨折

下颌骨颏部偏左见线状低密度影,断端无错位

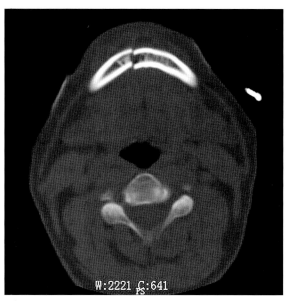

图 2-2-2-2 下颌骨颏部单发线性骨折

下颌骨颏部偏右见线状低密度影,断端略有错位,长骨折段向略后移位

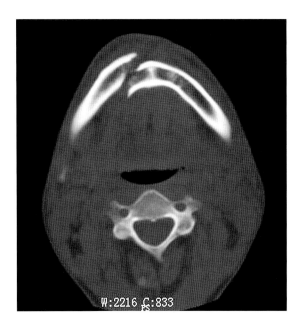

图 2-2-2-3 下颌骨颏部单发线性骨折

下颌骨颏部偏右见线状低密度影,骨折线较宽,断端错位明显,长骨折段向后下移位,短骨折段向前上移位

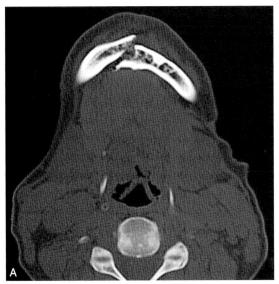

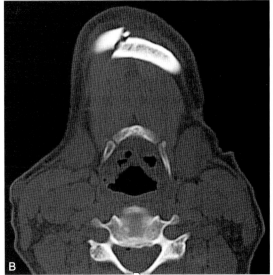

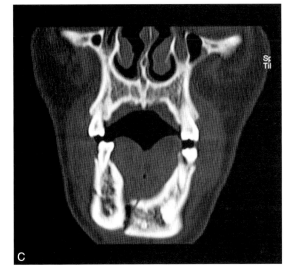

图 2-2-2-4　下颌骨颏部单发线性骨折

下颌骨颏部偏左见线状低密度影、断端错位、短骨折段向后上移位、长骨折段向后下移位

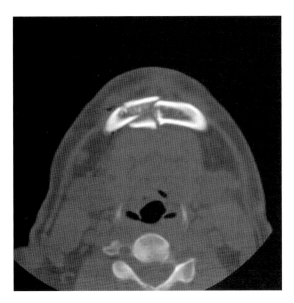

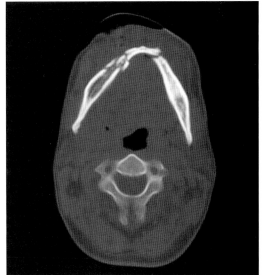

图 2-2-2-5　下颌骨颏部双发线性骨折

下颌骨颏部见两条线状低密度影、骨折段略向后方移位

图 2-2-2-6　下颌骨颏部粉碎性骨折

下颌骨颏部见多条线状低密度影、且见撕脱骨片、无明显错位和移位

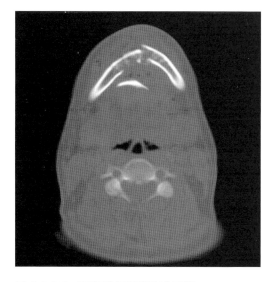 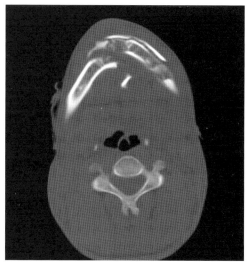

图 2-2-2-7　下颌骨颏部粉碎性骨折

下颌骨颏部见多条线状低密度影，且见撕脱骨片，断端错位，长骨折段略向后移位，撕脱骨片向后移位，两骨折段略向内移位，下颌弓略变窄

图 2-2-2-8　下颌骨颏部粉碎性骨折

下颌骨颏部见多条线状低密度影，且见撕脱骨片，断端错位，短骨折段向后移位，撕脱骨片向后移位，两骨折段向内移位，下颌弓变窄

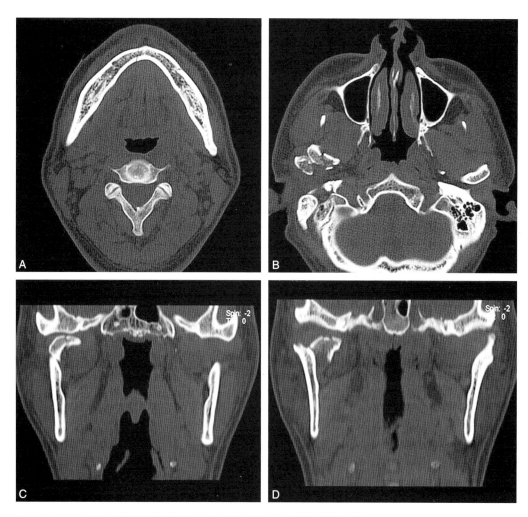

图 2-2-2-9　右侧下颌骨颏部单发骨折合并同侧髁突中位骨折伴前脱臼

下颌骨颏部偏右见线状低密度影，断端无错位。髁突颈部骨质断裂，髁突头碎裂且向前内移位至前结节前下方，关节窝空虚

（2）颏孔区骨折：颏孔区骨折发生在下颌骨体部前磨牙区，根据CT表现分为三种：①单发性骨折多见，CT表现为纵行或斜行线状低密度影，可伴有或不伴有骨折段移位。当有骨折段移位时，前段骨折段向下、后及内方移位；后骨折段向上、外及前方移位（图2-2-2-10、2-2-2-11）。②粉碎性骨折CT表现为两条或两条以上低密度骨折线，常伴骨折段移位。骨折分为长、短骨折段，前骨折段主要受双侧降颌肌群牵引向下内移位，后骨折段主要受升颌肌群牵引向上前外方移位（图2-2-2-12、2-2-2-13）。③一侧颏孔区骨折伴对侧下颌角部、升支或髁突的间接骨折，故观片时要注意对侧骨质情况。

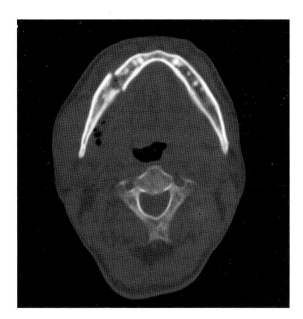

图 2-2-2-10 右侧下颌骨颏孔区单发线性骨折

右侧下颌骨颏孔区见线状低密度影，断端略有错位，后骨折段略向颊侧移位

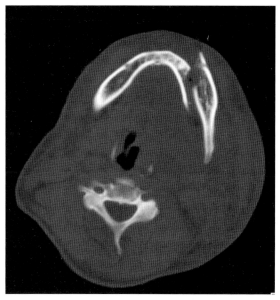

图 2-2-2-11 左侧下颌骨颏孔区单发线性骨折

左侧下颌骨颏孔区见线状低密度影，断端错位，前骨折段向后下移位，后骨折段向前外移位

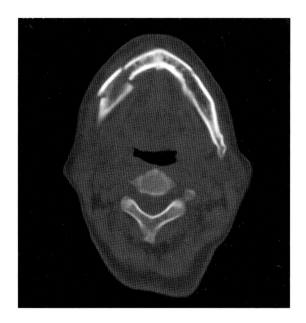

图 2-2-2-12 右侧下颌骨颏孔区粉碎性骨折

右侧下颌骨颏孔区见两条线状低密度影，断端无明显错位

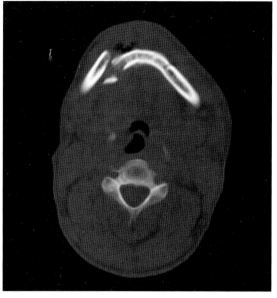

图 2-2-2-13 右侧下颌骨颏孔区粉碎性骨折

右侧下颌骨颏孔区骨质断裂且见撕脱骨片，后骨折段向前外移位，撕脱骨片向后移位

（3）下颌角骨折：下颌骨角部骨折多发生在下颌骨第三磨牙的远中侧，可为直接骨折或间接骨折。CT表现为由前上斜向后下至下颌角，或由后上至前下方的线状低密度影。骨折线位于下颌角或其稍上方时，前后两骨折段均无移位；骨折线位于升颌肌群附着处之前时，可见骨折前段向下后移位，后段上内移位。骨折发生于一侧下颌骨角时，因骨折线两侧分别有咬肌、翼内肌附着，骨折段可不发生移位（图 2-2-2-14~2-2-2-16）。

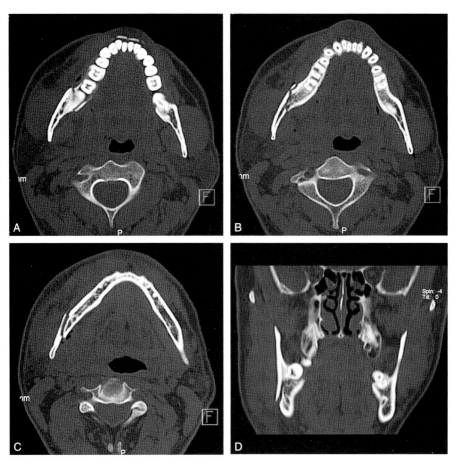

图 2-2-2-14　右侧下颌骨角部骨折

右侧下颌骨角部见线状低密度影，骨折线由前上斜向后下至下颌角稍上方，骨折端错位，骨折段移位不明显

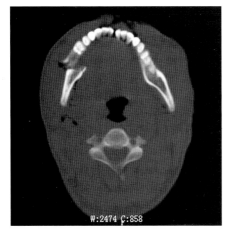

图 2-2-2-15　右侧下颌骨角部骨折

右侧下颌骨角部骨质断裂，断端错位，后骨折段向内移位

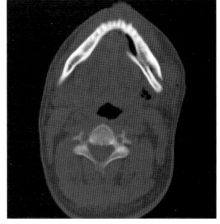

图 2-2-2-16　左侧下颌骨角部骨折

左侧下颌骨角部骨质断裂，断端错位，前骨折段向后移位，后骨折段向上内移位

（4）升支骨折：下颌骨升支骨折表现为单发、多发线状低密度影或骨质断裂，骨折常累及乙状切迹，可见撕脱骨片。断端可无错位及骨折段移位，常见断端错位及骨折段移位，骨折后段常向前外方移位（图2-2-2-17）。

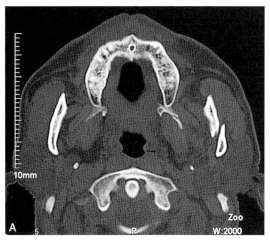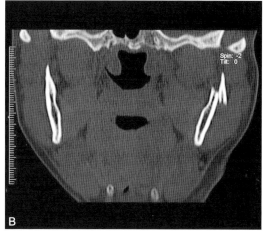

图2-2-2-17 左侧下颌骨升支骨折

左侧下颌骨升支骨质断裂，断端错位，后骨折段向外前移位

（5）髁突骨折：髁突骨折是指从下颌乙状切迹水平向后至下颌升支后缘以上任何部位的骨折，多发生在髁突颈部。根据骨折位置分为高位骨折（囊内矢状）、中位骨折（髁突颈）和低位骨折；根据髁突骨折移位情况分为四类，分别为一般规律骨折、髁突内弯移位骨折、前脱帽骨折、髁突骨折伴前脱臼。

① 一般规律骨折：骨折后髁突仍位于关节窝内，断端略有或无移位。CT表现为髁突骨质不连续且见线状低密度影。横行骨折因骨折线方向与水平面平行或接近平行，因而横断面扫描难以显示骨折线，冠状位CT扫描显示清楚；斜行或纵行骨折，因骨折线的方向与水平面垂直或接近垂直，因而表现为边缘锐利低密度线状影，边缘无硬化现象，可发生于髁突任何部位，髁突颈（中位骨折）常见。断端对位良好或略有错位，无成角及骨碎片（图2-2-2-18，2-2-2-19）。

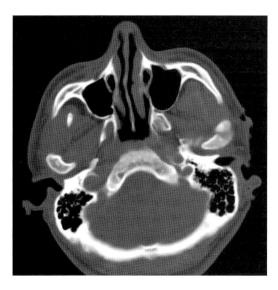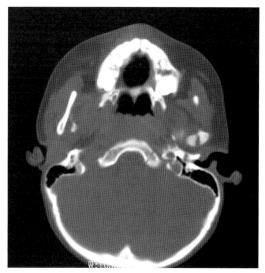

图2-2-2-18 左侧髁突一般规律骨折

左侧髁突头见线状低密度影，髁突头位于颞下颌关节窝内，断端略有错位

图2-2-2-19 左侧髁突一般规律骨折

左侧髁突头见纵行线状低密度影，骨折线较宽，髁突头位于颞下颌关节窝内，断端略有错位。合并右侧髁突骨折

② 髁突内弯移位骨折:髁突骨折后断端内弯移位,断端成角畸形。CT 表现为髁颈部(中位骨折)线状低密度影,断端错位,向内成角,无骨碎片。颞下颌关节间隙可增宽或脱位(图 2-2-2-20~2-2-2-22)。

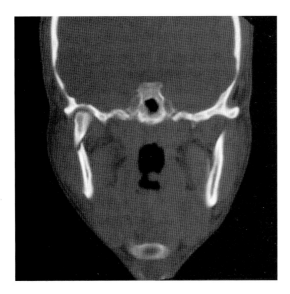

图 2-2-2-20 右侧髁突内弯移位骨折

右侧髁颈部见线状低密度影,断端无错位,髁头向内成角

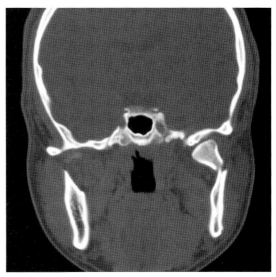

图 2-2-2-21 左侧髁突内弯移位骨折

左侧髁突颈部骨质断裂,断端略有错位,髁突向内移位且成角,颞下颌关节间隙增宽

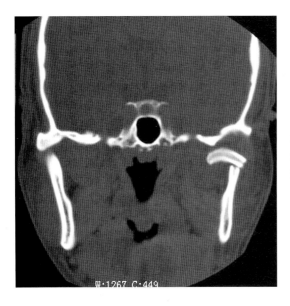

图 2-2-2-22 左侧髁突内弯移位骨折

左侧髁突颈部骨质断裂,断端错位,髁突向内移位且成角近90°,左侧颞下颌关节窝空虚

③ 前脱帽骨折:髁突高位骨折,折断小骨块多被翼外肌牵拉向前上内移位。CT 表现为髁突头部骨质断裂,局部骨缺损,缺损部位多为髁突头内或内上部,附近可见分离移位的碎骨快。髁突形态不规则,失去正常椭圆形形态,髁突头及分离骨块三面环绕骨密质,两者均有一面无骨密质结构,边缘锐利且形态相吻合。骨块常位于髁突前上内,少数位于髁突下内、甚至升支内侧。双侧颞下颌关节间隙增宽或脱位。常见双侧髁突同时骨折(图 2-2-2-23、2-2-2-24)。

④ 髁突骨折伴前脱臼:多见于髁突中位骨折,也可见于髁突低位骨折。髁突中位骨折 CT 表现为髁突颈部骨质断裂,髁突头向前内方或前下内方移位,脱位至关节结节下方或前下方,关节窝空虚或颞下颌关节间隙增宽,髁突头与喙突之间距离明显缩短,且与正中矢状面成明显夹角(图 2-2-2-25);髁突低位骨折 CT 表现为髁突向外前下方移位,位于下颌骨升支外侧。下颌支向上移位,严重时向上偏外移位,两侧下颌骨升支见距离增大(图 2-1-2-26、2-1-2-27)。

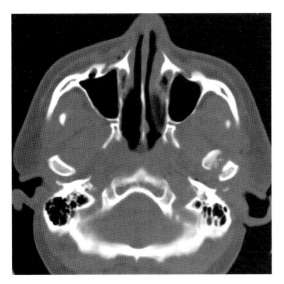

图 2-2-2-23 左侧髁突前脱帽骨折

左侧髁突高位骨折,髁突头骨质断裂,撕脱骨帽位于髁突下、前、内方

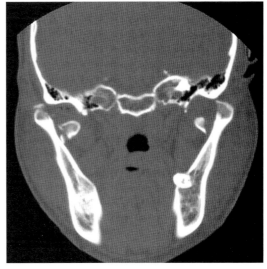

图 2-2-2-24 双侧髁突前脱帽骨折

双侧髁突高位骨折,髁突头骨质断裂,撕脱骨帽位于髁突下、后、内方,双侧颞下颌关节脱位

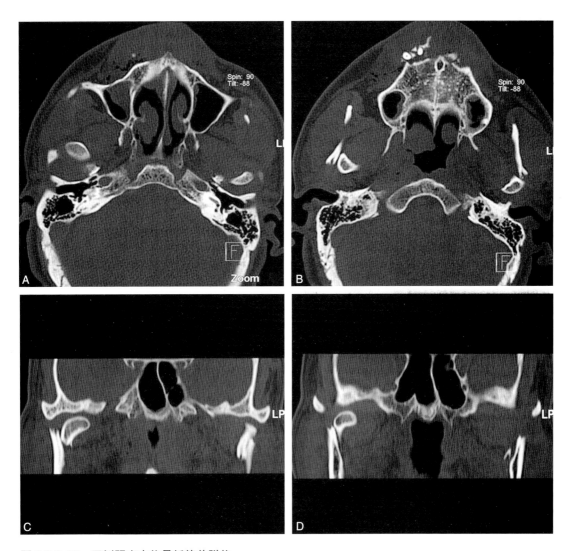

图 2-2-2-25 双侧髁突中位骨折伴前脱位

双侧髁突颈部骨质断裂,髁突头向前下内方移位至关节结节前下方,颞下颌关节窝空虚。B:示上颌骨硬腭、牙槽突骨折并牙脱位

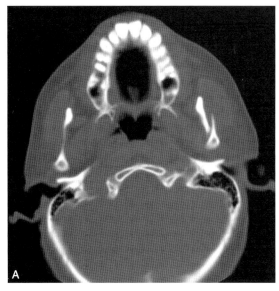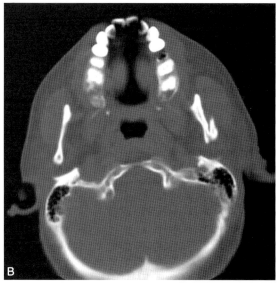

图 2-2-2-26　左侧髁突低位骨折伴前脱位

左侧髁颈下部骨质断裂,髁突向外、前、下移位,关节后间隙增宽

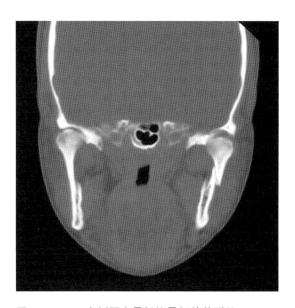

图 2-2-2-27　左侧髁突骨低位骨折伴前脱位

左侧髁突颈下部骨质断裂,髁突向外、前、下移位,骨节上间
隙增宽

　　(6) 喙突及乙状切迹骨折:下颌骨喙突骨折很少单独发生,常合并下颌骨其他部位的骨折,尤其是同侧
下颌骨髁突骨折。CT 表现为喙突骨质不连续,常见撕脱骨片,撕脱骨片因颞肌及咬肌牵拉常向上或外方
移位(图 2-2-2-28)。乙状切迹骨折撕脱骨片常向外侧移位(图 2-2-2-29)。
　　(7) 颞下颌关节窝骨折:颞下颌关节窝骨折常发生于颞鳞前根、关节结节外侧,表现为线状低密度影,
一般无错位。颞下颌关节窝骨折多合并颞骨颧突骨折,也可合并同侧或双侧髁突骨折(图 2-2-2-30)。

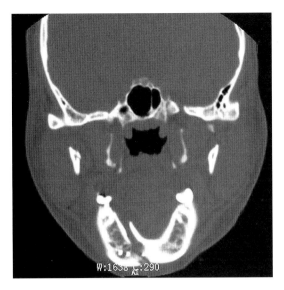

图 2-2-2-28　右侧喙突骨折

右侧喙突骨质不连续,且见撕脱骨块。合并下颌骨颏部骨折

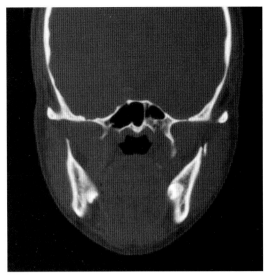

图 2-2-2-29　左乙状切迹骨折

左侧乙状切迹骨质不连续且见撕脱骨片,断段错位、向外移位

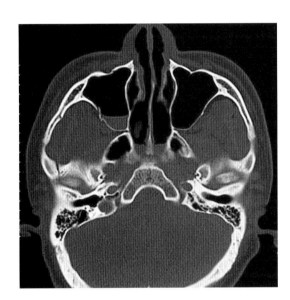

图 2-2-2-30　右侧颞下颌关节窝骨折

右侧颞鳞前根关节结节外侧见线状低密度影。合并右侧颧弓骨折

第三节　上颌骨骨折

　　上颌骨是面中部的重要骨骼,内有上颌窦,结构较薄弱,受损伤后易于发生骨折。但因其位置居中,四周有其他的颅面骨,对上颌骨有一定的保护作用,因此上颌骨骨折发生率比下颌骨少得多。

　　上颌骨分别与额骨、颧骨、鼻骨、犁骨、筛骨、泪骨、蝶骨和腭骨等相连接,形成一个拱形支柱式结构,对于来自垂直方向的外力有较强的抵抗力,所受外力被各骨连接处和窦腔骨壁分散、减弱,不致发生骨折。但对来自横向的外力抵抗力较弱,如外力较强,不仅上颌骨会发生骨折,并可同时伴发颧骨、鼻骨等相连诸骨的骨折。各骨相接的骨缝和上颌骨内外的腔、窦比较薄弱,容易发生折裂。

　　儿童的上颌窦尚未发育成形,与成人相比,上颌骨更接近实体结构,对来自横向的外力有较强的抵抗力,故儿童上颌骨骨折较少发生。上颌骨骨质疏松,血运丰富,主要由上颌动脉供血,损伤后出血较多,骨坏死罕见,且愈合力强,骨折后如不及早处理,易发生错位愈合。

上颌骨上附着的肌肉虽多,但主要是一些弱小的表情肌,且均止于皮肤,故对骨折片移位的作用不大。虽翼肌较强,能牵引上颌骨向后向外,但上颌骨骨折时这种类型的移位,主要与外力的方向有关,而与肌的牵拉关系不大。

由于上颌骨内外的腔、窦多,骨的创伤常与口腔、鼻腔或上颌窦腔相通,易使伤口发生感染。上颌骨因与颅骨及颅腔相邻,故上颌骨骨折常并发颅脑损伤;当骨折累及筛板、筛窦、额窦或蝶窦时,可发生脑脊液漏。

【临床表现】

上颌骨骨折的临床表现,除具有一般骨折的共同症状和体征如肿胀、疼痛、出血、移位及畸形外,还有一些特有的表现。

(1)面形改变:上颌骨骨折后,骨折段的移位取决于外力的大小、方向和颌骨本身的重量,常向下坠,使面中1/3变长,也使整个面形变长。如向后移位,则出现面中部凹陷、后缩,称为"碟形面"。在伤后的最初几天内,患者的面部尤其是面中部会发生明显肿胀,可使原有的面容大为改变。

(2)"眼镜"状淤斑:这是上颌骨 Le Fort Ⅱ、Ⅲ 型骨折后,出现的一种特殊体征。由于眼睑及眶周组织疏松,伤后发生水肿,加之骨折后组织内出血淤积其间,使眼球四周的软组织呈青紫色肿胀区,好像佩戴了眼镜。虽然在单纯软组织伤或颧骨骨折等也可能出现类似体征,但结合其他症状和体征是可以鉴别的。

(3)口、鼻腔出血:上颌骨骨折常合并口、鼻腔黏膜撕裂或鼻窦黏膜损伤。有时口腔内并无破损,血仅由鼻孔流出或同时由后鼻孔经口咽部流至口腔。

(4)眼的变化:上颌骨骨折波及眶底时,可出现一系列眼的症状和体征,如眼球结膜下出血、眼球移位和复视等。如损伤动眼神经或展神经,可使眼球运动障碍;如伤及视神经或眼球,则引起视觉障碍或失明。

(5)脑脊液漏:上颌骨骨折时如伴发颅底骨折,骨折线经过蝶窦、额窦或筛窦时,发生硬脑膜撕裂,则可出现脑脊液鼻漏。如合并有颞骨岩部损伤,还可发生脑脊液耳漏。

【CT表现】

上颌骨骨折根据上颌骨解剖分为上颌骨体、四突及混合性骨折,四突骨折包括额突、颧突、腭突、牙槽突骨折。上合体骨折主要是上颌窦壁骨折,上颌窦位于上颌骨体内,分为前壁、内壁、后外壁、上壁及下壁骨折。

上颌窦前壁骨折由上至下分别为眶下缘骨折、眶下沟区骨折、眶下管区骨折、眶下孔区骨折、尖牙窝区骨折。上颌窦壁骨折可以是单壁、双壁或多壁骨折;也可以是上颌窦壁骨折合并额突、颧突、腭突或牙槽突骨折,也可以同时合并其他颌面骨骨折。上颌窦壁骨折根据骨折性质分为线性骨折、凹陷性骨折、尖角状骨折、粉碎性骨折和混合性骨折,线性骨折表现为上颌窦壁线状低密度影,断端可无错位或错位,断段可有移位,多向窦腔侧移位;凹陷性骨折表现为上颌窦壁局部向窦腔凹陷;尖角状骨折表现为上颌窦壁局部向窦腔外侧突起,多呈三角形;粉碎性骨折表现为上颌窦壁骨折且见撕脱骨片,撕脱骨片可以位于上颌窦腔内或外,常有上颌窦变形。上颌窦壁骨折常合并上颌窦积液,但外伤后上颌窦积液不一定有上颌窦壁骨折(图2-2-3-1~2-2-3-8)。

上颌骨额突骨折多表现为线性骨折,且常为单发线性骨折,骨折段可无错位或错位,严重时可发生移位;少数上颌骨额突骨折为粉碎性骨折,表现为上颌骨额突骨质碎裂、移位(图2-2-3-9~2-2-3-14)。上颌骨颧突骨折表现为上颌窦前外侧壁外方骨质断裂,断端无错位或错位,常合并上颌窦壁骨折(图2-2-3-15、2-2-3-16)。上颌骨腭突骨折分为腭中缝骨折、腭突骨骨折及腭突混合性骨折,腭中缝骨折表现为腭中缝增宽,呈纵行线状低密度影,低密度影穿过切牙孔、位于双侧切牙管之间,骨折无错位或略有错位;腭突骨骨折表现为横行、斜行或纵行线状低密度影,一般无错位(图2-2-3-17~2-2-3-19)。牙槽突骨折分为线性骨折和粉碎性骨折,线性骨折表现为牙槽突线状低密度影,断端无错位或错位;粉碎性骨折常见牙槽突唇侧骨密质板撕脱,可合并牙脱位或牙缺失(图2-2-3-20)。

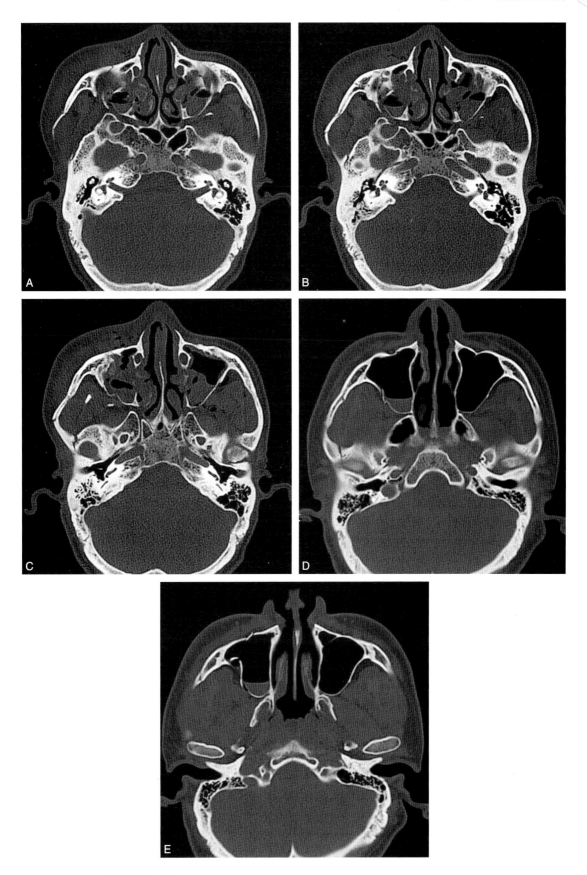

图 2-2-3-1 上颌窦前壁线性骨折

表现为上颌窦前壁不同部位线性低密度影,断端无错位或错位不明显。A:右侧上颌窦前壁眶缘线性骨折。B:右侧上颌窦前壁眶下沟区线性骨折。C:右侧上颌窦前壁眶下管区线性骨折。D:左侧上颌窦前壁眶下孔区线性骨折。E:双侧上颌窦前壁尖牙窝区线性骨折,合并右侧上颌窦后外壁及颧弓骨折

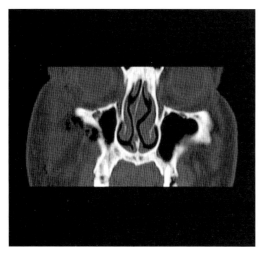

图 2-2-3-2　上颌窦上壁线性骨折

右侧上颌窦上壁眶下管区线状低密度影

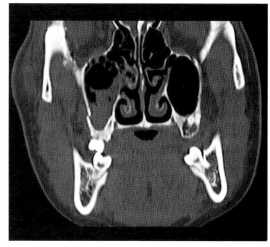

图 2-2-3-3　上颌窦外壁线性骨折

右侧上颌窦外壁线状低密度影,断端错位

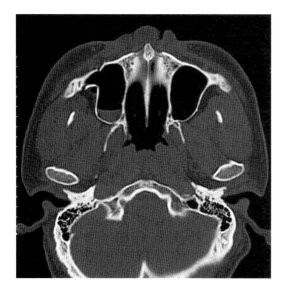

图 2-2-3-4　右侧上颌窦壁凹陷性骨折

有侧上颌窦外壁骨质断裂且向窦腔凹陷。合并右侧上颌窦前壁骨折,上颌窦积液

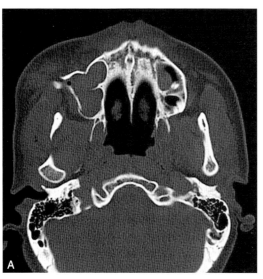

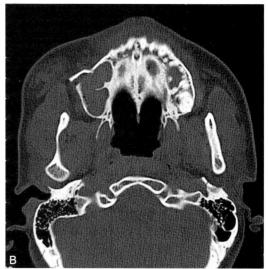

图 2-2-3-5　右侧上颌窦前、外壁尖角状骨折

右侧上颌窦前、外壁骨质断裂,断段向颊侧隆突、成角

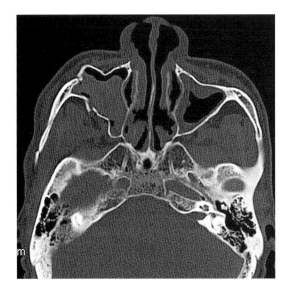

图 2-2-3-6　右侧上颌窦前壁尖角状骨折

右侧上颌窦前壁骨质断裂,断段向颊侧隆突、成角。合并右侧上颌窦后外壁、颧弓骨折,双侧上颌窦积液

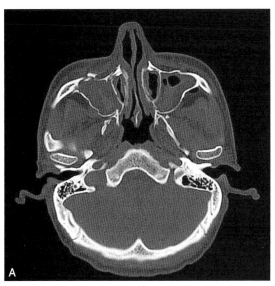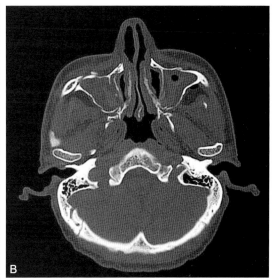

图 2-2-3-7　双侧上颌窦壁粉碎性骨折

双侧上颌窦前壁及后外壁骨质断裂且见撕脱骨片。合并右侧上颌骨颧突骨折,双侧上颌窦积液

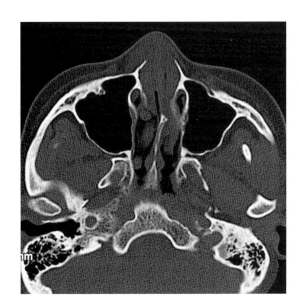

图 2-2-3-8　右侧上颌骨额突线性骨折

右侧上颌骨额突骨质不连续,断端无错位,骨折段无移位

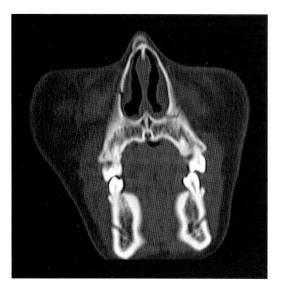

图 2-2-3-9 右侧上颌骨额突线性骨折

右侧上颌骨额突骨质不连续,断端无错位,断段无移位

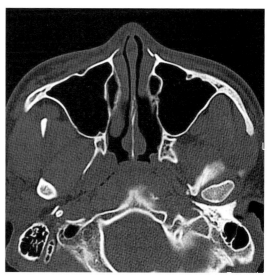

图 2-2-3-10 左侧上颌骨额突线性骨折

左侧上颌骨额突骨质不连续,断端错位,断段向内侧移位

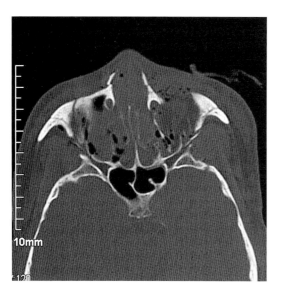

图 2-2-3-11 双侧上颌骨额突线性骨折

双侧上颌骨额突骨质不连续,左侧额突骨折断端错位不明显;右侧额突骨折断端错位,断段向外侧移位。合并右侧上颌窦上壁骨折

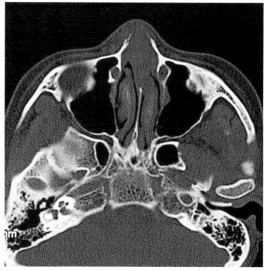

图 2-2-3-12 右侧上颌骨额突粉碎性骨折

右侧上颌骨额突骨质碎裂,断端无错位,断段无移位

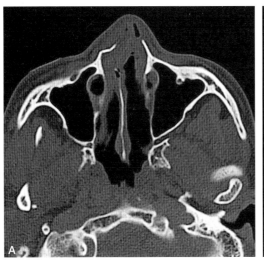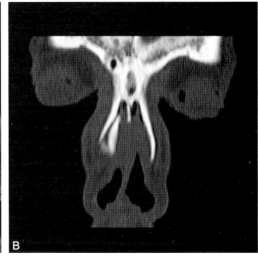

图 2-2-3-13　右侧上颌骨额突粉碎性骨折

右侧上颌骨额突骨质不连续,见双骨折线和撕脱骨片,断段向内成角移位

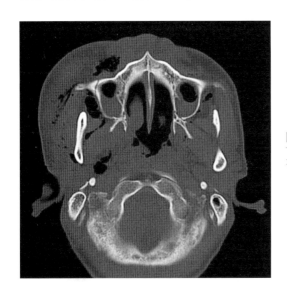

图 2-2-3-14　右侧上颌骨颧突线性骨折

右侧上颌骨颧突骨质不连续,断端无错位

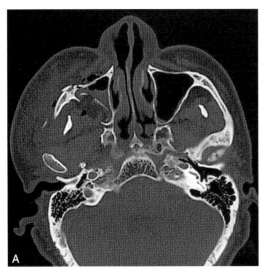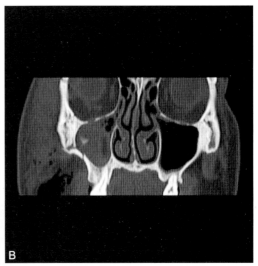

图 2-2-3-15　右侧上颌骨颧突粉碎性骨折

右侧上颌骨颧突骨质不连续且见撕脱骨片,骨折累及颧骨上颌突。合并右侧上颌窦壁骨折

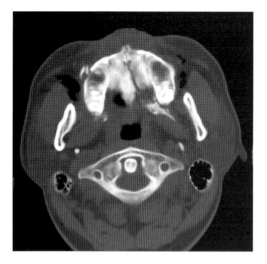

图 2-2-3-16 上颌骨腭突骨线性骨折

左侧上颌骨腭突间斜行线状低密度影,断端无错位。合并右侧牙槽突、左侧腭骨锥突骨折

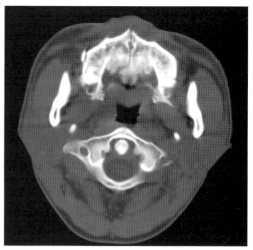

图 2-2-3-17 上颌骨腭突腭中缝骨折

腭正中缝增宽,呈线状低密度影,断端略有错位,低密度影位于双侧切牙管之间,累及切牙孔。合并右侧牙槽突骨折

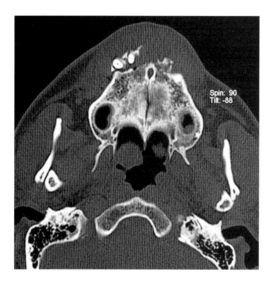

图 2-2-3-18 上颌骨腭突粉碎性骨折

上颌骨腭突骨质断裂且见撕脱骨片,牙脱位。合并双侧下颌骨髁突骨折

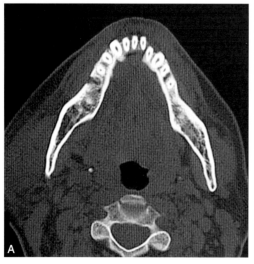

图 2-2-3-19 上颌骨牙槽突线性骨折

左侧上颌骨牙槽突骨质断裂,断端错位,短断段向内下移位,长断段向外上移位

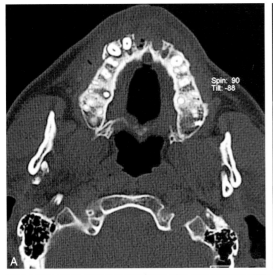
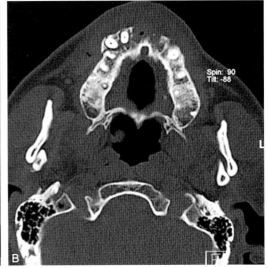
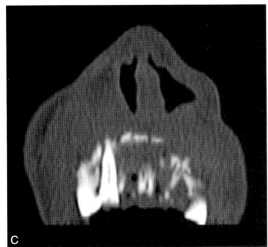

图 2-2-3-20 上颌骨牙槽突骨折并牙脱位

上颌骨牙槽突粉碎性骨折,其唇侧骨密质板撕脱且见骨碎片。右上侧切牙、尖牙脱位,双侧上中切牙、左上侧切牙缺失

第四节 颧骨及颧弓骨折

颧骨颧弓复合体位置突出,受伤后易发生骨折。颧骨颧弓复合体解剖结构复杂,骨折后继发的功能障碍严重。因此,对颧骨颧弓复合体骨折的正确诊断及治疗具有重要意义。

颧骨与上颌骨的连接处最宽,强度较大;与蝶骨的连接处较薄弱;与额骨连接处的强度介于上两者之间;而与颞骨颧突的连接最为薄弱。颧骨体本身比较坚实,骨折较少发生在颧骨体处,而主要发生于与邻骨连接处,且常伴有邻近各骨的损伤。颧骨骨折的骨折线多发生在颧弓、眶外侧缘、眶下缘、眶底和上颌窦前外侧壁。颧面部严重损伤时常发生颧骨与上颌骨复杂骨折,甚至波及颅底。颧弓由颧骨颞突及颞骨颧突组成,细长、薄弱,易在中段和两端发生骨折。

颧骨颧弓复合体骨折移位主要决定于打击力量的方向和强度。通常来自侧方垂直力量的撞击,颧弓可发生典型的 M 形塌陷骨折;来自前方垂直力量的打击,颧骨体通常向后、内及下方移位,并可突入上颌窦。附着于颧骨上的表情肌,对骨折片移位不起作用,附着于颧弓下面及上颌骨颧突上的咬肌,可促使颧弓、颧骨向下移位。

【临床表现】

(1)颧面部塌陷畸形:颧骨骨折因常向后下移位,使颧部外突的形状变为平塌下陷。颧弓骨折常在颧弓中部出现凹陷。但当局部软组织伤后肿胀时,这种塌陷畸形往往被掩盖,而易误诊为单纯软组织挫伤,应加以注意。

(2) 张口受限:颧骨、颧弓骨折内陷,移位骨折片压迫颞肌或阻挡喙突运动,可发生张口困难。由于伤后疼痛所致的颞肌和咬肌反射性痉挛,也可使开口度减小,但被动张口可使张口度加大。

(3) 复视:颧骨骨折并发复视约有 10%~14%,主要原因是颧骨颧弓复合体骨折向后移位,导致眼球移位及眼外肌失去平衡所引起。

(4) 神经损伤体征:颧骨骨折累及眶下神经损伤,可出现同侧眶下、鼻旁及上唇皮肤感觉迟钝,大部分病例于骨折复位后能逐渐恢复。开放性颧骨骨折也可损伤面神经颞支而引起眼睑闭合不全。

(5) 其他症状:颧骨颧弓复合体骨折伴有眶壁、眶底损伤时,眼睑、眶周皮肤及球结膜下可发生出血性淤斑及肿胀,眼球运动受限或向下移位;伴上颌窦壁骨折时,窦内积血,可有窦内空气逸出至面颊组织,出现皮下气肿等。

【CT 表现】

(1) 颧弓骨折:颧弓骨折分为一线骨折、二线骨折、三线骨折和粉碎性骨折。一线骨折多发生于中断,也可见于颧弓两端,表现为线状低密度影,断端无错位、略有错位或明显错位;断段无移位、略有移位或明显移位,移位时,前骨折段可以向内或颊侧移位;当合并颧骨体或上颌骨颧突骨折时颧弓可以向后移位及向颊侧膨隆。颧弓二线骨折表现为颧弓见两条线状低密度影,断端无错位、略有错位或明显错位;断段可无移位或移位,也可向内略凹陷或向颊侧略膨隆,断端移位多向内侧。颧弓三线骨折常呈 M 形向内凹陷,也称为凹陷性骨折,少数可向颊侧膨隆,称隆突性骨折,颧骨常向后方移位,骨折断端常无错位,少数略有错位;凹陷性骨折应测量其凹陷深度,为临床治疗方案指定提供依据。颧弓粉碎性骨折常合并颧骨体部粉碎性骨折,表现为颧弓骨质碎裂,撕脱骨片移位(图 2-2-4-1~2-2-4-8)。

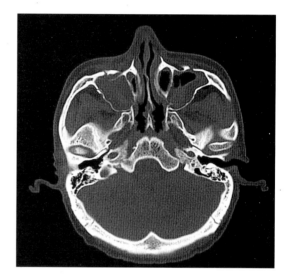

图 2-2-4-1 右侧颧弓一线骨折

右侧颧弓线状低密度影,断端无错位。合并上颌窦壁骨折

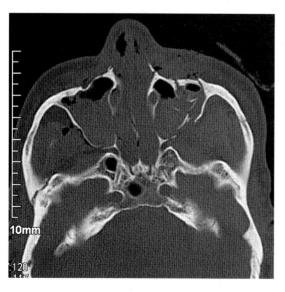

图 2-2-4-2 右侧颧弓一线骨折

右侧颧弓根部见线状低密度影,断端无错位。合并双侧上颌窦壁、上颌骨额突骨折

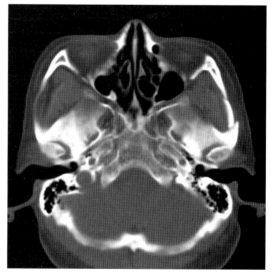

图 2-2-4-3 左侧颧弓两线骨折

左侧颧弓见两条线状低密度影,断端无错位和略有错位,断段无明显移位

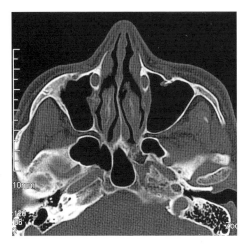

图 2-2-4-4 右侧颧弓两线骨折

右侧颧弓见两条线状低密度影,前骨折线断端错位,前骨折线区颧弓向内移位

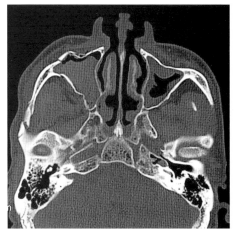

图 2-2-4-5 右侧颧弓三线骨折

右侧颧弓见三条线状低密度影,断端无错位和略有错位。合并右侧上颌窦壁骨折

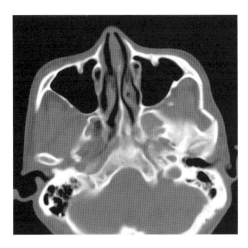

图 2-2-4-6 右侧颧弓三线凹陷性骨折

右侧颧弓见三条线状低密度影,断端无错位,骨折段呈 M 形向内凹陷

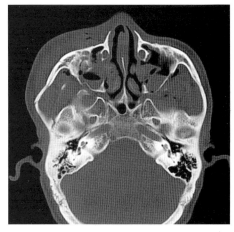

图 2-2-4-7 右侧颧弓三线隆突性骨折

右侧颧弓见三条线状低密度影,断端无明显,断段向颊侧隆突成角。合并右侧上颌窦壁骨折

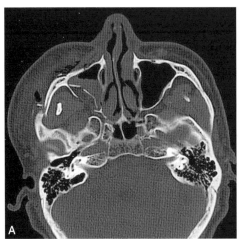

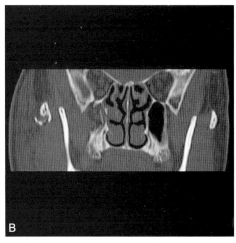

图 2-2-4-8 右侧颧弓粉碎性骨折

右侧颧弓骨质不连续,断端错位且见碎骨片

（2）颧骨体部骨折：颧骨体部骨折分为线性骨折和粉碎性骨折。线性骨折表现为颧骨体部线状低密度影，断端无错位或错位；骨折后段常向后方移位。粉碎性骨折表现为颧骨体部骨质碎裂，颧骨体可向后方移位（图 2-2-4-9、2-2-4-10）。

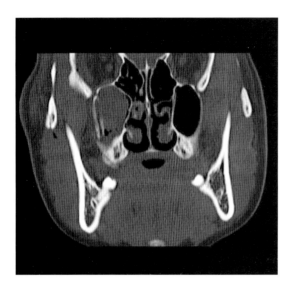

图 2-2-4-9 右侧颧骨体线性骨折

右侧颧骨体见线状低密度影，断端无错位

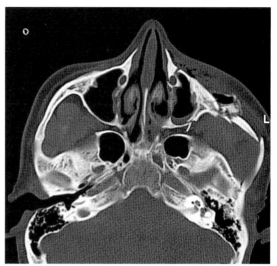

图 2-2-4-10 左侧颧骨体粉碎性骨折

左侧颧骨体部粉碎性骨折，合并左侧颧弓、左侧上颌窦壁骨折

（3）颧骨额突、蝶突、眶突及颞突骨折：颧骨额突、蝶突骨折分为线性骨折和粉碎性骨折。线性骨折断端无错位或错位，额突骨折骨折段可有成角或移位，多表现为骨折段向后内移位；蝶突骨折多表现为骨折段向眶侧或颞侧移位，骨折处可见气体影（图 2-2-4-11~2-2-4-16）。

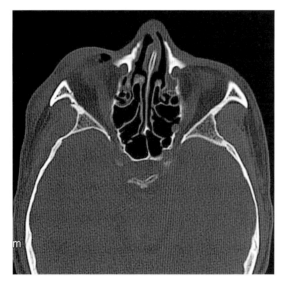

图 2-2-4-11 右侧颧骨蝶突线性骨折

左侧颧骨蝶突见线状低密度影，断端无错位。合并颧骨额突骨折

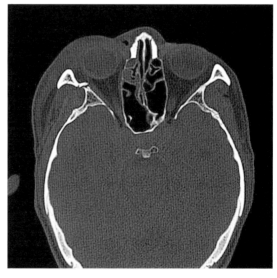

图 2-2-4-12 右侧颧骨蝶突粉碎性骨折

右侧颧骨蝶突见撕脱骨块，骨块向眶侧移位

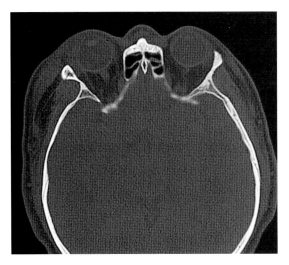

图 2-2-4-13 右侧颧骨额突线性骨折

右侧颧骨额突见线状低密度影,断端无错位

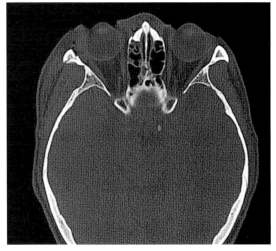

图 2-2-4-14 右侧颧骨额突线性骨折

右侧颧骨额突见线状低密度影,断端错位

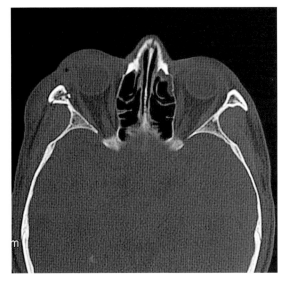

图 2-2-4-15 右侧颧骨额突线粉碎性骨折

右侧颧骨额突骨质不连续且见撕脱骨片,错位不明显

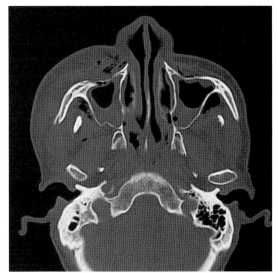

图 2-2-4-16 右侧颧骨颞突线粉碎性骨折

右侧颧骨颞突骨质不连续且见撕脱骨片

　　(4) 颧额缝、颧蝶缝、颧颌缝及颧颞缝骨折:骨缝骨折表现为颧额缝、颧蝶缝、颧颌缝及颧颞缝增宽,表现为线状低密度影,断端可有错位,可见撕脱骨片(图 2-2-4-17~2-2-4-21)。

　　(5) 颧骨颧弓复合体联合骨折:CT 表现为颧骨体部、颧弓、颧骨额突、蝶突、颧额缝、颧蝶缝、颧颌缝及颧颞缝两个或两个部位以上的骨折。

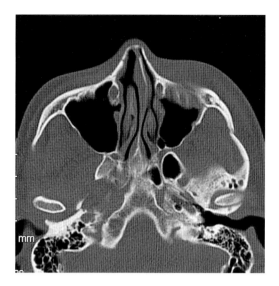

图 2-2-4-17 左侧颧颞缝骨折

左侧颧颞缝增宽且错位

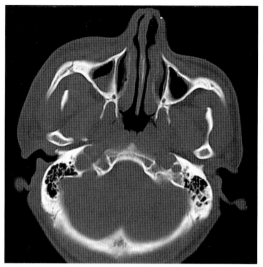

图 2-2-4-18 右侧颧颌缝骨折

右侧颧颌缝增宽、无错位

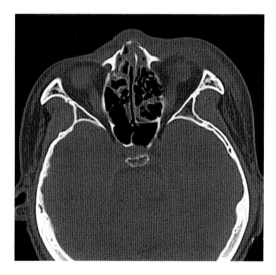

图 2-2-4-19 右侧颧蝶缝骨折

右侧颧蝶缝增宽、无错位。合并双侧鼻骨骨折

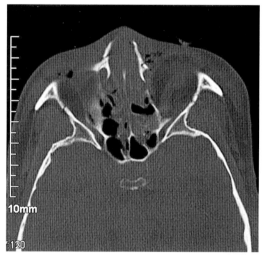

图 2-2-4-20 双侧颧蝶缝骨折

双侧颧蝶缝增宽、无错位。合并右侧上颌骨额突骨折

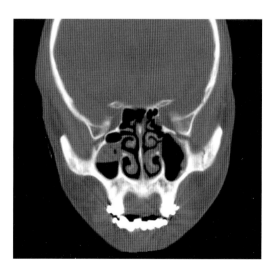

图 2-2-4-21 左侧颧颌缝骨折

左侧颧颌缝增宽呈线状低密度影,断端无错位

第五节　鼻区骨骨折

鼻部外伤是临床常见的疾病,对于单纯的鼻骨骨折,X线侧位片不难做出明确诊断,但是与鼻骨相邻的额骨鼻部、上颌骨额突、泪骨、筛骨纸板及鼻中隔等与鼻骨为骨性连接,又均为面部表浅结构的部分,外伤后很容易造成复合性骨折,而平片检查由于影像重叠,尚不能清晰显示上述诸骨的细微骨质改变,容易造成漏诊,特别是对伴发泪骨骨折或眼眶内壁骨折的患者,不及时诊断往往会延误治疗而致残。

外鼻支架大部分为软骨,小部分为骨性,外鼻包括鼻骨和上颌骨额突及泪骨。鼻骨左右各一,由鼻中缝连接。鼻骨上缘与额骨鼻突相接,其间有鼻额缝;外侧缘与泪骨及上颌骨额突相接,其间有鼻泪缝和鼻颌缝。鼻骨呈四角板状,上窄下宽,上部较厚而下部较薄,其前面光滑,后面有多数纵行细微的沟。鼻中隔为鼻腔的内壁,其前部为软骨,后上部由筛骨垂直板、后下部有犁骨和腭骨构成。

【临床表现】

颌面部的创伤性骨折可因外力作用的部位、方向和轻重不同,使骨折的走向、涉及结构和影响程度差异很大。鼻骨和眼眶的骨折可发生于任何年龄且比较常见,从解剖部位来看位于颌面部突出部位很容易受损伤,同时本身骨质又较薄,当受到直接或间接暴力时很容易发生骨折。鼻骨骨折临床最常见局部疼痛、鼻出血、鼻梁上段塌陷或偏斜、皮下组织内溢血并渗透等。眼眶受到暴力时,眼眶内压力可急剧升高,经眼球的液性传导至眶内部,使眼眶壁最薄处先发生骨折,所以骨折好发生于内壁和下壁,同时眼眶内壁骨折又常累及筛窦筛板的不同骨折及合并鼻骨骨折。上颌骨额突决定鼻背的宽度,若外力发生在鼻部正前方,易造成鼻骨骨折;发生在鼻外侧上方易出现鼻骨和上颌骨颧突的复合骨折;若发生在侧下方则出现单纯上颌骨额突骨折。

【CT表现】

鼻区骨折根据其CT表现和骨折部位分为三大类:鼻区骨骨折、骨缝骨折及鼻区骨合并骨缝骨折。

鼻区骨骨折分为鼻骨骨折、上颌骨额突、额骨鼻突骨折、筛骨纸板骨折、泪骨骨折、鼻中隔骨折及鼻汇区复合骨折。

鼻骨骨折可以发生于一侧鼻骨,也可以发生于两侧,单侧明显多于双侧。鼻骨骨折易发生在鼻骨下1/3,由于鼻骨的特殊位置及一般损伤规律,易造成鼻骨横断骨折,骨折线多与鼻骨纵轴垂直,冠状位重建能更清楚显示骨折线。鼻骨骨折分为线性骨折和粉碎性骨折。线性骨折表现为单一线状低密度影,可以是横行、斜行或纵行;断端可无错位和错位;断段可无移位或移位。粉碎性骨折表现为两条或两条以上骨折线,也可表现为一条骨折线合并骨缝骨折;断端无错位或错位;断段可以表现无移位、移位、塌陷、隆突或撕脱骨片(图2-2-5-1~2-2-5-3)。

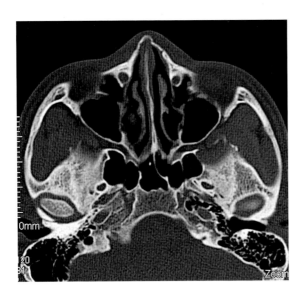

图2-2-5-1　左侧鼻骨线性骨折

左侧鼻骨见单一线状低密度影,断端错位,断段向内移位

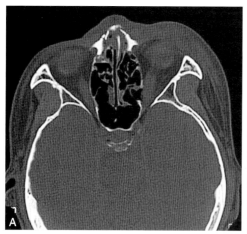 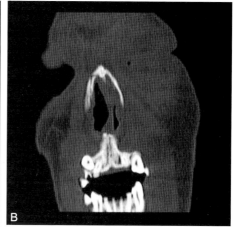

图 2-2-5-2 右侧鼻骨粉碎性骨折

右侧鼻骨见两条线状低密度影,断端错位,断段向内移位、重叠。合并左侧鼻骨线性骨折

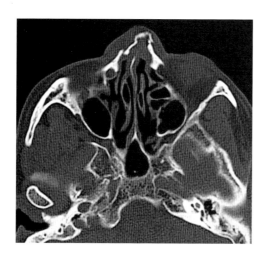

图 2-2-5-3 双侧鼻骨粉碎性骨折

双侧鼻骨见两条线状低密度影,断端错位,断段向左移位

上颌骨额突骨折分为线性骨折和粉碎性骨折。线性骨折表现为单一线状低密度影,常为横断骨折,多位于上颌骨额突基底部。骨折端无错位或错位,断段可向内移位或向外移位,也可成角。粉碎性骨折表现为两条或两条以上骨折线,骨折端可错位或无错位;骨折段可无移位、移位、塌陷或撕脱骨片(图 2-2-5-4~2-2-5-9)。

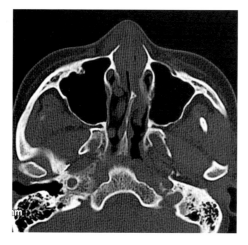 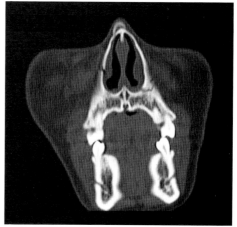

图 2-2-5-4 右侧上颌骨额突线性骨折

右侧上颌骨额突骨质不连续,断端无错位,骨折段无移位

图 2-2-5-5 右侧上颌骨额突线性骨折

右侧上颌骨额突骨质不连续,断端无错位,断段无移位

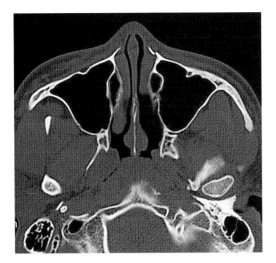

图 2-2-5-6 左侧上颌骨额突线性骨折

左侧上颌骨额突骨质不连续,断端错位,断段向内侧移位

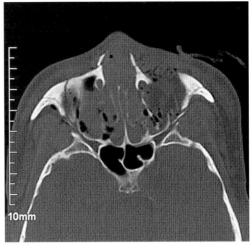

图 2-2-5-7 双侧上颌骨额突线性骨折

双侧上颌骨额突骨质不连续,左侧额突骨折断端错位不明显;右侧额突骨折断端错位,断段向外侧移位。合并右侧上颌窦上壁骨折

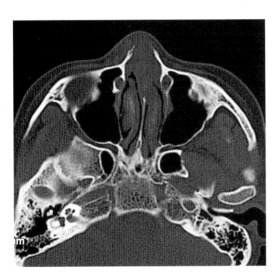

图 2-2-5-8 右侧上颌骨额突粉碎性骨折

右侧上颌骨额突骨质碎裂,断端无错位,断段无移位

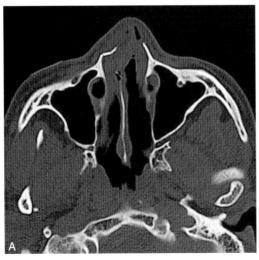

图 2-2-5-9 右侧上颌骨额突粉碎性骨折

右侧上颌骨额突骨质不连续,见双骨折线和撕脱骨片,断段向内成角移位

额骨鼻突是鼻区骨中最宽厚的骨骼,较少发生骨折,骨折分为线性骨折、塌陷性骨折和粉碎性骨折。线性骨折CT显示线状低密度影,断端无错位或错位,断段移位或无移位。塌陷性骨折表现为骨折段向后凹陷。粉碎性骨折表现为骨折合并骨碎片(图2-2-5-10)。

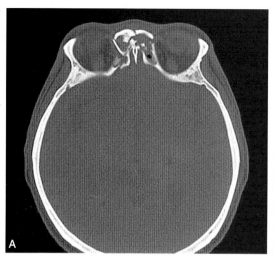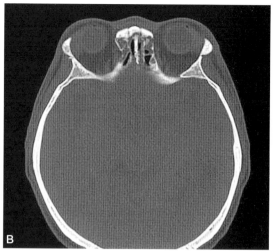

图 2-2-5-10　额骨鼻突粉碎性骨折

额骨鼻突向后塌陷且见两条纵行线状低密度影,断端无错位。合并双侧眼眶内壁骨折

筛骨纸板是菲薄的骨性结构,且厚度不均,局部骨质密度低而显示似有骨质缺损,CT显示骨性组织似有不连续,不要误认为骨折。但正常筛骨纸板大部平直,不向内侧凹陷,所以CT示骨质不连续且局部向筛窦侧凹陷或骨质断裂处眶内球后见气泡是诊断筛骨纸板骨折的可靠征象。筛骨纸板骨折常合并同侧内直肌增粗,当骨折段凹陷时常合并同侧内直肌向筛窦侧隆突或移位。骨折常合并同侧筛窦积液,表现为筛窦密度增高。有研究表明通过测量双侧相应部位间筛窦横径来确定骨折的存在与否,如双侧差值在2~3mm以上,则高度提示有筛骨纸板骨折的存在。筛骨纸板骨折CT表现为:①筛骨纸板线状低密度影,断端无错位,断段无凹陷,眼眶内无气泡;②筛骨纸板线状低密度影,断端无错位,断端或眶内见气泡影,断段无凹陷;③骨折段凹陷,同侧眼眶内无气泡;④骨折段凹陷,同侧眼眶内见气泡影(图2-2-5-11~2-2-5-14)。

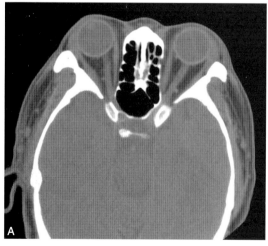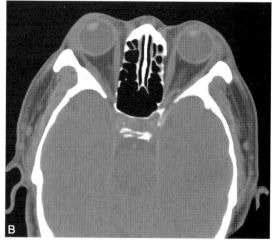

图 2-2-5-11　左侧筛骨纸板骨折

左侧眼眶内壁筛骨纸板前部骨质不连续,断段凹陷不明显,内直肌略增粗。左侧筛窦密度增高

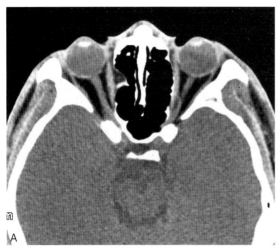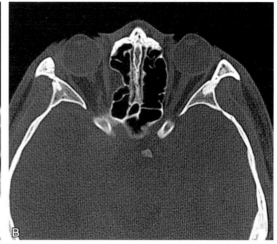

图 2-2-5-12 右侧筛骨纸板骨折

右侧眼眶内壁筛骨纸板骨质不连续,断段向筛窦侧凹陷,内直肌略增粗

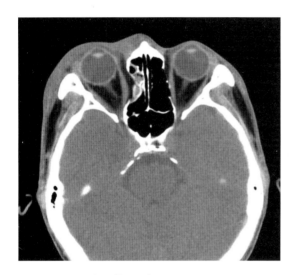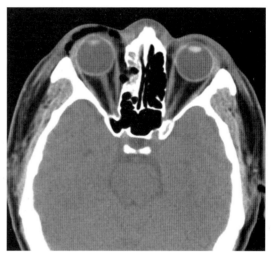

图 2-2-5-13 右侧筛骨纸板骨折

右侧眼眶内壁筛骨纸板骨质不连续,断段凹陷,内直肌增粗且向筛窦侧膨隆,筛窦密度增高

图 2-2-5-14 右侧筛骨纸板骨折

右侧眼眶内壁筛骨纸板骨质不连续,断段凹陷,断段眶侧见气泡影,筛窦密度增高

　　泪骨骨骼较宽厚,较少发生骨折。泪骨骨折多发生于泪骨基底部,分为线性骨折和粉碎性骨折。线性和粉碎性骨折断端可无错位或错位,骨折可累及鼻泪管(图 2-2-5-15~2-2-5-18)。

　　鼻中隔骨折常为线性骨折,断端常成角、移位,断端可见气泡(图 2-2-5-19)。

　　骨缝骨折又称骨缝分离,鼻区诸骨缝存在,为不活动关节,骨缝处为骨质薄弱区,所以易分离错位。因鼻区诸骨为骨性连接,所以骨缝表现为狭窄柔和的线状低密度影,若 CT 示边缘较光滑、锐利且较宽应考虑骨缝分离。鼻区骨缝骨折有鼻骨间缝、鼻额缝、鼻泪缝、鼻颌缝、额泪缝、泪筛缝及颌泪缝骨折。骨缝骨折 CT 表现为:①骨缝增宽,断端无错位,断段无分离;②骨缝增宽,断端无错位,断段分离;③骨缝增宽,断端错位,断段移位;④骨折段凹陷或成角(图 2-2-5-20~2-2-5-23)。

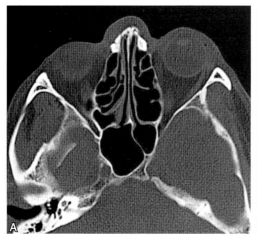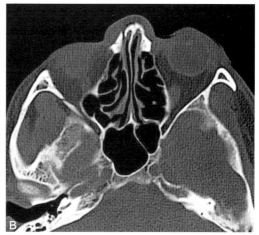

图 2-2-5-15 右侧泪骨线性骨折

右侧泪骨基底部见线状低密度影,无错位。合并右侧鼻泪缝骨折

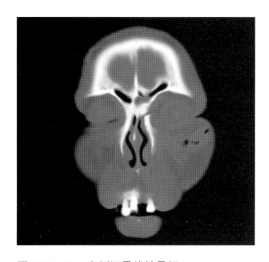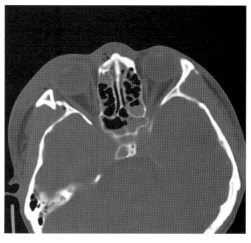

图 2-2-5-16 左侧泪骨线性骨折

左侧泪骨基底部见线状低密度影,断端略有错位

图 2-2-5-17 右侧泪骨粉碎性骨折

右侧泪骨骨质碎裂,见撕脱骨片。合并右侧眼眶外壁骨折

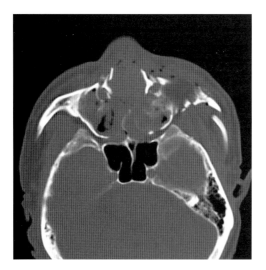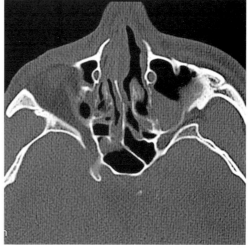

图 2-2-5-18 双侧泪骨粉碎性骨折

双侧泪骨骨质断裂,骨折累及鼻泪管,且见撕脱骨片。合并左侧眼眶及颧骨骨折

图 2-2-5-19 鼻中隔骨折

鼻中隔见线状低密度影,无错位,断端见气泡影,断端向右侧偏曲成角。合并双侧鼻骨及右侧上颌骨额突骨折

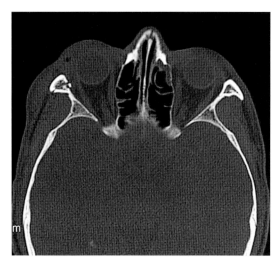

图 2-2-5-20　鼻骨间缝骨折

鼻骨间缝增宽,断端无错位。合并右侧颧骨额突骨折

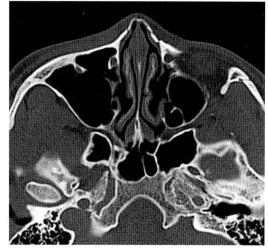

图 2-2-5-21　右侧鼻颌缝骨折

右侧鼻颌缝增宽,断端略错位。合并左侧上颌骨额突骨折

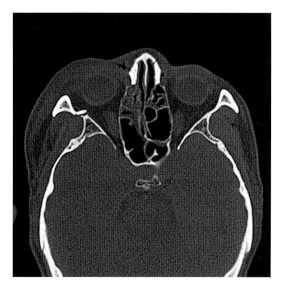

图 2-2-5-22　左侧鼻泪缝骨折

左侧鼻泪缝增宽,断端无错位。合并右侧颧骨蝶突骨折

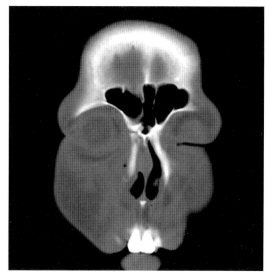

图 2-2-5-23　右侧额泪缝骨折

右侧额泪缝增宽,断端无错位

第六节　眶骨骨折

　　眼眶由七块不规则的骨骼相互嵌插而成,是尖向内后、底朝前外的锥形腔隙。眶底又称眶下壁,大部分由上颌骨眶面构成,外侧前部为颧骨,后部为蝶骨的眶面,腭骨眶突构成后方小部,内侧为筛窦;眶内壁由上颌骨额突、泪骨、筛骨纸板和部分蝶骨大翼构成;眶顶主要由额骨的眶部构成,尚有小部分由蝶骨小翼构成;眶外壁由额骨颧突、颧骨和蝶骨相连接而成。

　　眼眶腔隙由眼球及其周围的软组织填充,外力直接作用于眼眶壁或眶周颅面骨形成的骨折,与外力直接作用于眶内软组织使眶内压骤然升高致使眶壁产生的骨折,以及外力同时作用于眶壁与眶内软组织产生的骨折,具有不同特点。有学者把不同的眼眶骨折分为三型:即爆裂骨折、直接骨折和复合型骨折。也有学者根据眼眶壁受力方式和骨折部位、数目的不同,将眼眶骨折分为五型:单眶壁直接骨折、多眶壁直接骨折、单眶壁爆裂骨折、多眶壁爆裂骨折及混合性骨折。

一、爆裂性骨折

爆裂性骨折是外力直接作用于眶内软组织,致使眶内压骤然升高冲击眶壁产生的骨折,只发生在眼眶内壁和下壁,而眶缘无骨折。当眼眶的软组织受到外力撞击,眶内容物快速后退,眶内压力急剧增加,眶底及眶内侧壁即可发生爆裂性骨折。

【临床表现】

眼眶爆裂性骨折在临床上多表现为外伤后即发生眼睑水肿、眶周淤血、眼球突出、复视等软组织反应,而后典型的可出现眼球内陷、复视、眼球运动受限、眼位改变、牵引试验阳性、眶下神经感觉丧失等。爆裂骨折时,眶内的软组织包括下直肌、下斜肌、眶壁骨膜等向下脱出,球外的肌肉失去垂直方向的平衡,即发生复视。但是,当眶底发生粉碎性骨折时,眶内容物连同眼球一同向下移位,此时并不一定出现复视。眼下直肌和下斜肌位于眼球的下方、眼底的上方,爆裂骨折时,易向下移并被夹持,此两块肌肉均由动眼神经的分支所支配,如此神经分支受伤,也可引起复视。爆裂骨折另一个常见的并发症是眼球内陷。其产生原因是眶底或眶内侧壁骨折时,眶腔的体积扩大;骨折时眶骨膜破裂,眶内脂肪进入上颌窦内;眶内组织被夹持在骨折部,眼球向后移位以及由于血肿的压力和感染,使眶内脂肪萎缩或坏死等。

【CT表现】

CT不仅能显示骨折的部位、大小、形态、眶内组织变化、脱出、嵌顿及是否视神经管骨折等,同时可以显示眼眶周围骨质及鼻窦病变。眼眶爆裂性骨折分为单眶壁和多眶壁,CT表现有直接征象和间接征象。

眼眶爆裂性骨折直接征象表现为眼眶内壁或(和)下壁骨质连续性中断、移位、凹陷或骨质粉碎。当作用于眼眶壁的膨胀外力较小且均匀分布时,眶壁骨质无明显中断,但有明显的曲度改变,即正常曲度消失;当作用于眼眶的膨胀外力较大且分布不均匀时,导致眼眶壁骨质断裂、移位、眶壁局部凹陷,眼眶壁曲度异常及眶壁局部凹陷征象是眼眶爆裂性骨折的主要表现(图2-2-6-1)。

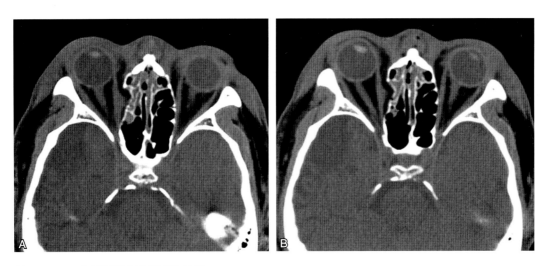

图 2-2-6-1　右侧眼眶内壁爆裂性骨折

右侧眼眶内壁骨质不连续且向筛窦侧凹陷,相邻内直肌增粗,筛窦密度增高

眼眶爆裂性骨折的间接征象主要表现为:眶内脂肪、肌肉通过骨折处疝入筛窦、上颌窦,典型表现为"泪滴"征,非典型者表现为眶内容物疝入窦腔呈"丘状"。内直肌、下直肌增粗移位、眶内球后积气、筛窦或上颌窦积血或积液、筛窦或上颌窦密度增高等。内直肌及下直肌增粗移位是因肌肉挫伤、水肿、出血及眶内容物推挤使肌肉移位所致;眶内球后积气则高度提示眶壁骨折,气体所在的位置多为眶壁骨折之处;筛窦或上颌窦密度增高、积血或积液可提示眶壁骨折有可能存在,需引起重视(图2-2-6-1~2-2-6-4)。

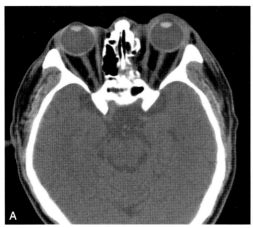
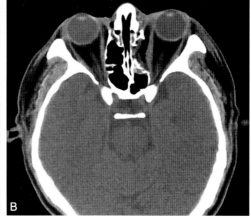

图 2-2-6-2　左侧眼眶内壁爆裂性骨折

左侧眼眶内壁骨质不连续且向筛窦侧凹陷,内直肌与眼眶内壁之间、内直肌与视神经之间见气泡影,内直肌增粗且边缘毛糙

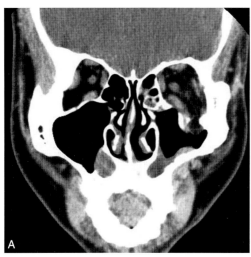
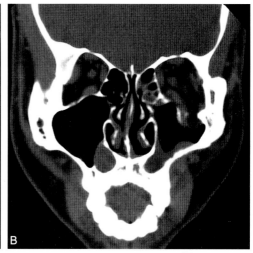

图 2-2-6-3　左侧眼眶下壁爆裂性骨折

左侧眼眶下壁骨质碎裂且向上颌窦侧凹陷,下直肌增粗且向下移位,眶内脂肪组织呈"丘状"疝入窦腔内,左侧上颌窦积液

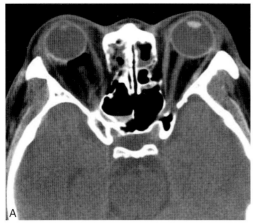
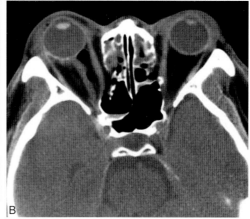

图 2-2-6-4　双侧眼眶内壁爆裂性骨折

双侧眼眶内壁骨质不连续且向筛窦侧凹陷,双侧内直肌与眼眶内壁之间、右侧内直肌与视神经之间见气泡影,内直肌增粗且向筛窦侧隆突

眼眶内壁主要由筛骨纸板构成,筛骨纸板薄且厚度不均,局部骨质密度低而显示有骨质缺损,不要误认为骨折。正常筛骨纸板大部平直,不向内侧凹陷,若局部向内侧凹陷超过2~3mm,则高度提示眶内壁骨折存在。内直肌紧贴眼眶内壁外侧,走行平直,眶内壁骨折时内直肌极易受累,表现为边缘模糊、增粗、扭曲,向筛窦侧隆突,甚至嵌顿于骨折口处。筛窦因积液、积血或眶内脂肪疝常有密度增高,是判断筛骨纸板骨折的重要依据。窦房内气体可通过骨折处进入眼眶,向前引起眼睑皮下气肿,进而可引起眼球突出(图2-2-6-1、2-2-6-2、图2-2-6-4)。

眶底爆裂性骨折表现为眶底下陷,可见骨折裂口及骨碎片;眶内脂肪通过裂口疝入上颌窦;下直肌嵌顿于骨折处;若发生粘连可出现眼球内陷,上颌窦积血或积液(图2-2-6-3)。

二、直 接 骨 折

直接骨折是外力直接作用于眶壁或眶周颅面骨所形成的眶壁骨折,可见于眼眶的各壁,包括眶缘骨折,部分还伴有眶周颅面骨骨折。直接骨折仅累及眼眶一侧壁时称单眶壁直接骨折;累及眼眶多个壁时称多眶壁直接骨折;直接骨折合并爆裂骨折时称为复合型骨折;直接骨折或(和)爆裂骨折合并眶周颅面骨骨折称混合骨折。

【临床表现】

眶内侧壁直接骨折是较大的物体猛撞于内眦部引起的,眶内容物截留于筛窦内,内收肌的运动受到限制,即外展受限,横向复视,进行性眼球陷没及睑裂变窄等。当拳击或重物击中鼻骨的一侧和眶下缘的内侧部时,鼻骨骨折线经过眶内侧壁,折断泪骨;上颌骨骨折线由眶下缘中部向下、向内沿上颌窦前壁穿过眶下孔,此两条骨折线在眶底相连接,使鼻眶部形成一整块骨折块,此时为混合骨折。物体重击鼻背部,可发生粉碎性鼻眶骨折,同时可合并眼眶爆裂骨折,骨折通过筛板或筛窦的顶而达颅前凹,硬脑膜也可被撕破,此时亦称为混合骨折。

眼眶上壁骨折根据骨折部位分为眶顶骨折和眶上、眉间及额窦骨折。眶顶骨折如骨折线经过眶顶的后部分,则可能引起严重并发症,如视神经萎缩、损伤通过眶上裂的动眼神经、滑车神经和展神经,出现这些神经所支配的球外肌相应症状。眶上、眉间和额窦骨折比较少见,眶上嵴骨折早期,可见局部凹陷,如累及滑车和上斜肌,则可出现暂时性复视;如骨折片进入眶内,可影响上睑提肌的运动,它所引起的上睑下垂在早期常被肿胀和淤血所掩盖。

眼眶外侧壁的后部分为薄的蝶骨大翼眶突所构成,前部分由颧骨额突和眶突构成,易发生骨折,大多数眶外侧壁严重骨折伴有颧骨的创伤、颧额缝脱离和眶底外侧部分向下移位,下睑外翻。

【CT表现】

眼眶骨折CT表现为骨质连续中断、眶壁曲度失常和骨质塌陷。CT能够清晰地显示骨折的位置、范围、骨碎片的大小及移位情况,又能准确地显示眼球、眼肌、视神经、脂肪间隙、眶内血肿、眶内积气、鼻窦积血积液等病理改变,以及眶内容物经骨折处疝入鼻窦情况。

眶外侧壁骨折应注意与颧蝶缝鉴别,骨缝边缘光滑,且多有硬化边,两侧位置、形态均对称,而骨折线边缘锐利,位置与骨缝不同,但若骨缝错位明显则应考虑有骨缝分离骨折。眶外壁骨折分为线性骨折和粉碎性骨折,线性骨折表现为线状低密度影,断端无错位或错位,断段可有移位或撕脱骨片。眶外壁骨折可发生在额骨颧突、颧骨额突、颧骨蝶突及蝶骨大翼(图2-2-6-5~2-2-6-7);也可表现为额颧缝或颧蝶缝增宽或错位(图2-2-6-8)。

眶内壁由额骨鼻部、上颌骨额突、泪骨、筛骨纸板和部分蝶骨大翼构成。眼眶内缘遭受直接打击后,多伤及上颌骨额突、筛骨纸板及泪骨,可致鼻泪管骨折,可见鼻泪管壁骨质不连续,管腔变形或狭窄。眶内壁骨折间接征象可表现为内直肌肿胀、增粗和移位,内直肌与眶内壁间正常脂肪间隙变窄或消失;眶内容物疝入筛窦内;患侧筛窦塌陷,筛泡压缩聚拢及筛泡积液改变;眶内及眼睑积气(图2-2-6-9)。

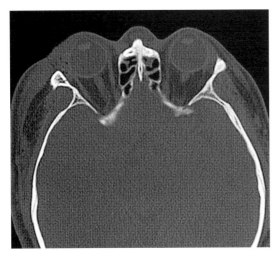

图 2-2-6-5　右侧眼眶外壁直接线性骨折

右侧眼眶外壁颧骨额突见线状低密度影,断端无错位

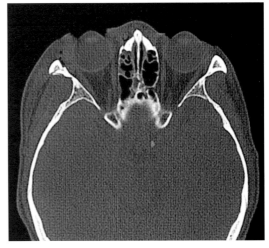

图 2-2-6-6　右侧眼眶外壁直接线性骨折

右侧眼眶外壁颧骨额突见线状低密度影,断端错位

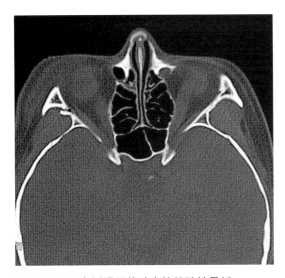

图 2-2-6-7　右侧眼眶外壁直接粉碎性骨折

右侧眼眶外壁颧骨蝶突见两条线状低密度影,骨折段错位、移位

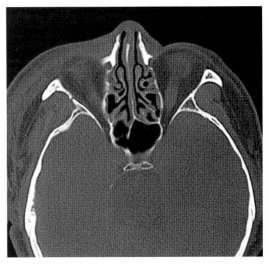

图 2-2-6-8　右侧眼眶外壁直接颧蝶缝骨折

右侧眼眶外壁颧蝶缝增宽,断端无错位

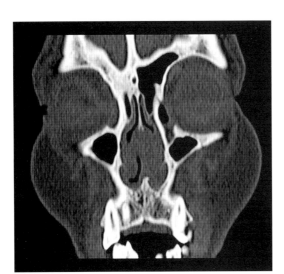

图 2-2-6-9　左侧眼眶内壁直接线性骨折

左侧眼眶内壁泪骨线状低密度影,内壁与内直肌间见气泡,断端无错位

　　眶缘一般较厚,骨折多由较大外力所致,所以眶缘骨折多为开放性或粉碎性,多有错位,常累及多个骨骼,眶上缘波及额骨垂直部及水平部;眶内缘骨折涉及鼻骨、泪骨、筛骨、上颌骨额突;眶下缘为上颌骨及颧骨;眶外缘为额骨颧突、颧骨及蝶骨大翼(图 2-2-6-10、2-2-6-11)。

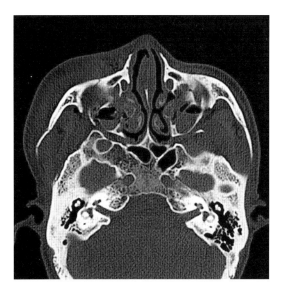 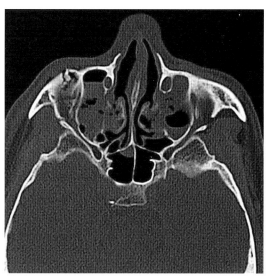

图 2-2-6-10　右侧眼眶上壁眶缘直接线性骨折

右侧眼眶额骨眶缘线状低密度影,断端无错位。合并双侧上颌窦壁骨折、右侧颧弓骨折

图 2-2-6-11　右侧眼眶下壁眶缘直接粉碎性骨折

右侧眼眶颧骨眶缘骨质碎裂、撕脱骨片错位、移位不明显。合并双侧上颌窦积液

　　眶上壁骨折即前颅窝底骨折,多累及额骨水平板,可发生脑脊液鼻漏,若于海绵窦内损伤了颈内动脉而发生动静脉瘘可出现波动性眼球突出。多为线性骨折,表现为线状低密度影(图 2-2-6-12)。

　　眶下壁大部分由上颌骨眶面构成,外侧前部为颧骨,后部为蝶骨的眶面,腭骨眶突构成后方小部,内侧为筛窦;眶下壁骨折间接征象表现为下直肌或下斜肌肿胀增粗或移位,下直肌或下斜肌与下壁间脂肪间隙变窄或消失;眶内容物疝入上颌窦或蝶窦,在其顶部呈乳头状或息肉样突起,形如眼泪,称为"泪滴征";鼻窦积液、积血,窦腔密度增高;眶内及眼睑积气(图 2-2-6-13)。

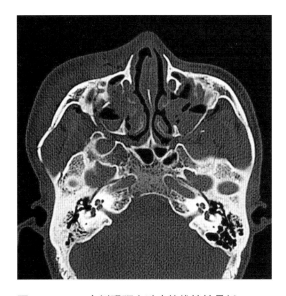 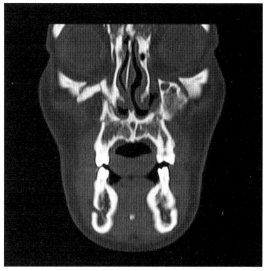

图 2-2-6-12　右侧眼眶上壁直接线性性骨折

左侧眼眶上壁线状低密度影,断端无错位。合并右侧颧弓骨折、双侧上颌窦积液

图 2-2-6-13　双侧眼眶下壁直接粉碎性骨折

双侧眼眶下壁骨质断裂,断端错位,右侧眼眶下壁见撕脱骨块

第七节　牙及牙槽突骨折

牙外伤是临床常见疾病,多发生于前牙,可伴发口腔颌面部其他损伤,也可单独发生。牙外伤包括牙脱位和牙折。

牙槽突骨折是外力直接作用于牙槽突所致,以上颌前部较多见,也可上、下颌牙槽突同时发生;也可与上、下颌骨或其他部位的骨折同时存在。

【临床表现】

牙脱位是牙受外力后,牙可能向前、后及殆面移位,也可完全脱离正常位置,或向牙根方移位嵌入牙槽骨内,致患牙与正常邻牙不在同一个平面上,妨碍正常咬合,影响咀嚼和美观。牙折按解剖部位可分为冠折、根折和冠根联合折;按骨折线方向可分为水平、垂直和斜行骨折。骨折见牙冠硬组织有不同程度缺损,缺损较少可无症状;缺损较多但未露髓时,可仅有轻微敏感症状;缺损多且已露髓,则可出现牙髓刺激或牙髓炎症状。根折骨折线越接近于牙颈部,牙松动越明显。外力大时,后牙也可发生牙折。

牙槽突骨折常有唇与牙龈的撕裂与肿胀、疼痛及皮下出血形成淤斑等;伴有齿槽神经损伤时,可发生同侧下唇麻木。骨折片有明显的动度,摇动伤处一个牙时,可见骨折牙槽骨段上几个牙一起移动。由于骨折片移位而发生咬合错乱,常同时有牙折或牙脱位。如外力来自一侧面颊部,也可造成侧方后牙的牙槽突骨折,如发生在上颌部,还可同时伴有腭部骨折或上颌窦损伤。牙槽骨没有强大的咀嚼肌附着,骨质较疏松,血运较好,损伤后愈合较快。

【CT表现】

轻度殆向脱位者,表现牙周膜间隙增宽,切缘超出正常邻牙切缘;舌腭侧或唇颊侧脱位者,表现为牙弓失常,牙与正常牙列不在同一曲面上,偏向正常牙列唇颊侧或舌腭侧(图2-2-7-1、2-2-7-2)。脱位重者,牙从牙槽窝内脱出至其他部位或牙缺失(图2-2-7-2)。嵌入性牙脱位,牙周膜间隙消失,牙切缘低于正常邻牙切缘,常伴有牙槽突骨折。

牙冠折表现为牙冠局部骨质缺如或骨折线,根折可见骨折线,骨折线表现为不整齐的细线状低密度影,断端可有错位。

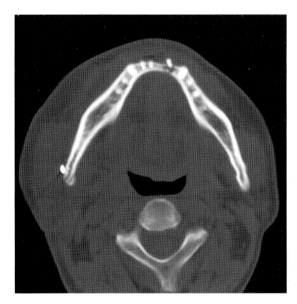

图 2-2-7-1　左侧下颌牙脱位

左侧下颌侧切牙牙周膜增宽,牙齿与牙列不在同一曲面上,偏向牙列唇侧,腭侧牙周膜增宽

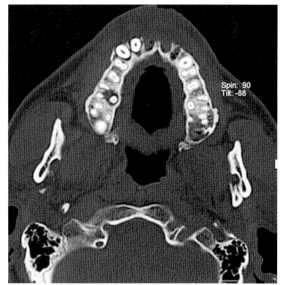

图 2-2-7-2　上颌牙脱位

右上侧切牙、尖牙与正常牙列不在同一曲面上,牙齿偏向牙列唇侧,腭侧牙周膜增宽。双侧中切牙、左侧侧切牙牙槽窝空虚,牙齿缺失

牙槽突骨折分为线性骨折和粉碎性骨折,线性骨折表现为牙槽突横行、斜行或纵行线状低密度影,骨折线不规则、不整齐,断端可无错位或错位(图2-2-7-3、2-2-7-4);粉碎性骨折表现为牙槽突碎裂,一侧或两侧密质板撕脱,此时常伴有牙损伤(图2-2-7-5)。

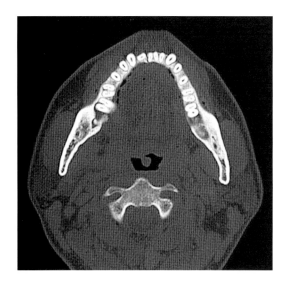

图 2-2-7-3 下颌牙槽突线性骨折

右侧下颌中、侧切牙间牙槽突线状低密度影,断端无错位

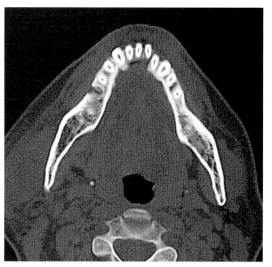

图 2-2-7-4 左下颌牙槽突线性骨折

左下中、侧切牙间牙槽突线状低密度影,断端错位,短骨折段向舌侧移位

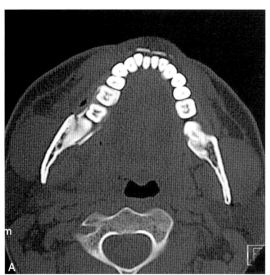
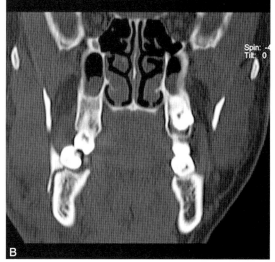

图 2-2-7-5 右侧下颌牙槽突粉碎性骨折

右下第三磨牙区牙槽突颊、腭侧密质骨不连续,呈线状低密度影,断端错位,第三磨牙向颊侧脱位,腭侧牙周膜增宽

(蒋志学 张艳秋)

第三章

口腔颌面部囊肿

囊肿是一种非脓肿性病理性囊腔,内含囊液或半流体物质,通常由纤维结缔组织囊壁包绕,绝大多数的囊壁有上皮衬里,少数无上皮衬里者又称为假性囊肿。由于特殊的解剖结构和复杂的胚胎发育特点,口腔颌面部好发囊肿,口腔颌面部囊肿根据发生部位分为颌骨囊肿和软组织囊肿,其中颌骨囊肿又可根据其组织来源不同而分为牙源性和非牙源性囊肿。

颌骨囊肿是颌骨的常见病变,按其组织来源、病因和发病部位的不同可分为牙源性和非牙源性囊肿两大类,前者由成牙组织或牙的上皮或上皮剩余演变而来的;后者则由胚胎时期面突融合线内的残余上皮所致,也可以是外伤所致的血外渗液囊肿及动脉瘤样骨囊肿。

为方便叙述且与口腔组织病理学一致,本书将口腔颌面部囊肿分为牙源性囊肿、非牙源性囊肿、假性囊肿和口腔及面颈部软组织囊肿来总结口腔颌面部囊肿的 CT 表现。

第一节　牙源性囊肿

牙源性囊肿(odontogenic)是指牙形成器官的上皮或上皮剩余发生的一组囊肿,一般可分为发育性和炎症性两大类。前者由牙发育和(或)萌出过程中的某些异常所致,后者则与颌骨内存在的炎症灶有关。作为牙髓炎症的一种后续病变,颌骨炎症性囊肿(如根尖周囊肿等)的发生经历了牙龋坏、牙髓炎症和坏死、根尖周组织的炎症和(或)免疫反应、马氏上皮剩余增殖以及增殖上皮团块中央液化、囊性变等一系列可预测的病理过程;但目前对于发育性囊肿(如发育性根侧囊肿和含牙囊肿等)的组织来源和发病机制的认识尚不深入,许多理论仍建立在推测的基础之上。一般认为,牙源性囊肿的衬里上皮来源于牙源性上皮剩余,而不同囊肿可能来源于不同的上皮剩余:牙板上皮剩余或 Serres 上皮剩余可发生发育性根侧囊肿和牙龈囊肿;缩余釉上皮发生的囊肿有含牙囊肿、萌出囊肿及炎性牙旁囊肿;Malassez 上皮剩余发生根尖周囊肿、残余囊肿和炎性根侧囊肿。

一、根尖周囊肿

根尖周囊肿(radicular cyst)是颌骨内最常见的牙源性囊肿,属于炎症性囊肿。根尖周囊肿由根尖肉芽肿发展而来,也可能是慢性牙槽脓肿发展而来。囊肿一般经历了牙龋坏、牙髓炎症和坏死、根尖周组织的炎症和免疫反应、Malassez 上皮剩余增殖以及增殖上皮团块中央液化、囊性变等一系列病理过程,所以根尖周囊肿常发生于一死髓牙的根尖部。相关牙拔出后,若其根尖炎症未做适当处理而继发囊肿,则称为残余囊肿。

【临床表现】

根尖周囊肿多发生于 20~49 岁患者,尽管 10 岁以下儿童龋病发生率不低,但根尖周囊肿并不常见。

男性患者多于女性患者,约 60% 的囊肿发生于上颌,以上颌切牙和尖牙为好发部位。囊肿大小不等,可由豌豆大到鸡蛋大,小囊肿不易发现,增大时才被发现。根尖部的牙龈黏膜呈半球形隆起,较大的囊肿可导致颌骨膨胀,常引起唇颊侧骨壁吸收变薄,囊壁达黏膜下时扪诊则有波动感。当囊肿明显增大时能压迫骨质完全吸收,囊肿压迫邻近牙时有松动或移动。囊肿常与末期龋、残根或变色的死髓牙相伴随。根尖周囊肿生长很慢,多无自觉症状,由于患牙牙髓已坏死,牙体变色、呈深灰色、牙体无光泽。

【病理变化】

肉眼见囊肿大小和囊壁厚薄不一,囊肿较小时可随拔出的残根或患牙一起完整摘除,为附着于患牙根尖部的软组织囊性肿物,多数情况下,囊壁已破裂,送检物为散碎囊壁样组织。镜下见囊壁的囊腔面内衬无角化的复层鳞状上皮,厚薄不一,上皮钉因炎性刺激发生不规则增生、伸长,相互融合呈网状,上皮表现明显的细胞间水肿和中性粒细胞为主的上皮内炎性细胞浸润,炎性浸润致密区常导致上皮的连续性中断。纤维组织囊壁内炎症明显,炎性浸润细胞主要为淋巴细胞、浆细胞,也混杂有中性粒细胞浸润以及泡沫状吞噬细胞。囊壁内可见含铁血黄素和胆固醇晶体沉积,胆固醇晶体在制片过程中被有机溶剂溶解而留下裂隙,裂隙周围常伴有多核巨细胞反应。晶体也可通过衬里上皮进入囊腔,故穿刺抽吸的囊液中有闪闪发亮的物质,涂片镜下可见长方形缺一角的晶体,即胆固醇晶体。有时衬里上皮和纤维囊壁内可见透明小体,为弓形线状或环状的物质状小体,呈嗜伊红染色。由于这种透明小体仅见于牙源性囊肿中,因此有人认为是一种由上皮细胞分泌的特殊产物,也有人认为它可能来源于某种角蛋白或来自血液。

【CT 表现】

根尖周囊肿上颌骨多于下颌骨,以上颌骨切牙和尖牙区多见,表现为边缘清楚光滑的圆形、类圆形或椭圆形单囊低密度灶,病灶多位于牙根方,偶尔见于牙根侧方,囊肿中常见根尖组织突入其中。囊肿周围可见线状高密度硬化边。病程较长的颌骨囊肿内可见零星分布的微小钙化点。囊肿周围颌骨骨质可见斑片状高密度增生(图 2-3-1-1~2-3-1-3)。

囊肿较小时,颌骨形态无明显改变;囊肿较大时,颌骨局部膨胀,骨密质受压变薄,膨胀向唇颊侧明显;囊肿继续增大时,骨密质受压变薄,甚至吸收消失,颌骨膨胀明显,多向唇颊侧膨胀明显。当囊肿较大时,邻牙牙根也可突入囊腔中,也可引起邻牙牙根移位和牙根吸收,多呈弧形低密度影,牙周膜及骨硬板正常影像消失。起源于上颌窦侧切牙的根尖周囊肿可突入上颌窦内,但在囊肿和上颌窦之间多有骨密质线分隔。根尖周囊肿可双侧上颌骨同时发病,也可一侧上颌骨多发(图 2-3-1-4)。

根尖周囊肿合并感染时,囊肿密度增高,表现为囊肿中斑片状高密度影或囊肿密度弥漫性增高,如产气菌感染,病变区可见气泡影。当囊肿与鼻窦或外界相通时,囊肿内亦可见气泡或液气平面(图 2-3-1-5)。

【鉴别诊断】

(1) 根尖肉芽肿:较小的根尖周囊肿有时很难与根尖肉芽肿鉴别,前者周边清楚、锐利及光滑,周围可见硬化边,周围颌骨增生,可与根尖肉芽肿鉴别,同时肉芽肿常小于 2cm。

(2) 含牙囊肿:含牙囊肿的特征性表现是囊肿所含牙的牙冠朝向囊腔,囊壁附着在根冠交界处,不难与根尖周囊肿鉴别。

(3) 骨纤维病:颌骨根尖周囊肿周围的新骨形成需要与良性骨纤维病变鉴别,根尖周囊肿周围的新骨一般从囊肿的边缘开始形成,这种新骨形成方式不会出现在颌骨骨纤维病中。

二、牙旁囊肿

牙旁囊肿(paradental cyst)是一种特殊类型的炎症性根侧囊肿,发生于下颌阻生第三磨牙的颊侧或远中颊侧,患者常有冠周炎反复发作史,牙为活髓。

【临床表现】

牙旁囊肿常累及根分叉区,大多数受累牙有所谓釉突延伸至根分叉处。颊部可有隆起,隆起处皮肤色泽正常,无压痛,口内龈颊沟变浅。下颌后牙牙槽骨向外侧隆起。

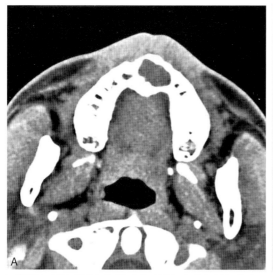
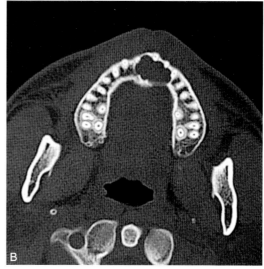
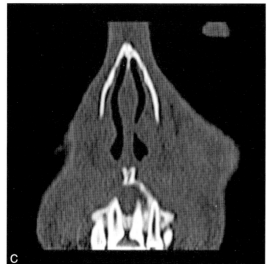

图 2-3-1-1 左侧上颌骨根尖周囊肿

左上中切牙根尖区囊性低密度影,密度均匀,边缘清楚光滑,囊腔略有膨胀,密质骨变薄,左上中切牙牙根位于囊腔

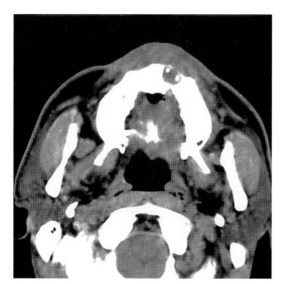

图 2-3-1-2 左侧上颌骨根尖周囊肿

左上中侧切牙根尖区囊性低密度影,密度均匀,边缘清楚光滑,唇侧密质骨吸收变薄,左上中侧切牙牙根位于囊腔内

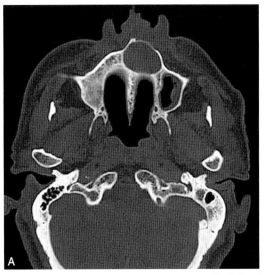

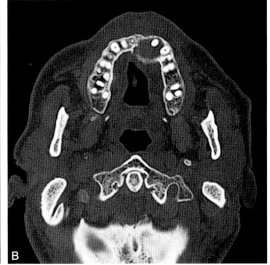

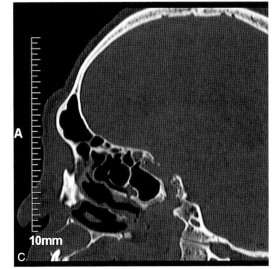

图 2-3-1-3　左侧上颌骨根尖周囊肿

左上侧切牙根尖区囊性低密度影,密度均匀,边缘清楚光滑,囊腔略膨胀,密质骨变薄且见硬化边,左上侧切牙牙根位于囊腔

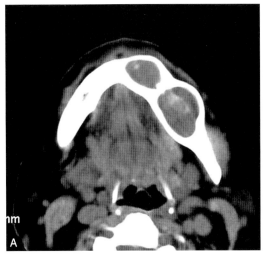

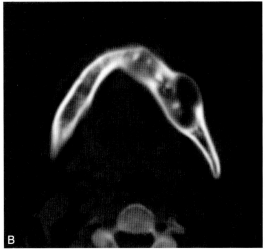

图 2-3-1-4　左侧下颌骨多发根尖周囊肿

左侧下颌骨见两个囊性低密度团块,团块边缘清楚光滑,中见根尖影和钙化灶。团块向颊侧膨胀明显,颊侧密质骨变薄

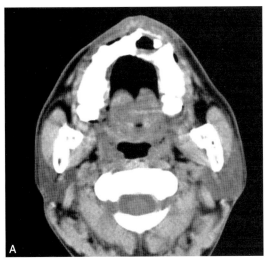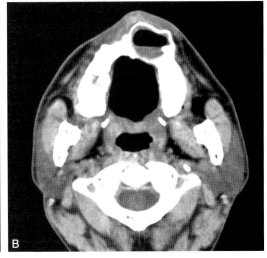

图 2-3-1-5　左侧上颌骨根尖周囊肿合并感染

左侧上颌骨见囊性低密度团块，囊液密度较高，中见液气平面及根尖影。囊肿向唇侧膨胀明显，骨密质受压变薄

【病理变化】

镜下见囊壁内衬无角化的复层鳞状上皮，厚薄不一，结缔组织囊壁内有大量炎症细胞浸润，部分囊壁可见胆固醇结晶裂隙和异物巨细胞反应。伴随牙为活髓。

【CT 表现】

牙旁囊肿 CT 表现为下颌阻生第三磨牙颊侧或远中颊侧囊性低密度团块，密度均匀，边缘清楚光滑，相邻阻生牙部分位于囊腔内。颌骨膨胀，密质骨受压变薄（图 2-3-1-6）。

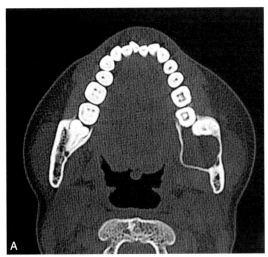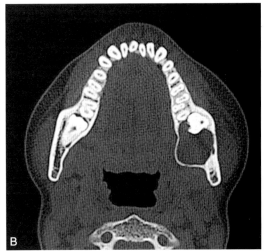

图 2-3-1-6　左侧下颌骨牙旁囊肿

左侧下颌第三磨牙阻生且偏于颊侧，阻生牙周围见囊性低密度团块，密度均匀，边缘清楚光滑，左侧下颌第二磨牙位于囊肿中

三、含牙囊肿

含牙囊肿（dentigerous）又称滤泡囊肿，是环绕着未萌出牙或额外牙的牙冠，并附着于该牙的牙颈部的囊肿。发生部位以下颌第三磨牙多见，上颌尖牙次之。所含牙多为恒牙。囊肿形成的原因是由于停留在

牙槽内的未萌出牙或额外牙刺激成釉细胞,使其增殖并产生分泌而形成,釉质被包围在囊肿内。囊肿虽生长缓慢,但可不断增大。增大的囊肿可压迫、吸收周围骨质,破坏局部结构及功能。少数可引起成釉细胞瘤,甚至可能发展为鳞状细胞癌。

【临床表现】

含牙囊肿多发生于 10~39 岁患者,男性比女性多见;发病部位以下颌第三磨牙区多见,其次为上颌尖牙、上颌第三磨牙和下颌前磨牙区。含牙囊肿内所含的牙大多数为恒牙,偶见含乳牙或额外牙,所含牙可来自 1 个牙胚(含 1 个牙),也可来自多个牙胚(含多个牙)。囊肿生长缓慢,早期无自觉症状,往往因牙未萌、缺失或错位而行 X 线检查时被发现。囊肿发育较大时可引起颌骨膨隆或面部不对称、牙移位及邻近牙的牙根吸收。

【病理变化】

肉眼观察囊肿内含牙的牙冠,囊壁较薄且附着于釉质与牙骨质交界处,囊液多呈黄色。镜下见纤维结缔组织囊壁内衬复层鳞状上皮。无炎症的含牙囊肿内,上皮较薄,由 2~5 列扁平细胞或矮立方细胞构成,无角化,没有上皮钉突;纤维囊壁内炎症不明显,含丰富的糖蛋白和黏多糖;囊肿继发感染时,上皮增生层扁平细胞或矮立方状细胞组成,无角化。纤维囊壁内含丰富的糖蛋白和黏多糖。上皮结缔组织界面平坦。囊肿继发感染或炎症时,上皮增生,钉突明显。有些囊肿衬里上皮内可含有黏液细胞或纤毛柱状细胞。纤维囊壁内有时可见牙源性上皮岛、皮脂腺细胞以及淋巴滤泡。

【CT 表现】

含牙囊肿 CT 表现为颌骨内类圆形或不规则形低密度团块,CT 值略高于水,边缘清楚光滑,囊壁为颌骨的一部分呈高密度。囊腔为单房,偶见多房,少有分叶,边界清楚光滑,呈膨胀性改变,周围可见环状硬化带或部分硬化,无钙化(图 2-3-1-7)。

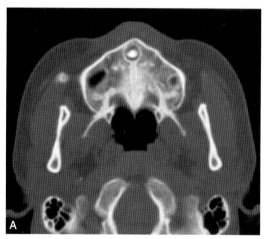 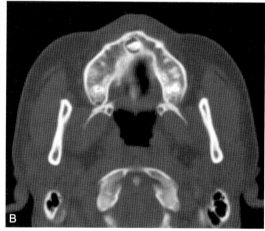

图 2-3-1-7　上颌骨含牙囊肿

上颌牙槽突正中见囊性低密度影,中见牙齿影,牙齿完全位于囊腔内。囊腔密度均匀,边缘清楚光滑,周围可见环状硬化带,密质骨未见异常

含牙囊肿囊腔内可含有不同发育阶段的未萌出牙,多为 1 个,也可以是多个,多为恒牙,也可是埋伏多生牙。所含牙多为一牙根尚未形成的牙冠,一般牙冠朝向囊腔,囊肿壁常围绕于受累牙的冠根交界处;所含牙也可完全位于囊腔内(图 2-3-1-8)。

膨胀性生长的含牙囊肿可向唇颊侧及舌腭侧膨胀,常表现为向唇颊侧膨胀明显,颌骨密质骨受压变薄或吸收消失;囊肿可深入上颌窦或鼻腔,致窦腔膨胀,以上颌骨囊肿较明显(图 2-3-1-9~2-3-1-13)。

颌骨含牙囊肿单发多见,偶见多发。囊肿合并感染时密度增高,产气菌感染时可见气泡。强化检查,囊腔无强化(图 2-3-1-14、2-3-1-15)。

多排 CT 横位图像包括全部信息,可以观察含牙囊肿的大小、所含牙齿位于唇颊或舌腭侧等;MPR 图

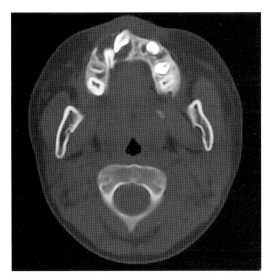

图 2-3-1-8　右侧上颌骨含牙囊肿

右侧上颌骨尖牙区见囊性低密度影,中见两个牙齿影,一个牙齿完全位于囊腔内;另一个牙齿牙冠朝向囊腔,囊壁附于根冠交界处。密质骨变薄、略有膨胀

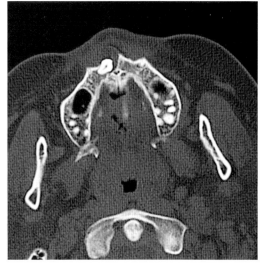

图 2-3-1-9　上颌骨含牙囊肿

右侧上颌骨切牙区见囊性低密度影,中见牙齿影,牙冠朝向囊腔,囊壁附于根冠交界处。囊腔密度均匀,边缘清楚光滑,周围可见环状硬化带,唇侧密质骨吸收消失

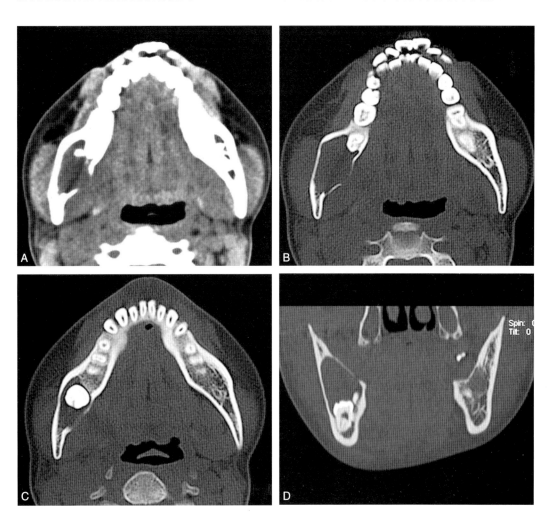

图 2-3-1-10　下颌骨含牙囊肿

右侧下颌骨体部见囊性低密度影,中见牙齿影,所含牙齿牙冠位于囊腔内且朝向囊腔,所含牙舌侧牙根发育不良。囊腔密度均匀,向颊、舌侧均等膨胀,边缘清楚光滑,舌侧密质骨局部吸收消失

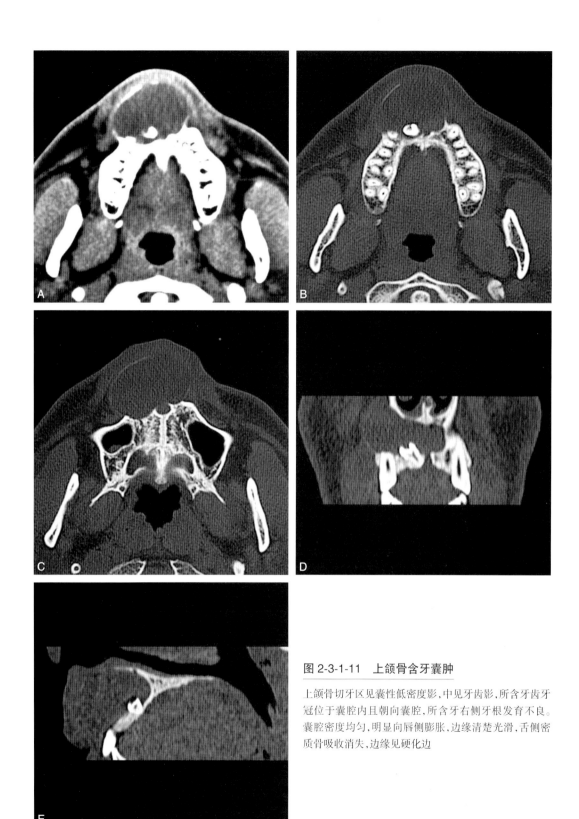

图 2-3-1-11 上颌骨含牙囊肿

上颌骨切牙区见囊性低密度影,中见牙齿影,所含牙齿牙冠位于囊腔内且朝向囊腔,所含牙右侧牙根发育不良。囊腔密度均匀,明显向唇侧膨胀,边缘清楚光滑,舌侧密质骨吸收消失,边缘见硬化边

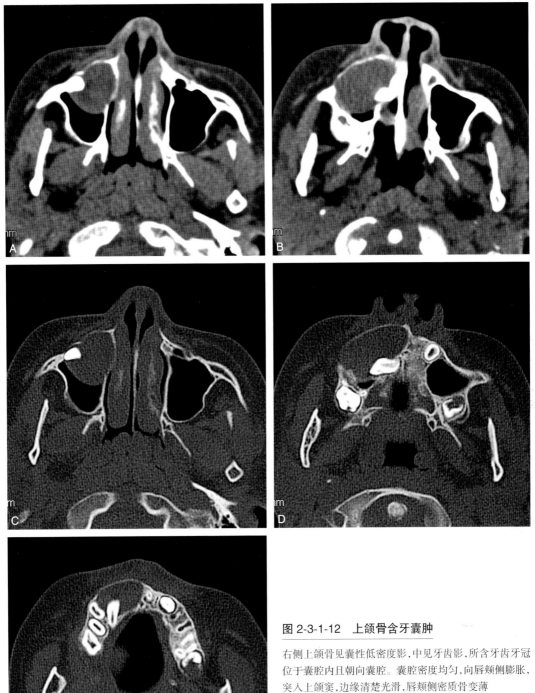

图 2-3-1-12 上颌骨含牙囊肿

右侧上颌骨见囊性低密度影,中见牙齿影,所含牙齿牙冠位于囊腔内且朝向囊腔。囊腔密度均匀,向唇颊侧膨胀,突入上颌窦,边缘清楚光滑,唇颊侧密质骨变薄

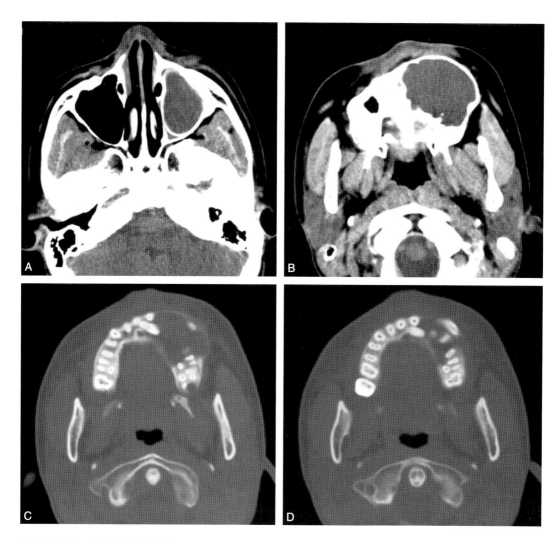

图 2-3-1-13 上颌骨含牙囊肿

左侧上颌骨囊性低密度影,中见多个牙齿影,牙齿完全位于囊腔内。囊腔密度均匀,边缘清楚光滑,明显向唇颊侧膨胀、突入上颌窦,周围见环状硬化带

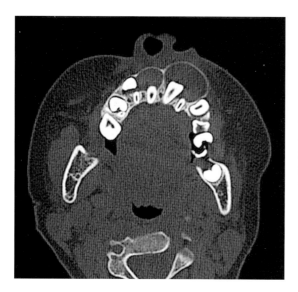

图 2-3-1-14 上颌骨含牙囊肿

上颌骨正中见两个囊性低密度影,中见牙齿影,右侧病变牙齿完全位于囊腔内,左侧牙冠朝向且位于囊腔内。囊腔密度均匀,明显向唇侧膨胀,边缘清楚光滑,周围可见环状硬化带

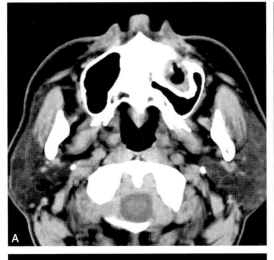
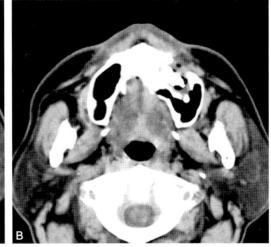
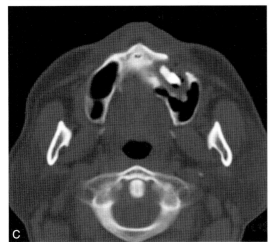

图 2-3-1-15　上颌骨含牙囊肿合并感染

左侧上颌骨囊性低密度影,中见发育不良牙齿,牙齿完全位于囊腔内。囊腔密度较高且不均匀,中见气体密度影,边缘不规则,局部密质骨吸收消失

像可以得到冠状、矢状以及任意位置的图像,可以显示含牙囊肿所含牙齿的走向及与邻近结构的关系,尤其是对上颌窦、蝶骨翼板、鼻腔的影像;SSD 能直观地显示含牙囊肿的立体范围及所含牙齿的形态、走行,通过对图像任意方向的旋转,从多种角度观察病变。

总之,CT 横断及三维图像的联合应用可以清楚地观察含牙囊肿的牙齿形态,辨别多生牙或恒牙,测定囊肿内容物的密度,牙齿走行的方向及囊肿与邻牙、切牙管、颏孔的位置关系,囊肿累及的范围,对骨壁的吸收程度,对周围组织结构的影响,为手术入路提供可靠依据,对口腔外科获得更完美的治疗方案有很大的临床应用价值。

【鉴别诊断】

(1) 成釉细胞瘤:常发生于 40 岁以上男性,病变为多房或单房,边缘分叶,有切迹,含牙或不含牙,邻牙牙根呈锯状吸收,可呈囊性或实性,当病变呈单房含牙而分叶不明显时鉴别困难。

(2) 根尖周囊肿:为常见的牙源性囊肿,囊腔位于病源牙的牙根方,牙齿骨质可见破坏或呈残根状。

(3) 牙源性角化囊肿:牙源性角化囊肿的颌骨膨胀程度轻于含牙囊肿,囊壁也较少附着所含牙的冠根交界处,且多为牙根已形成的恒牙。可见分房,边缘常呈切迹状,常见邻牙斜面样吸收。

(4) 根尖脓肿:为根尖区边界清楚的小团状骨质破坏低密度区,慢性可见骨质增生。

(5) 牙源性腺样瘤:肿瘤内可见多发粟粒大小的高密度钙化点。可与含牙囊肿区别。

(6) 牙源性钙化囊肿:肿瘤内可见大小不等的钙化点或钙化团。可与含牙囊肿鉴别。

四、婴儿龈囊肿

婴儿龈囊肿(gingival cyst of infants)又称新生儿板囊肿,来自牙龈内断离的牙板剩余,上皮中央角化、脱落形成囊肿。

【临床表现】

婴儿龈囊肿多发生于新生儿或出生后 1~2 个月的婴儿,3 个月以后者极为罕见。临床上表现为牙槽黏膜的多个白色或浅黄色结节,似粟米大小,多少不等。其确切发生率不详,但上颌较下颌多见。

【病理变化】

镜下见多个小囊肿位于紧贴上皮下方的固有层内,囊肿衬里上皮为薄层角化鳞状上皮,基底细胞扁平,与牙源性角化囊性瘤上皮衬里的柱状基底细胞不同。囊腔内充满脱落的角化物,偶见炎症细胞,有的囊肿与表面黏膜上皮粘连。

【CT 表现】

牙槽突唇颊侧或舌腭侧结节影,常呈半圆形或扁平状,密度较高,边缘欠光滑。

五、成人龈囊肿

成人龈囊肿(gingival cyst of adults)不常见,与发育性根侧囊肿在组织发生、临床表现和病理变化等方面均很相似,因此二者易混淆。但成人龈囊肿发生于牙龈软组织,不侵犯骨组织或仅导致局部牙槽骨表面的压迫性吸收,而发育性根侧囊肿则发生于牙槽骨内。

【临床表现】

成人龈囊肿可发生于任何年龄,但以 40 岁以上较多见;多发生于颊唇侧牙龈,以尖牙和前磨牙区最常见,文献报道下颌多于上颌;临床上多表现为生长缓慢、无痛性、圆形肿大,大小一般在 1cm 以下,有波动感,颜色与正常牙龈相同或呈淡蓝色;由于囊肿位于软组织,X 线片常无异常,当囊肿较大时可压迫骨皮质,导致其表面侵蚀性吸收。

【病理变化】

成人龈囊肿的衬里上皮厚薄不一,较薄的区域仅由 1~2 层扁平或立方细胞组成,类似缩余釉上皮,较厚者为复层鳞状上皮,无钉突,无角化;可见局灶性上皮增厚形成上皮斑,细胞呈水样透明状,与发育性根侧囊肿的病理所见有相似之处。

【CT 表现】

成人龈囊肿表现为上颌或下颌牙龈区囊性低密度团块,密度均匀,边缘清楚光滑。团块位于颌骨外侧,多位于颌骨唇颊侧。颌骨骨质可无改变、弧形压迹、压迫性骨吸收或侵蚀性骨吸收。颌骨呈弧形压迹时,颌骨密质骨连续;压迫性骨吸收时,密质骨变薄或吸收消失,边缘清楚光滑;侵蚀性骨吸收时,骨质边缘毛糙,呈虫蚀样(图 2-3-1-16)。

六、发育性根侧囊肿

发育性根侧囊肿(lateral periodontal cyst)是发生于活髓牙根侧或牙根之间的牙源性发育性囊肿,与炎症刺激无关。该囊肿应与发生于根侧的牙源性角化囊性瘤、成人龈囊肿和位于根侧的炎症性囊肿相鉴别。

【临床表现】

发育性根侧囊肿可发生于任何年龄,患者平均年龄为 50 岁;约 70% 发生于下颌,以尖牙和前磨牙区最多见;临床多无症状。

【病理变化】

发育性根侧囊肿的衬里上皮为较薄、无角化的鳞状或立方状上皮,由 1~5 层细胞组成,胞核较小,呈固

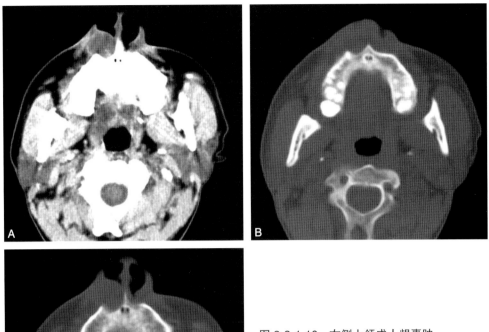

图 2-3-1-16 右侧上颌成人龈囊肿

右侧上颌唇颊侧囊性低密度团块,密度较均匀,边缘清楚光滑。右侧上颌骨唇侧密质骨受压呈弧形凹陷、吸收密度变低、局部吸收消失

缩状;局灶性上皮增厚常形成上皮斑,主要由梭形或卵圆形透明细胞组成;囊壁的结缔组织为成熟的胶原纤维,炎症不明显,有时可见牙源性上皮条索或上皮岛。

【CT 表现】

发育性根侧囊肿表现为尖牙或前磨牙区囊性低密度团块,团块呈圆形、椭圆形或葫芦状。囊腔密度均匀,边缘清楚光滑,多有硬化边缘,病变直径多小于1cm。囊肿位于牙根旁、牙根分叉处或相邻牙牙根之间,囊腔内不含牙。相邻牙根可受压移位,牙根无吸收(图 2-3-1-17、2-3-1-18)。

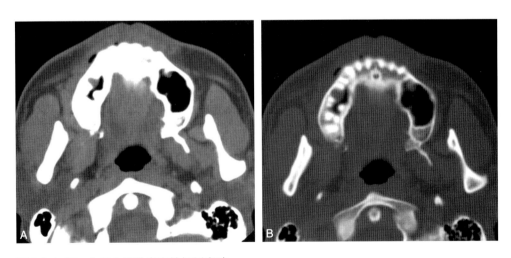

图 2-3-1-17 右侧上颌骨发育性根侧囊肿

右侧上颌骨第二前磨牙与第一磨牙牙根之间见囊性低密度团块,密度均匀,边缘清楚光滑,相邻牙根受压略有移位

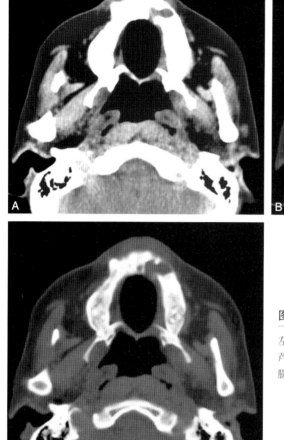
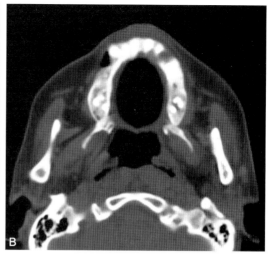

图 2-3-1-18　左侧上颌骨发育性根侧囊肿

左侧上颌骨侧切牙与尖牙间囊性低密度团块,团块呈葫芦状,密度均匀,边缘清楚光滑,且见硬化边。囊肿略有膨胀,其唇侧、腭侧密质骨变薄

七、萌 出 囊 肿

萌出囊肿(eruption)发生于覆盖在一个正在萌出的乳牙或恒牙牙冠表面的黏膜软组织内,是发生于骨外软组织内的含牙囊肿,即萌出牙的缩余釉上皮与釉质之间液体潴留而形成的囊肿。

【临床表现】

萌出囊肿主要发生于 20 岁以下的患者,偶见于成人;临床表现为正在萌出牙上方的光滑肿物,呈淡蓝色或粉红色,质柔软且有波动感。

【病理变化】

萌出囊肿肉眼见囊肿内含清亮液体或血性液体。镜下见囊肿上方为牙龈黏膜所覆盖,囊肿衬里上皮具有缩余釉上皮特征;继发炎症时,上皮增生,结缔组织囊壁内有慢性炎症细胞浸润。

【CT 表现】

萌出囊肿表现为乳牙或恒牙牙冠表面软组织内囊性低密度团块,位于牙槽骨唇颊或舌腭侧,密度均匀,边缘清楚光滑,中见牙齿影。相邻牙槽骨密质骨可有吸收(图 2-3-1-19)。

八、腺牙源性囊肿

腺牙源性囊肿(glandular odontogenic cyst)又称牙源性产黏液囊肿或唾液腺牙源性囊肿,是一种罕见的颌骨囊肿。

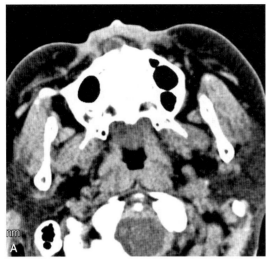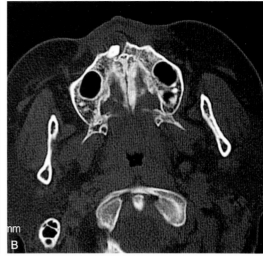

图 2-3-1-19　右侧上颌骨萌出囊肿

右侧上颌骨腭突唇侧半圆形囊性低密度团块,密度欠均匀,边缘清楚光滑,中见牙冠影,相邻骨质压迫性吸收

【临床表现】

腺牙源性囊肿患者年龄分布较广,男女均可发病;临床上多表现为颌骨局部膨大,无痛,术后有复发倾向。

【病理变化】

镜下纤维组织囊壁内无明显炎症细胞浸润,其衬里上皮部分为复层鳞状上皮,部分为无明显特征的上皮,但在相当区域内,复层上皮的表层细胞呈嗜酸性立方或柱状,常形成不规则的乳头状突起,含不同数量的纤毛细胞和产黏液细胞;在衬里上皮内常可形成隐窝或囊性小腔隙,内含黏液,形成黏液池,内衬这些小腔隙的细胞为类似于表层的嗜酸性立方细胞;衬里上皮可发生局灶性增厚,形成类似于发育性根侧囊肿和成人龈囊肿中所见的上皮斑。

【CT 表现】

腺牙源性囊肿表现为囊性低密度团块,团块膨胀明显,常向唇颊侧膨胀,颌骨骨密质可受压变薄或吸收消失。囊肿常表现为形态不规则,突入鼻窦。囊肿内或边缘可见壳样高密度钙化,壳样钙化为腺牙源性囊肿的特征性表现(图 2-3-1-20~2-3-1-22)。

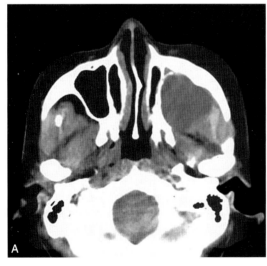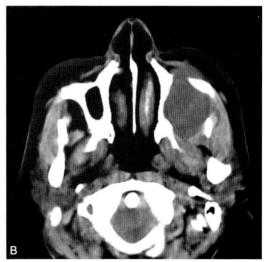

图 2-3-1-20　左侧上颌骨腺牙源性囊肿

左侧上颌骨见囊性低密度团块,团块形态不规则,突入左侧上颌窦。囊肿边缘见弧形高密度钙化。囊肿唇颊侧密质骨局部吸收消失

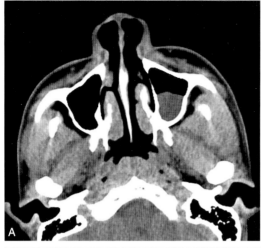

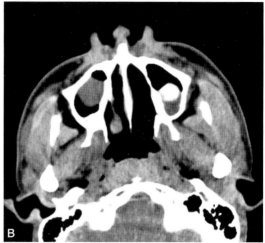

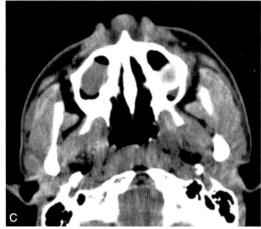

图 2-3-1-21 左侧上颌骨腺牙源性囊肿

左侧上颌窦囊性低密度团块,囊肿边缘环形高密度钙化、中见钙化结节

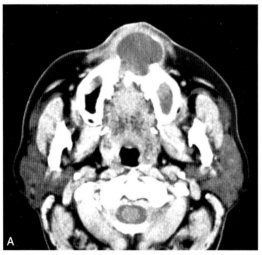

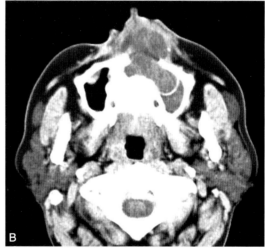

图 2-3-1-22 左侧上颌骨腺牙源性囊肿

左侧上颌骨见囊性低密度团块,团块形态不规则,突入左侧鼻腔及上颌窦。囊肿内及边缘见弧形高密度钙化。囊肿呈膨胀性,向唇侧膨胀明显,唇侧密质骨吸收消失,鼻中隔局部吸收

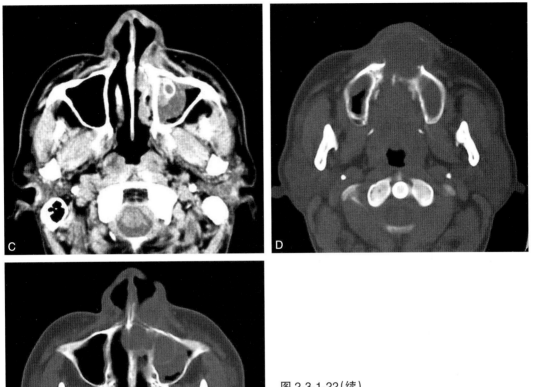

图 2-3-1-22(续)

第二节　非牙源性囊肿

非牙源性囊肿(non-odontogenic)是由胚胎发育过程中残留的上皮发展而来,故亦称非牙源性外胚叶上皮囊肿。

一、鼻腭管囊肿

鼻腭管囊肿(nasopalatine duct cyst)又称切牙管囊肿(incisive canal cyst),来源于切牙管内的鼻腭导管上皮剩余,可表现为切牙管囊肿和龈乳头囊肿,前者发生于骨内,后者则完全位于切牙乳头的软组织内。鼻腭管囊肿约占所有非牙源性的73%,为最常见的非牙源性囊肿。

【临床表现】

鼻腭管囊肿可发生于任何年龄,其中高发年龄为30~60岁,男性较多见。临床上常无明显症状,仅在X线检查或戴义齿时偶然被发现。最常见的临床表现为腭中线前部的肿胀,有时可伴疼痛或瘘管形成。

【病理变化】

鼻腭管囊肿的衬里上皮变异较大,可内衬复层鳞状上皮、含黏液细胞的假复层纤毛柱状上皮、立方上皮或柱状上皮,这些上皮类型可单独或联合存在。邻近口腔部的囊肿常内衬复层鳞状上皮,而近鼻腔部者常为呼吸性上皮。结缔组织囊壁内可含有较大的血管和神经束,为通过切牙管的鼻腭神经和血管结构,囊壁内有时可见小灶性黏液腺和散在的慢性炎细胞浸润。

【CT 表现】

鼻腭管囊肿鼻腭管扩张,CT 表现为硬腭中线部位、中切牙间囊性低密度团块,密度可均匀,囊肿边缘清楚、光滑,周围常见硬化边。切牙管囊肿表现为类圆形或梨形的囊性肿物,位于颌骨中央,向唇颊侧膨胀明显;龈乳头囊肿常呈不规则形,位于颌骨腭侧,向腭侧膨胀明显。鼻腭管囊肿可伸向牙槽骨致切牙及侧切牙移位。可有硬腭、鼻中隔、牙槽骨骨质缺损以及向鼻腔、鼻前庭、或鼻窦内突入。增强后无强化或无明显强化(图 2-3-2-1~2-3-2-3)。

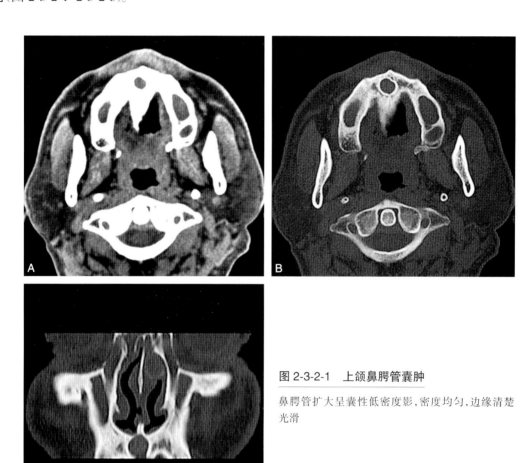

图 2-3-2-1 上颌鼻腭管囊肿

鼻腭管扩大呈囊性低密度影,密度均匀,边缘清楚光滑

二、鼻唇囊肿

鼻唇囊肿(nasolabial cyst)又称鼻牙槽囊肿,是一种少见囊肿,是一种发生于牙槽突表面近鼻孔基部软组织内的囊肿。该囊肿发病机制尚不清楚,多数人认为是胚胎发育期球状突、侧鼻突和上颌突融合处上皮剩余而发生。

【临床表现】

鼻唇囊肿发病年龄以 30~40 岁多见,女性多于男性。囊肿早期多无症状而不易察觉,当肿物逐渐增大或继发感染后肿胀、疼痛,压迫周边组织,当波及根尖部引起对应牙齿出现根尖炎症状。患者可表现为鼻唇部肿胀,鼻唇沟消失,鼻翼抬高,鼻孔变形,触诊鼻翼深面有包块,质地硬,有乒乓球感。

【病理变化】

鼻唇囊肿可能来源于胚胎性鼻泪管剩余或成熟管的下前部结构,囊液为棕黄色透亮液体。

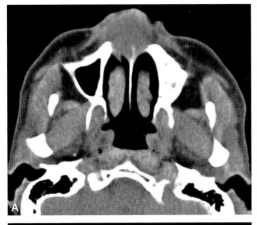
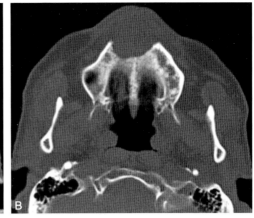
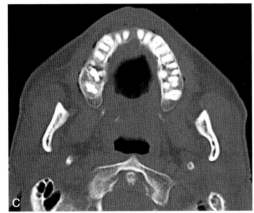

图 2-3-2-2　上颌鼻腭管囊肿

上颌正中见囊性低密度团块，密度均匀，边缘清楚光滑。鼻腭管扩大，双上中切牙分离

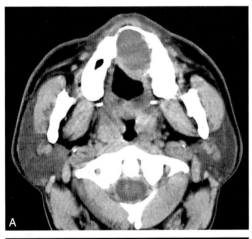
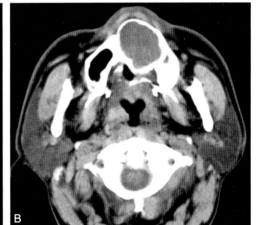
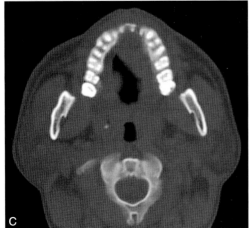

图 2-3-2-3　上颌鼻腭管龈乳头囊肿

上颌鼻腭管区见囊性低密度团块，形态不规则，密度均匀，边缘清楚光滑。囊肿向腭侧膨胀明显。双侧上颌中切牙、左侧上颌中侧切牙分离

【CT 表现】

鼻唇囊肿表现为鼻唇沟区囊性团块,团块密度较高,相邻骨质表面有浅表性的压迫性吸收(图 2-3-2-4、2-3-2-5)。

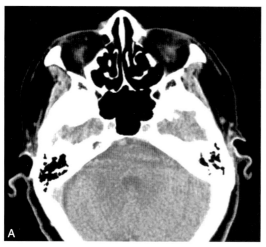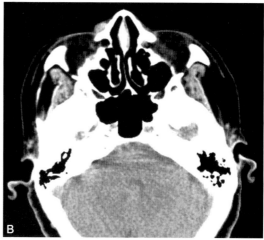

图 2-3-2-4 右侧鼻唇囊肿

右侧鼻唇沟区囊性团块,相邻骨质吸收呈弧形

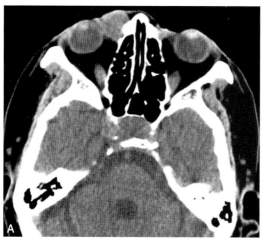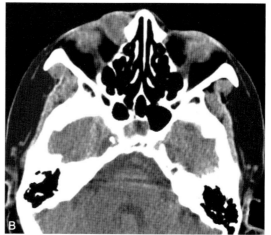

图 2-3-2-5 右侧鼻唇囊肿

右侧鼻唇沟区囊性团块,相邻骨质呈楔形吸收

三、球上颌囊肿

球上颌囊肿(globlo-maxillary cyst)较少见,发生于上颌侧切牙和尖牙牙根之间,常导致相邻牙牙根的移位。近年来研究表明,球状上颌囊肿并不是一种独立的囊肿,而可能是发生在“球状上颌”部位的牙源性囊肿,如根尖周囊肿、发育性根侧囊肿等;但也有人认为球状上颌囊肿的名称还应保留。

【临床表现】

球上颌囊肿多发生于成人,男女无明显差别,位于上颌恒侧切牙和尖牙之间,且邻牙为活髓牙。临床上表现为前部牙槽突局部膨隆,触诊有乒乓球感。

【病理变化】

球上颌囊肿的衬里上皮不一,多为复层鳞状上皮和(或)纤毛柱状上皮。

【CT表现】

球上颌囊肿表现为上颌侧切牙与尖牙牙根之间或根尖远端囊性低密度团块,团块密度均匀,边缘清楚光滑,不含牙。囊肿膨胀性生长,向唇颊侧膨胀明显,囊肿膨胀明显时颌骨密质骨受压变薄或吸收消失。球上颌囊肿常见侧切牙与尖牙受压分离,此征象是球上颌囊肿的特征性表现(图2-3-2-6)。

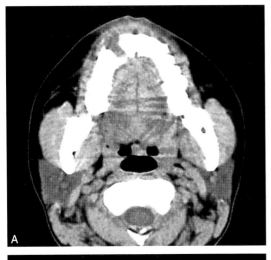
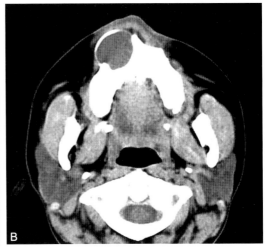
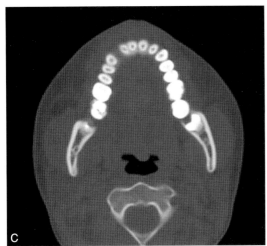

图 2-3-2-6　右侧球上颌囊肿

右侧上颌骨侧切牙与尖牙之间见囊性低密度团块,密度均匀,边缘清楚光滑。囊肿向唇颊侧膨胀,唇颊侧密质骨受压变薄、局部吸收消失。右侧上颌侧切牙与尖牙受压分离

四、正中囊肿

正中囊肿(median cysts)是指位于上颌或下颌中线区域的囊肿,是一种少见的非牙源性面裂囊肿。发生于上颌者常位于腭部,尤其是上颌骨腭突缝区,称为腭正中囊肿;发生于下颌者常位于下颌中线联合处,称为下颌正中囊肿。

【临床表现】

腭正中囊肿是面部裂隙在胚胎发育时期面部各突起连合处,上皮延伸发展所致,发生于上颌骨硬腭中线处。初无症状,随囊肿增大,可致硬腭中线出现半球形隆起,表面黏膜正常,触诊常有破蛋壳感或波动感。下颌骨囊肿一般无症状,继发感染时有疼痛感,囊肿区的下颌中切牙有活动。

【病理变化】

囊肿内附鳞状上皮或呼吸道上皮,囊壁含有质密胶原纤维成分,囊壁内不含神经、黏液腺及血管成分。

【CT表现】

正中囊肿表现为上颌骨腭突缝区或下颌中线联合处圆形、椭圆形或不规则形单房低密度区,密度均

匀,边缘清楚光滑,腭部骨质压迫性吸收或变薄。切牙管可显示正常,双侧中切牙可有受压移位(图 2-3-2-7、2-3-2-8)。

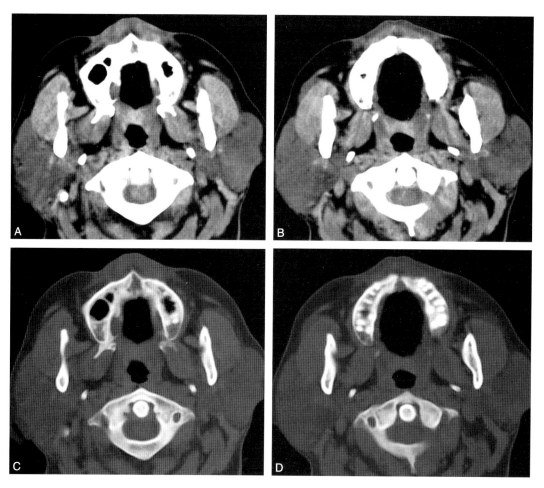

图 2-3-2-7 上颌正中囊肿

上颌正中腭突缝区见囊性低密度团块,位于切牙管前方,切牙管显示正常。囊腔形态不规则,密度均匀,边缘清楚光滑。囊肿膨胀不明显,其唇侧及腭侧密质骨受压变薄、局部吸收消失

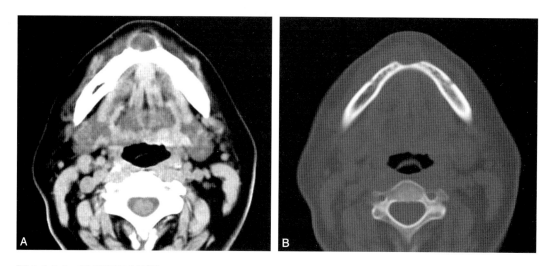

图 2-3-2-8 下颌骨正中囊肿

颏部见椭圆形囊性低密度团块,密度均匀,边缘清楚光滑。颏部骨质受压吸收,呈弧形骨缺损

第三节　假　性　囊　肿

动脉瘤样骨囊肿、单纯性骨囊肿和静止性骨囊肿虽为囊性病变,但组织学检查无上皮衬里,故称为假性囊肿。

一、动脉瘤样骨囊肿

动脉瘤样骨囊肿(aneurysmal bone cyst)亦称为骨膜下血肿、骨膜下巨细胞瘤、骨化性骨膜下血肿及良性动脉瘤等。动脉瘤样骨囊肿是一种较少见的病因尚不明确的骨肿瘤样病变,它既不是肿瘤也不属于囊肿,关于它的发病机制有几种学说:①骨外伤;②继发于其他骨病;③骨膜下血肿引起;④血流动力学所致。大部分学者认为可能由于外伤等原因引起局部血流障碍,静脉压力升高,血管扩张,使局部产生骨质吸收、修复等。

【临床表现】

动脉瘤样骨囊肿常发生在 10~20 岁之间,30 岁以上很少见。性别差异不大,病变好发于长骨、椎骨及骨盆。发生于颌骨者下颌骨多见,多累及颌骨后份,如下颌角、升支及磨牙区。上颌骨病变易扩展至上颌窦内,上颌骨动脉瘤样骨囊肿主要表现为患侧面部肿胀、钝痛及鼻塞,如囊肿破溃血液流入鼻腔,可有鼻出血,也可出现眼球突出、流泪、牙齿松动及头痛等邻近器官受累症状。较为特征性表现是肿物穿刺时可抽出不凝鲜红血液、压力较高,甚至可推动穿刺针后移。病变病程较短,有近期生长加快史。

【病理变化】

病变组织表面为紫红色,边缘不规则,切面见其由大小不等的海绵状腔隙组成血腔或血窦,期间有纤维结缔组织。窦腔内充满血液,部分区域有血栓形成并见机化。纤维结缔组织囊壁中伴有新旧出血,见多核巨细胞,少量类骨质及骨形成。

【CT 表现】

原发囊肿病灶呈分叶状、球状或卵圆形,以球状单房多见。分叶状是由于肿瘤向各个方向生长速度不同所致,各叶之间可见由于骨吸收相对较慢而形成的骨嵴,囊肿呈皂泡样改变。多数病变局部骨皮质不同程度膨胀,形成厚薄不一的骨包壳,骨包壳是骨膜新生骨,是由于破骨细胞在肿块压力或充血刺激下吸收骨内膜骨皮质的同时骨外膜在皮质外形成新生骨;少数病变骨皮质膨胀不明显,局部内缘受压变薄呈贝壳样改变,或在肿瘤的刺激下骨内膜增生导致皮质增厚,病变内部出现条状钙化的发生率虽然低,但是特征性改变,也是病变进入稳定期的标志。肿瘤周围可见有骨小梁或骨膜反应性增生,呈日光放射状或羽毛状密度增高影。

二、单纯性骨囊肿

单纯性骨囊肿(simple bone cyst)是无内衬上皮的骨囊肿,又可称为外伤性骨囊肿、孤立性骨囊肿和出血性骨囊肿等。尽管单纯性骨囊肿的病因研究取得了很大进展,但到目前为止病因仍不明确。

【临床表现】

单纯性骨囊肿是一种局限性骨的瘤样病变,好发于青少年肱骨、股骨等长骨干骺端,发生于颌骨者少见。男性多于女性,男女之比为 2∶1~3∶1。颌面部多发于下颌骨的前磨牙和磨牙区,上颌极为少见。大多数囊肿为单发,也可发生于双侧颌骨。临床上多无症状。囊肿较大时表现为局部颌骨膨胀变形,生长缓慢,偶有少许不适或疼痛,如不及时治疗,常发生病理性骨折。

【病理变化】

肉眼见囊肿为卵圆形或不规则形,囊腔内有少量液体,呈淡黄色或棕色,囊壁很薄。镜下见囊壁由纤维结缔组织构成,厚薄不一,无上皮衬里。囊腔内含凝血性物质和肉芽组织。

【CT 表现】

CT 可见颌骨内囊性病变,骨皮质变薄,病理性骨折后可能见到腔内"碎片陷落征"。它是由于骨折时囊内液体流出致使骨碎片向囊内移位而形成,对临床诊断具有重要意义。

三、静止性骨囊肿

静止性骨囊肿(static bone cyst)实际上是发生于下颌骨后份舌侧的解剖切迹,是由于发育过程中,唾液腺和其他软组织的增殖或迷入而引起的下颌骨局限性缺损。

【临床表现】

静止性骨囊肿一般无症状,好发于下颌磨牙及下颌角区,多位于下牙槽神经管的下方。

【病理变化】

组织学观察,骨缺损区不存在明显的囊肿,可见到唾液腺组织、脂肪组织、纤维结缔组织和肌组织。

【CT 表现】

静止性骨囊肿表现为下颌骨后份舌侧囊肿样低密度影,好发于下颌磨牙及下颌角区神经管下方,密度均匀,边缘清楚光滑。

第四节　口腔、面颈部软组织囊肿

一、皮样和表皮样囊肿

皮样囊肿(dermoid cyst)和表皮样囊肿(epidermoid cyst)是一种先天性的胚胎发育异常疾病,为胚胎发育时期遗留于组织中的上皮细胞发展而形成的囊肿。皮样囊肿是由鳞状上皮组织及其附件反向围绕而成的囊性肿物,外围以纤维结缔组织,如囊壁不含皮肤附件组织结构则称为表皮样囊肿。表皮样囊肿也可以由于损伤、手术使上皮细胞植入而形成。皮样囊肿和表皮样囊肿囊腔内有脱落的上皮细胞、皮脂腺、汗腺和毛发等结构,中医称为"发瘤"。

【临床表现】

皮样囊肿和表皮样囊肿多见于儿童及青年。皮样囊肿好发于口底、颏下及眼眶,表皮样囊肿好发于眼睑、额、鼻、眶外侧壁、耳下部。生长缓慢,呈圆形。皮样囊肿常位于黏膜或皮下较深的部位或口底诸肌之间。囊肿囊膜表面的黏膜或皮肤光滑,囊肿与周围组织、皮肤或黏膜均无粘连,触诊时囊肿坚韧而有弹性,似面团样。

皮样和表皮样囊肿一般无自觉症状,但位于口底正中,下颌舌骨肌、颏舌骨肌或颏舌肌以上的囊肿,则多向口内发展,囊肿体积增大时可以将舌推向后上方,使舌体抬高,影响语言,甚至发声、吞咽和呼吸功能障碍。位于下颌舌骨肌或颏舌骨肌以下者,则主要向颏部发展。

【病理变化】

肉眼见囊壁较薄,囊腔内有灰白色豆腐渣样物质。镜下见囊壁为角化的复层鳞状上皮衬里,结缔组织囊壁内没有皮肤附属器官者称为表皮样囊肿;若囊壁内含有皮肤附属器,如毛发、毛囊、皮脂腺、汗腺等结构,则称为皮样囊肿。囊腔内为排列成层的角化物质,偶见钙化。角化物质破入周围纤维结缔组织内时,可见异物巨细胞反应、炎症细胞浸润及胆固醇结晶。

【CT 表现】

囊肿表现为圆形或类圆形、少数呈不规则形水样密度团块,边界清楚光滑(图 2-3-4-1、2-3-4-2、2-3-4-4、2-3-4-7、2-3-4-8)。囊肿密度介于软组织和脂肪之间,肿瘤内脂质成分较多时表现为负值;少数呈软组织密度(图 2-3-4-5);部分囊肿呈混杂密度,中可见软组织密度或脂肪密度影(图 2-3-4-3、2-3-4-6)。

皮样囊肿好发于口底、颏下及眼眶(图 2-3-4-1~2-3-4-3),表皮样囊肿好发于眼睑、额、鼻、眶外侧壁、耳下部(图 2-3-4-4~2-3-4-8)。皮样囊肿常位于黏膜或皮下较深的部位或口底诸肌之间。位于口底正中,下颌

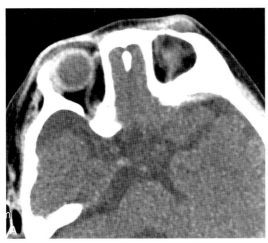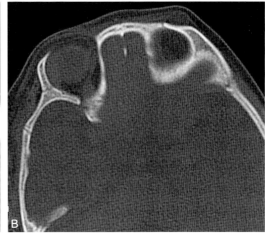

图 2-3-4-1　左侧眼眶皮样囊肿

左侧眼眶眼轮匝肌下方半圆形囊性低密度团块,密度均匀,边缘清楚光滑,眼眶骨质受压呈弧形

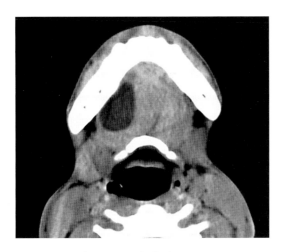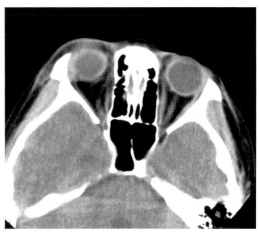

图 2-3-4-2　右侧口底皮样囊肿

右侧口底颏舌肌外侧椭圆形囊性低密度团块,密度均匀,边缘清楚光滑,双侧颏舌肌受压移位

图 2-3-4-3　右颞皮下表皮样囊肿

右颞间隙皮下椭圆形囊性低密度团块,密度不均匀,中见分隔

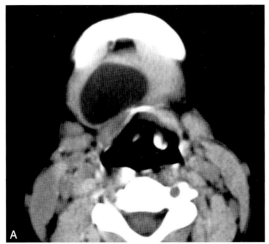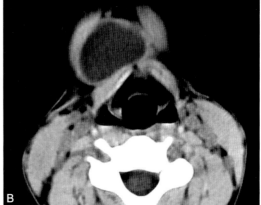

图 2-3-4-4　口底表皮样囊肿

口底双侧二腹肌前腹间颏舌肌区椭圆形囊性低密度团块,密度均匀,边缘清楚光滑,右侧二腹肌前腹受压

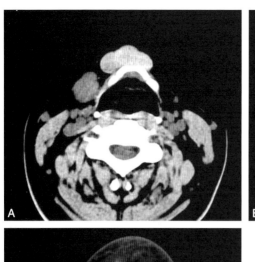
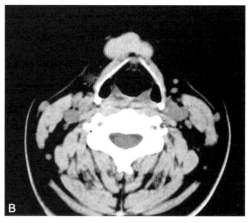
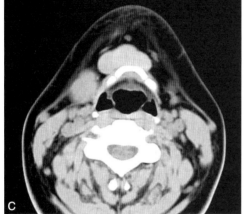

图 2-3-4-5 颏下区表皮样囊肿

下颌下三角区分叶状软组织密度团块,密度均匀,边缘清楚光滑,与舌骨相邻

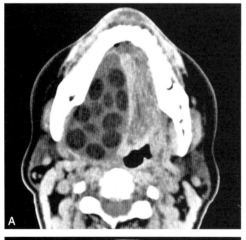
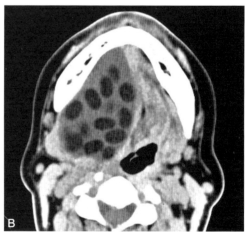
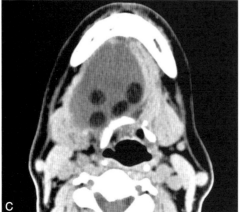

图 2-3-4-6 左侧颌下表皮样囊肿

左侧颌下下颌舌骨肌与颏舌肌、舌骨舌肌间不规则形囊性团块,密度不均匀,囊性密度中见多发圆形、椭圆形脂肪密度结节

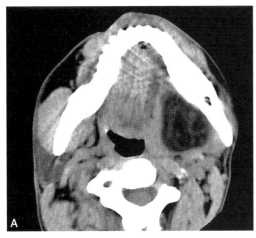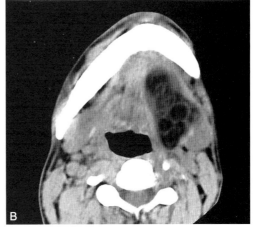

图 2-3-4-7　左侧颌下表皮样囊肿

左侧颌下下颌舌骨肌与颏舌肌、舌骨舌肌间不规则形团块，密度不均匀，呈脂肪密度伴近软组织密度分隔

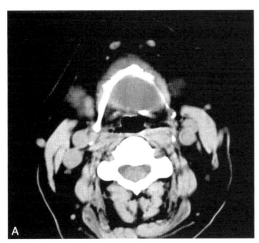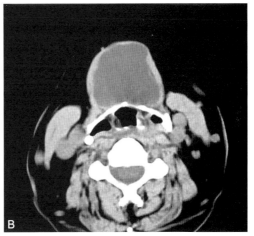

图 2-3-4-8　颈部表皮样囊肿

颈前近圆形囊性低密度团块，密度均匀，边缘清楚光滑，囊壁较厚

舌骨肌、颏舌骨肌或颏舌肌以上的皮样囊肿或表皮样囊肿，常使相邻肌肉受压移位。囊肿合并感染时密度增高，壁增厚，边缘毛糙。

眼眶皮样囊肿多位于肌锥外眶壁下及眶外皮肤，眼眶骨壁改变有：骨凹陷，囊肿所在的骨床长期受压凹陷所致，程度轻重不等，轻者仅见骨壁轻微凹陷，边缘弧度平滑，重者凹陷深，边缘陡直如穿凿形并翘起。骨嵴，骨凹陷边缘骨质翘起，严重者呈条块状插入眼眶软组织内。骨孔与骨缺损，骨凹陷底部持续受压吸收穿透，囊肿由此向眶外的颞窝、颅窝、鼻窦内生长，形成所谓的哑铃状皮样囊肿，骨孔范围扩大称为骨缺损，多发生在眶顶处。骨洞与骨管，囊肿如小范围斜行向较厚骨壁深处生长压迫形成如"井"状的骨窝称为骨洞，穿透眶壁者称为骨管。骨增生，骨窝周围骨膜受刺激而增生，即形成普通 X 线所显示的硬化环，也可见到囊肿周围片状或较大范围骨增生，密度较对侧增高，骨壁也较对侧厚。骨吸收与骨破坏，骨凹陷即长期压迫吸收所致，此处骨密度减退，骨壁变薄（图 2-3-4-1~2-3-4-9）。

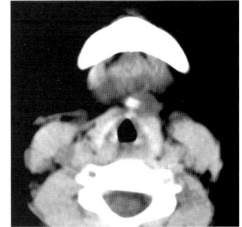

图 2-3-4-9　颏下区表皮样囊肿

右侧颏下间隙圆形囊性低密度团块，密度均匀

二、鳃 裂 囊 肿

鳃裂囊肿(branchial cleft cyst)属于鳃裂畸形的一种。鳃裂囊肿的起源有不同学说,多数学者认为是由于鳃裂发育异常所致。胚胎第 5 周时有五对鳃弓,相互之间的裂隙称为颈窦。颈窦一般在 9~10 周左右退化消失,若不消失则形成鳃裂囊肿。鳃裂囊肿尽管是胚胎发育异常所致,但临床以 30 岁左右的人多见。

【临床表现】

鳃裂囊肿可发生于任何年龄,但常见于 20~50 岁,来自第一鳃裂者年龄小一些。囊肿一般发生于单侧颈部,少数情况下,双侧颈部可同时发生囊肿。鳃裂囊肿位于颈部侧方,根据鳃裂来源可将一侧面颈区分为上、中、下三部分。第一鳃裂来源者多位于下颌角水平以上,耳垂下方的区域内,可于外耳形成瘘口或于耳垂下方到下颌角平面的区域内,瘘管可与囊肿并存。第二鳃裂来源者位于舌骨水平,肩胛舌骨肌水平以上和下颌角以下,胸锁乳突肌前缘上 1/3 附近,向内经血管鞘附近达咽侧壁,可于扁桃体窝附近形成内瘘或于上颈部形成外瘘。第三鳃裂囊肿较罕见,多位于颈根部,可于梨状隐窝形成内瘘口。第二鳃裂来源的鳃裂囊肿最为常见,约占鳃裂囊肿的 95%。

鳃裂囊肿表面光滑,但有时呈分叶状。肿块大小不定,生长缓慢,患者无自觉症状,如发生上呼吸道感染后可以骤然增大,则感觉不适。若有继发感染,可伴发疼痛,并放射至腮腺区。

【病理变化】

鳃裂囊肿内含物为黄绿或棕色清亮液体,或含浓稠胶样、黏液样物。组织学上 90% 以上的囊壁内含有大量淋巴样组织并形成淋巴滤泡。第一鳃裂囊肿的囊肿壁内缺乏淋巴样组织,与表皮样囊肿相似。

【CT 表现】

第 1 鳃裂囊肿位于外耳道以下至下颌角(图 2-3-4-10~2-3-4-14);第 2 鳃裂囊肿位于下颌角以下,肩胛舌骨肌水平以上,Bailey 将第 2 鳃裂囊肿分为四型:Ⅰ型最表浅,病变位于胸锁乳突肌的前缘颈阔肌的深面(图 2-3-4-15~2-3-4-18);Ⅱ型最常见,位于胸锁乳突肌的深面,颈动脉鞘的外侧,下颌下腺后方(图 2-3-4-19~2-3-4-24);Ⅲ型位于颈动脉分叉和颈外动脉至咽侧壁之间(图 2-3-4-25);Ⅳ型位于咽黏膜间隙(图 2-3-4-26)。第 3、4 鳃裂囊肿发生于颈根部(图 2-3-4-27~2-3-4-30)。

鳃裂囊肿典型 CT 表现为类圆形或椭圆形囊性低密度团块,有时因沿肌间隙生长而表现为不规则形。一般囊肿呈水样密度,密度均匀,边缘清楚光滑,壁菲薄;有时也可表现为高于水、低于软组织密度团块或呈近于软组织密度影(图 2-3-4-10~2-3-4-30)。囊壁薄与周围肌肉密度相似,囊壁和囊内均可见高密度钙化(图 2-3-4-11、2-3-4-23)。强化检查囊液不强化,囊壁轻度强化,有时见强化壁结节。

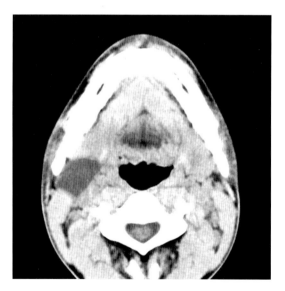

图 2-3-4-10 右侧颈部第一鳃裂囊肿

右侧颈部下颌角上方、胸锁乳突肌前囊性低密度团块,密度均匀,边缘清楚光滑,壁菲薄

鳃裂囊肿少见 CT 表现:①囊壁异常增厚,鳃裂囊肿较易发生感染,感染可导致囊壁增厚,内壁不规则,可出现强化,长期反复感染可引起囊壁的异常肥厚,囊腔相对变小,周围界限不清(图 2-3-4-12、2-3-4-13、2-3-4-21、2-3-4-22);②囊液固化,有时鳃裂囊肿囊液干涸,蛋白质含量增高,囊肿密度弥漫或局限性增高,接近或等于肌肉密度(图 2-3-4-18、2-3-4-25);③囊内出血,因感染或穿刺引起,表现为局部高密度影,有时可见液血平面(图 2-3-4-14);④合并癌变,早期表现为囊壁增厚,类似鳃裂囊肿合并感染,发展到晚期可见囊肿周围结构侵犯和颈部淋巴结转移。

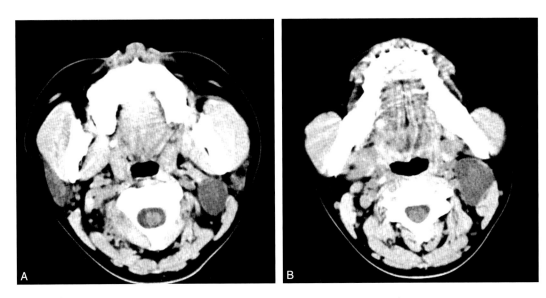

图 2-3-4-11　左侧颈部第一鳃裂囊肿

左侧颈部下颌角上方、胸锁乳突肌深面、颈部大血管外侧左侧囊性低密度团块，密度均匀，边缘清楚光滑，壁菲薄且见弧形钙化

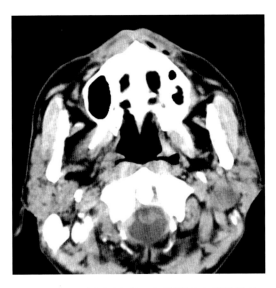

图 2-3-4-12　左侧颈部第一鳃裂囊肿合并淋巴结反应性增生

左侧颈部升支后内侧囊性低密度团块，密度较均匀、低于肌肉、高于水，壁较厚，边缘毛糙

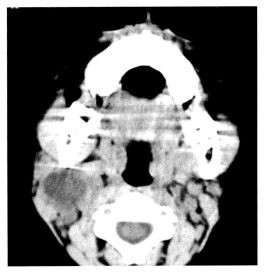

图 2-3-4-13　右侧颈部第一鳃裂囊肿合并感染

右侧颈部下颌骨升支后方囊性低密度团块，密度均匀、低于肌肉、高于水。壁较厚，边缘毛糙、模糊

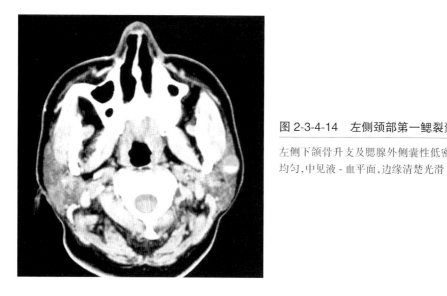

图 2-3-4-14 左侧颈部第一鳃裂囊肿合并出血

左侧下颌骨升支及腮腺外侧囊性低密度团块,密度不均匀,中见液-血平面,边缘清楚光滑

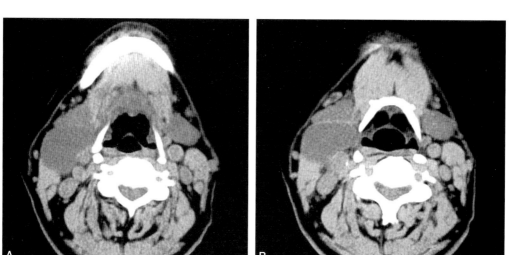

图 2-3-4-15 右侧颈部第二鳃裂囊肿 I 型

右侧颈部下颌角下方、胸锁乳突肌前、下颌下腺后侧囊性低密度团块,密度均匀,边缘清楚光滑,壁菲薄

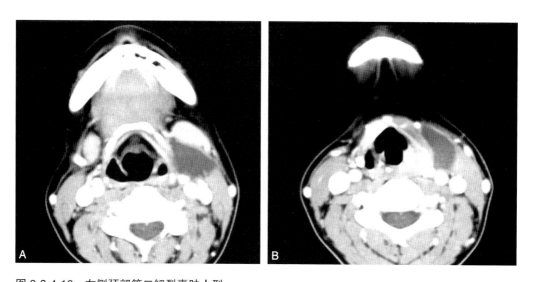

图 2-3-4-16 左侧颈部第二鳃裂囊肿 I 型

左侧颈部下颌角下方、胸锁乳突肌前囊性低密度团块,密度均匀,边缘清楚光滑。囊壁略有强化,囊液无强化

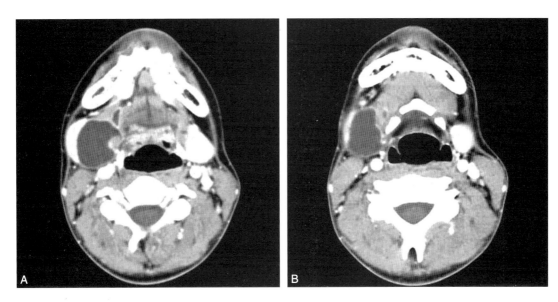

图 2-3-4-17 右侧颈部第二鳃裂囊肿 I 型

右侧颈部下颌角下方、胸锁乳突肌前、颌下腺内侧囊性低密度团块，密度均匀，边缘清楚光滑。颌下腺受压且明显强化、囊壁轻度强化且见壁结节

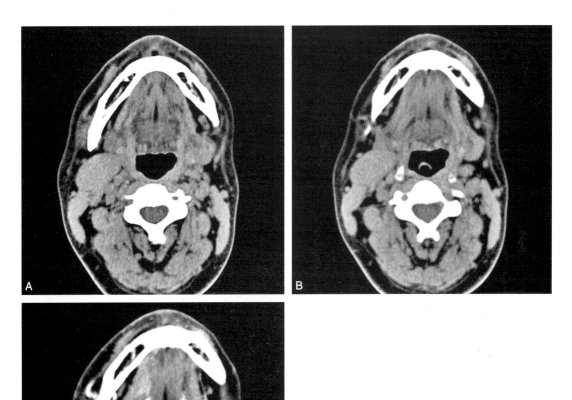

图 2-3-4-18 右侧颈部第二鳃裂囊肿 I 型

左侧颈部下颌角下方、胸锁乳突肌前、下颌下腺后囊性团块，密度近于肌肉且均匀，边缘清楚光滑。增强检查无强化

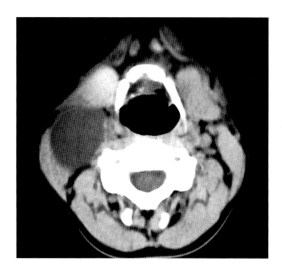

图 2-3-4-19 右侧颈部第二鳃裂囊肿Ⅱ型

右侧颈部下颌角下方、胸锁乳突肌前部内侧囊性低密度团块,密度均匀,边缘清楚光滑,壁菲薄

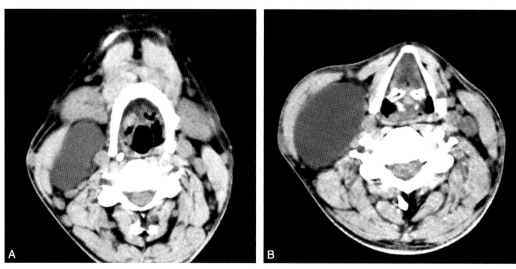

图 2-3-4-20 右侧颈部第二鳃裂囊肿Ⅱ型

右侧颈部下颌角下方、胸锁乳突肌深面、颈部大血管外侧囊性低密度团块,密度均匀,边缘清楚光滑

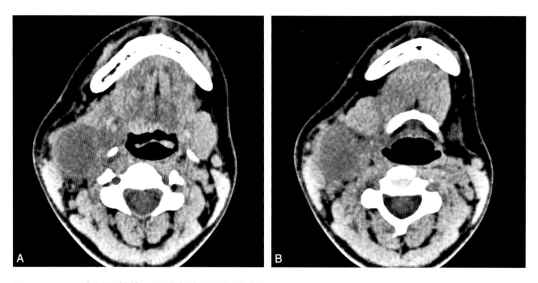

图 2-3-4-21 右侧颈部第二鳃裂囊肿Ⅱ型合并感染

右侧颈部下颌角下方、胸锁乳突肌前部内侧、下颌下腺后侧囊性低密度团块,密度高于水、低于肌肉且不均匀,边缘模糊、毛糙

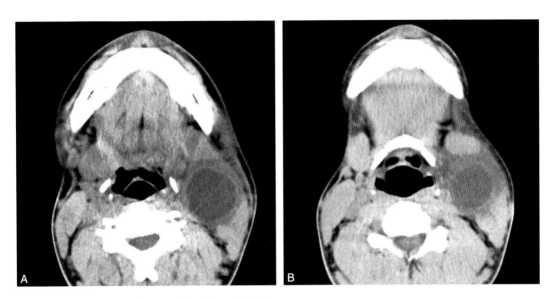

图 2-3-4-22 左侧颈部第二鳃裂囊肿Ⅱ型合并感染

左侧颈部下颌角下方、胸锁乳突肌前部内侧囊性低密度团块，密度不均匀，壁较厚，边缘模糊

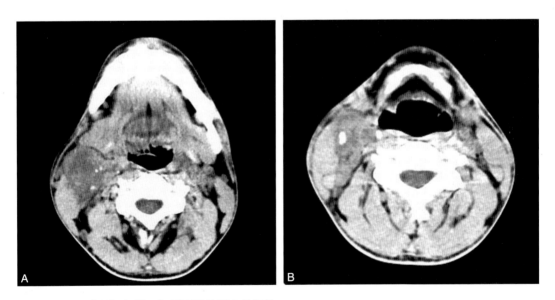

图 2-3-4-23 右侧颈部第二鳃裂囊肿Ⅱ型合并钙化

右侧颈部下颌角下方、胸锁乳突肌前部内侧、颈部大血管外侧囊性低密度团块，密度不均匀、低于肌肉、高于水，囊内及囊壁见高密度钙化

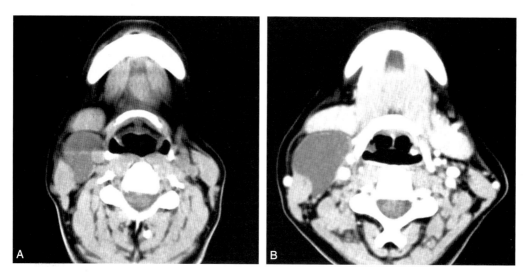

图 2-3-4-24 右侧颈部第二鳃裂囊肿Ⅱ型

右侧颈部下颌角下方、胸锁乳突肌前部内侧、下颌下腺后侧囊性低密度团块,密度均匀,边缘清楚光滑。囊壁轻度强化,囊液无强化

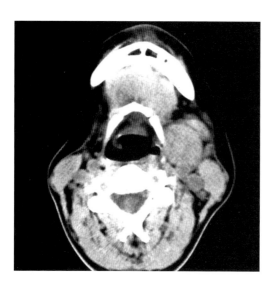

图 2-3-4-25 左侧颈部第二鳃裂囊肿Ⅲ型

左侧颈部颌下腺内侧、咽侧壁外侧囊性低密度团块,密度近于肌肉且均匀,边缘清楚光滑

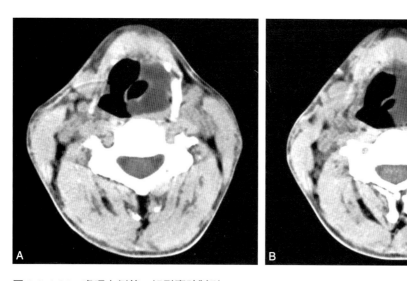

图 2-3-4-26 喉咽左侧第二鳃裂囊肿Ⅳ型

喉咽左侧囊性低密度团块,密度均匀,边缘清楚光滑

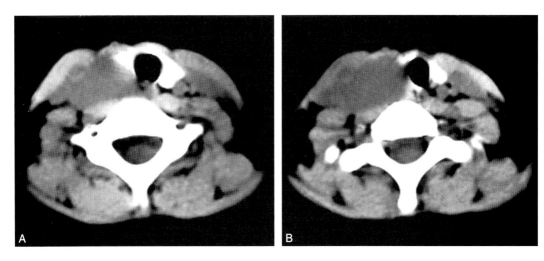

图 2-3-4-27 右侧颈根部第三鳃裂囊肿

右侧颈根部囊性低密度团块,密度不均匀,边缘较清楚

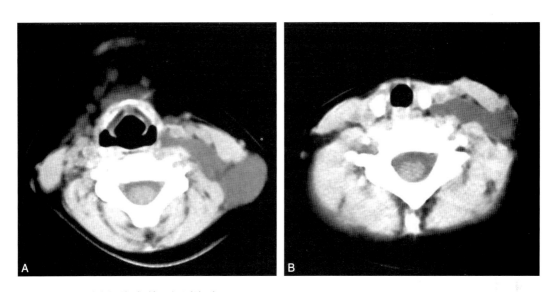

图 2-3-4-28 左侧颈根部第三鳃裂囊肿

左侧颈根部囊性低密度团块,密度不均匀,边缘较清楚光滑

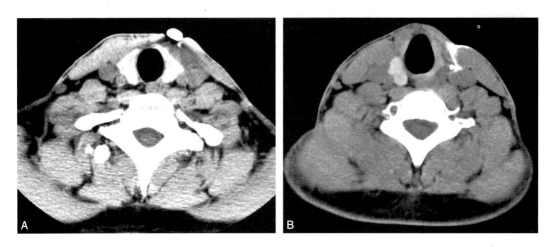

图 2-3-4-29 左侧颈根部第三鳃裂囊肿窦道形成

左侧颈根部囊性低密度团块,密度均匀,边缘清楚光滑。造影检查,囊肿内见造影剂,其前方见窦道

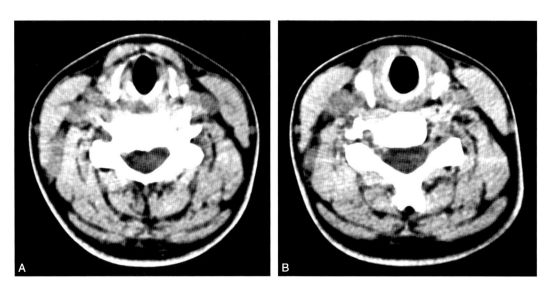

图 2-3-4-30　右侧颈根部第四鳃裂囊肿

右侧颈根部颈后三角胸锁乳突肌与肩胛提肌间囊性低密度团块,密度不均匀,边缘清楚光滑

鳃裂囊肿具有典型的好发部位:颈前三角区、胸锁乳突肌上 1/3 前缘或深面、下颌角后方、颈动脉鞘外方,下颌下区为第二好发部位,少数发生于腮腺区、颈后三角、会厌及肩背部者。

【鉴别诊断】

(1) 甲状舌管囊肿:多见于 1~10 岁儿童,典型部位的甲状舌管囊肿位于中线,鉴别不难。可发生于颈正中线自舌盲孔至胸骨切迹任何部位,以舌骨上下部为多见,可随吞咽动作而移动。

(2) 淋巴管瘤:多见于 2 岁以内儿童,好发于舌颊及颈部,CT 可表现为多房或单房的囊性病灶,常呈浸润生长,无明显边界,无明显强化。多在颈后三角区,为多层性囊腔,内有透明、淡黄色水样液体,不含胆固醇,很少继发感染。

(3) 颈部淋巴结:当淋巴转移或淋巴结结核伴坏死液化时,其囊壁较厚,内壁不规则,边缘可模糊,囊壁强化明显。厚壁环状强化,结核的可能性大;薄壁环状强化,强化结节中可见软组织结节,转移瘤的可能性较大。

(4) 脓性或结核性脓肿:表现为在某一间隙内的软组织肿块,脓肿与软组织分界不清,囊变者壁厚,内见坏死组织,增强可见壁轻度强化,部分内部可见气体影。

(5) 颈部皮样囊肿:好发于儿童及青年,囊肿与周围组织无粘连,触诊时囊肿坚韧而有弹性,似面团感,穿刺检查可抽出乳白色豆渣样分泌物,镜下可见脱落的上皮细胞毛囊和皮脂腺等结构。

(6) 颈动脉体瘤:位置较深,质地较硬,触诊有明显的传导性波动,血管造影帮助诊断。

(张国梁　张道春　刘可俗)

三、甲状舌管囊肿

甲状舌管囊肿(thyroglossal tract cyst)是甲状舌管残余上皮发生的囊肿,胚胎期咽底中线形成舌甲管,自舌根盲孔起,经颈前三角下行至舌甲膜,以后萎退成为甲状腺锥叶。在舌甲管行径中上皮残余均可形成囊肿,其内可伴甲状腺组织存在。当合并感染时,炎症可使囊肿增大,或残生瘘窦。

【临床表现】

甲状舌管囊肿多见于 1~10 岁的儿童,亦可见于成年人。囊肿可发生于颈正中线,自舌盲孔至胸骨切迹间的任何部位,但以舌骨上下部最为常见。囊肿生长缓慢,呈圆形,临床上常见者多如胡桃大,位于颈正中部位,有时微偏一侧。质软、边界清楚,与表面皮肤及周围组织无粘连。位于舌骨以下的囊肿,舌骨体与囊肿之间可能扪得坚韧的索条与舌骨体粘连。故可随吞咽及伸舌等动作而移动。患者多无自觉症状,若囊肿发生于舌盲孔下面或前后部,可使舌根部肿胀,发生吞咽、语言及呼吸功能障碍。囊肿可以经过舌盲孔与口腔相通而继发感染。囊肿感染自行破溃,或误诊为脓肿行切开引流,则形成甲状舌管瘘。穿刺检查可抽出透明、微混浊的黄色稀薄或黏稠样液体。

【病理变化】

甲状舌管囊肿多有完整包膜,囊壁为纤维组织包绕而形成,囊壁较薄,囊内壁可衬有假复层纤毛柱状上皮、扁平上皮、复层鳞状上皮等上皮细胞,上皮内有丰富的淋巴组织,合并感染者可有炎性细胞,因甲状舌管为甲状腺发育过程中的走行路径,所以囊壁内可有甲状腺组织。囊内容物多为黏液样或胶东样物质,其内含有蛋白质和(或)胆固醇等。

【CT 表现】

甲状舌管囊肿均位于舌盲孔与甲状腺之间,舌骨上下多见,表现为颈前部皮下圆形、扁圆形或分叶状团块。囊肿大部分表现为水样低密度团块,密度均匀,边缘清楚光滑,壁较薄(图 2-3-4-31~2-3-4-41);部分表现为高于水、低于软组织密度团块(图 2-3-4-34、2-3-4-42);少部分表现为软组织密度团块(图 2-3-4-35、2-3-4-42);有时壁内可以见到甲状腺组织的特征性密度影(图 2-3-4-33、2-3-4-40)。当合并感染时囊液密度增高,囊壁毛糙增厚(图 2-3-4-39)。囊肿形成瘘时,液体外流,囊壁结构减压凹陷,形态多不规则。

根据囊肿的位置,将其分为三型:中央型 - 指囊肿位于颈部正中者(图 2-3-4-31~2-3-4-36);偏心型 - 囊肿位于颈部中线偏一侧者(图 2-3-4-37~2-3-4-40);单侧型:囊肿位于颈部一侧(图 2-3-4-41、2-3-4-42)。发生于甲状软骨水平的囊肿,中央型者多有两侧甲状软骨前端距离加大(图 2-3-4-32、2-3-4-35),偏心型和单侧型者多有软骨受压征象(图 2-3-4-38,图 2-3-4-40~2-3-4-42),两者体积较大时,可有咽腔受压变窄。

甲状舌管囊肿特征性表现:壁内有时可以见到甲状腺组织高密度致密影;间接征象:邻近结构,咽腔常有受压移位征象,如发生甲状软骨水平,中央型者常有两侧软骨前端间距加大,偏心型者则软骨受压移位明显;壁结节:多表现为自囊壁向腔内的丘状突起,宽基底,但较小时 CT 往往不能显示(图 2-3-4-33、2-3-4-40)。

增强扫描,囊肿多无强化,合并感染时,囊壁常呈环状明显强化;壁结节多有强化。

囊肿与舌骨或甲状软骨直接相关联或舌骨及甲状软骨压迫性部分骨质吸收是本病的重要征象(图 2-3-4-36、2-3-4-42);甲状舌管囊肿大部分突入颈前带状肌肉,亦是本病可靠征象。

【鉴别诊断】

(1) 皮样和表皮样囊肿:前者囊内可含皮脂腺、毛发、毛囊等皮肤结构,CT 值常为负值;后者囊内只含有角化物和复层上皮,CT 值多为水样密度,也可为负值,少数出血或钙化呈高密度。皮样囊肿和表皮样囊肿在颈部出现的位置不固定,以口底和舌下区最为常见,CT 提示较厚的包膜,不随吞咽运动。

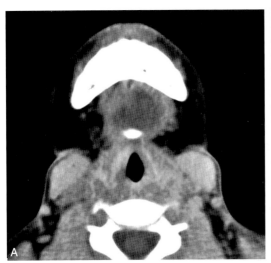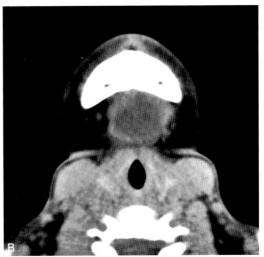

图 2-3-4-31 甲状舌管囊肿中央型

颈部正中舌骨层面囊性低密度团块,壁菲薄,形态不规则,边缘毛糙,突入颏舌骨肌间

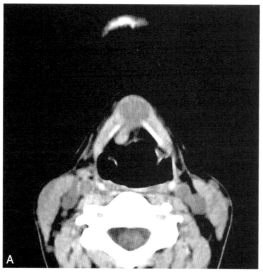

图 2-3-4-32 甲状舌管囊肿中央型

颈部正中甲状软骨层面囊性低密度团块,密度均匀,边缘
清楚光滑,壁菲薄,双侧甲状软骨前端间距离开大

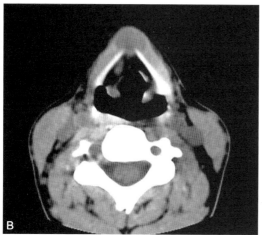

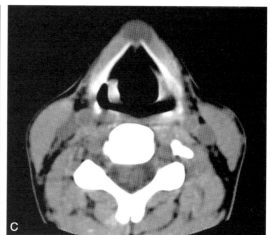

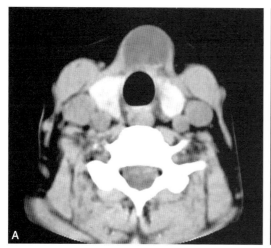

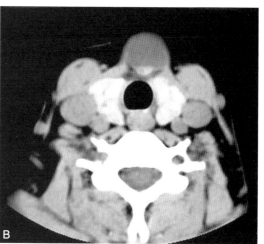

图 2-3-4-33 甲状舌管囊肿中央型

颈部正中甲状腺层面囊性低密度团块,密度均匀,边缘清楚光滑,壁菲薄,囊肿后壁见结节样甲状腺组织密度影

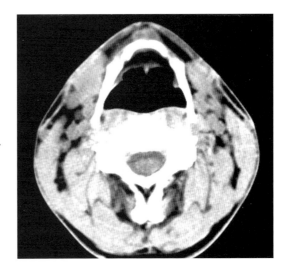

图 2-3-4-34 甲状舌管囊肿中央型

颈部正中舌骨层面混杂密度团块,呈液体和软组织密度,与舌骨紧密相连,壁较厚

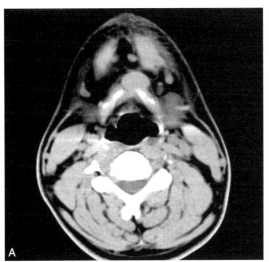
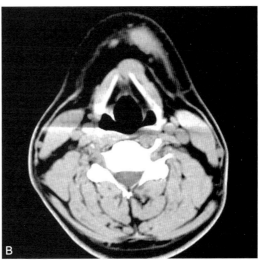

图 2-3-4-35 甲状舌管囊肿中央型

颈部正中甲状软骨层面软组织密度团块,密度均匀,边缘清楚光滑,双侧甲状软骨前端间距离开大

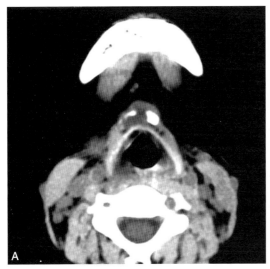
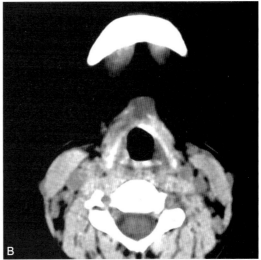

图 2-3-4-36 甲状舌管囊肿中央型

颈部正中甲状软骨层面囊性低密度团块,密度均匀,壁较薄,舌骨体部局部吸收消失

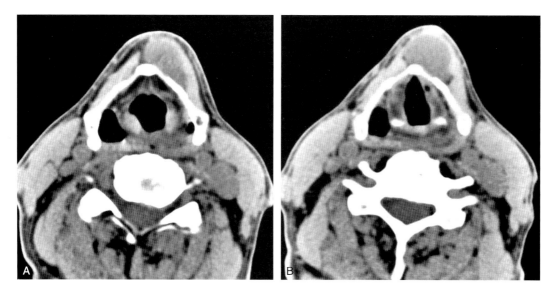

图 2-3-4-37 甲状舌管囊肿偏心型

颈部正中偏左甲状舌骨层面囊性低密度团块,密度均匀,边缘清楚光滑,壁菲薄

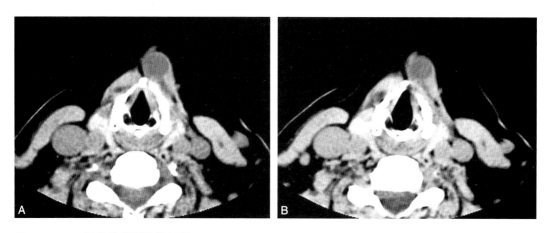

图 2-3-4-38 甲状舌管囊肿偏心型

颈部正中偏左甲状舌骨层面囊性低密度团块,密度均匀,边缘清楚光滑,壁菲薄,左侧甲状软骨前端受压向内侧移位

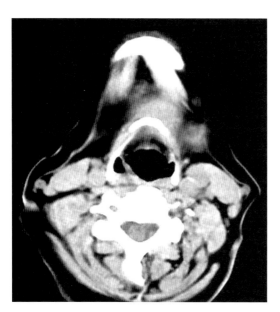

图 2-3-4-39 甲状舌管囊肿偏心型合并感染

颈部正中偏左舌骨层面近软组织低密度团块,密度不均匀,边缘毛糙、模糊

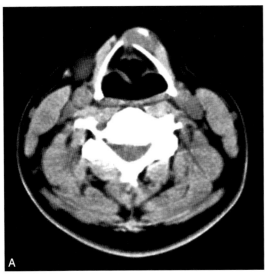
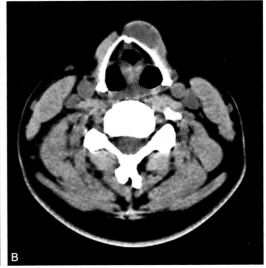
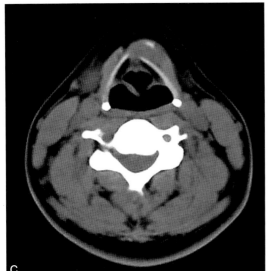

图 2-3-4-40 甲状舌管囊肿偏心型

颈部正中偏左甲状舌骨层面椭圆形囊性低密度团块,密度均匀,边缘清楚光滑,囊壁见甲状腺组织密度结节,左侧甲状舌骨略受压倾斜

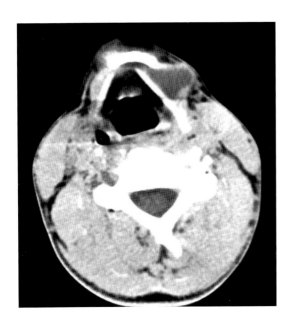

图 2-3-4-41 甲状舌管囊肿单侧型

左侧颈部甲状舌骨层面囊性低密度团块,与左侧甲状软骨紧密相连,左侧甲状软骨明显受压向内倾斜

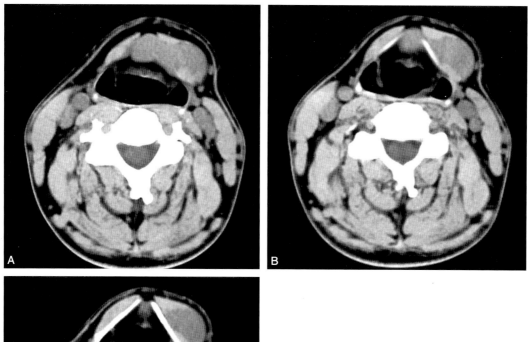

图 2-3-4-42　甲状舌管囊肿单侧型

左侧颈部甲状软骨层面囊性低密度团块,与左侧甲状软骨紧密相连,向前延伸至颈正中。团块密度均匀,高于液体、低于肌肉,边缘清楚光滑。左侧甲状软骨受压且局部吸收

（2）鳃裂囊肿:多发生在颈部外侧、胸锁乳突肌内侧上 1/3 和颈部大血管或周围区域,不随吞咽运动,10% 为双侧性。

（3）甲状腺囊肿:常位于甲状腺内,颈部两侧。

（4）甲状腺峡部肿瘤:小而罕见,肿瘤多为实体结节状,可有钙化。

四、畸胎样囊肿

口腔畸胎样囊肿（oral teratoid）又称移位口腔胃肠囊肿,是一种罕见的发育性囊肿,其特征是在表皮样囊肿或皮样囊肿组织学改变的基础上同时伴有呼吸道上皮和（或）胃肠道上皮。此外,囊壁内还有神经、腺体、肌肉、骨骼等组织。

【临床表现】

口腔畸胎样囊肿多发于婴儿和少年,最常见于舌体部,其次是口底部,颈部少见。临床上无特殊症状,与表皮样囊肿和皮样囊肿不易区别。囊肿大小不一,直径为数厘米,生长缓慢,囊肿较大时可引起语言和吞咽困难。

【病理变化】

囊肿衬里上皮主要为复层鳞状上皮,部分上皮为胃肠黏膜上皮,可类似于胃体和胃底黏膜,含壁细胞、主细胞、胃腺和肌肉等,有时囊壁衬里还可含肠黏膜或阑尾黏膜上皮。

【CT 表现】

口腔畸胎样囊肿表现为囊性低密度团块,密度均匀,边缘清楚光滑。相邻肌肉受压,相邻骨质可有受压变薄。囊壁有时可见腺体、肌肉及骨骼密度影,为本病特征性表现(图 2-3-4-43、2-3-4-44)。

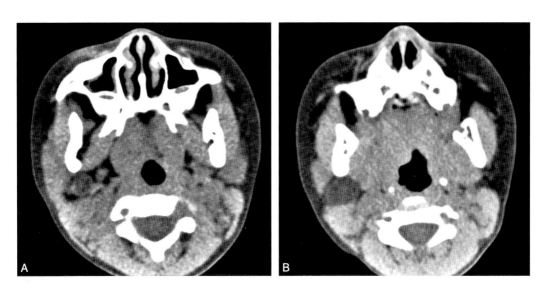

图 2-3-4-43　右侧颌下畸胎样囊肿

右侧咽旁后间隙囊性低密度团块,密度不均匀,中见骨样和脂肪样密度影,边缘清楚光滑

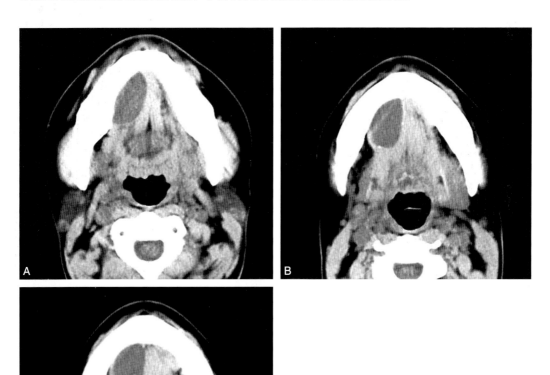

图 2-3-4-44　右侧口底畸胎样囊肿

右侧口底见囊性低密度团块,密度均匀,边缘清楚光滑,囊壁见点状骨样组织

五、黏 液 囊 肿

黏液囊肿（mucocele）是黏液外渗性囊肿和黏液潴留囊肿的统称，是一类由于小唾液腺导管破裂或阻塞所致的黏液外渗或潴留而发生软组织囊肿。

【临床表现】

黏液囊肿常发生下唇黏膜，其次为颊、口底、舌和腭部。黏液囊肿位于组织内的深度不同，可以为浅在性黏液囊肿，也可是深在性的，大小不等。浅在者其病变表面呈淡蓝色，透明易破裂；深在者表面黏膜与周围口腔黏膜颜色一致。黏液囊肿可自行消退或破溃，其黏液性内容物可以排除或不排除，故可反复发作。

【病理变化】

外渗性黏液囊肿通常是机械性外伤致唾液腺导管破裂，黏液外溢进入结缔组织内，黏液池被炎性肉芽组织和结缔组织包绕或局限，没有衬里上皮。潴留性黏液囊肿被认为是唾液腺导管阻塞，涎液潴留致导管扩张而形成囊性病变。发生于口腔的潴留性黏液囊肿相对少见，多见于50岁以后的患者，以口底、腭、颊和上颌窦部常见，囊肿内含有浓稠液物质，衬以假复层、双层柱状或立方体上皮细胞。部分潴留性黏液囊肿衬里中可见嗜酸性上皮细胞。

【CT表现】

黏液潴留囊肿多发生于鼻窦，其CT表现在鼻窦囊肿中论述。外渗性黏液囊肿多发生于口底、颊及腭，表现为囊性低密度团块。发生于舌下间隙舌下腺区的外渗性黏液囊肿一般较小，形态不规则，密度均匀，边缘清楚光滑；发生于舌下间隙下颌下腺导管走行区的外渗性黏液囊肿体积大，沿脂肪间隙走行，形态不规则；发生于下颌下间隙的外渗性黏液囊肿一般较大，位于下颌下腺外侧；发生于颏下间隙的外渗性黏液囊肿可较大，密度较高。颊部外渗性黏液囊肿多呈半月形，相邻肌肉受压移位（图2-3-4-45~2-3-4-50）。

潴留性黏液囊肿多位于软硬腭交界处，表现为圆形、椭圆形或不规则形囊性密度影或软组织密度团块（图2-3-4-51）。

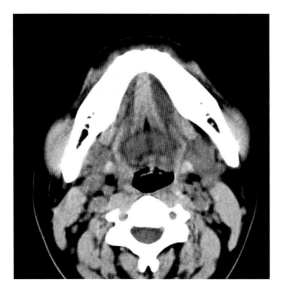

图 2-3-4-45　左侧口底外渗性黏液囊肿

左侧口底下颌舌骨肌前、颏舌肌外侧带状囊性低密度团块，密度均匀，边缘清楚光滑

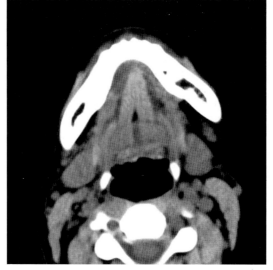

图 2-3-4-46　右侧口底外渗性黏液囊肿

右侧口底下颌舌骨肌前、颏舌肌外侧带状囊性低密度团块，密度均匀，边缘清楚光滑

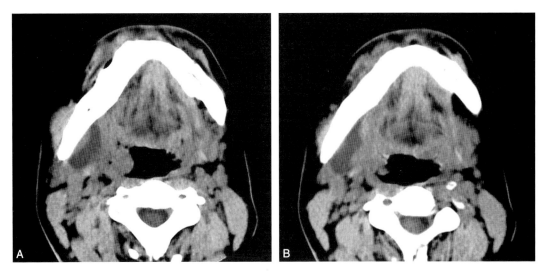

图 2-3-4-47　右侧下颌下三角外渗性黏液囊肿

左侧下颌下三角、下颌下腺外侧带状囊性低密度团块,密度均匀,边缘清楚光滑

图 2-3-4-48　左侧口底外渗性黏液囊肿

左侧口底下颌舌骨肌与颏舌肌间带状囊性低密度团块,密度均匀,边缘清楚光滑

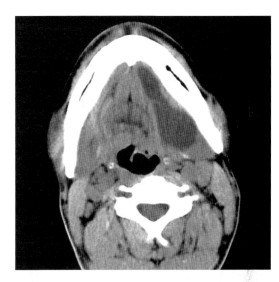

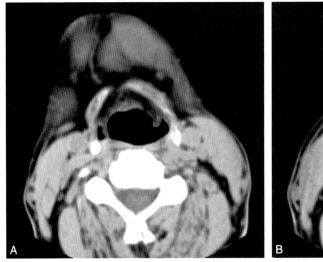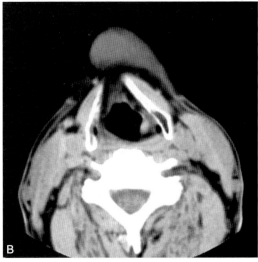

图 2-3-4-49　左侧口底外渗性黏液囊肿

左侧口底二腹肌前腹内侧软组织密度团块,密度均匀,与二腹肌前腹界限不清

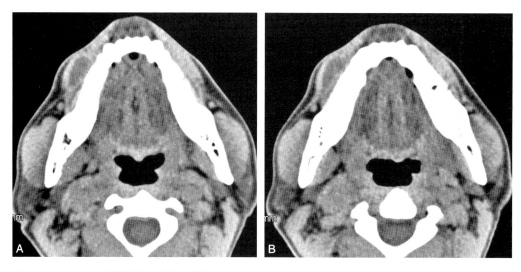

图 2-3-4-50 右侧颊部外渗性黏液囊肿

右侧颊部口轮匝肌下方半圆形囊性低密度团块,密度均匀,边缘清楚光滑

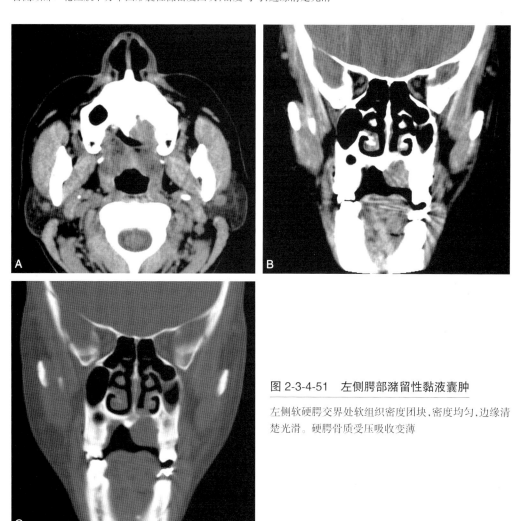

图 2-3-4-51 左侧腭部潴留性黏液囊肿

左侧软硬腭交界处软组织密度团块,密度均匀,边缘清楚光滑。硬腭骨质受压吸收变薄

六、舌下囊肿

舌下囊肿(ranula)又称蛤蟆肿,是一种特指发生于口底的黏液囊肿,舌下囊肿病变中的黏液成分多来

自舌下腺,但有些囊肿也可发生于下颌下腺的导管。大多数舌下囊肿较为表浅,位于下颌舌骨肌以上的舌下区,少数深在的潜突型囊肿可穿过下颌舌骨肌位于颌下区或颏下三角。

【临床表现】

舌下囊肿多见于青少年,男性稍多见。浅在的囊肿位于口底的一侧,生长缓慢,无痛。囊肿较大时,表面黏膜变薄,呈浅蓝色。深在的囊肿表现为颌下或颏下的柔软、无痛性肿物,可伴或不伴口底的肿物。

【病理变化】

舌下囊肿是一种临床名称,组织学上,它可表现为外渗性黏液囊肿,也可表现为潴留性黏液囊肿,但大多数舌下囊肿为外渗性囊肿,因此无上皮衬里,少数潴留性囊肿可内衬立方体、柱状、假复层柱状或复层鳞状上皮。

【CT表现】

舌下囊肿表现为口底囊性低密度团块,密度均匀,边缘清楚光滑。囊肿多位于下颌舌骨肌以上的舌下区,少数位于颌下区或颏下三角。囊肿较大时可见颏舌肌、下颌舌骨肌及颏舌肌受压移位(图2-3-4-52、2-3-4-53)。

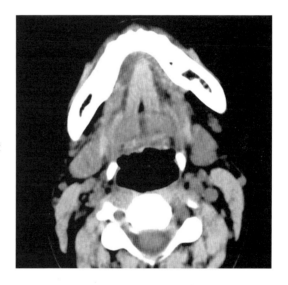

图2-3-4-52　右侧舌下囊肿黏液外渗性囊肿

右侧舌下腺见带状囊性低密度团块,密度均匀,边缘清楚光滑

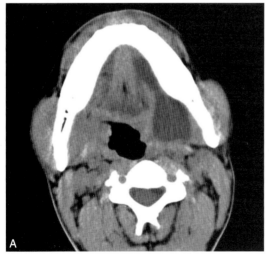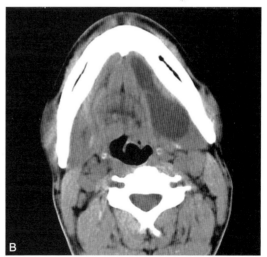

图2-3-4-53　左侧舌下黏液囊肿

左侧颌下带状不规则形囊性低密度团块,密度均匀,边缘清楚光滑。左侧颏舌肌、舌骨舌肌、下颌下腺及口咽左侧壁受压

(张艳秋)

第四章

口腔颌面部良性肿瘤和瘤样病变

口腔颌面部良性肿瘤和瘤样病变分为牙源性和非牙源性。牙源性肿瘤是由成牙组织,即牙源性上皮、牙源性间充质或牙源性上皮和间充质共同发生的一组肿瘤。主要发生于颌骨内,少数情况下也可发生于牙龈组织内。非牙源性良性肿瘤和瘤样病变是牙源性和唾液腺肿瘤以外,其他组织发生的肿瘤。

第一节 上皮性牙源性肿瘤

一、成釉细胞瘤

成釉细胞瘤(ameloblastoma)为颌骨中心性上皮肿瘤,在牙源性肿瘤中较为常见。肿瘤多发生于成年人,男女发病无明显差别,下颌骨比上颌骨多见。

关于成釉细胞瘤的组织来源,尚有不同的看法:大多数认为由釉质器或牙板上皮发展而来;但也有人认为系由牙周膜内上皮残余或由口腔黏膜基底细胞发生而来。

成釉细胞瘤一直被视为易复发、易恶变,应属"临界瘤"。试验证明成釉细胞瘤具有高度局部侵袭性。

【临床表现】

成釉细胞瘤临床上好发于青壮年,以40岁左右占多数,男女性别发病概率无明显差异。肿瘤可发生在上、下颌骨的不同部位,下颌骨多于上颌骨。下颌磨牙区和下颌升支部为最常见的发病部位,约占70%,20%在前磨牙区,10%在切牙区。肿瘤生长缓慢,病程较长。初期无自觉症状,逐渐使颌骨向唇颊侧膨隆,使面部不对称。骨质受压则吸收变薄,甚至吸收消失,这时肿瘤可以侵入软组织内,压之有乒乓球样感。由于肿瘤的侵犯,可以影响下颌骨的运动度,甚至可能发生吞咽、咀嚼和呼吸障碍。肿物覆盖的黏膜一般光滑而无特殊改变;如果咀嚼时发生溃疡,可能造成继发性感染而化脓、溃烂、疼痛。当肿瘤压迫下牙槽神经时,患侧下唇及颊部可能感觉麻木不适;如肿瘤发展很大,骨质破坏较多,还可能发生病理性骨折。肿瘤区牙可松动、移位或脱落。肿瘤较大时可致面部变形,少见疼痛。病变一般不会引起张口受限,亦无神经症状。

上颌骨的成釉细胞瘤较少,当其增大时,可能波及鼻腔,发生鼻阻塞。侵入上颌窦、眼眶及鼻泪管时可使眼球移位、突出及流泪。若向口内发展时可使殆错乱。

【CT表现】

CT不仅能够重组出反映颌骨解剖特点的二维曲面图像和任意方位上的二维图像,而且能够精细显示病变的三维结构;由于CT有较高的密度分辨率,还可以显示病变的内部结构和囊内容物的密度;此外,应用不同的窗技术,还可分别观察骨、软组织病变的细节,所有这些改善均有助于颌骨成釉细胞瘤特征的显示。

成釉细胞瘤好发于下颌骨,以下颌磨牙及升支区最常见。目前,多数学者主张根据生物学行为和组织病理学表现不同,将成釉细胞瘤分为实性和多囊型、促结缔组织增生型、单囊型和周边型;笔者主张根据影像表现,将成釉细胞瘤分为囊实混合型、多房型、单房型和蜂窝型,其中以多房型最为多见,文献报道多房者占60%左右。CT上肿瘤表现为囊实混合性或囊性密度影,囊性部分表现为多房或单房低密度影,也可表现为皂泡状或蜂窝状低密度灶。

囊实混合型成釉细胞瘤表现为软组织和囊性混杂密度团块,实性部分多在肿瘤边缘或一侧,囊性部分多为单囊或较大囊腔(图 2-4-1-1~2-4-1-3)。

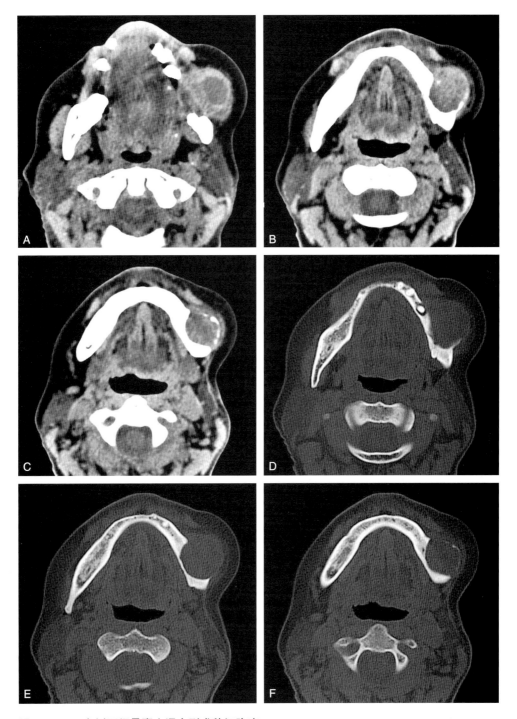

图 2-4-1-1　左侧下颌骨囊实混合型成釉细胞瘤

左侧下颌骨体部软组织和囊性密度混合团块,团块边缘为环形软组织密度,中央为囊性密度,团块向颊侧膨胀,颌骨颊侧密质骨外翘、变薄、局部吸收消失

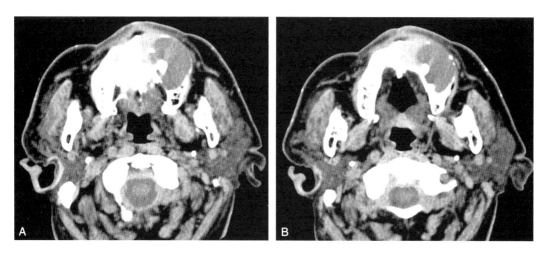

图 2-4-1-2 左侧上颌骨囊实混合型成釉细胞瘤

左侧上颌骨囊实混合型团块,软组织密度部分位于病变中线侧,中见牙齿影。团块边缘呈切迹、分叶状且向唇侧膨胀,唇侧密质骨吸收消失

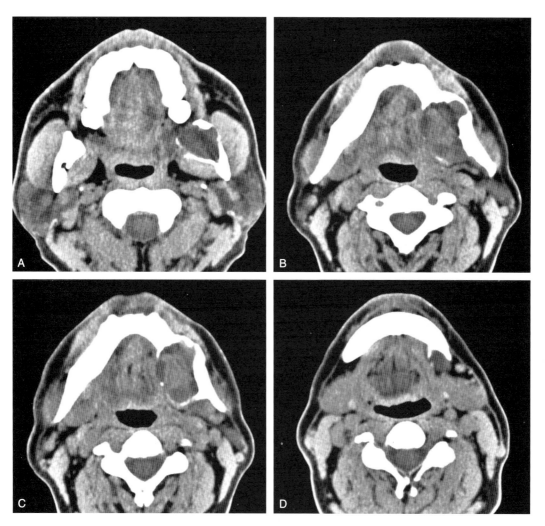

图 2-4-1-3 左侧下颌骨囊实混合型成釉细胞瘤

左侧下颌骨角部囊实混合型团块,软组织密度部分位于病变中央,中见牙齿影。团块边缘呈切迹、分叶状且向唇舌侧膨胀,向舌侧膨胀明显,密质骨局部吸收消失

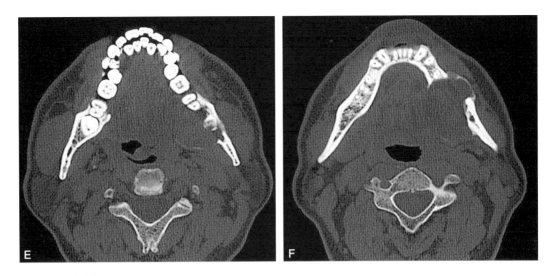

图 2-4-1-3(续)

　　多房型成釉细胞瘤分房大小不等,且成群排列,相互重叠,分房一般为圆形或卵圆形,房隔表现为锐利光滑的高密度骨嵴,或是密度略高的纤维条隔,反映了成釉细胞瘤出芽式生长的特性,即穿出包膜的芽状突起侵及邻近骨组织,破坏部分骨小梁,形成小子瘤,而部分仍存在的骨小梁形成间隔(图 2-4-1-4、2-4-1-5)。

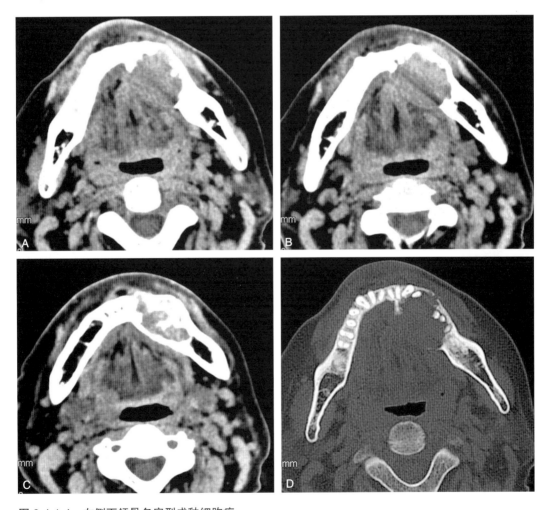

图 2-4-1-4　左侧下颌骨多房型成釉细胞瘤

左侧下颌骨体部软组织密度团块,边缘呈切迹样,团块分房大小不等,房隔表现为不规则高密度纤维条隔,中见牙齿。团块向舌、颊侧膨胀,颊侧密质骨吸收变薄,舌侧密质骨局部吸收消失

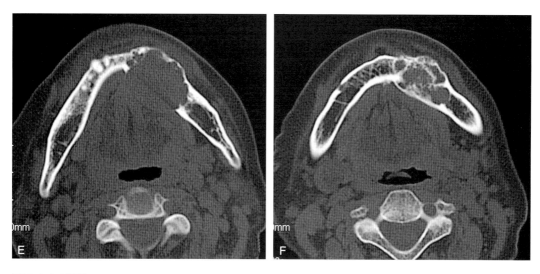

图 2-4-1-4(续)

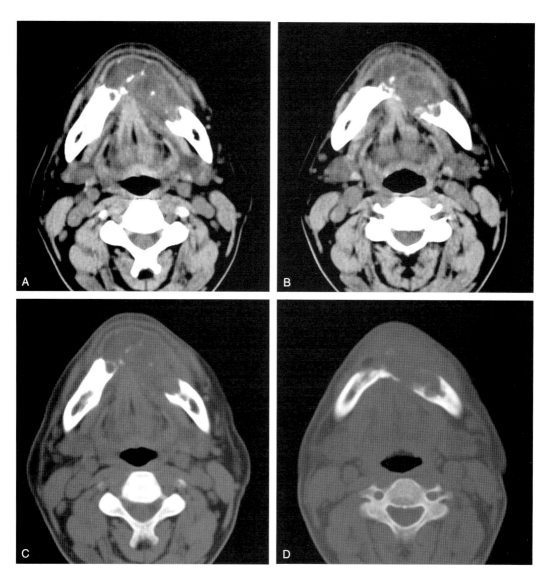

图 2-4-1-5 下颌骨多房型成釉细胞瘤

下颌骨颏部软组织密度团块,密度不均,边缘呈切迹样,团块分房大小不等,房隔表现为不规则形高密度骨嵴和纤维条隔。团块向舌侧膨胀,舌、颊侧密质骨吸收变薄、局部吸收消失

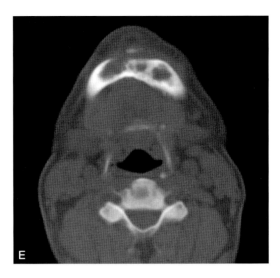

图 2-4-1-5(续)

　　单房型表现为囊性膨胀性低密度团块,边界清楚,可穿破骨密质,一般不形成软组织密度团块。其内偶可见不全骨性分隔或在某一方向有相对较明显的突起或延伸而呈分叶状,但囊腔既没有完全的骨性分隔,也没有完全的软组织分隔。相邻牙根也可见吸收(图 2-4-1-6、2-4-1-7)。

　　蜂窝型表现为大小基本相等的小分房,房隔厚且粗糙不规则,多为真性骨嵴(图 2-4-1-8)。

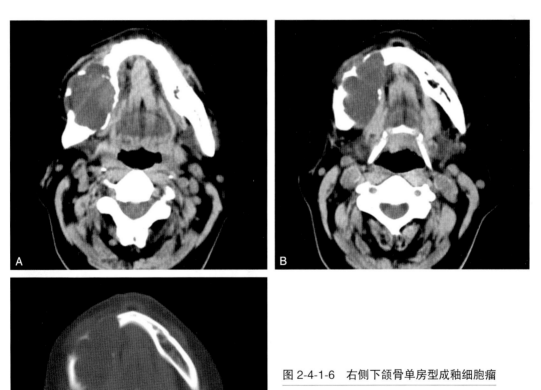

图 2-4-1-6　右侧下颌骨单房型成釉细胞瘤

右侧下颌骨体部囊性低密度团块,边缘呈切迹和分叶状,团块中见纤细纤维分隔,呈串珠样。团块向舌、颊侧膨胀,颌骨舌、颊侧密质骨吸收变薄、局部吸收消失

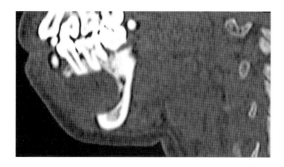

图 2-4-1-7   左侧下颌骨单房型成釉细胞瘤

左侧下颌角部囊性低密度团块,边缘呈切迹样,左下第二前磨牙横断吸收、第一磨牙斜面吸收

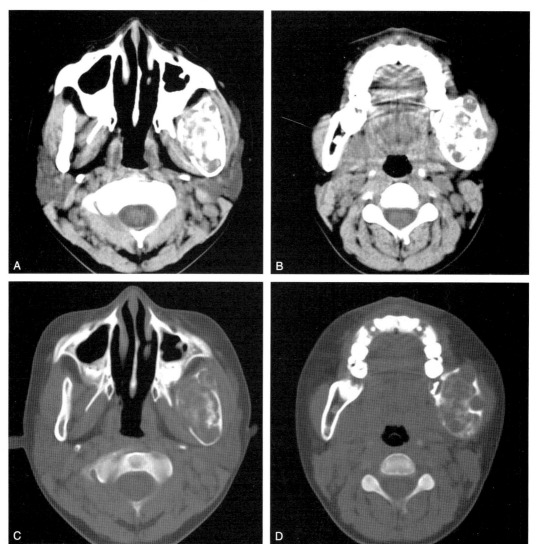

图 2-4-1-8   左侧下颌骨蜂窝型成釉细胞瘤

左侧下颌骨升支及角部囊性低密度团块,囊腔呈蜂窝状,房间隔为粗大骨嵴,边缘呈切迹样,颌骨向舌、颊侧膨胀,颌骨舌、颊侧密质骨吸收变薄、局部吸收消失

　　成釉细胞瘤的边缘形态主要受病变类型和生长方式的影响,由于成釉细胞瘤的部分瘤细胞分化不良,导致不同区域肿瘤生长及囊液积聚速度不均,因此,无论是多房型、单房型或蜂窝型成釉细胞瘤,其边缘多呈分叶状或波浪状。成釉细胞瘤无论哪一种病理类型,均表现为周围骨质变薄,下颌者多表现为唇颊侧膨胀显著,上颌者形态多不规则,可能与病变所处的解剖结构有关。

　　成釉细胞瘤周围常可见明显的骨质破坏吸收缺损,骨质断端锐利,局部常外翘,病变与正常骨质间无或仅有轻微硬化缘,肿瘤可穿破邻近的骨皮质而形成皮下软组织肿块。

肿瘤可含牙或不含牙,所含的牙常为未萌出的下颌第三磨牙。肿瘤所包含的牙常因肿瘤侵蚀而表现为锯齿状或截断状吸收,文献报道成釉细胞瘤有牙根吸收者达81%,相邻牙根受压移位(图2-4-1-7)。上颌成釉细胞瘤可侵及鼻窦、上颌窦、颧骨和眼眶,下颌成釉细胞瘤可侵及下颌管,并造成神经血管束受侵。

【鉴别诊断】

牙源性角化囊性瘤:成釉细胞瘤主要需与牙源性角化囊性瘤鉴别。前者侵袭性高于后者,造成骨质破坏的范围大于后者且易侵及周围软组织;前者造成牙根吸收多呈锯齿状或截断状,后者牙根吸收多呈斜面状,较少造成邻牙脱落;前者多为囊实混合性,不规则厚壁,后者为纯囊性,均匀薄壁;多房成釉细胞瘤分房大小不一,其房间隔常由软组织及少量骨性成分组成,角化囊肿的分房大小相近,房间隔纤细、完整且较薄。总之,对于成釉细胞瘤软组织成分(如壁结节、软组织囊壁及乳头状突起等)的显示是其区别角化囊肿的最特异征象。

二、牙源性鳞状细胞瘤

牙源性鳞状细胞瘤(squamous odontogenic tumor)是一种少见的良性牙源性肿瘤。肿瘤由分化良好的鳞状上皮和纤维间质构成,通常发生于骨内,可能来自Malassez上皮剩余或牙板剩余。

【临床表现】

牙源性鳞状细胞瘤的患者年龄分布较广,以20~29岁多见。男女之间无明显差异。肿瘤发生部位以上颌切牙—尖牙区和下颌前磨牙区多见,上颌、下颌发病几乎相等,单发或多发,以单发多见。临床上无明显症状,有时受累牙出现松动、疼痛。

【病理表现】

组织学上,牙源性鳞状细胞瘤的主要组织学特点是分化良好的鳞状上皮岛位于成熟的结缔组织间质内,肿瘤性上皮团块周边部的细胞呈扁平或立方状,缺乏成釉细胞瘤中的典型柱状细胞,不呈栅栏状排列,并且其胞核不远离基底膜;细胞团块中央区细胞也缺乏星网状分化。某些病变中可见钙化和退变。上皮岛内可有钙化,有人报道在基质中也有钙化。

【CT表现】

多数病变表现为单房性低密度影,少数病变表现为多房性低密度影,单房性低密度影可呈类三角形或半圆形,边界清楚,边缘常可见一致密的骨质反应线。有些低密度影内可见未萌出的阻生牙或已萌出牙齿的牙根,牙根有吸收。囊肿内可见钙化(图2-4-1-9、2-4-1-10)。

三、牙源性钙化上皮瘤

牙源性钙化上皮瘤(calcifying epithelial odontogenic tumor)又称Pindborg瘤,是一种较少见的牙源性肿瘤,起源于成釉器中的中间层细胞,好发于下颌骨前磨牙区及磨牙区,少数可发生于颌骨外的黏膜中、下颌牙龈区及颌下区。

【临床表现】

牙源性钙化上皮瘤年龄分布较广,20~60岁之间均有发病,好发于中年人,无明显性别差异。多数发生于颌骨内,少数可发生于颌骨外的黏膜中、下颌牙龈区及颌下区。发生于颌骨内的病变,下颌比上颌多见,最常见的部位是前磨牙和磨牙区。临床表现为缓慢进行的颌骨膨胀并逐渐引起面部畸形,病变部位骨质地硬,有时病变部位可有埋伏牙,牙列中则有缺牙现象。

【病理表现】

肿瘤切面呈灰色或灰黄色,实性。镜下见,肿瘤由多边形上皮细胞组成,在纤维性间质中,上皮细胞排列呈片状或岛状,偶呈筛孔状。肿瘤组织内常见一种特征性圆形嗜伊红均质性物质存在于细胞之间,这种物质为淀粉样物质,其内常发生钙化,钙化物呈同心圆沉淀。

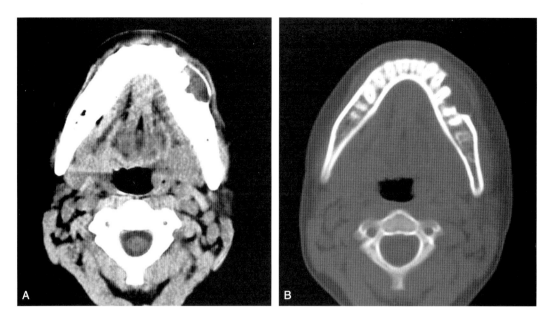

图 2-4-1-9 左侧下颌骨牙源性鳞状细胞瘤

左侧下颌骨半圆形单房低密度团块,密度均匀,边缘见弧形高密度致密影

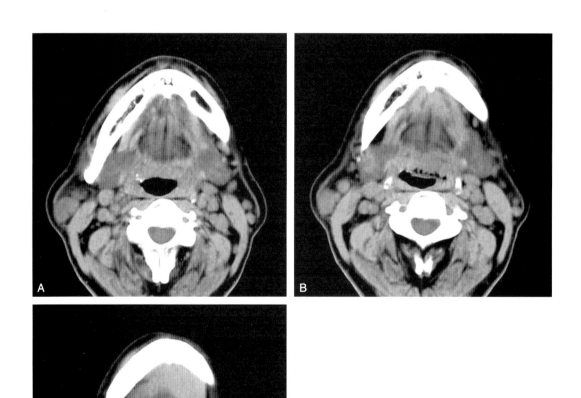

图 2-4-1-10 右侧腮腺区鳞状细胞瘤

右侧腮腺区椭圆形软组织密度团块,密度均匀,边缘清楚光滑

【CT 表现】

发生于颌骨的牙源性钙化上皮瘤表现为颌骨内界限清楚的软组织密度影,呈单房或蜂窝状,形态不规则,其中有大小不规则的钙化点。团块膨胀,常向唇颊侧膨胀,密质骨可受压变薄或吸收,病变内可含牙(图 2-4-1-11)。

颌骨外的牙源性钙化上皮瘤多发生于颊部腮腺区,表现为黏膜下钙化软组织密度团块,边缘清楚光滑,钙化表现为弥散分布结节、弥散钙化合并边缘环形串珠样钙化、软组织密度团块中央或周围散在钙化(图 2-4-1-12~2-4-1-14)。

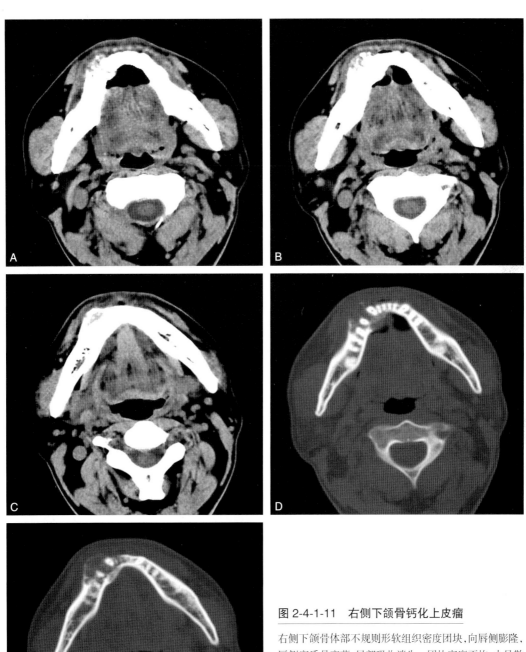

图 2-4-1-11　右侧下颌骨钙化上皮瘤

右侧下颌骨体部不规则形软组织密度团块,向唇侧膨隆、唇侧密质骨变薄、局部吸收消失。团块密度不均,中见散在小结节样钙化,右下尖牙及第一前磨牙位于病灶内

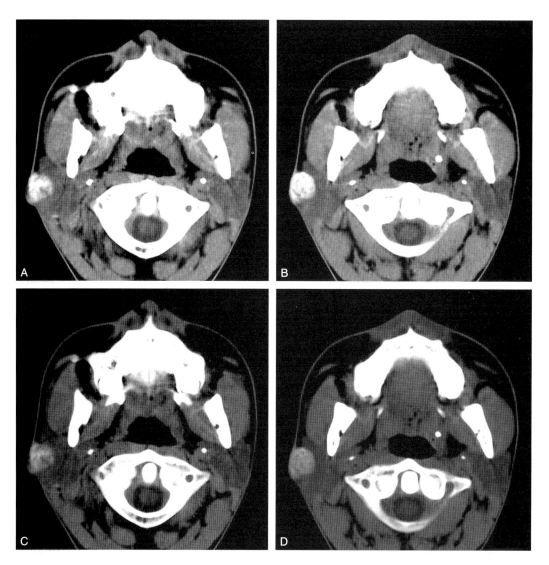

图 2-4-1-12　右侧腮腺间隙钙化上皮瘤

右侧腮腺间隙皮下圆形软组织密度团块,边缘清楚光滑,中见弥漫、散在钙化结节

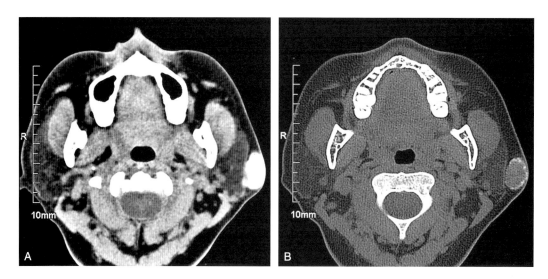

图 2-4-1-13　左侧颊部钙化上皮瘤

左侧颊部分叶状高密度团块,边缘清楚光滑且见环形串珠样钙化,中见弥漫、散在钙化点

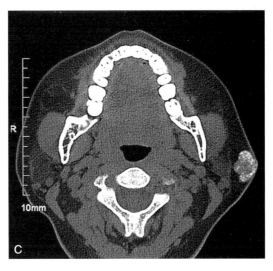

图 2-4-1-13(续)

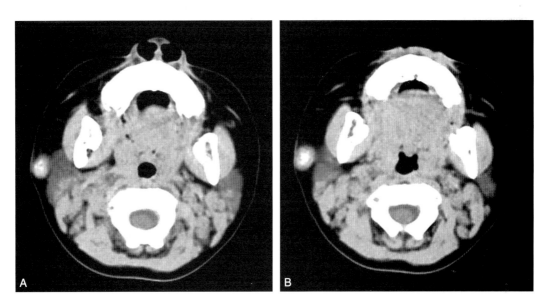

图 2-4-1-14　右侧颊部钙化上皮瘤

右侧颊部皮下软组织密度团块,边缘清楚光滑,团块中央见散在钙化结节

四、牙源性腺样瘤

牙源性腺样瘤(adenomatoid odontogenic tumor)是一种少见的牙源性上皮及牙源性外胚间叶来源的肿瘤。

【临床表现】

牙源性腺样瘤生长缓慢,一般无明显症状。其发病年龄多为 10~19 岁,女性多于男性。上颌多于下颌,上颌尖牙为好发部位,常伴阻生牙。肿瘤一般较小,直径一般 1~3cm。大多数发生于骨内,少数情况下也可发生于牙龈。

【病理表现】

肉眼观肿瘤较小,包膜完整。切面呈囊性或实性。实性部分呈灰白色;囊性部分大小不等,腔内含淡黄色胶东状物质或血性液体,腔内可含牙。镜下见肿瘤上皮可形成不同结构。一是结节状实性细胞巢,由梭形或立方状上皮细胞组成,形成玫瑰花样结构。二是腺管样结构,立方状或柱状细胞形成环状的腺管样结构,胞核远离腔面。第三种结构是梁状或筛状结构,见于肿瘤的周边部或实性细胞巢之间。有时肿瘤中可见第四种结构,由多边形、嗜酸性鳞状细胞组成的小结节。

【CT 表现】

多表现为边界清楚、单房低密度影,常围绕一个阻生牙的牙冠。

五、牙源性角化囊性瘤

牙源性角化囊性瘤(keratocystic odontogenic tumor)是一种良性、单囊或多囊、发生于颌骨内的牙源性肿瘤。其特征为不全角化的复层鳞状上皮衬里,具有潜在的侵袭性和浸润性生长的生物学行为。其传统的命名为牙源性角化囊肿。多原发性牙源性角化囊性瘤是指宿主同时或先后发生两个或两个以上的原发角化囊性瘤。按照两个囊性肿瘤发现的时间间隔可分为同时性和异时性两种,间隔不超过 6 个月者归为同时性,超过 6 个月者归为异时性。

【临床表现】

牙源性角化囊性瘤患者年龄分布较广,但多数资料显示患者好发年龄在 10~29 岁之间,也有 40~50 岁为第二发病高峰的报道。男性较女性多见,病变多累及下颌骨,特别是磨牙和升支部,发生于上颌者以第一磨牙后区多见。可单发或多发,多发者约占 10% 左右,其中部分多发性患者可伴发痣样基底细胞癌综合征。牙源性角化囊性瘤的生长方式特殊,主要沿颌骨前后方向生长,病变较大时仍不引起明显的颌骨膨大,因此临床上多数患者无明显症状。有症状者主要表现为颌骨膨大,肿瘤继发感染时可出现疼痛、肿胀、伴瘘管形成时有脓或液体流出,有时甚至引起病理性骨折或神经麻木等症状。

【病理表现】

肉眼见囊肿壁较薄,囊腔内常含有黄白色发亮的片状物或干酪样物质,有时囊液较稀薄,呈淡黄色或血性液体。牙源性角化囊性瘤具有独特的组织学特点:①衬里上皮为较薄的、厚度一致的复层鳞状上皮,常由 5~8 层细胞组成,一般无上皮钉突,上皮-纤维组织界面平坦,衬里上皮常与其下方的结缔组织囊壁分离,形成上皮下裂隙;②上皮表面呈波浪状或皱折状,表层角化多呈不全角化;③棘细胞层较薄,与表面角化层的移行过渡较突然,棘细胞常呈细胞内水肿;④基底细胞层。

【CT 表现】

牙源性角化囊性瘤下颌骨较上颌骨多见,下颌者主要位于下颌第三磨牙区,上颌者第一磨牙后区多见。肿瘤常在颌骨内生长或沿颌骨长轴生长,肿瘤壁骨质连续或不连续。肿瘤表现为圆形、类圆形、椭圆形、长圆形或不规则形低密度骨质破坏区,大小不一,表现为液体至软组织密度,边缘清晰,周围有骨密质围绕。肿瘤不同的组织学特点和在不同的病理时期以及不同的发病部位有不同的 CT 表现。

肿瘤发育较小时,表现为颌骨内囊性病变,颌骨无膨胀或膨胀不明显,密质骨无改变或仅吸收变薄、无中断。当肿瘤发育较大时,颌骨表现为膨胀性改变(图 2-4-1-15)。当肿瘤较大时颌骨膨胀明显,密质骨变薄或吸收消失,可合并相邻软组织肿胀。肿瘤表现为单囊或多囊,以单囊多见,多囊者分房大小相仿,房间隔表现为粗大骨嵴或纤细的纤维分隔。肿瘤相邻的牙齿可有斜行吸收或受压移位。肿瘤内可含牙或不含牙,含牙者所含牙无规律性,大小不一,形态不规则,单个或多发(图 2-4-1-16~2-4-1-19)。

上颌骨牙源性角化囊性瘤因唇颊侧为软组织覆盖,而腭侧有硬腭阻隔,常表现为向唇颊侧或颌间隙内膨胀,膨胀明显者可致唇颊侧密质骨不连续,囊壁边缘与周围正常组织间呈推移征象,界限清楚;发生于上颌骨前磨牙及磨牙区的牙源性角化囊性瘤,易自上颌窦底壁向上颌窦腔内突入,致上颌窦内呈软组织密度,周边环绕致密骨白线影与上颌窦壁间形成"双壳"征象。下颌骨牙源性角化囊性瘤常向舌侧膨胀,部分肿瘤可穿破骨板侵及周围软组织(图 2-4-1-20、2-4-1-21)。

肿瘤合并感染时密度增高,相邻软组织肿胀。肿瘤与鼻窦相通或与外界相通时,肿瘤内见气体影(图 2-4-1-19)。

基底细胞痣综合征又称痣样基底细胞癌综合征,CT 上表现为多发的牙源性角化囊性瘤向颌骨两侧发展,或累及上下颌骨,囊腔大小不一,其直径从数毫米至数厘米不等,同时其他部位 CT 检查可见分叉肋畸形或颈肋、大脑镰骨化、蝶鞍韧带骨化、脊柱侧弯或椎体及附件畸形等(图 2-4-1-20、2-4-1-21)。

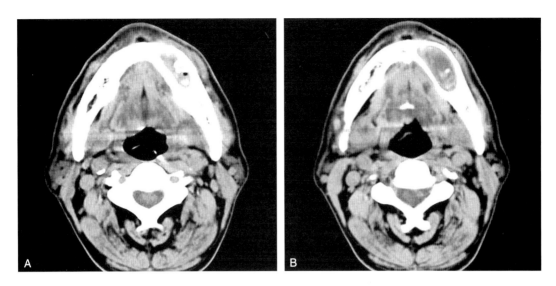

图 2-4-1-15　左侧下颌骨牙源性角化囊性瘤

左侧下颌骨颏孔区囊性低密度团块,团块边缘清楚光滑,中见牙齿样高密度致密影。团块向唇侧略膨隆,密质骨变薄、连续

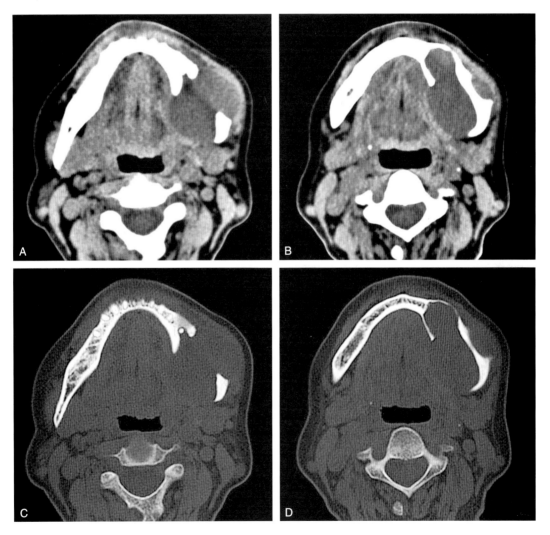

图 2-4-1-16　左侧下颌骨牙源性角化囊性瘤

左侧下颌骨体部囊性低密度团块,边缘清楚光滑,密度均匀,中见牙齿样高密度致密影。团块向唇舌侧膨隆,向舌侧膨胀明显,唇舌侧密质骨变薄、局部吸收消失

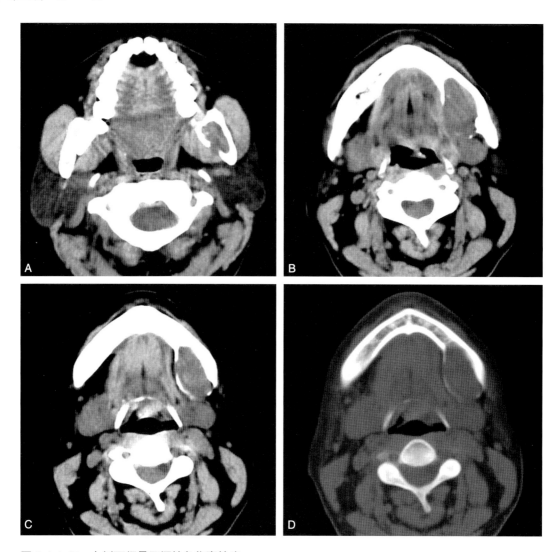

图 2-4-1-17　左侧下颌骨牙源性角化囊性瘤

左侧下颌骨近软组织密度团块,边缘清楚光滑,密度欠均匀。团块明显向舌侧膨隆,舌侧密质骨变薄、断续

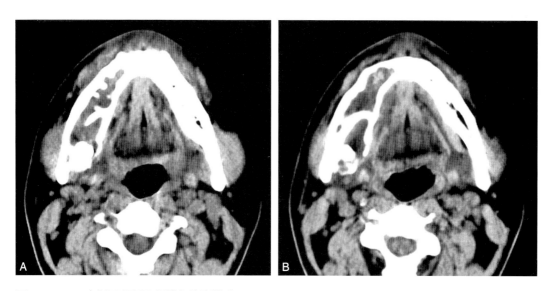

图 2-4-1-18　右侧下颌骨牙源性角化囊性瘤

右侧下颌骨近软组织密度团块,边缘清楚光滑,密度欠均匀,中见骨嵴分隔及牙齿影。团块略有膨隆,唇舌侧密质骨变薄、断续、局部消失

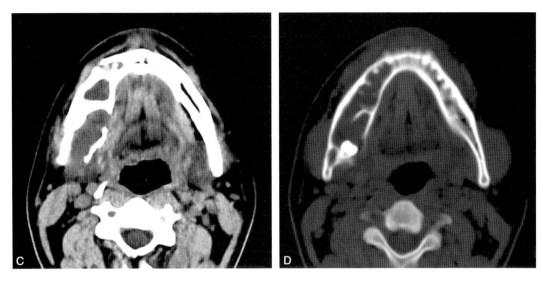

图 2-4-1-18（续）

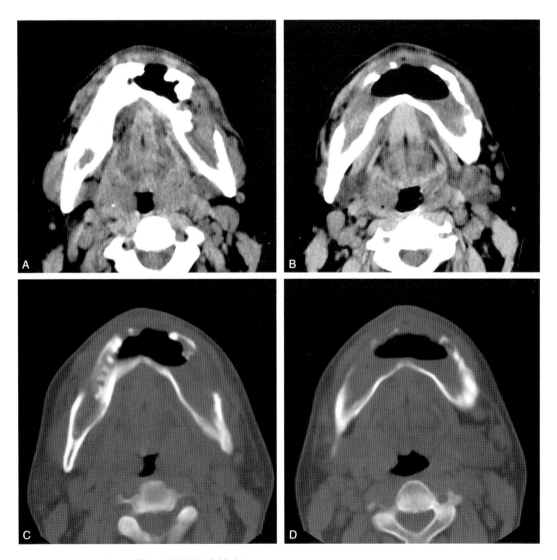

图 2-4-1-19　双侧下颌骨牙源性角化囊性瘤

双侧下颌骨软组织密度团块，边缘清楚光滑，密度欠均匀，中见气体密度影。团块明显略向唇侧膨隆，唇侧密质骨变薄、断续、局部消失

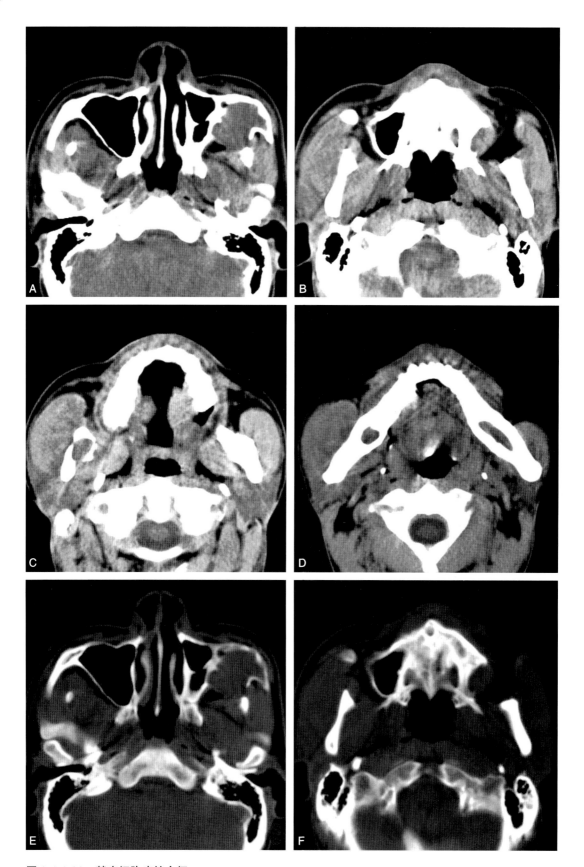

图 2-4-1-20 基底细胞痣综合征

上颌骨腭突、双侧下颌骨、左侧颞窝近软组织密度团块,密度较均匀,边缘清楚光滑。左侧上颌窦外侧壁、上颌骨颧突及软骨呈锯齿状吸收,左侧上颌骨腭突弧形吸收,右侧下颌骨升支颊、唇侧密质骨局部吸收不连续,右侧咬肌肿胀

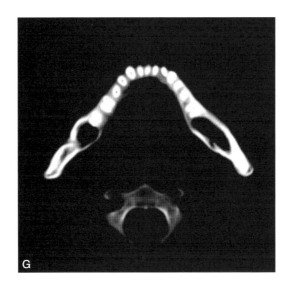

图 2-4-1-20（续）

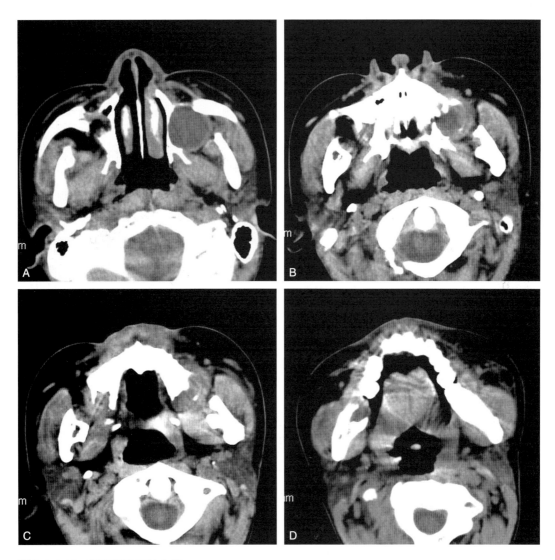

图 2-4-1-21 基底细胞痣综合征

左侧上颌窦囊性团块，右侧上颌窦、上颌骨腭突、牙槽突、右侧下颌骨角部混杂密度团块。双侧上颌窦壁、上颌骨腭突、牙槽突及右侧下颌骨角部骨质不规则吸收，右侧上颌窦腔缩小，左侧上颌窦前闭塞

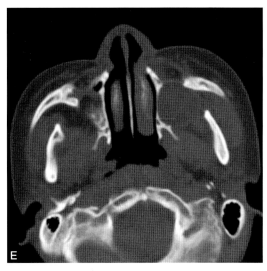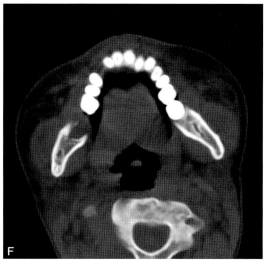

图 2-4-1-21（续）

【鉴别诊断】

（1）成釉细胞瘤：成釉细胞瘤以多房多见，且分房大小相差悬殊，相邻牙齿常截断吸收，肿瘤边缘呈切迹状，多向唇颊侧膨胀，可与牙源性角化囊肿鉴别。

（2）尖周囊肿：尖周囊肿上方的牙可有龋洞、死髓、残根等，以病源牙根尖为中心的低密度灶，边缘硬化缘完整。

第二节 混合性牙源性肿瘤

一、成釉细胞纤维瘤

成釉细胞纤维瘤（ameloblastic）是一种较少见的牙源性肿瘤，其主要特征是牙源性上皮和间叶组织同时增殖，但不伴牙本质和牙釉质形成，因此它是一种真性混合性牙源性肿瘤。

【临床表现】

成釉细胞纤维瘤多见于儿童和青年成人，平均年龄为 15 岁，男女性别无明显差异。最常见的部位是下颌骨磨牙区。大多数成釉细胞纤维瘤早期没有自觉症状，最初表现为颌骨局部肿块，逐渐出现颌骨肿胀膨隆以及牙齿松动，少数病例可伴疼痛以及下唇麻木等症状。

【病理变化】

肉眼观肿瘤在颌骨内呈膨胀性生长，有包膜而无局部浸润，切面呈灰白色，与纤维瘤相似。镜下见肿瘤由上皮和间充质两种成分组成，肿瘤性上皮呈条索状或团块状排列，上皮条索或条块的周边层为立方或柱状细胞，中心部细胞类似于星网状层，这种形态与成釉细胞瘤相似，但星网状细胞量很少，上皮囊性变亦少见。有些病例中，上皮细胞主要是圆形或立方状，呈细长条索排列，类似于牙板结构。间叶成分由较幼稚的结缔组织组成，细胞丰富，呈圆形或多角形，颇似牙胚的乳头细胞。在上皮与结缔组织之间的界面，有时可见狭窄的无细胞带，有时为呈玻璃样变的透明带，这类似于牙发育过程中所见的牙源性上皮和间叶组织之间的诱导现象。

【CT表现】

颌骨成釉细胞纤维瘤 CT 表现为单房或多房性低密度影，肿瘤内常见为萌出的牙齿和散在钙化影，临近牙根常无吸收。颌骨可有膨胀，骨密质菲薄或局部破坏消失，骨密质破坏消失时，肿物突破骨密质表现为结节状软组织密度肿物。肿瘤多有单囊倾向，多房者中见房隔。上颌窦成釉细胞纤维瘤表现为上颌窦不均匀的密度增高影，上颌窦膨隆，骨壁变薄，常见钙化、阻生牙齿和未萌出的牙齿。

二、成釉细胞纤维 - 牙本质瘤和成釉细胞纤维 - 牙瘤

成釉细胞纤维牙本质瘤(ameloblastic fibrodentinoma)和成釉细胞纤维牙瘤(ameloblastic fibro-odontoma)与成釉细胞纤维瘤相似,但病变中上皮 - 间叶组织的诱导作用导致牙本质的形成,在成釉细胞纤维 - 牙瘤中还有牙釉质形成。

【临床表现】

成釉细胞纤维 - 牙本质瘤和成釉细胞纤维 - 牙瘤多见于儿童和青年成人,成釉细胞纤维 - 牙瘤发生于更年轻的患者,约 62% 的患者小于 10 岁,平均发病年龄为 8.1 岁,男女性别无明显差异。最常见的部位是下颌骨磨牙区。大多数成釉细胞纤维瘤早期没有自觉症状,最初表现为颌骨局部肿块,逐渐出现颌骨肿胀膨隆以及牙齿松动,少数病例可伴疼痛以及下唇麻木等症状。

【病理变化】

成釉细胞纤维 - 牙本质瘤其组织学表现与成釉细胞纤维瘤极为相似,由细长的上皮条索和类似于牙乳头的间叶组织所构成,所不同的是病变中有牙本质或牙本质样物质沉积;成釉细胞纤维 - 牙瘤中除有牙本质形成外,还有釉质形成。

【CT 表现】

成釉细胞纤维 - 牙本质瘤和成釉细胞纤维 - 牙瘤 CT 表现为单房或多房性低密度影,边界清楚,中见高密度牙本质影及高密度牙釉质致密影。肿瘤内常见为萌出的牙齿和散在钙化影,临近牙根常无吸收。颌骨可有膨胀,骨密质菲薄或局部破坏消失,骨密质破坏消失时,肿物突破骨密质表现为结节状软组织密度肿物。肿瘤多有单囊倾向,多房者中见房隔。

三、牙 瘤

牙瘤(odontoma)系来源于牙源性上皮和牙源性外胚间充质,由牙齿硬组织形成的高分化性混合性良性肿瘤,是成牙组织的错构瘤或发育畸形,不是真性肿瘤。与牙的发育类似,当牙瘤完全钙化后,其生长也随之停止。肿物内含有成熟的牙釉质、牙本质、牙骨质和牙髓组织。

【临床表现】

根据肿瘤组织排列不同,牙瘤分为混合性牙瘤(complex odontoma)和组合性牙瘤(compound odontoma);有文献将牙瘤分为三种亚型:混合性牙瘤、组合性牙瘤和成釉细胞性牙瘤,成釉细胞性牙瘤除含牙齿硬组织外,还存在类似于成釉细胞瘤上皮成分;也有文献将牙瘤分为混合性牙瘤、组合性牙瘤和囊性牙瘤,囊性牙瘤在牙瘤周围形成囊肿,其壁来自造釉器或牙瘤本身的上皮,实为牙瘤与囊肿并存。

混合性牙瘤多发生于儿童和青年,上下颌骨均可发生,以前磨牙区和磨牙区多见。活动性生长期常在牙瘤形成的时期,并可引起颌骨膨大,无其他自觉症状;组合性牙瘤患者年龄较小,好发于上颌切牙 - 尖牙区,形状多为圆锥形;成釉细胞性牙瘤主要发生于儿童,主要位于前磨牙 - 第一磨牙区,生长较快,易复发。

【病理变化】

肉眼见牙瘤是由一个或多数牙胚组织异常发育增生而形成。肿瘤内可含有不同发育阶段的各种牙胚组织,直至成形的牙,数目不等,可能有数个至数十个。形状不规则,可能近似正常牙,也可以没有牙的形状,只是一团紊乱的硬组织混合而成,在其周围纤维膜包绕。

混合性牙瘤镜下见肿物内牙齿组织成分排列紊乱,互相混杂,而无典型的牙齿结构。

组合性牙瘤镜下见肿物由许多牙齿样结构所组成,这些牙齿样结构虽然不同于正常牙齿,但牙釉质、牙本质、牙骨质和牙髓的排列如同正常牙的排列方式。

【CT 表现】

牙瘤表现为上下颌骨任何部位的、大小数毫米至数厘米的混杂密度团块,团块周围环形低密度囊壁为特征性表现。团块密度不均匀,其内可见大小不等、形态不定、难以数清的牙齿及非牙齿形态的钙化团块,

有时可见牙齿或钙化团块间有低密度影显示。牙瘤多见周围牙齿发育异常、移位、阻生、牙列异常及颌骨膨胀等影像表现。

组合性牙瘤可见许多牙齿样组织,牙齿硬组织排列与正常牙齿相似,可见牙冠和牙根,为大小不一、形状不定的牙齿,数目由数个至数十个(图2-4-2-1)。

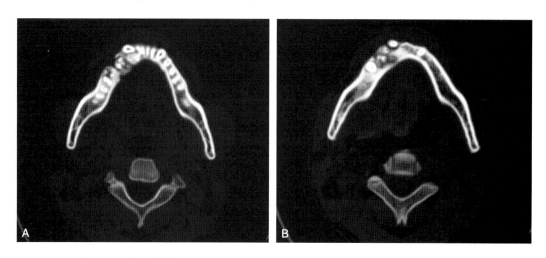

图 2-4-2-1 右侧下颌骨组合性牙瘤

右侧下颌骨混杂密度团块,形态不规则,低密度影中见多个牙齿样高密度致密影,团块周围见环形低密度囊壁

混合性牙瘤主要表现为各种牙体组织排列紊乱、混杂,无典型的牙齿结构。肿瘤可发生在未萌出牙的牙冠上,并包绕牙冠(图2-4-2-2)。

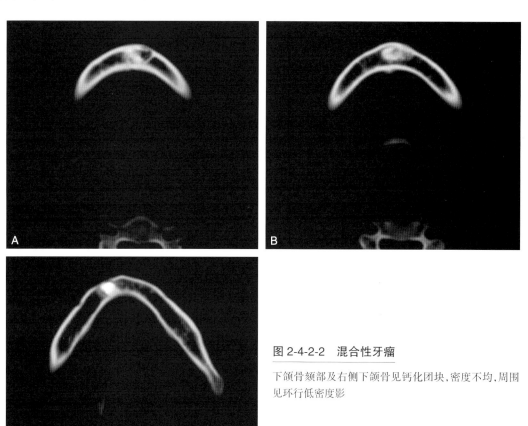

图 2-4-2-2 混合性牙瘤

下颌骨颏部及右侧下颌骨见钙化团块,密度不均,周围见环行低密度影

　　成釉细胞性牙瘤表现为边界清楚的溶骨区,局部可见不规则形软组织密度影,瘤内可见散在钙化颗粒或不规则钙化团块,可有相邻牙齿移位和牙根吸收。

　　囊性牙瘤表现为囊性低密度团块,囊内见发育不全的一团有或无牙齿形态的钙化团块,数目不多,大小不一,排列紊乱,常无定形。

四、牙源性钙化囊性瘤

　　牙源性钙化囊性瘤(calcifying cystic odontogenic tumor)以往被称为牙源性钙化囊肿,是发生在颌骨的一类少见的牙源性肿瘤,以往有人认为是不典型成釉细胞瘤的一种,1962年Gorlin等首先将本病作为独立的疾病报告并称为牙源性钙化囊性瘤。最近的研究表明本病既具有囊肿的某些特征,又具有肿瘤的特征,可以复发、恶变,也可以为原发恶性病变。

【临床表现】

　　牙源性钙化囊性瘤患者的年龄分布广泛,高峰年龄为10~19岁和60~70岁,前者多见于有牙瘤伴随的囊型,后者多见于肿瘤型,性别上无明显差异。上颌较下颌多见,病变常见于前磨牙和磨牙区,多无症状。本病也可发生在颌骨外的软组织内。

【病理变化】

　　牙源性钙化囊性瘤病变呈囊性,衬里上皮的基底细胞呈立方状或柱状,胞核远离基底膜,其浅层由排列疏松的星形细胞构成。在衬里上皮和纤维囊壁内可见数量不等的影细胞灶,并有不同程度钙化。影细胞呈圆形或卵圆形,细胞界限清楚,胞质红染,胞核消失而不着色,在胞核部位出现阴影。邻近上皮基底层下方可见带状发育不良牙本质。有些病例中见有广泛牙硬组织形成,类似于组合性或混合性牙瘤。

【CT表现】

　　颜面肿胀,颌骨膨隆,病灶表现为界限清楚的低密度区,可单房或多房,房内可见小而不规则的钙化灶,也可呈粟粒状分布,有时可见牙瘤影像。部分病例病变区可见团状钙化影,团块大小各异,数目不等。病变可伴邻牙移位,病灶内牙根吸收(图2-4-2-3)。

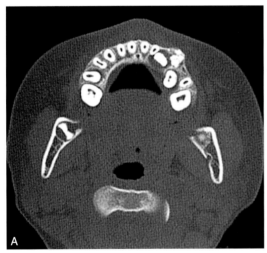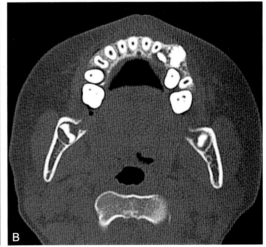

图2-4-2-3　左侧上颌骨牙源性钙化囊性瘤

左侧上颌牙槽骨囊性低密度团块,囊内见牙齿,其边缘见多发团状钙化

　　王虎等参考WHO(1992)分类将牙源性钙化囊性瘤分成五型:单囊型、牙瘤生成型、牙槽骨型、复合型及恶变型。

　　(1)单囊型:此型最为多见,CT表现为边缘清晰的单囊性病灶,病变范围大小不等,形态规则或不规则,周围有致密骨线环绕,病变区密度不一致,可表现为密度均匀的囊性低密度影、软组织密度影、病变区点状、团状或粟粒样高密度钙化影。

（2）牙瘤生成型：病变区所见的钙化团块类似牙瘤改变，其边缘光滑，数目不等，大小不一。

（3）牙槽骨型：病变范围在根尖上方的牙槽骨部分，牙槽骨破坏，病变边缘清晰，形态不规则，无致密骨线环绕，病变区可出现形状不规则的钙化点和团块。

（4）混合型：CT 表现为骨质溶骨性骨破坏，残留骨质表现为蜂窝样，可见多条粗细不均、走行方向不一的骨隔，伴有牙缺失、移位或牙阻生。

（5）恶变型：CT 表现为范围较大、边界不清、边缘不规则的低密度溶骨性骨破坏区，牙移位明显或牙缺失，伴有牙阻生，病变区可有不规则钙化团块。发生于上颌骨的病变可波及上颌窦，造成窦壁骨质破坏，类似上颌窦恶性肿瘤征象。

总之，牙源性钙化囊肿难与牙源性钙化上皮瘤、牙源性腺样瘤、牙瘤、牙骨质瘤、骨化纤维瘤、成釉细胞瘤、根尖周囊肿、含牙囊肿、角化囊肿等鉴别，最后诊断仍需依靠病理检查。

【鉴别诊断】

牙源性钙化囊性瘤需要与牙源性钙化上皮瘤、牙源性腺样瘤鉴别。牙源性钙化上皮瘤下颌多于上颌，好发于磨牙及前磨牙区，钙化物大小不等且常位于所含未萌出牙的牙冠附近；牙源性腺样瘤上颌多于下颌，好发于尖牙及切牙区，囊腔内常含有形态、大小正常的上颌尖牙，病灶中常见粟粒状高密度钙化；牙源性钙化囊性瘤钙化常大小不均，含牙少见。

五、牙本质生成性影细胞瘤

牙本质生成性影细胞瘤（dentinogenic ghost sell tumor）亦称牙源性钙化细胞瘤、牙源性影细胞瘤，是一种特别少见、具有局部侵袭性的肿瘤。

【临床表现】

牙本质生成性影细胞瘤大多数发生于颌骨内（骨内型），发生于骨外者少见（外周型）。外周型牙本质生成性影细胞瘤多发生在牙龈或牙龈黏膜，不具有侵袭性，局部切除很少复发；骨内型牙本质生成性影细胞瘤可发生在颌骨承牙区的任何部位，上下颌骨发病率无明显差异，尖牙至第一磨牙区常见，极具侵袭性，术后易复发。

【病理变化】

在成熟的结缔组织间质中，可见牙源性上皮巢和成釉细胞瘤样上皮团块，病变内可见影细胞和钙化灶，间质内有成片的发育不良的牙本质形成。

【CT 表现】

牙本质生成性影细胞瘤多表现为界限清楚的低密度病变，因病灶钙化程度不同，病变表现为低至高密度影，边缘较清楚，多为单房，常见相邻牙牙根吸收，可见钙化影，病灶边界不清，或侵犯周围组织提示病变具有侵袭性。

第三节　间叶性牙源性肿瘤

一、牙源性纤维瘤

牙源性纤维瘤（odontogenic fibroma）为少见牙源性良性肿瘤，来源于牙周膜、牙乳头或牙囊。根据肿瘤发生部位分为中心性（骨内性）和外周性（骨外性）两种类型。

【临床表现】

中心性牙源性纤维瘤患者的年龄分布广泛，9~80 岁均可发病，女性多于男性，上颌前部为好发部位。临床表现为颌骨渐进性膨大，生长缓慢、无痛；外周性牙源性纤维瘤好发于 20~29 岁，女性稍多于男性，以下颌尖牙～前磨牙区和上颌前部多见。临床表现为附着牙龈的质硬包块,有蒂或无蒂,多为单房。

【病理变化】

中心性牙源性纤维瘤肉眼观肿物界限清楚,有包膜,中等硬度,镜下见肿瘤由细胞丰富的纤维结缔组织构成,肿物中可见似发育不良的牙本质或牙骨质的钙化物;外周性牙源性纤维瘤镜下见肿瘤无包膜,界限不清,牙骨质、骨样或牙本质样物质可沉积于基质中。

【CT表现】

中心性牙源性纤维瘤表现为牙槽骨近牙根附近单房或多房低密度区,边缘清楚,以多房多见,多房者房室形态各异,以多边形为主,囊隔纤细且直。病灶中可见等密度的纤维组织和类似牙骨质小体的高密度钙化灶。颌骨多有膨胀,骨皮质受压膨隆、吸收变薄或消失,可有牙根吸收、牙齿移位和牙缺失(图2-4-3-1)。

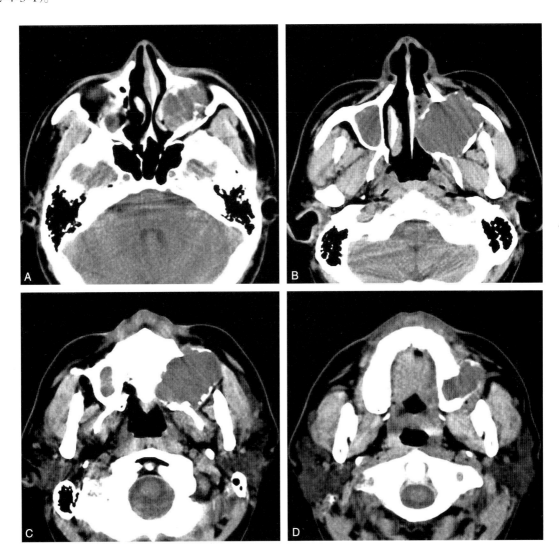

图2-4-3-1 左侧上颌骨牙源性纤维瘤

左侧上颌骨单囊性团块,密度均匀,向颊侧膨胀明显,突入左侧上颌窦,密质骨吸收呈断续样

外周性牙源性纤维瘤表现为颌骨密质骨外侧软组织密度团块,团块中见高密度钙化物质,肿瘤可压迫牙槽骨表现为表面不光滑,但颌骨骨质无明显破坏。

牙源性纤维瘤可发生于上颌窦,表现为实性肿块,中央见点状钙化。

二、牙源性黏液瘤

牙源性黏液瘤(odontogenic myxoma)又称为黏液瘤或颌骨黏液瘤(myxoma)或称黏液纤维瘤(myxofibroma),是一种良性但有局部浸润的肿瘤,是口腔颌面部一种少见的良性肿瘤,约占所有牙源性肿瘤的3%~6%,但较牙源性纤维瘤多见。

【临床表现】

该肿瘤可发生于不同年龄,但多发生于青壮年人,性别上无明显差异。下颌比上颌多见,以下颌磨牙区最多见,偶尔可发生于髁突。肿瘤生长缓慢,可致颌骨膨大变形,可浸润骨组织,甚至穿破骨皮质进入邻近软组织。但某些病例中肿瘤生长较快,可使邻牙移位。

【病理】

肉眼见,肿瘤边界不清,剖面为灰白色,半透明,质脆,富有黏液,常无包膜。镜下见瘤细胞呈梭形或星形,排列疏松;瘤细胞间有大量蓝色黏液;肿瘤内有时见少量散在牙源性上皮。镜下见大量蓝色黏液样组织,内有排列疏松的瘤细胞。瘤细胞呈星形或梭形,以长的胞质突起相连,核卵圆形,染色生深,偶见不典型核。

【CT表现】

CT能清晰地显示颌骨病变的内部结构、密度及其与周围组织的关系,准确定位病灶,有助于疾病的诊断与鉴别诊断。

牙源性黏液瘤分为单房型和多房型,有学者进一步将其分为六种类型:单房型、多房型、牙槽嵴型、上颌窦型、骨破坏型、骨破坏和骨形成混合型。

牙源性黏液瘤多发生于颌骨,软组织少见。颌骨牙源性黏液瘤好发于下颌前磨牙和磨牙区,CT表现为颌骨局部膨胀和破坏,显示为圆形或椭圆形的边界清晰的低密度影,单房或多房,以多房多见。多房中因骨小梁分布形式的不同,病变表现为蜂房样、肥皂泡样以及网球拍样改变。有文献报告,牙源性黏液瘤具有典型的网球拍样表现或密度减低区,中纤细的房间隔向上走行似火焰状,称为火焰征(图2-4-3-2),为牙源性黏液瘤的特征性表现。

牙源性黏液瘤病变区与周围骨组织和软组织之间边界清晰光滑,病灶周边可见骨小梁,病变可破坏穿破密质骨且形成软组织密度团块,偶见骨膜反应,常见相邻牙移位,牙根吸收少见,病变中偶见埋伏牙。

发生于上颌窦的牙源性黏液瘤多具有侵袭性,CT多表现为上颌窦内有含骨间隔的软组织团块影,上颌窦壁可有变薄或骨破环,有时病变边缘可见钙化密度增高的花边状线条(图2-4-3-2)。

【鉴别诊断】

(1) 成釉细胞瘤:成釉细胞瘤房隔多为真性骨嵴,呈厚而清晰的弧形表现,病变边缘常不整齐,单房型边缘呈分叶状,有半月形切迹。牙源性黏液瘤房隔纤细,多为锐利的直线状表现,有时似火焰,单房形改变或病变范围较小者,病变区出现细小分隔,可与成釉细胞瘤鉴别。

(2) 颌骨囊肿:颌骨囊肿表现为类圆形低密度影,边缘整齐。牙源性黏液瘤分房的形态可呈圆形、方形、三角形等,边缘欠光滑整齐。

(3) 骨纤维异常增殖症:骨纤维异常增殖症病变区可呈絮团状高密度影,易与牙源性黏液瘤相混淆,可借助发病年龄、发病部位相鉴别。

(4) 骨肉瘤:骨肉瘤病变区可表现为骨质增生,骨膜反应,但发病年龄轻,病程较快,疼痛明显,可作为与成釉细胞瘤的鉴别依据。

三、成牙骨质细胞瘤

成牙骨质细胞瘤(cementoblastoma)又称真性牙骨质瘤(true cementoma),是一种以形成牙骨质样组织为特征的肿瘤,常与一颗牙的牙根相连,较少见。

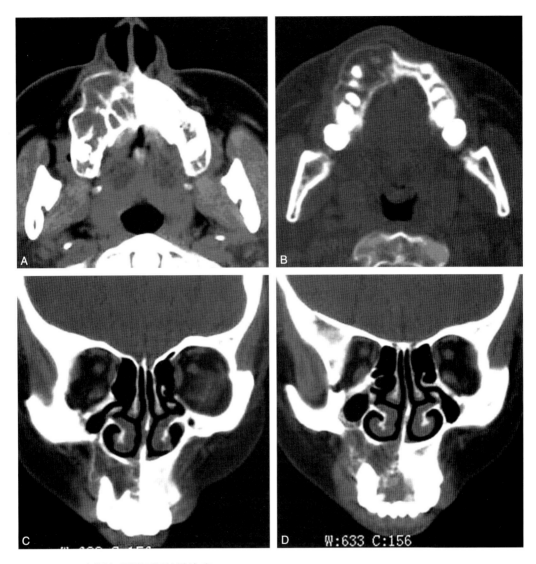

图 2-4-3-2 右侧上颌骨牙源性黏液瘤

右侧上颌骨多囊团块,中见纤维条隔,囊隔纤细且直,排列不规则,分房形态各异,呈网状,见"火焰"征

【临床表现】

成牙骨质细胞瘤多见于青年患者,好发于下颌骨前磨牙或磨牙的周围,肿瘤常围绕牙根生长,多与牙根骨质相融合。患者多有不明原因的疼痛或颌骨膨胀,其他症状有肿胀、瘘管形成等。多数表现为肿块进行性增大,表面光滑,质硬,界清。

【病理】

成牙骨质细胞瘤由牙骨质样组织组成,大体上肿瘤呈圆形或结节状,附着于一颗或多颗牙,部分患者肿瘤连在部分切除的颌骨上,呈膨胀性隆起,肿瘤质硬。大多数肿瘤镜下表现为:肿瘤与患牙牙根界限清楚,有纤维包膜,由大量团块状牙骨质样组织不规则排列而成;肿瘤间质为富有血管的纤维结缔组织,内含较大而深染的成牙骨质细胞,细胞和牙骨质样组织间可见未钙化的类牙骨质。

【CT 表现】

成牙骨质细胞瘤多发生于下颌骨前磨牙或磨牙区,表现为颌骨内界限清楚的孤立性圆形或类圆形致密钙化团块,密度不均,中见低密度影,高低混杂密度影呈放射状"纹理"样影像。团块周围伴有低密度结缔组织包膜带,肿块内可见附属牙根。病变常附于牙齿的根尖部、或牙根侧方,常见相关牙根吸收变短,有时见牙根和肿瘤融合,肿瘤与牙根关系密切为本病特点。病史较长者,可见颌骨膨胀及附属牙根的再吸收(图 2-4-3-3)。

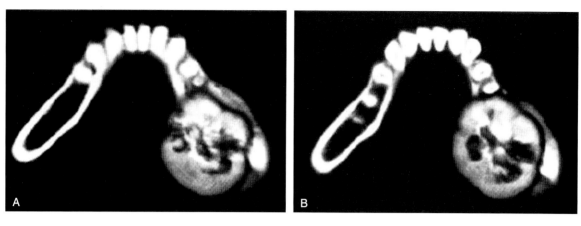

图 2-4-3-3 左侧下颌骨成牙骨质细胞瘤

左侧下颌骨圆形钙化团块,周围见环形低密度包膜,中见牙根及放射状低密度影

【鉴别诊断】

(1) 成骨细胞瘤:成骨细胞瘤表现为颌骨内的圆形低密度影,当骨小梁钙化时,低密度区内才出现高密度影,而成牙骨质细胞瘤表现为致密的钙化团块。

(2) 骨化纤维瘤:表现为边界清晰的单房或多房低密度影,后期由于牙骨质样组织的形成和钙化而出现高密度斑块,而成牙骨质细胞瘤表现为周围有狭窄低密度环绕的高密度团块。

(3) 成釉细胞瘤:颌骨膨胀明显,病灶表现多为蜂房状或多房性囊肿样低密度影,边缘不齐,呈半月形切迹,患牙根尖有不规则吸收现象。成牙骨质细胞瘤表现为形态规则、以高密度影为主的团块,周围有低密度环,牙齿吸收少见。

(4) 骨巨细胞瘤:好发于颌骨中央部,表现为肥皂泡沫样或蜂房状囊性低密度影,伴骨质膨胀,肿瘤周围骨壁界限清楚。成牙骨质细胞瘤多为实性或以实性为主,周围有低密度环,牙齿吸收少见。

第四节 其他组织来源肿瘤和瘤样病变

一、骨化纤维瘤

骨化性纤维瘤(ossifying fibroma)又名牙骨质骨化纤维瘤(cemento-ossifying fibroma)、牙骨质化纤维瘤(cementifying fibroma),骨化性纤维瘤为颌面骨比较常见的良性肿瘤。根据肿瘤内纤维组织和骨样组织所占的成分比例不同,又可称为纤维骨瘤或骨纤维瘤。

【临床表现】

骨化性纤维瘤常见于青年人,多为单发性,可发生于上、下颌骨,但以下颌较为多见,女性多于男性。此瘤生长缓慢,早期无自觉症状,不易被发现。肿瘤逐渐增大后,可造成颌骨膨胀肿大,引起面部畸形及牙移位。发生于上颌骨者,常波及颧骨,并可能波及上颌窦及腭部,使眼眶畸形,眼球突出或移位,或产生复视;下颌骨骨化性纤维瘤除引起面部畸形外,可导致咬合紊乱,有时可继发感染,伴发骨髓炎。

【病理】

肉眼观肿瘤界限清楚,呈实性,有包膜;镜下由富含成纤维细胞的结缔组织构成,主要由致密排列成束或漩涡状的纤维组织组成,其间有不规则形的骨小梁及骨样组织存在。肿瘤中的钙化结构很多样,小梁状编织骨较常见,周围围绕成排的成骨细胞,这些骨小梁可相互连接成网,有时可见宽大的板层骨结构和营养不良性钙化。肿瘤中常见无细胞的嗜碱性类牙骨质沉积物,呈圆形或卵圆形,周界光滑,类似于牙骨质小体。

【CT 表现】

骨化纤维瘤其 CT 表现随着病变发展阶段的变化而不同,从不成熟的病变早期的完全低密度影像发展到逐渐成熟的密度减低和密度增高的混合影像。骨化性纤维瘤 CT 表现为单囊、多囊性低密度影或软组织密度团块,中见不同形态的高密度灶。其 CT 表现特点为:①肿瘤边界较清楚,形态一般较规则,病变范围大者颌骨膨胀明显,骨皮质受压变薄,但仍连续,少数病变周围有完整或部分致密骨壁线;②病变区密度不均,常表现为低密度或软组织密度区域内斑片状、团块样及网隔状致密影;③发生于下颌骨的单囊性病变位于牙根下方,呈圆形或类圆形,边界清楚,病变周围有线状致密影环绕,根尖下方有不规则的致密团块影,与牙根关系密切;④相邻牙齿受压移位明显,牙根多不吸收;⑤发生于上颌骨者,病变可占据整个上颌窦,窦壁多有膨胀(图 2-4-4-1、2-4-4-2)。

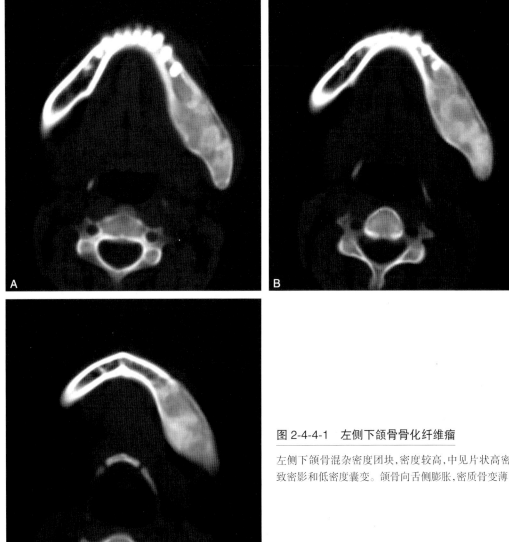

图 2-4-4-1　左侧下颌骨骨化纤维瘤

左侧下颌骨混杂密度团块,密度较高,中见片状高密度致密影和低密度囊变。颌骨向舌侧膨胀,密质骨变薄

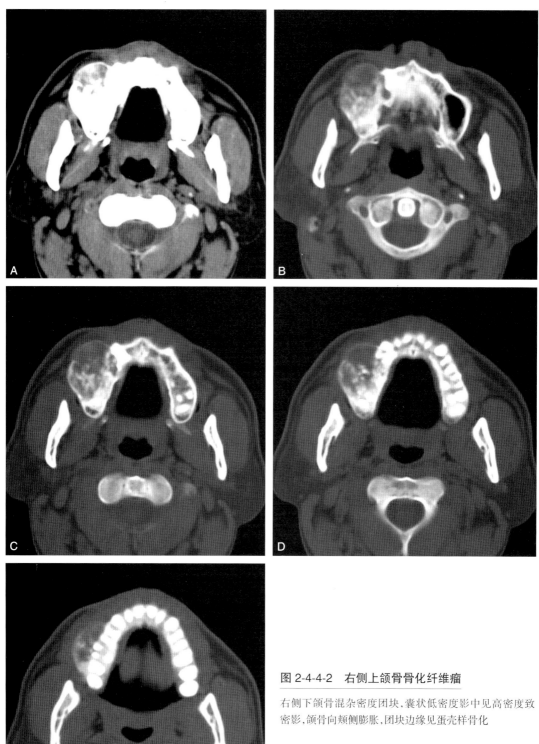

图 2-4-4-2 右侧上颌骨骨化纤维瘤

右侧下颌骨混杂密度团块，囊状低密度影中见高密度致密影，颌骨向颊侧膨胀，团块边缘见蛋壳样骨化

鼻腔鼻窦骨化纤维瘤多发生于筛窦,上颌窦次之。肿瘤分为单个鼻窦肿瘤和鼻腔鼻窦肿瘤,鼻窦肿瘤表现为上颌窦或筛窦内单发类圆形或不规则形高密度肿块,部分区域可见较低密度影,肿瘤周围出现完整骨性包块。肿瘤呈膨胀性生长,挤压周边组织导致鼻窦受压变形,上颌窦骨壁膨隆但与周围组织分界清楚,中间低密度影不强化。同时侵犯鼻腔的鼻窦骨化纤维瘤CT表现为鼻腔鼻窦内单发、类圆形或不规则形肿块,密度不均匀,含有不规则骨化呈斑点状或团块状,形态不一,窦腔结构消失,有融合现象。肿块边缘可见蛋壳样骨化,其下方可见环形或弧线状低密度影。

总之,根据CT片上肿瘤内部密度不同,将其分为三类:①低密度影像,表现为孤立、边界清楚、密度均匀的低密度影,少见;②低、高密度混合影,常见,高密度影表现为线束状、条索状致密影,相互交织排列,其间为低密度影像。也可呈斑片状、团块状高密度影,中间夹杂点状或片状低密度影;③密度增高影像,表现为界限清楚的高密度致密影。

【鉴别诊断】

骨纤维异常增殖症:骨化纤维瘤和骨纤维异常增殖在密度上没有太大差别,其不同的生长方式和病灶边界是两者的主要区别点。骨纤维异常增殖症常沿颌骨外形膨大,多为髓腔的弥漫性闭塞膨大,常多骨受累,病变区与正常骨质区移行,无明确边界,多呈磨牙玻璃样密度;骨化纤维瘤表现为以髓腔为中心向四周膨胀性生长,多单骨受累,边界清楚。

二、骨　瘤

骨瘤(osteoma)为骨膜化骨的良性肿瘤,除颌骨外尚多见于鼻窦(如额窦)和颅骨。骨瘤有松质型和密质型之分,前者多见。

【临床表现】

骨瘤可发生于任何年龄,常见于40岁以上患者,密质型骨瘤多见于老年人群。病变可发生于上下颌骨的任何部位,但松质型骨瘤常见于前牙区,密质型骨瘤常见于下颌角的外侧和上颌结节区。骨瘤生长缓慢,常突出于骨表面,质地坚硬。当其突入颅腔、眼眶、鼻腔和鼻窦内时,可引起压迫症状。当其向颅骨表面发展时,可造成外貌畸形。全身骨骺融合后,肿瘤即自行停止生长。

骨瘤是纤维化骨畸形发展的产物。各种骨瘤的骨化程度不一,有的骨化很少,甚至无骨化,有的骨化很多,以致形成很致密的骨瘤。故骨瘤有非骨化性纤维瘤(中心型纤维瘤)、骨化性纤维瘤、松质骨瘤和象牙样骨瘤之分。

【CT表现】

骨瘤可以发生在多骨,也可以单骨单发或多发,颅面骨是好发部位,尤其是鼻窦中的额窦和筛窦。CT上骨瘤表现为边缘清楚的骨性高密度影,呈圆形、半圆形或不规则形,广基与母骨相连。松质型表现为松质骨密度;混合型骨瘤内部的骨密质和骨松质同时显示;密质型骨瘤的骨密质可与正常颌骨骨密质相连(图2-4-4-3)。

三、颌骨中心性血管瘤

颌骨中心性血管瘤又称颌骨血管瘤,是颌骨内的动、静脉畸形。肿瘤来源于颌骨中央的海绵状骨组织内的血管内皮细胞,临床上少见,但却是一种具有潜在危险性的疾病。若不了解,贸然手术或拔除患区牙齿,可引起致命性大出血。颌骨内发生血管瘤和软组织血管瘤一样,按组织学形态可分为毛细血管瘤、海绵状血管瘤和蔓状血管瘤。临床上多为毛细血管瘤和海绵状血管瘤两种混合型。其组织学结构特点为海绵状窦腔与毛细血管网混合组成。蔓状血管瘤中有较大的动脉血输入。

【临床表现】

颌骨中心性血管瘤多为先天性,源于血管内皮细胞的异常增生,实乃血管畸形或类瘤肿块,并非真性肿瘤。早期多无特异症状,但多数在20岁左右出现症状,常因外伤、拔牙、活检或手术而突发致命性难以

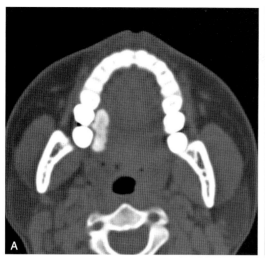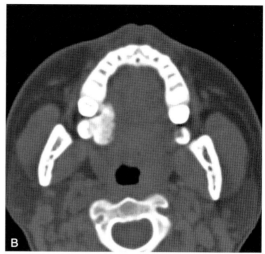

图 2-4-4-3　右侧上颌骨混合型骨瘤

右侧上颌牙槽骨腭侧不规则形高密度团块,密度不均,松质骨密度中见密质骨密度结节

控制的大出血。约 65% 发生在下颌骨,表现为生长缓慢的无痛性肿块,可造成面部畸形,患区牙根有时出现反复自发性出血,牙齿可发生松动、移位,有的可伴有黏膜血管瘤样增生,偶能感觉到肿物处有搏动或局部发麻、疼痛。蔓状血管瘤除出现上述症状外,局部有跳痛感觉,可闻及血管杂音。

【病理】

大体标本可见骨皮质疏松,表面有许多大小不等、密集的筛状小孔,切面见灰白或灰黄色骨小梁,其间有多量微小窦腔,衬以血管内皮。有时可见较大的静脉或动脉穿行于骨组织。根据镜下所见可有下述三种类型:①海绵状型:由海绵状窦腔毛细血管襻混合构成,窦腔管壁甚薄,衬以单层内皮细胞,窦腔散在于颌骨内的骨小梁中,并有较多血液充盈,因此,颌骨内少有血栓形成或钙化,临床上此型少见;②毛细血管瘤型:由大片毛细血管构成,血管细小,均匀分布,间质为少量疏松结缔组织,毛细血管襻可向外呈日光放射状延伸,并可穿出皮质外进入唇龈颊部软组织内;③蔓状血管瘤:由静脉样或动脉样血管构成,有时可见动、静脉互相吻合形成动、静脉瘘。

【CT 表现】

颌骨中心性血管瘤在 CT 上表现为骨小梁模糊、消失,呈不规则囊状或多房低密度影,多房呈蜂窝状、肥皂泡样,骨质疏松,边界不清,结构模糊。①局限单囊状主要表现为以下颌磨牙为中心的下颌骨体部的骨质膨胀扩张;②弥散单囊状表现为下颌升支、磨牙区及颏孔周围区域的下颌骨体部的骨质囊状扩张;③多个小囊状则表现为下颌骨体部不连续的、大小不等的多个类圆形的骨质囊状扩张。未伴发软组织动脉畸形的患者,膨隆的骨皮质完整,反之,膨隆的骨皮质连续性呈穿凿样间断。下颌骨动静脉畸形多位于下颌升支至颏孔区域,下齿槽神经孔较对侧明显扩大,下颌管及颏孔增大,下颌管呈不同程度扩张,形似喇叭状,颌骨骨质膨隆不明显,骨皮质变薄不明显;上颌骨动静脉畸形的病变常位于上颌窦下方的牙槽骨内,骨质常显著膨隆、扩张,骨皮质变薄并伴有中断,病变可突入上颌窦。颌骨中心性血管瘤多房者内部骨隔纤细,可排列成网状、蜂窝状和皂泡状,有时可见分隔由颌骨中央向外扩散,呈长短不一的放射状骨针。邻牙可见移位,牙根吸收少见。增强扫描,病灶局部可明显强化(图 2-4-4-4)。

颌骨中心性血管瘤 CT 表现无特征性,很难明确诊断。有条件患者应行数字减影血管造影(digital subtraction angiography,DSA),DSA 可显示病灶大小及其有关的血供情况、与周围组织的关系,是本病确诊的重要手段之一。

【鉴别诊断】

(1) 颌骨囊肿:颌骨动、静脉畸形的骨质膨隆为骨质均匀性的膨胀性改变,不像囊肿那样呈圆形或类圆形改变,尽管动、静脉畸形在下颌骨也沿着其长轴发展,但病变的周界不及囊肿清晰。

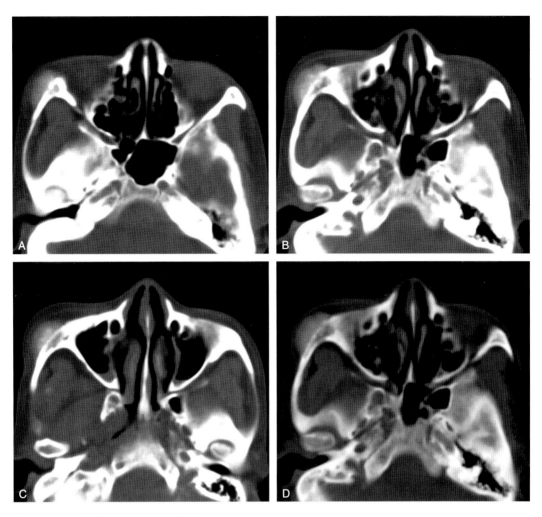

图 2-4-4-4　右侧颧骨中心性血管瘤

右侧颧骨单囊性低密度灶,密度不均,中见点状高密度致密影,颊、颞侧密质骨变薄、断续,颧骨颊侧见半圆形高密度团块,边缘清楚光滑,密度不均呈放射骨针样

(2) 成釉细胞瘤:颌骨动静脉畸形与成釉细胞瘤等病变都可引起牙根的明显吸收,但成釉细胞瘤往往可致颊舌侧骨板膨隆、破坏;而颌骨动静脉畸形在下颌骨一般不会引起类似改变,骨皮质保持完整。

四、颌骨巨细胞瘤

颌骨巨细胞瘤(giant cell tumor of bone,GCT)好发于长骨骨端,发生于颌骨者少见,是发生于骨组织内以多核巨细胞出现为特征的病变,一般认为是真性肿瘤。

【临床表现】

多发生在 20~40 岁的成年人,无性别差异,好发于下颌正中联合区和前磨牙区。发生于颌骨中央者为中央型性巨细胞瘤,发生于骨外者称周围性巨细胞瘤,前者多见。一般生长缓慢,无自觉症状,如生长加快,出现症状,则可能恶变。可发生牙移位、松动、脱落,拔牙时可见创口有易出血的肉芽组织。颌骨膨隆明显时,有羊皮纸样感,如肿瘤穿破颌骨可呈暗紫色或棕色。周围性巨细胞瘤呈棕褐色,易出血,晚期可发生病理性骨折,上颌骨者可以波及尖牙窝或全部上颌骨,牙槽突扩张,腭部突出,面部畸形。

【病理】

颌骨巨细胞瘤主要由多核巨细胞和较小的梭形或圆形的间质细胞所组成。根据梭形或圆形间质细胞的形态、分布和排列可把此瘤分为三级:①一级骨巨细胞瘤:间质细胞疏松,无核分裂,细胞呈梭形并排列一致,巨细胞数量多,含核也多,属于良性;②二级骨巨细胞瘤:间质细胞量多而密,核分裂较多,巨细胞数量减少,体积减小,形状不规则,细胞核数量亦减少,属于潜在恶性;③三级巨细胞瘤:间质细胞极多,排列致密,排列呈不规则漩涡状,核分裂多,巨细胞数大为减少,含核也少,常在10个以下,属于恶性。

巨细胞瘤由易出血的肉芽组织构成,无包膜,由于易出血和坏死,血红蛋白的变化,可使瘤体呈红棕色或绿色;血肿纤维化,可使肿瘤呈灰白色;瘤组织坏死,可使肿瘤呈黄色或形成假囊肿,囊内可能含有胶状或棕色液体。当骨膜下的密质骨萎缩消失后,骨膜即产生新骨。在肿瘤进展中,骨消失和再生交替反复,于是密质骨向外扩张变薄,最后为肿瘤所穿破。

【CT 表现】

颌骨巨细胞瘤又称破骨细胞瘤,CT 表现为分隔状囊样、多房性囊状、囊样膨胀性溶骨性骨破坏,骨质破坏区与正常骨组织间界限较清楚,无移行区、无钙化、无硬化边,病变周围无蛋壳样边缘包绕。病变呈非均匀膨胀趋势,骨质破坏区除残留的骨嵴外表现为均匀密度,骨质无明显骨膜增生,可见牙槽突骨质吸收破坏及牙根尖吸收。

典型颌骨巨细胞瘤表现为蜂窝状或皂泡样低密度多囊骨质破坏区,肿瘤内部的囊隔粗细不均,常见骨皮质受压变薄。

良、恶性颌骨巨细胞瘤影像区别在于病变分房、内缘和软组织肿块。当骨壳破坏、房隔模糊紊乱、内缘模糊及软组织肿块形成时应考虑恶性颌骨巨细胞瘤。

【鉴别诊断】

(1)成釉细胞瘤:多为多囊性病变,囊腔或分房大小不等,呈蜂窝状、网状,囊腔具有膨胀性,边缘有硬化边和切迹,与正常骨分界不清,移行。

(2)骨化纤维瘤:表现为颌骨圆形或多房样骨质破坏,边缘清晰,表现为圆滑的硬化性或蛋壳状边缘。病变表现为不均匀的低密度影,中见大小不等的高密度钙化灶。

五、骨样骨瘤

骨样骨瘤(osteoid osteoma)是位于宿主骨内小的孤立性良性成骨性病变,典型的瘤巢呈网状结构位于骨皮质内,边界清楚,周边是反应性硬化骨,极少发生于骨松质。

【临床表现】

骨样骨瘤易发病于5~20岁,男女发病率为3:1,股骨和胫骨为好发部位,颌面骨罕见。本病起病缓慢,病程较长,初发症状为患部间歇性疼痛,随着病情进展而疼痛加剧,尤以夜间为重,有时可有功能障碍,局部肿胀,但无局部热感。

【病理】

此肿瘤生长始自海绵骨,主要构成成分为骨样组织,固有骨样骨瘤之称。肉眼观,病变呈圆形或卵圆形,为直径很少超过2cm的硬韧带纤维样新生物。当骨样组织占优势时,肿瘤呈暗红色,其中有沙砾样物质;当肿瘤的核心为密集的骨小梁时,则呈红白色,质地坚硬而致密。肿瘤虽无包膜,但与正常骨间有一窄的环状充血带相隔,周围骨组织有明显的骨硬化分界。肿瘤位于其中心,因此常被称为核心或瘤巢。显微镜下可见肿瘤内有数量不同的骨样骨小梁和富有细胞的纤维组织,偶尔可以发现骨化的骨小梁和少数浸润细胞。

【CT 表现】

骨样骨瘤表现为孤立性小圆形或椭圆形钙化或骨化团块,位于松质骨内或游离于密质骨外,结节中央密度较淡,周围致密,部分呈网格状。结节直径多小于1cm,不超过2cm。早期表现为骨皮质较小范围的圆形或卵圆形的低密度结节,内可含块状高密度致密影,既所谓的瘤巢为其特征,瘤巢可见不规则钙斑;后期可见骨皮质增厚及硬化,肿瘤周边部分或全部骨硬化,可将瘤巢完全包围,且可向髓质内延伸(图 2-4-4-5、2-4-4-6)。

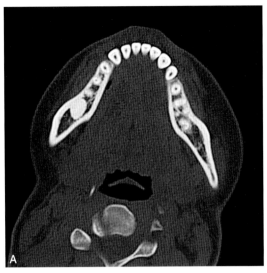
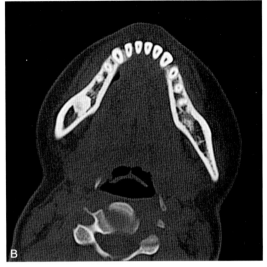

图 2-4-4-5 右下颌骨样骨瘤

右侧下颌骨骨松质内椭圆形高密度结节,密度近于密质骨,中见稍低密度囊变

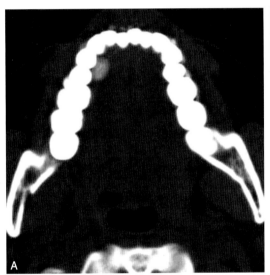
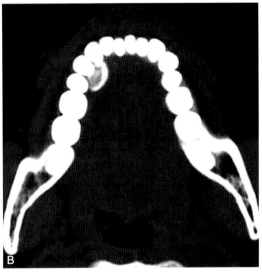

图 2-4-4-6 右下颌骨样骨瘤

右侧下颌牙槽骨舌侧高于软组织、低于密质骨卵圆形团块,中见钙化,边缘骨硬化

    总之,骨样骨瘤的瘤巢及反应性骨硬化为其 CT 特征性表现,瘤巢表现为圆形或卵圆形低密度区、内有钙化或骨化的结节,周围局部或广泛环形骨质硬化,典型者呈"牛眼征"。

【鉴别诊断】

    (1)成骨细胞瘤:成骨细胞瘤无骨样骨瘤特有的夜间疼痛,发展比较迅速,骨质有较大的破坏区,一般大于 2cm,密质骨有明显的膨胀表现,病灶周围有轻微的硬化。

    (2)骨岛:骨岛亦称单发性内生骨疣,是松质骨内骨发育异常,呈孤立岛状,一般无临床症状。CT 表现为中央密度较高,边缘清楚光滑,中可见骨小梁,无周围骨质硬化。

    (3)慢性骨脓肿:临床上伴有红、肿、热、痛等炎性症状,反复发作,不易痊愈。CT 表现为较大骨质破坏区,内无钙化,密质骨常见破坏,病灶周围致密,没有瘤巢。

六、牙 龈 瘤

　　牙龈瘤(epulis)是指发生于牙龈乳头部位的炎症反应性增生物,多是由局部刺激因素(如菌斑、牙石、食物嵌塞或不良修复体等)引起的局部长期的慢性炎症,致使牙龈结缔组织形成反应性增生物。此外,内分泌的改变也是一个重要因素,如妊娠期龈瘤等。它来源于牙周膜及牙龈的结缔组织,无肿瘤的生物学特性及结构特征,故为非真性肿瘤,但切除后易复发。

　　【临床表现】

　　牙龈瘤以女性多见,青年及中年人发病较多。牙龈瘤多发生于唇颊侧的牙龈乳头部,前磨牙区最常见。肿块较局限,一般单个牙发生,大小不一,呈圆形或椭圆形,有时呈分叶状。肿块有的有蒂,如息肉;有的无蒂,基底宽广。肿块一般生长缓慢,但在女性妊娠期可迅速增大。肿块长大可以遮盖部分牙面及牙槽突,表面可见牙压痕,易被咬伤而发生感染。肿块长大可以破坏牙槽骨壁,致使牙松动、移位。

　　【病理】

　　牙龈瘤是机械刺激及慢性炎症刺激形成的增生物,还与内分泌有关。根据病理组织结构不同,牙龈瘤可分为肉芽肿性、纤维性、血管性及巨细胞性牙龈瘤。肉芽肿性牙龈瘤主要由肉芽组织构成,表面呈红色或粉红色,易出血;纤维性牙龈瘤含有较多的纤维组织和成纤维细胞,表面光滑,颜色与正常牙龈颜色无大差别,不易出血;血管性牙龈瘤含血管特别多,极易出血,如妊娠性龈瘤;巨细胞性牙龈瘤富于血管和细胞的间质内含有多核破骨细胞样细胞,呈灶性聚集,巨细胞灶之间有纤维间隔。

　　【CT表现】

　　牙龈瘤可分为巨细胞性、纤维性、血管性及肉芽肿性牙龈瘤。CT表现为半圆形或不规则形软组织密度或钙化肿块,边缘多不规则、欠清晰,软组织团块可见钙化,团块与牙槽骨见常见气泡影。颌骨牙槽突受压可呈弧形骨质吸收,病程较长者可见牙槽骨溶骨性骨破坏,牙周膜间隙增宽,牙齿松动、移位。强化检查,血管性牙龈瘤可有明显强化(图2-4-4-7~2-4-4-11)。

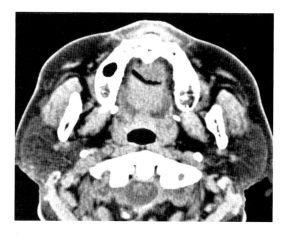

图 2-4-4-7　左侧上颌巨细胞性牙龈瘤

右侧上颌牙槽骨外侧近半圆形软组织密度肿块,边缘欠清晰、光滑,与牙槽骨间见气泡影,相邻骨质无改变

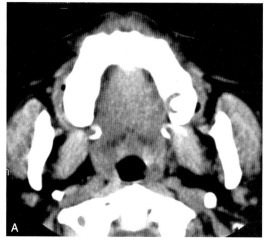 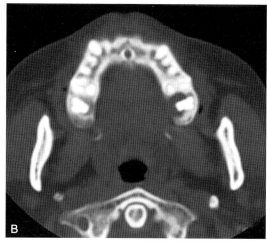

图 2-4-4-8　左侧上颌血管性牙龈瘤

右侧上颌牙槽骨外侧近半圆形软组织密度肿块,边缘欠清楚、光滑,肿物与牙槽骨间见气泡影,相邻牙槽骨骨质无改变。合并左侧牙旁囊肿

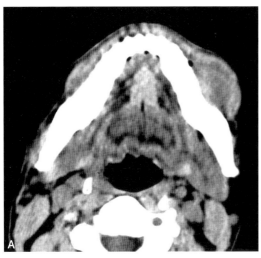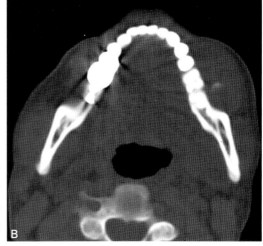

图 2-4-4-9 左侧下颌纤维性牙龈瘤

左侧上颌牙槽骨外侧近半圆形软组织密度肿块,密度欠均匀,中见条状钙化,边缘欠清楚、光滑,口轮匝肌受压,肿物与牙槽骨间见气泡影,相邻骨质受压吸收呈弧形

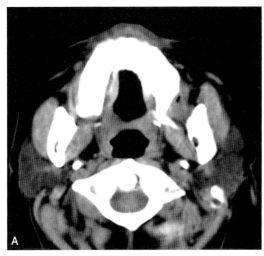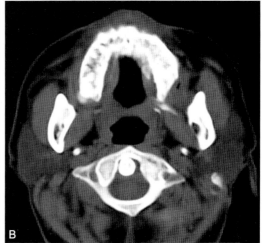

图 2-4-4-10 左侧上颌纤维性牙龈瘤

左侧上颌牙槽骨外侧近半圆形软组织密度肿块,中见气泡,边缘较清晰,相邻牙槽骨骨皮质破坏吸收

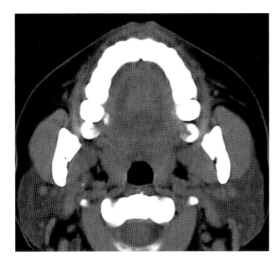

图 2-4-4-11 右侧上颌肉芽肿性牙龈瘤

右侧上颌牙槽骨内侧不规则形钙化团块,边缘毛糙,相邻牙槽骨骨皮无改变

【鉴别诊断】

(1) 牙龈癌:牙龈癌多引起牙槽骨骨质破坏,表现为溶骨性破坏,且有时骨质明显破坏消失;牙龈瘤对颌骨的牙槽骨侵犯程度较轻或无侵犯,牙槽骨有侵犯时表现为压迫性骨吸收。

(2) 颌骨中心性血管瘤:牙龈瘤与颌骨中心血管瘤均可表现为强化效应,但后者常见高密度钙化,无钙化时两者鉴别困难。

七、颌面血管瘤

血管瘤(hemangioma)是一种分化较成熟的血管构成的血管畸形或良性肿瘤。多见于婴儿出生时或出生后不久。它起源于残余的胚胎成血管细胞。发生于口腔颌面部的血管瘤约占全身血管瘤的60%,其中大多数发生于面颈部皮肤、皮下组织及口腔黏膜,如舌、唇、口底等组织,深部及颌骨内的血管瘤相对少见。

【临床表现】

血管瘤按临床表现,特别是病变的形态学进行分类,一般可分为毛细管型血管瘤、海绵状血管瘤、蔓状血管瘤及混合型血管瘤四种,其中毛细血管瘤和海绵状血管瘤比较常见。

(1) 毛细管型血管瘤:毛细管型血管瘤多发于颜面部皮肤,口腔黏膜较少,是由大量错综交织的扩张的毛细血管构成,呈鲜红或紫红色,与皮肤表面平,周界清楚。其外形不规则,从小的斑点到数厘米,大的可以扩展到一侧面部或越中线到对侧。以手指压迫肿瘤,表面颜色褪去,解除压力后,血液立即充满肿瘤,恢复原有大小及色泽。这种类型的大面积者称为葡萄酒斑状血管瘤。另一类型为突出皮肤,高低不平,似杨梅状,称为杨梅样血管瘤。

(2) 海绵状血管瘤:海绵状血管瘤是由衬有内皮细胞的无数血窦所组成。血窦的大小、形状不一,如海绵结构,窦腔内血液凝固而成血栓并可钙化成静脉石。海绵状血管瘤好发于颊、颈、眼睑、唇、舌或口底,位置深浅不一。如果位置较深,则皮肤或黏膜颜色正常;表浅肿瘤则呈现蓝色或紫色。肿瘤边界不太清楚,扪之柔软,可以被压缩,有时可扪到静脉石。当头低位时,肿瘤 充血膨大;恢复正常位置后,肿块亦随之缩小,恢复原状,此称为体位移动试验阳性。海绵状血管瘤体积不大时一般无自觉症状;如继续发展、长大时可引起颜面、唇舌等畸形及功能障碍;若继发感染,则可引起疼痛、肿胀、表面皮肤或黏膜溃疡,并有出血的危险。

(3) 蔓状血管瘤:蔓状血管瘤又称葡萄状血管瘤,是一种迂回曲折、极不规则而有搏动性的血管瘤,主要由血管壁显著扩张的动脉与静脉直接吻合而成,故也有人称之为先天性动静脉瘘。蔓状血管瘤多见于成年人,常发生于颞浅动脉所在的颞部或头皮下组织中。肿瘤高起呈念珠状,表面温度较正常皮肤为高,患者可能自己感觉到搏动,扪诊有震颤感,听诊有吹风样杂音。蔓状血管瘤亦可与毛细管型或海绵型血管瘤同时并存。

(4) 混合型血管瘤:混合型血管瘤是海绵状血管瘤、毛细血管瘤及蔓状血管瘤同时存在,彼此掺杂混合而成。

【病理】

毛细血管瘤镜下肿物无包膜,由大小不等的毛细血管组成,被纤维组织分割成小叶状。毛细血管由单层内皮细胞组成,腔小壁薄,有的尚无管腔形成,腔内可见红细胞。海绵状血管瘤镜下由衬有内皮细胞的无数血窦所组成,其间见菲薄的结缔组织间隔。当窦内有血栓形成时,可发生钙化或机化。蔓状血管瘤主要由后壁血管构成,被覆单层内皮细胞。

【CT 表现】

血管瘤分为毛细血管型血管瘤、海绵状血管瘤、蔓状血管瘤和混合型血管瘤,蔓状血管瘤又称动静脉血管瘤、丛状脉管瘤。

毛细血管型血管瘤表现为细条状、条索状和结节样软组织密度影,病变广泛且散在分布,边缘不清。强化检查仅有轻度强化(图 2-4-4-12)。

海绵状血管瘤 CT 表现为颌面或颈部软组织内或蜂窝组织间隙软组织样密度影,其密度低、略低或等于肌肉,可见钙化、骨化及静脉石,静脉石为其特征性表现。肿瘤无包膜,边界较清楚,形态多为不规则形结节或团块。肿瘤窦腔内血液没有凝固时密度等于或略低于肌肉,血液凝固血栓形成时表现为低于软组织密度团块。增强检查,肿瘤无血栓形成时明显均一强化,部分血栓形成时斑片状中度强化,完全血栓形

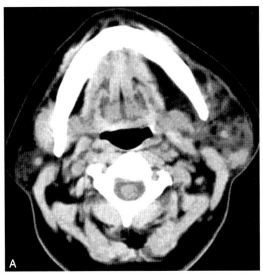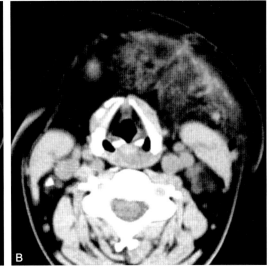

图 2-4-4-12 左侧颌下毛细血管型血管瘤

左侧颌下片状、点状、条索样及团状软组织密度影,范围较广,边缘欠清,密度不均

成时窦腔不强化,窦腔壁可明显环形强化。CT 动态增强扫描病灶明显条片状、结节状强化;延迟扫描强化范围扩大、密度变低,呈现"渐进性强化"特点(图 2-4-4-13~2-4-4-16)。

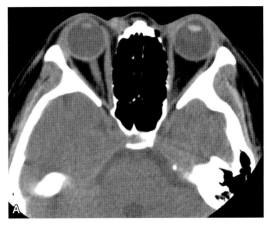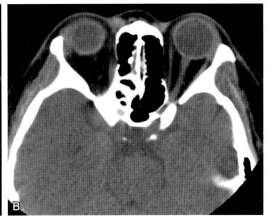

图 2-4-4-13 内眦海绵状血管瘤

右侧内眦不规则形软组织密度结节,密度均匀,边缘欠光滑

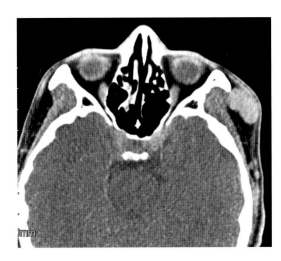

图 2-4-4-14 左侧颞间隙海绵状血管瘤

左侧颞间隙蚕豆样软组织密度团块,密度均匀,边缘清楚光滑

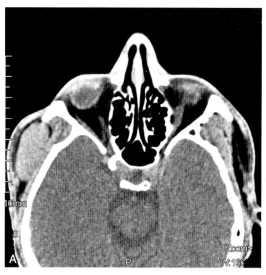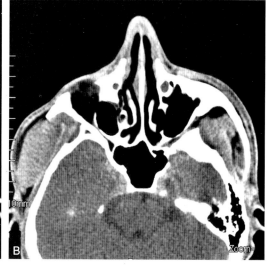

图 2-4-4-15　右侧颞间隙海绵状血管瘤

右侧颞间隙长圆形软组织密度团块,密度均匀,边缘清楚光滑

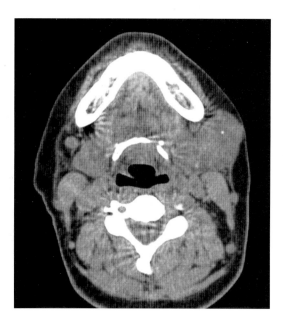

图 2-4-4-16　左侧下颌下间隙海绵状血管瘤

左侧下颌下间隙不规则形软组织密度团块,边缘清楚光滑,中见静脉石

　　蔓状血管瘤表现为略低于肌肉的软组织密度团块,形态多不规则,常呈切迹样,边缘清楚,可见静脉石和迂曲条带状钙化,强化检查病变明显强化,有时可见粗大迂曲血管影为其特征性表现(图 2-4-4-17~2-4-4-21)。

　　混合型血管瘤常见,CT 同时可见上述两种或三种血管瘤的影像表现(图 2-4-4-22)。

　　【鉴别诊断】

　　(1) 软组织恶性肿瘤:多数密度不均,病变无钙化或静脉石,增强扫描呈不均匀强化,无海绵状血管瘤渐进性强化特点。肿块与正常肌肉、软组织境界不清,周围软组织常受侵犯,可侵及邻近骨结构造成骨质吸收破坏,甚至可发生转移性淋巴结肿大。

　　(2) 神经源性肿瘤:肿瘤形态较规则,多呈卵圆形或梭形,有包膜,边界清楚,增强呈中度强化,其发生部位与神经血管束关系密切,沿神经干分布以及神经支配肌肉的肌肉萎缩是其特点。

　　(3) 纤维瘤:肿瘤边界清楚,多有包膜,CT 表现为等密度肿块,增强扫描轻中度均匀强化。

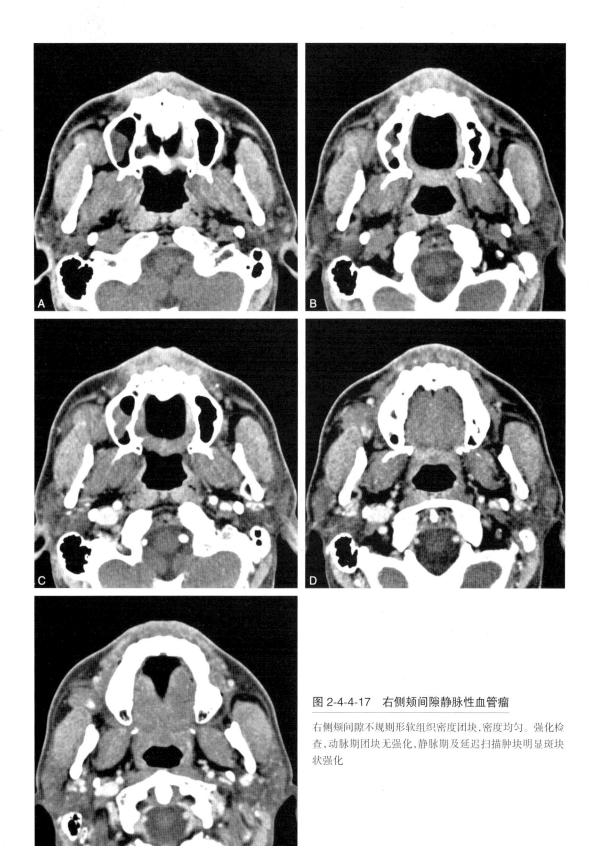

图 2-4-4-17 右侧颊间隙静脉性血管瘤

右侧颊间隙不规则形软组织密度团块,密度均匀。强化检查,动脉期团块无强化,静脉期及延迟扫描肿块明显斑块状强化

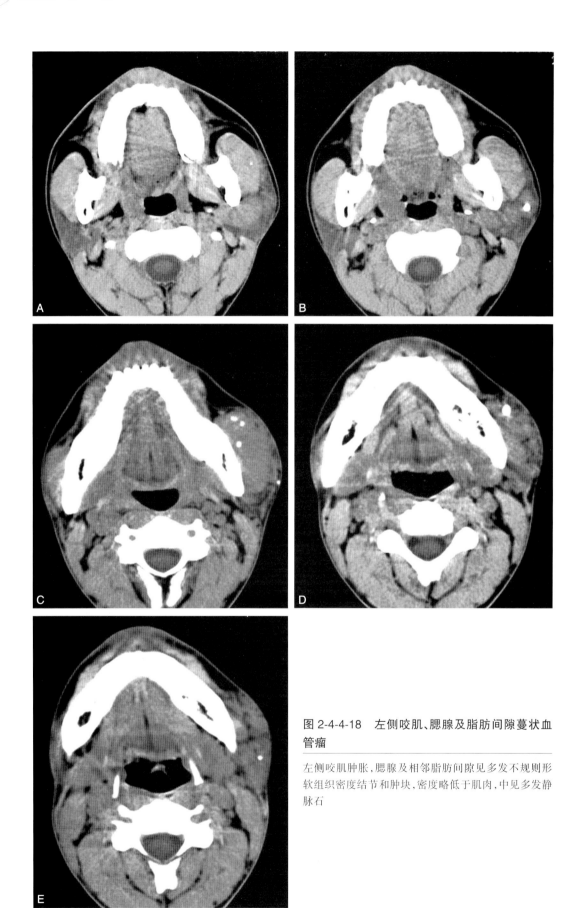

图 2-4-4-18   左侧咬肌、腮腺及脂肪间隙蔓状血
管瘤

左侧咬肌肿胀,腮腺及相邻脂肪间隙见多发不规则形
软组织密度结节和肿块,密度略低于肌肉,中见多发静
脉石

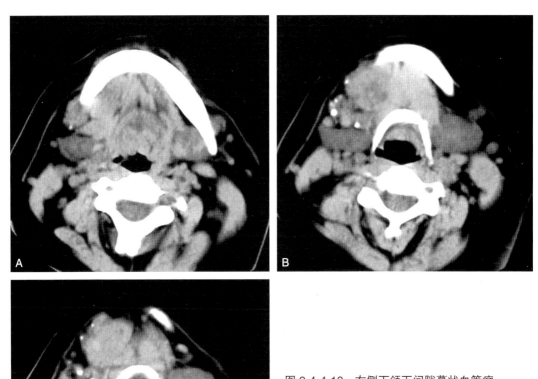

图 2-4-4-19 右侧颌下间隙蔓状血管瘤

右侧颌下间隙多发不规则形软组织密度结节和肿块，密度等和略低于肌肉，中见多发静脉石

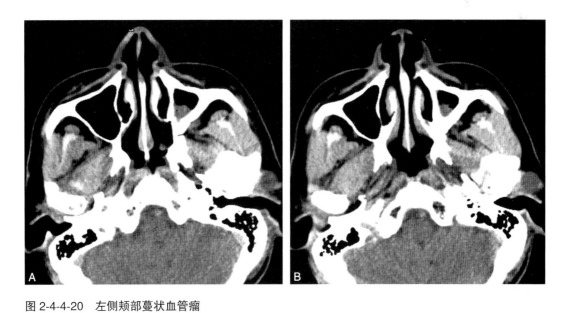

图 2-4-4-20 左侧颊部蔓状血管瘤

左侧颊部近圆形低密度团块，密度均匀，其边缘见钙化灶

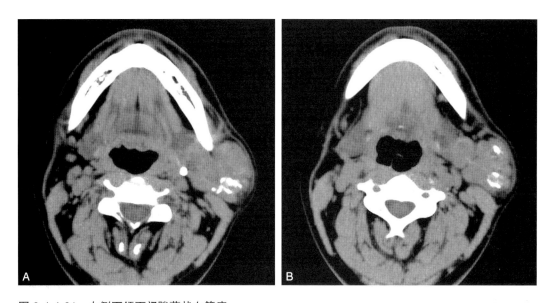

图 2-4-4-21 左侧下颌下间隙蔓状血管瘤

左侧下颌下间隙不规则形软组织密度团块,中见粗大、迂曲条带状钙化

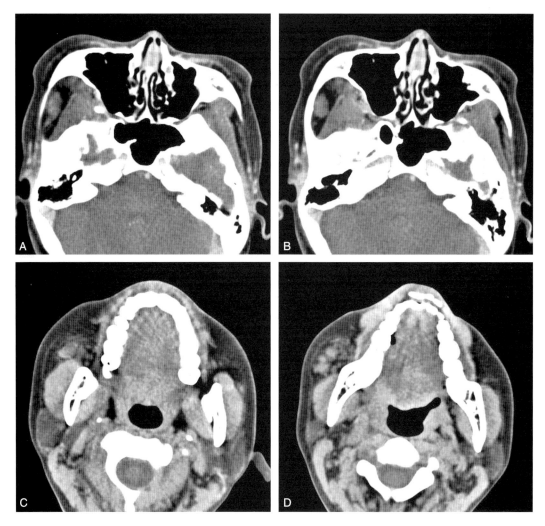

图 2-4-4-22 右侧颞间隙、颊间隙毛细血管型和蔓状混合型血管瘤

右侧颞间隙、颊间隙分别见软组织密度团块,团块于动脉期分别见结节样和条带状强化。右侧颊间隙斑点、斑片状及结节样散在高密度影,密度不均,病变于动静脉期均无强化反应

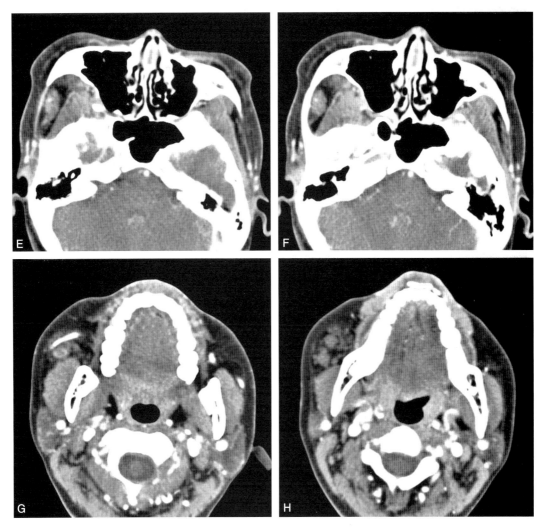

图 2-4-4-22(续)

八、淋 巴 管 瘤

淋巴管瘤(lymphangioma)是发生在淋巴系统的良性肿瘤,是淋巴管先天发育异常,原始淋巴管未能向中央静脉引流,正常淋巴结构异常未能与正常引流通道建立联系所致。肿瘤呈浸润性生长,广泛浸及组织间隙。

【临床表现】

淋巴管瘤以颈部常见,约占80%,主要位于颈后及颈外三角,约10%深入纵隔。常见于小儿、儿童及青年,2岁以前发病者占80%~90%。临床表现为颈外侧部包块,有波动感,肿瘤生长缓慢,多无疼痛,易并发感染及出血,瘤体较大时可压迫气管和食管。

【病理】

组织病理学将淋巴管瘤分为三型:毛细管型、海绵状型及囊肿型。

毛细管型(capillary type)由细小淋巴管组成,由衬有内皮细胞的淋巴管扩张而成。淋巴管内充满淋巴液,无色、柔软,一般无压缩性,肿瘤边界不清楚,多发生于皮肤及黏膜处;海绵型(cavernous type)由较大淋巴管组成,为淋巴管极度扩张弯曲,构成多房性囊腔,颇似海绵状;囊肿型(cystic type)又称为囊性水瘤(cystic hygroma),由大的淋巴管构成,伴有胶原和平滑肌,一般为多房性囊腔,彼此间隔,内有透明、淡黄色水样液体。

【CT表现】

淋巴管瘤大多数呈单囊或多囊水样密度影,CT值0~25Hu,囊壁菲薄,如囊肿合并感染、出血或脂质含量增加时,可引起病变密度增高。囊内可见分隔,增强扫描囊性部分无强化,囊壁和分隔可有强化,病灶与周围组织界限清楚。淋巴管瘤病灶中可偶见脂肪影,这是淋巴管瘤的另一重要特征,可能是淋巴管瘤包绕了周围组织间隙的脂肪或者由于淋巴管瘤囊腔内的淋巴液含有部分脂类所致。

囊状淋巴管瘤可发生于颈部任何部位,常位于胸锁乳突肌后、颈外侧部或锁骨上窝处,相当于下颌下腺后方的下颌下间隙内。颈部囊状淋巴管瘤沿疏松结缔组织间隙生长,这是颈部囊状淋巴管瘤的一个重要特点,以沿疏松组织间隙呈"爬行性生长"为其特征性表现。其形态与局部间隙常相吻合,周围肌肉及脂肪结构显示清晰,向下可延伸至肩、腋下和胸上部,甚至延及上纵隔内。囊腔呈单房或多房,弥漫性分布,大小不等,早期囊壁菲薄,边界清楚、锐利,当并发感染时囊壁增厚且与周围组织分界不清。囊状淋巴管瘤的囊内容物CT表现为均匀一致等或稍高于水样密度,少数为高密度或混合密度。多房者相互连通,当囊内出血时可表现为"液-液平面"征象,上层液体为低密度,下层液体因血细胞沉积显示为高密度。肿瘤较大时,压迫或推移周围组织,如唾液腺、咽腔及气管等。强化检查,内容物不强化,囊壁可强化,合并感染时囊壁明显强化(图2-4-4-23~2-4-4-27)。

海绵状淋巴管瘤表现为边界不清、密度不均匀的软组织密度团块,中可见迂曲条状、蜂窝状、网格状低或等密度影。相邻皮下组织增厚,脂肪间隙密度增高呈絮状。增强扫描病灶实质部分强化(图2-4-4-28)。

毛细管型淋巴瘤表现为舌、唇或颊部皮肤或黏膜上孤立的或多发散在的小圆形囊性结节影,边缘常较模糊(图2-4-4-29)。

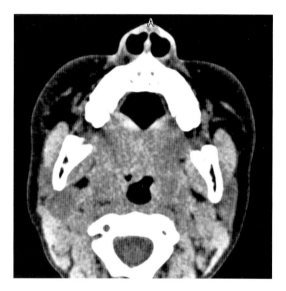

图2-4-4-23 右侧颈部囊肿型淋巴管瘤

右侧颈动脉间隙囊性团块,密度均匀,壁菲薄

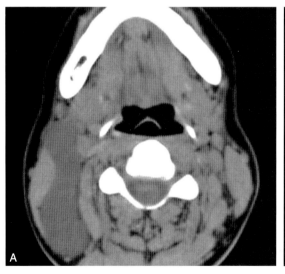
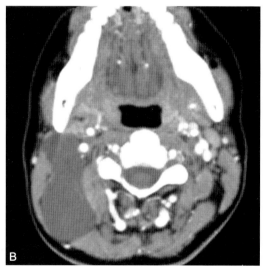

图2-4-4-24 右侧颈部囊肿型淋巴管瘤

右侧颈前、后间隙带状囊性低密度团块,密度均匀,边缘清楚光滑,壁菲薄,无强化

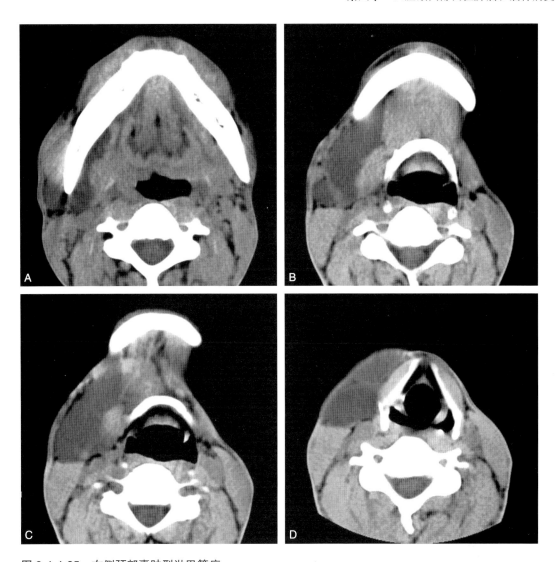

图 2-4-4-25 右侧颈部囊肿型淋巴管瘤

右侧下颌下间隙多房囊性低密度团块,沿蜂窝组织间隙生长,密度均匀,边缘清楚光滑

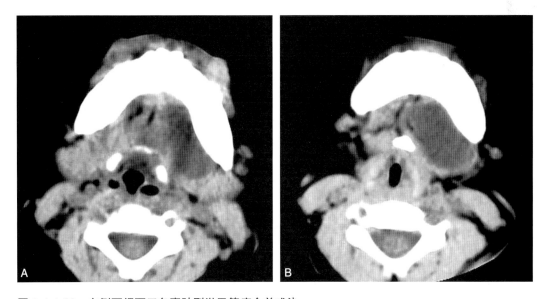

图 2-4-4-26 左侧下颌下三角囊肿型淋巴管瘤合并感染

左侧下颌下三角椭圆形囊性低密度团块,密度均匀,囊壁较厚且不均匀

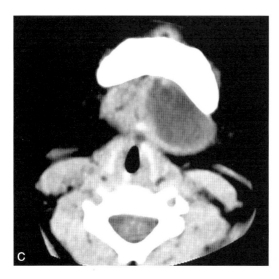

图 2-4-4-26（续）

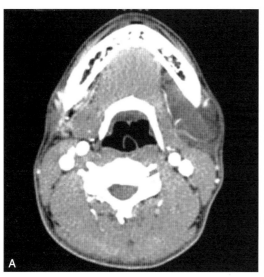

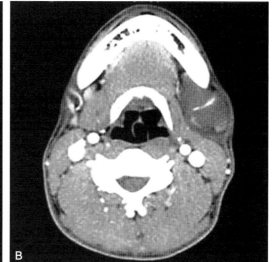

图 2-4-4-27　左侧下颌下间隙囊肿型淋巴管瘤

左侧下颌下三角囊性团块分隔和壁强化

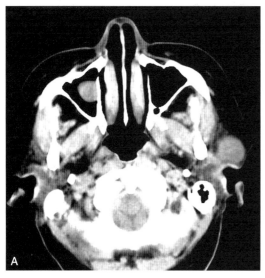

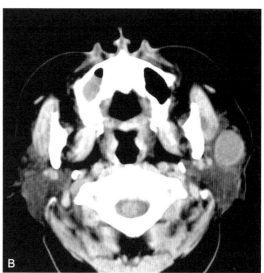

图 2-4-4-28　左侧腮腺间隙海绵状型淋巴管瘤

左侧腮腺间隙圆形近软组织密度团块、边缘欠清楚、光滑

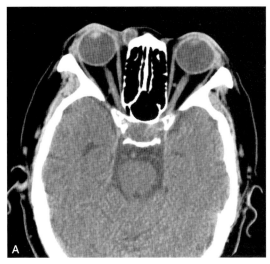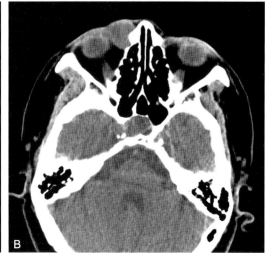

图 2-4-4-29 右侧内眦毛细管型淋巴管瘤

右侧内眦囊性团块,密度较高,边缘欠清楚、光滑

【鉴别诊断】

（1）鳃裂囊肿：鳃裂囊肿发生在颈前三角，多为单房。CT 表现为圆形均匀低密度区，有完整光滑的薄壁，增强扫描囊液无强化，囊壁轻度强化；淋巴管瘤多发生于颈后三角，以多囊多见，沿疏松结缔组织生长，并出现网格状分隔影像。

（2）颈部血管瘤：血管瘤为圆形或椭圆形肿块影，边缘清楚，与周围组织无明显粘连，肿瘤血管丰富，强化明显；淋巴管瘤强化不明显，仅见瘤壁部分强化。

（3）颈部神经源性肿瘤：神经鞘瘤或纤维瘤密度低于肌肉，均匀或不均匀，偶呈囊状。病变累及椎间孔时，相应的椎间孔有扩大。增强扫描病灶不均匀增强，此瘤由于有相应的神经系统症状及增强时不均匀强化，与淋巴管瘤的网隔状分隔改变不难鉴别。

（4）甲状舌管囊肿：甲状舌管囊肿发生于颈中线或中线旁，位于舌骨前、后方或舌骨内，沿甲状舌管分布，常与舌骨紧密相连。

（5）舌下腺囊肿：舌下腺囊肿发生于下颌下三角，单囊无分房，囊肿壁光滑，无潜入征象。

九、神经源性肿瘤

颈部神经源性肿瘤是颈部的常见病变，仅次于淋巴源性肿瘤居第二位，同时颈部又是全身神经源性肿瘤最好发的部位，术前准确的定位及定性诊断对外科医师制订治疗方案有重要意义。颅外神经源性肿瘤主要起源于神经鞘，是来源于神经组织的良性肿瘤，以神经鞘瘤与神经纤维瘤最为常见，神经纤维瘤病、颈动脉体瘤、恶性神经源性肿瘤时而可见。神经纤维瘤病、副交感神经结瘤可多发，其余肿瘤常单发。肿瘤多见颈动脉间隙、椎旁间隙及咽旁间隙。

（一）神经纤维瘤

神经纤维瘤（neurofibroma）是由神经鞘细胞及成纤维细胞两种主要成分组成的良性肿瘤。

【临床表现】

神经纤维瘤可发生于周围神经的任何部位，口腔颌面部神经纤维瘤常来自第 5 或第 7 对脑神经，位于面、颊、眼、颈、舌、腭等处，较少见，生长缓慢。颜面部神经纤维瘤的特征表现主要是皮肤呈大小不一的棕色斑，或呈黑色小点状或片状病变。扪诊时，皮肤内多发性瘤结节，质较硬。多发性瘤结节可沿皮下神经分布，呈念珠状，也可呈丛状，如来自感觉神经，可有明显触痛。沿神经分布的区域内，有时有结缔组织呈异样增生,皮肤松弛或折叠下垂,遮盖眼部,发生功能障碍,面部畸形。肿瘤质地柔软,虽瘤内血运丰富,但一般不能压缩。邻近的骨组织受侵犯时,可引起畸形。神经纤维瘤分单发与多发性两种,多发性神经纤维瘤又称为神经纤维瘤病(neurofibromatosis),多见于青年人,头面部多发性神经纤维瘤还可伴先天性颅骨缺损。神经纤维瘤有遗传倾向,为常染色体显性遗传。

【病理】

神经纤维瘤内含有全部神经组织成分,也可含有施万细胞或富脂质细胞,无包膜。神经常穿越在肿瘤之中而不是受压推移,常为实性,但由于肿瘤内含有各种成分,因此也可有出血、囊变等改变。

(二) 神经鞘瘤

神经鞘瘤(neurinoma)又称施万瘤(schwannoma)或神经膜瘤(neurilemmoma),是来源于神经鞘细胞(或施万细胞)的良性肿瘤。

【临床表现】

神经鞘瘤多见于中年人,无性别差异。发生于颌面部的神经鞘瘤一般多于神经纤维瘤。肿瘤为圆形或卵圆形,一般体积较小,但也可长大而呈分叶状。质地软韧如囊肿,穿刺有不凝结的血性液体。感觉神经来源者常有压痛,亦可有放射样痛。肿瘤可沿神经轴侧向左右移动,但不能沿神经长轴活动。肿瘤愈大愈容易黏液性变,发生黏液变后质软如囊肿。神经鞘瘤生长缓慢,包膜完整,属良性肿瘤,但也有恶性者。

【病理】

光镜下肿瘤组织成分有两种表现:①Antoni A 区(简称 A 区):瘤细胞呈梭形,形成束状和编织状结构,核长梭形,呈栅栏状排列;②Antoni B 区(简称 B 区):瘤组织结构疏松,瘤细胞形态各异,胞质内可见蓝染颗粒和空泡,部分可见丰富的毛细血管和血窦,局限性窦状扩张、海绵状或毛细血管样扩张,管壁增厚呈玻璃样变,瘤组织可见水肿。

(三) 颈动脉体瘤

颈动脉体瘤和颈静脉球瘤同属副神经节瘤,又称异位嗜铬细胞瘤,主要分布于自颅底至盆腔的中轴线附近,临床上较为少见。颈动脉体瘤好发于颈部,颈静脉球瘤好发于颅底。

【临床表现】

颈动脉体是一种化学感受器,位于颈总动脉分叉处后方,直径 0.5cm,以结缔组织连于颈动脉壁上,紧靠血管外膜,其血供来源于颈外动脉,生理功能为感受动脉血中 pH、湿度和 CO_2 张力的变化,放射性引起呼吸中枢兴奋的血管扩张改变。

颈动脉体瘤发生于颈动脉体,较为少见,文献报道约为颈部肿瘤的 2.3%,通常单侧发生,少数为双侧,恶性约占 6%~10%。瘤体可压迫侵蚀邻近组织甚至发生远处转移,可引起吞咽异物感,颈部可触及包块。

【病理】

根据颈动脉体瘤的肿瘤形态将其分为两种类型:①局限型:肿瘤位于颈动脉分叉处的外鞘内;②包裹型:较多见,肿瘤于颈动脉分叉处围绕颈动脉生长,并将血管包绕,但不影响血管的中膜和内膜。

【CT 表现】

(1) 肿瘤定位诊断:颈部神经源性肿瘤多发生于颈动脉间隙、椎旁间隙及咽旁间隙,颈动脉间隙自颅底向下延伸至主动脉弓,其外侧为胸锁乳突肌,内侧为咽后间隙,前方以茎突与咽旁间隙分界,后方以颈长肌、前斜角肌与椎旁间隙分界。颈动脉间隙又以舌骨为标志分为舌骨上区及舌骨下区。

起源于第 9~12 对脑神经及交感神经链的神经源性肿瘤位于颈静脉的后内侧,推压颈静脉向外或前移位;而来源于交感神经链及迷走神经的肿瘤位于颈部大血管的内后方及颈静脉之间,可使颈动、静脉分离;来源于颈丛及臂丛的神经源性肿瘤位于椎旁间隙内。

颈动脉体瘤是最常见的副交感神经节瘤,位于舌骨水平颈总动脉分叉处,常使颈动、静脉外移且分离;颈动脉间隙的淋巴源性病变常推压颈动、静脉向内移位;颈动脉间隙肿物向前生长可使茎突前移,咽旁间隙变窄,文献认为茎突前移或后移是鉴别颈动脉间隙及咽旁间隙肿瘤的一个重要依据;椎旁间隙是颈部神经源性肿瘤的好发部位,肿物多局限于椎旁,压迫前斜角肌向前外侧移位,同时可沿脊神经根生长引起椎间孔扩大。

(2) 肿瘤定性诊断与密度及内部结构的关系:

① 神经纤维瘤:是一种起源于神经成纤维细胞的良性肿瘤,多发性神经纤维瘤又称神经纤维瘤病。在面部,神经纤维瘤主要沿三叉神经分布,常位于颜面皮下组织、舌、腭、颈和眼等区域;在颈部,神经纤维瘤好发于咽旁间隙、颈动脉间隙。神经纤维瘤内含有全部神经组织成分,无包膜,常为实性。由于肿瘤内含有各种成分,因此可以有出血、囊变等改变。位于颈动脉间隙的肿瘤可呈梭形,与正常组织间分界不清晰,常表现为略低于肌肉的均匀软组织密度影,偶尔可以表现液体密度、脂肪密度、软组织密度或混杂密度。强化检查可均匀或不均匀强化(图 2-4-4-30~2-4-4-32)。

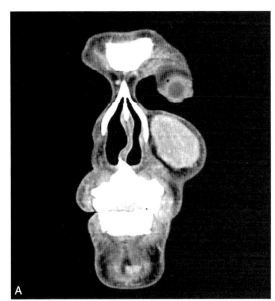
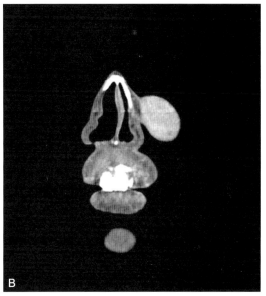

图 2-4-4-30 左侧颊部神经纤维瘤

左侧颊部软组织密度团块,密度均匀,边缘清楚光滑,中见小片状低密度囊变影

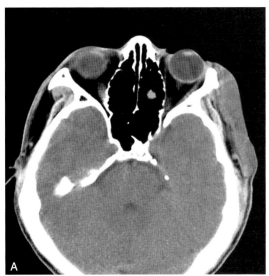
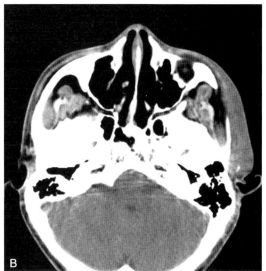

图 2-4-4-31 左侧颞部神经纤维瘤

左侧颞间隙带状略低于软组织密度团块,密度均匀,边缘清楚光滑

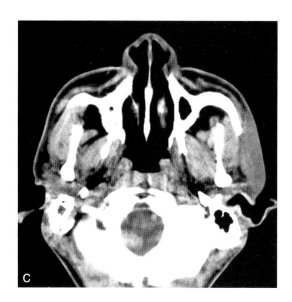

图 2-4-4-31（续）

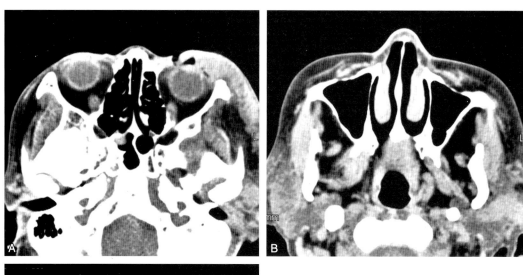

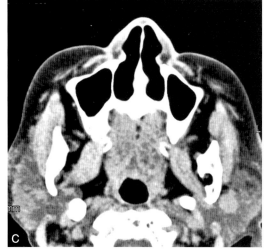

图 2-4-4-32 左侧面颊部神经纤维瘤病

左侧眼睑、颊部、腮腺弥漫不规则形软组织密度团块，密度均匀，边缘清楚光滑

② 神经鞘瘤:神经鞘瘤内可含富细胞的 Antoni A 型和少细胞区、高脂质的有黏液变性的 Antoni B 型神经组织,前者密度较高,后者低,两者的构成比不同是肿物 CT 密度及 CT 增强后肿物内部密度不均的病理基础。肿瘤可为圆形、椭圆形、不规则软组织或略低于软组织密度肿块,密度常不均匀。多见低密度囊性变,表现为边缘呈低密度环包绕中央栅栏状、云雾状或岛状高密度区,或周围呈高密度区包绕中央低密度区,或高低混杂密度,可有钙化。强化检查,肿瘤实性部分明显均匀强化、不均匀明显强化或斑片状强化,可见条状血管样强化,囊壁强化不明显,囊腔无强化。迷走神经鞘瘤一般位于颈鞘内,压迫颈动脉和颈内静脉,使这两支血管分离移位(图 2-4-4-33~2-4-4-35)。

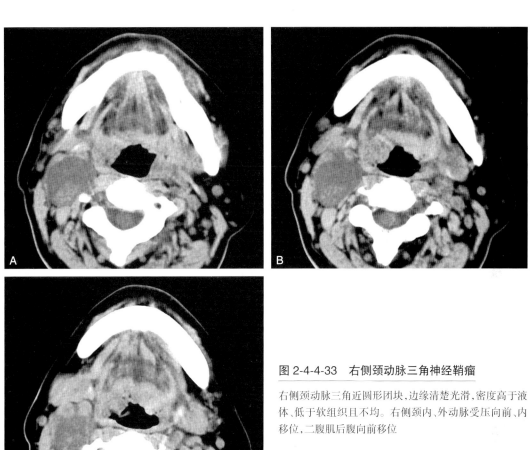

图 2-4-4-33 右侧颈动脉三角神经鞘瘤

右侧颈动脉三角近圆形团块,边缘清楚光滑,密度高于液体、低于软组织且不均。右侧颈内、外动脉受压向前、内移位,二腹肌后腹向前移位

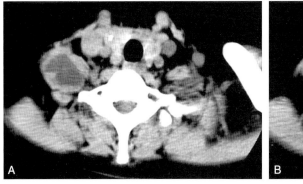
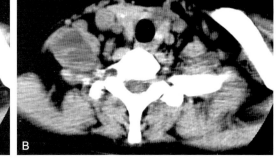

图 2-4-4-34 右侧颈根部神经鞘瘤

右侧颈根部近圆形团块,边缘清楚光滑,密度不均,团块边缘呈软组织密度、中央囊性密度

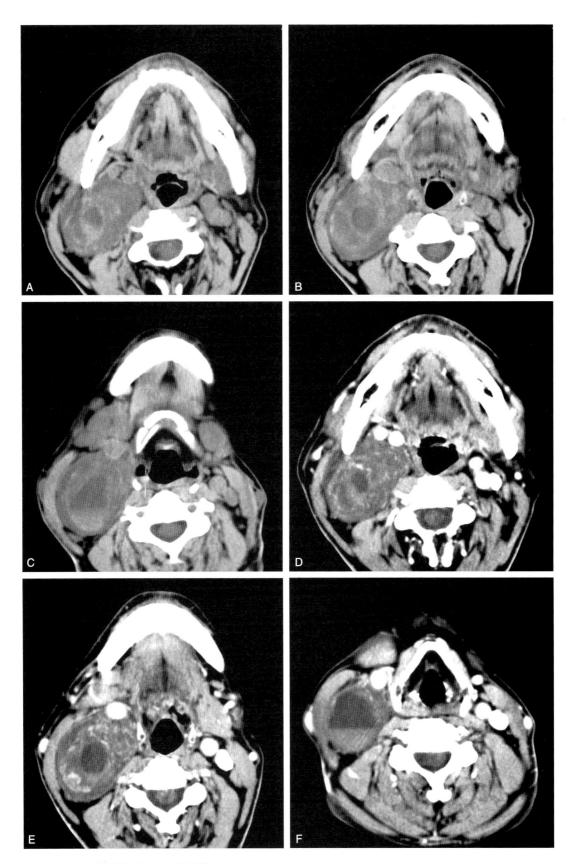

图 2-4-4-35 右侧颈动脉三角神经鞘瘤

右侧颈动脉三角椭圆形团块,密度不均,中见钙化、低密度坏死及液 - 液平面。软组织部分轻度斑点、斑片及条带样强化、坏死部分不强化。右侧颈总动脉及颈内、外动脉受压向前、内移位

③ 颈动脉体瘤:CT 平扫显示肿瘤位于颈动脉鞘内的颈内、外动脉分叉处,表现为边界清楚的软组织密度团块或结节,团块较小时密度均匀,病变较大时可合并囊性变和出血而密度不均匀。颈动脉受压向前移位,颈内、外动脉常受肿块推移而分离,距离加大,这一表现比较有特征性,有很重要的诊断和鉴别诊断价值。增强检查肿瘤明显强化,肿瘤较小时明显均匀强化,强化速度及程度与颈动脉一致;当肿瘤较大时强化速度及程度略低于颈动脉,囊变区不强化。动态 CT 扫描,其时间 - 密度曲线峰值与颈内动脉峰值相比幅度稍小、出现稍晚,这是颈动脉体瘤的特征性征象(图 2-4-4-36、2-4-4-37)。

【鉴别诊断】

(1) 淋巴源性病变:淋巴源性病变包括淋巴瘤、转移性淋巴结、淋巴结结核或感染等,多位于颈动脉间隙外侧或后方。淋巴瘤典型表现为双侧多发,密度均匀。转移性淋巴结发生部位与原发肿瘤的发病部位有关,常为单侧多发,密度均匀或不均匀,可明显强化,也可以有中央低密度坏死区,有包膜外侵犯时可侵犯邻近的肌肉。淋巴结结核典型表现为环形周边强化,病变常为多发或融合,周围脂肪间隙模糊。

(2) 颈动脉瘤:颈动脉瘤也表现为均匀明显强化,密度与颈动脉一致,需与颈动脉体瘤鉴别。颈动脉体瘤强化程度较颈动脉轻,并常引起颈内、外动脉分离,而颈动脉瘤无此征象。

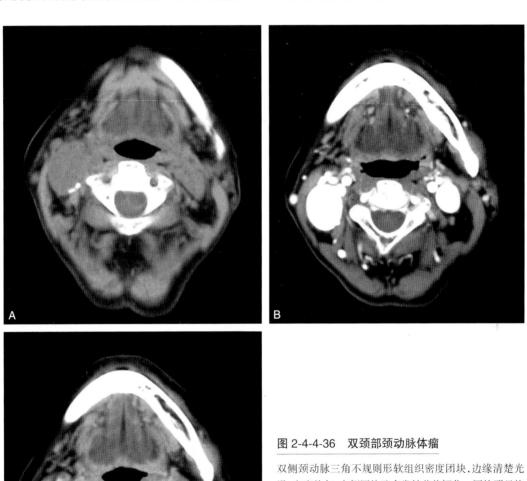

图 2-4-4-36　双颈部颈动脉体瘤

双侧颈动脉三角不规则形软组织密度团块,边缘清楚光滑,密度均匀,右侧团块壁多发结节状钙化。团块明显均匀强化,强化速度、程度于动静脉期均与颈动脉一致,颈动脉向前移位

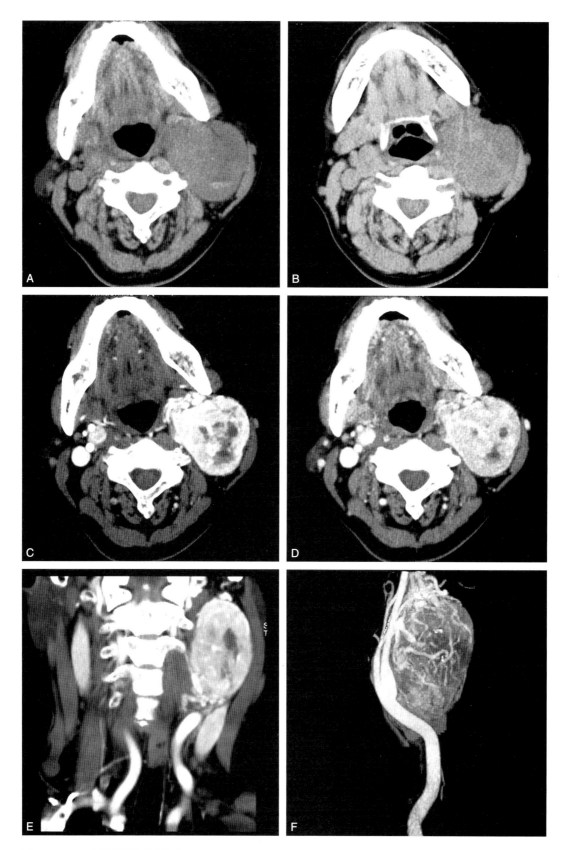

图 2-4-4-37 双颈部颈动脉体瘤

双侧颈动脉三角不规则形软组织密度团块,以左侧明显,边缘清楚光滑,中见低密度囊变及高密度出血影。团块明显不均匀强化,强化程度略低于颈动脉,速度近于颈内静脉,囊变部分无强化

（3）囊性水瘤和第二鳃裂囊肿：神经源性肿瘤多为实性或囊实相间密度影，纯囊性表现的神经源性肿瘤少见；囊性神经源性肿瘤密度均匀，病变内无弧线状囊隔，囊实相间的神经源性肿瘤其实质部分可强化。囊性水瘤可以是多囊状表现，其内部的纤维囊隔多呈弧线状，多发于颈后三角区附近。鳃裂囊肿典型发病部位是下颌下间隙及颈前间隙，呈薄壁囊性密度，感染时囊壁增厚。

十、脂　肪　瘤

脂肪瘤（lipoma）不是真性肿瘤，而是胚胎期中胚层组织发育障碍形成的一种错构瘤，是由成熟的脂肪和少量纤维基质所构成的良性肿瘤，位于皮下脂肪组织内，可发生在身体任何部位。本病各年龄均可发病，但以 40~60 岁多见，男女发病率无明显差别。

【临床表现】

凡体内有脂肪存在的部位均可发生，最常见于颈、背、肩胛及前臂等处，极少数可出现于无脂肪组织的部位。肿物大小不一，多为单发，呈扁圆形或圆形，边界不清，皮肤外观无变化，质地柔软，触之不痛，偶有假性波动感。典型病例用手紧捏肿物，表面可出现分叶状。

【病理】

大多由成熟的脂肪细胞构成，胞核被脂肪颗粒的沉积压缩到细胞的周边，有时也可混有幼稚脂肪细胞，体积小而核较大，位于中央。脂肪细胞间有纤维组织，有被膜，瘤中可发生黏液变性及骨化或钙化。

【CT 表现】

肿瘤表现为正常脂肪密度，也可因其内部含有其他成分而密度稍高，但病变总是表现为 CT 值为负值的低密度影。肿瘤边界较清楚，呈均匀近脂肪低密度团块，有些低密度的脂肪瘤瘤体中可见一些稍高密度的间隔，为纤维组织，少数瘤体中见斑点或弧线状高密度钙化。周围软组织可有受压改变。强化检查，病灶强化不明显（图 2-4-4-38~2-4-4-43）。

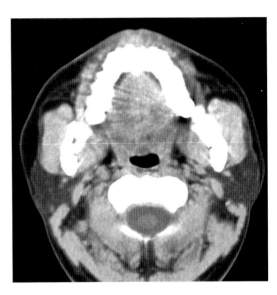

图 2-4-4-38　右侧颊部脂肪瘤

右侧颊部皮下见椭圆形脂肪密度团块，密度均匀，边缘清楚光滑，无包膜及间隔

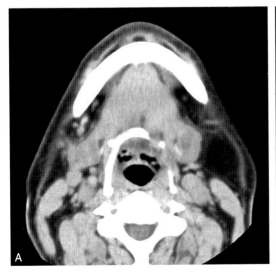
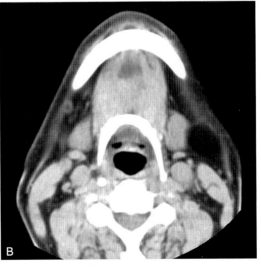

图 2-4-4-39　左侧下颌下间隙脂肪瘤

左侧下颌下间隙椭圆形脂肪密度团块，密度均匀，边缘清楚光滑，无分隔，包膜较厚

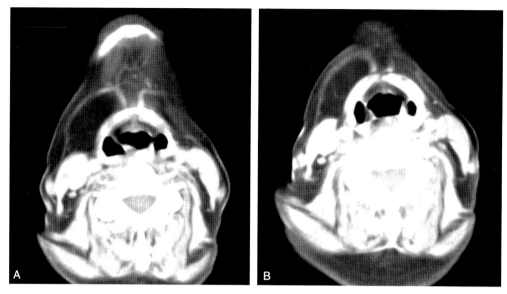

图 2-4-4-40 右侧下颌下间隙脂肪瘤

右侧下颌下间隙长圆形脂肪密度团块,密度均匀,边缘清楚光滑,中见纤维分隔,包膜较厚

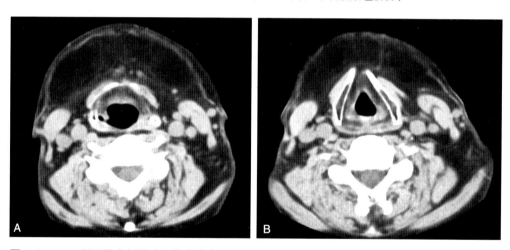

图 2-4-4-41 颌下及左侧颈后三角脂肪瘤

颌下及左侧颈后三角脂肪密度团块,密度均匀,边缘清楚光滑,中见纤维分隔,边缘见包膜

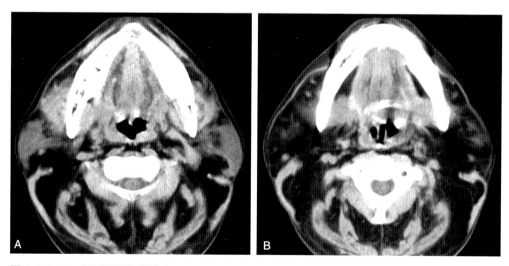

图 2-4-4-42 颌下及颈部脂肪瘤

颌下颈部多间隙广泛脂肪密度团块,密度均匀,边缘清楚光滑,中见纤维分隔,边缘见包膜

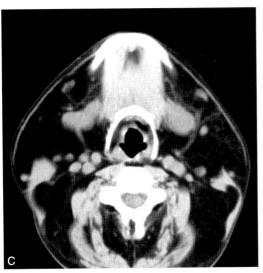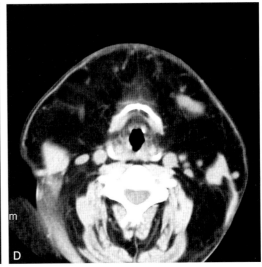

图 2-4-4-42（续）

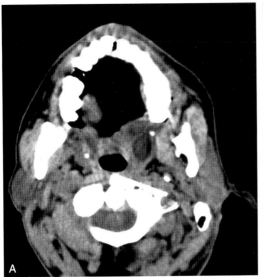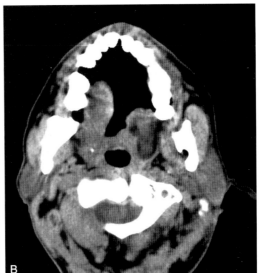

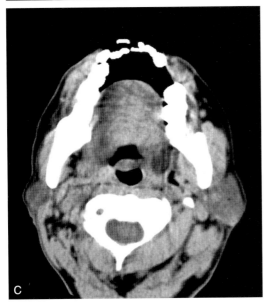

图 2-4-4-43　左侧腭部纤维血管脂肪瘤

左侧软腭不规则形混杂密度团块，中见脂肪、黏液、软组织及钙化密度影，相邻软组织受压

【鉴别诊断】

脂肪过多症:病变呈脂肪密度,无包膜,与正常组织移行、界限不清,浸润性生长,累及相邻组织间隙。

十一、骨纤维异常增殖症

骨纤维异常增殖症(fibrous dysplasia of bone)又称纤维结构发育不良,是异常增生的纤维组织代替正常骨组织的一组疾病,是良性骨肿瘤样病变。

【临床表现】

骨纤维异常增殖症可单骨或多骨发生。单骨性病变多见,上颌多于下颌,多见于年轻人,无性别差异。多骨性病变好发于10岁以前儿童,女性多见。本病发展缓慢,病程长,青春期可停止生长,也可终生缓慢进展,表现为无痛性骨膨胀,引起颜面部不对称、牙移位及咬合关系改变。

【病理改变】

骨纤维异常增殖症软组织部分主要是纤维组织,其中有很少的不规则骨样组织。成熟病灶的纤维组织细胞长,有较多致密胶原纤维,血管组织较少;幼稚病灶的纤维组织较疏松,胶原纤维少,血管丰富,有肥大的成纤维细胞。

【CT表现】

颌面骨纤维异常增殖症多为单骨发病,部分多骨病变,易累及鼻窦,病变的密度取决于病变中纤维组织、骨样组织和新生骨小梁结构成熟度和比例的不同。

受累骨膨胀畸形,病变表现为软组织密度、磨玻璃样高密度、斑点状或片状高密度、液性密度的一种或几种影像,以混杂密度多见,单一密度少见,单一密度以磨玻璃样高密度多见。表现为软组织密度时密度较相邻软组织密度高;磨玻璃样高密时呈均匀高密度,无骨小梁结构;斑点状或片状高密度时呈致密钙化灶;液性密度时表现为囊性密度。强化检查仅软组织密度部分有不同程度强化。

颌面骨纤维异常增殖症病变边缘多为与正常骨移行性,表现为边界不清,密质骨变薄,个别病灶边缘有硬化缘。

颌骨骨纤维异常增殖症根据CT表现分为三型:硬化型、磨砂玻璃型和囊型。

(1) 硬化型:当病变中纤维组织转变为骨组织而增生的纤维组织较少时,CT表现为高密度影,中可见小片状低密度纤维组织(图2-4-4-44)。

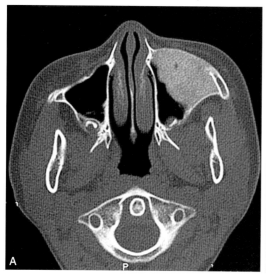 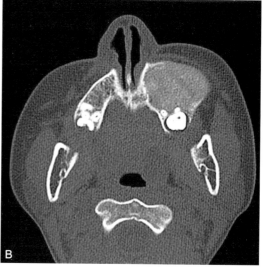

图2-4-4-44　左侧上颌骨骨纤维异常增殖症硬化型

左侧上颌骨局部向颊侧膨胀,累及上颌窦,表现为磨玻璃样高密度影,密度较均匀,中见小片状低密度灶

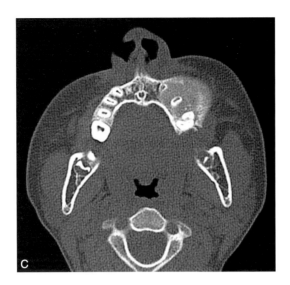

图 2-4-4-44（续）

（2）磨砂玻璃型：当病变骨样组织和纤维组织量相当时，CT 可见高密度骨样组织和囊状低密度纤维组织混杂在一起而表现为不均匀密度病变，中可见更高密度片状钙化影，颌骨膨胀，正常骨松质和骨皮质影像消失，严重时膨胀形成肿块（图 2-4-4-45）。

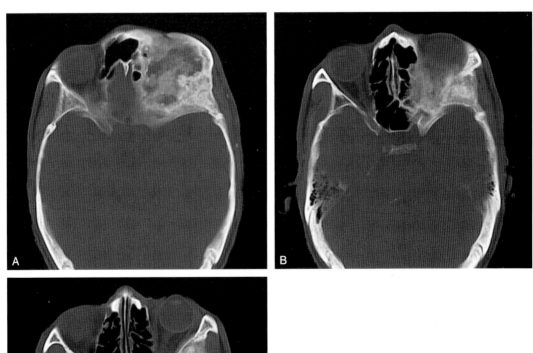

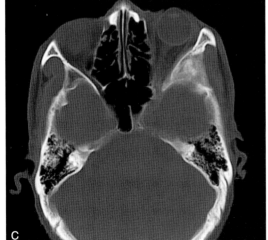

图 2-4-4-45　左侧眼眶及蝶骨大翼骨纤维异常增殖症磨砂玻璃型

左侧眼眶及蝶骨大翼骨质肥大，表现为骨样和囊性混杂密度

(3) 囊型:当病变以大量纤维组织增生为主时,CT 表现为单囊性圆形、卵圆形或不规则形的低密度团块,有或无硬化边缘;也可表现为多囊形低密度团块,呈分房或皂泡样改变,病变中可见少量高密度骨样组织(图 2-4-4-46)。

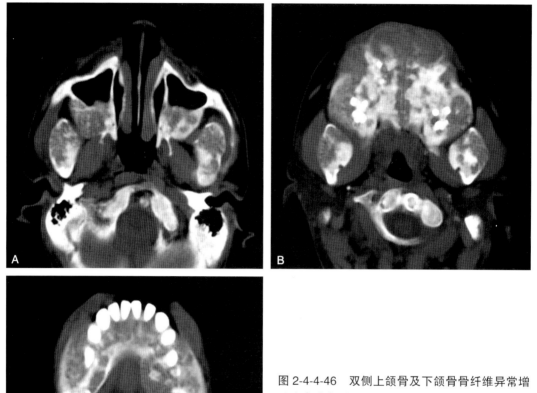

图 2-4-4-46 双侧上颌骨及下颌骨骨纤维异常增殖症磨砂囊型

双侧上颌骨及下颌骨肥大,表现为多囊皂泡样,中见高密度骨样组织

【鉴别诊断】

骨化性纤维瘤:骨化性纤维瘤是一种真性骨肿瘤,CT 检查可呈软组织密度,亦可呈磨玻璃密度,但其边界清楚,与纤维异常增殖症和正常骨移行不同。

(刘陆滨 宋任游)

第五章

口腔颌面部恶性肿瘤

口腔颌面部恶性肿瘤以癌为最常见,肉瘤少见。在癌瘤中又以鳞状细胞癌为最多见,约占 80% 以上,其次为腺性上皮癌,包括黏液表皮样癌、腺癌、腺样囊性癌、恶性多形性腺癌、腺泡细胞癌等,基底细胞癌及淋巴上皮癌较少见。除上述恶性肿瘤外,口腔颌面部还有恶性淋巴瘤、中线致死性肉芽肿、恶性黑色素瘤及转移瘤。

第一节　癌

口腔颌面部癌多发生于 40~60 岁的成年人,男性多于女性,发病部位以颌骨、牙龈、舌、颊黏膜、腭、口底、唇、口咽、皮肤、上颌窦常见。

一、中央性颌骨癌

中央性颌骨癌(central carcinoma of the jaws)是指一类原发于颌骨骨组织内较罕见的上皮性恶性肿瘤,由于颌骨内含有造牙上皮组织,它是全身骨骼系统中唯一可以发生原发性癌瘤的骨骼。中央性颌骨癌最常见的为鳞状细胞癌和黏液表皮样癌,还有腺样囊性癌、乳头状腺癌、黏液乳头状腺癌,其中腺样囊性癌、乳头状腺癌、黏液乳头状腺癌均为唾液腺肿瘤。

中央性颌骨癌为口腔颌面部少见的颌骨原发性恶性肿瘤,文献报道也不多,但本病临床表现多样,早期诊断有一定困难,预后较差,故将其列为一独立癌瘤进行讨论。

【病因】

骨组织本身是不含上皮的,中央性颌骨癌主要源于两方面:其一是由残余牙源性上皮,特别是马拉赛上皮残余或胚胎突起融合时被包埋的牙源性上皮发展而来,在牙源性囊肿的基础上发生癌变者也属这一类。其二是来源于唾液腺上皮,唾液腺上皮的来源按 Bhaskar 的归纳有 3 种可能:①牙源性囊肿上皮向黏液上皮化生;②异位唾液腺;③胚胎时期被卷入的唾液腺组织。

至于是什么因素促使这些颌骨或牙槽内的上皮发生恶变,真正的原因还不很清楚,慢性炎症、牙源性感染可能是诱发因素之一。

【临床表现】

中央性颌骨癌的发病年龄以 50~60 岁最多见,男性稍多于女性,好发于下颌骨,特别是下颌磨牙区。患者早期无自觉症状,后期可出现牙痛、局部疼痛、下唇麻木等症状。肿瘤自骨松质向骨密质浸润,穿破骨密质后,则在相应部位颊舌侧出现肿块,或侵犯牙槽突后出现多数牙松动、脱落,肿瘤自牙槽窝穿出,也可沿下牙槽神经管传播,甚至超越中线至对侧,或自下牙槽神经孔穿出而侵犯翼颌间隙。晚期可浸润皮肤,影响咀嚼肌而致张口受限。中央性颌骨癌易发生区域性淋巴结转移,也可发生远处转移,但仍以局部复发为主。

Zwetyenga 等提出中央性颌骨癌的临床分期为：T_1 期肿瘤局限于颌骨内；T_2 期颌骨骨皮质破坏但未侵及软组织；T_3 期肿瘤已侵犯邻近软组织。

【病理】

中央性颌骨癌的病理特点是上皮细胞呈团块状、丛状排列，周围细胞呈栅栏状似牙源性上皮，极少数是角化鳞状细胞癌，瘤细胞大小不一，核深染，并有较多核分裂象。

杨智云等提出 CT 上筛孔状或虫蚀状骨质破坏者，于镜下见肿瘤组织在骨小梁间呈浸润性生长，破坏骨松质和骨皮质；大块溶骨性骨破坏者于镜下见肿瘤组织完全替代骨组织，骨皮质破坏，侵入软组织。

【CT 表现】

原发性颌骨骨内癌好发于下颌骨。王铁梅等根据影像学形态将原发性颌骨骨内癌分为四种类型：①囊肿型；②浸润型；③疏松型；④凿孔型。

CT 表现为以颌骨为中心的恶性骨肿瘤征象，筛孔样或大块溶骨性骨破坏，没有钙化，没有肿瘤骨及骨膜反应；破坏可突破骨皮质，形成软组织肿块，其中筛孔样骨质破坏者软组织肿块环绕颌骨，以颌骨为中心形成软组织肿块；而大块溶骨性骨质破坏者软组织肿块常以单侧为主，位于皮质大块溶骨性骨破坏缺损区，软组织肿块边界清楚，破坏区骨质边界不规则。破坏区牙齿可见移位，甚至脱落，下颌下脂肪间隙消失被肿瘤组织代替，腮腺及下颌下腺也可受侵。少数可以有淋巴结转移，下颌下区淋巴结转移较常见，表现为中心性坏死，呈薄环状强化。强化检查，软组织密度团块明显强化（图 2-5-1-1~2-5-1-4）。

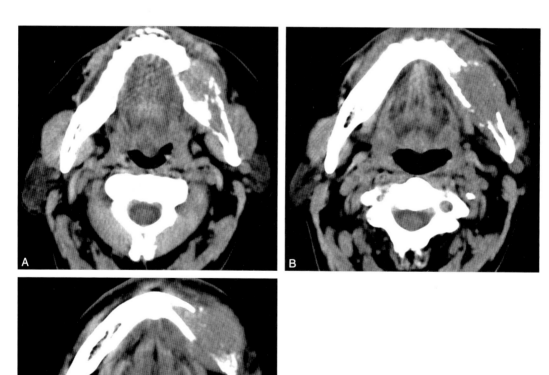

图 2-5-1-1 左侧下颌骨鳞状细胞癌

左侧下颌骨大块状溶骨性骨破坏，形成软组织密度团块，破坏区骨质边缘不规则，并见残留骨片、舌、颊侧密质骨破坏，肿块向颊侧膨胀

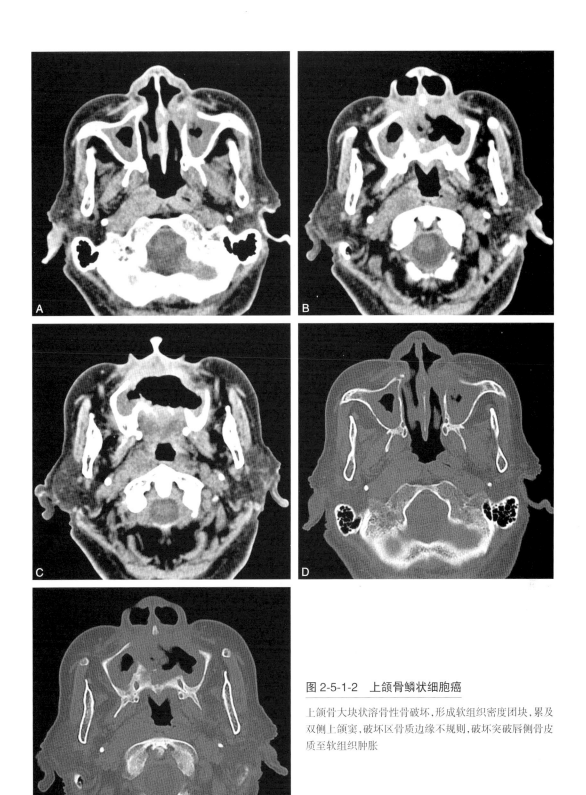

图 2-5-1-2　上颌骨鳞状细胞癌

上颌骨大块状溶骨性骨破坏,形成软组织密度团块,累及双侧上颌窦,破坏区骨质边缘不规则,破坏突破唇侧骨皮质至软组织肿胀

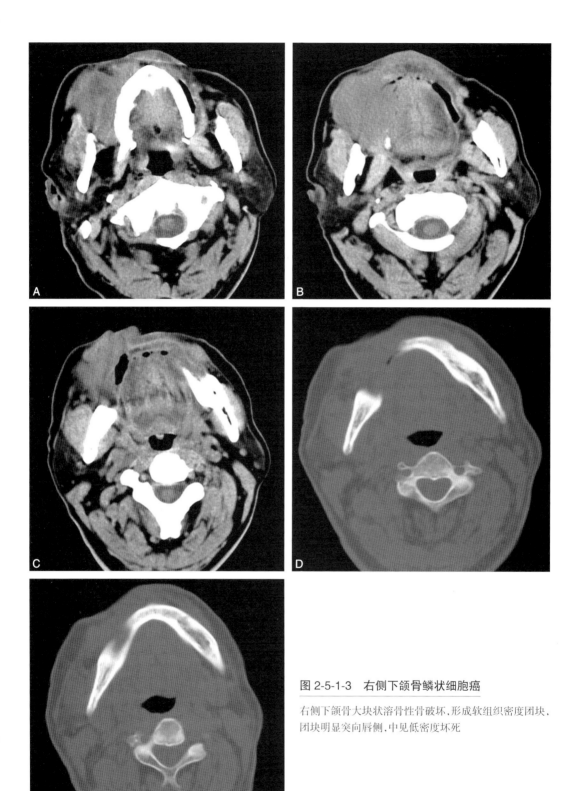

图 2-5-1-3 右侧下颌骨鳞状细胞癌

右侧下颌骨大块状溶骨性骨破坏，形成软组织密度团块、团块明显突向唇侧，中见低密度坏死

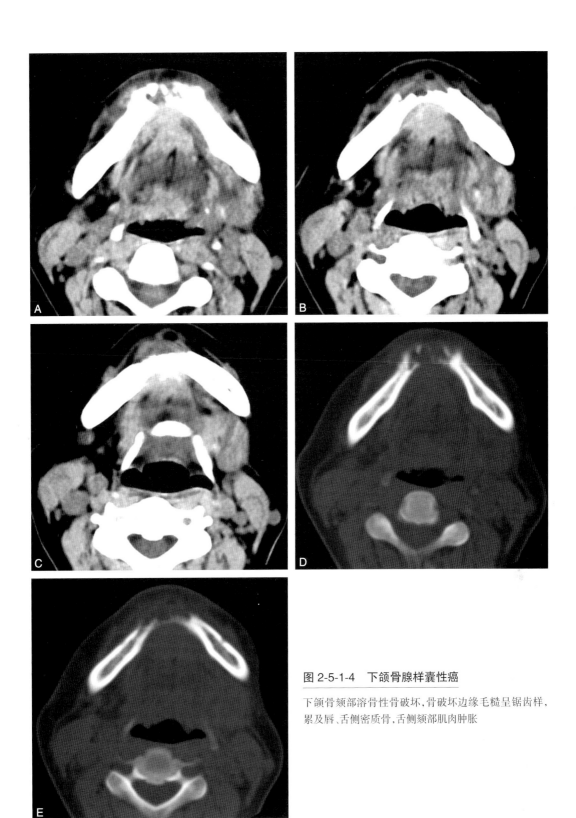

图 2-5-1-4 下颌骨腺样囊性癌

下颌骨颏部溶骨性骨破坏,骨破坏边缘毛糙呈锯齿样、累及唇、舌侧密质骨,舌侧颏部肌肉肿胀

有人提出诊断原发性颌骨骨内癌应符合 Batskis 标准:①非邻近软组织恶性肿瘤波及颌骨;②非身体其他部位恶性肿瘤的颌骨转移;③影像上有骨质破坏,而且是从髓质向皮质扩展;④组织病理证实;⑤具有原发性颌骨骨内癌的临床特点。

诊断原发性颌骨骨内癌应严格掌握标准,尤其是发生于上颌骨者,应严格排除上颌窦癌对颌骨的侵犯。

【鉴别诊断】

(1) 骨肉瘤:骨肉瘤多发于青少年,骨肉瘤常见瘤骨形成,形成反应性骨针,有时可见骨膜反应可与原发性骨内癌鉴别。

(2) 软骨肉瘤:软骨肉瘤常见肿瘤内含环形钙化。

(3) 牙源性颌骨骨髓炎:牙源性颌骨骨髓炎也可表现为边缘模糊不清的溶骨性骨破坏区,但该病病程较长,可见病源牙,骨破坏多以病源牙为中心,病变内部或边缘可有不同程度的高密度骨质增生,有时可见死骨。原发性骨内癌内部和边缘无骨膜反应及死骨。

(4) 牙龈癌及口底癌:牙龈癌及口底癌表现为一侧软组织肿块较大,颌骨破坏相对较轻,范围较小,骨质破坏常表现为肿块侧为浅碟状,是软组织肿块从外向内侵蚀破坏所致。而原发性骨内癌常表现为以颌骨为中心的骨破坏,骨质破坏从中心向周围扩展,软组织肿块环绕颌骨。

二、颌骨转移癌

转移性骨肿瘤在恶性肿瘤中常见,但发生于颌骨的转移癌比较少见。国内外文献报道颌骨转移癌约占口腔颌面部恶性肿瘤的 1%,原发肿瘤好发部位为乳腺、肺、肾、甲状腺等。

【临床表现】

颌骨转移癌绝大多数发生于下颌骨,且常见于下颌骨后部,其原因为下颌骨本身血管结构的特点和下颌骨后部红骨髓含量较前部更为丰富。

颌骨转移癌早期可无任何症状,上颌骨转移症状出现的时间较早,常早于原发肿瘤的发现;而下颌骨转移症状出现时间较晚且症状较轻不具备特征性。颌骨转移癌主要症状有颌面部隆起、肿胀、疼痛、麻木,可伴有牙痛和鼻出血,晚期可有病理性骨折。

【CT 表现】

颌骨转移癌 CT 表现与其他骨骼转移性骨肿瘤相同,分为溶骨性、成骨性及混合性三种类型,以溶骨性改变最多见。

下颌骨转移癌病变多为局限或呈单房低密度区,亦或呈小的蜂窝状密度减低区,边缘模糊呈切迹样,病灶内多无骨硬化和骨膜增生;上颌骨转移与原发上颌窦癌很相似,表现为上颌窦呈软组织密度影和窦壁不同程度骨质破坏,颌骨周围软组织肿胀(图 2-5-1-5)。

【病理】

颌骨转移癌癌细胞相互黏连紧密呈巢状或团片状分布,癌巢周围网状纤维基底膜环绕,癌细胞间无网状纤维;胞质有分泌物,呈空泡样、泡沫样、印戒样,胞核偏位;常伴有纤维组织增生、骨增生或骨质破坏。

三、牙 龈 癌

牙龈癌(carcinoma of the gingiva)是口腔颌面部较常见的肿瘤,在口腔癌中仅次于舌癌而居第二位。

【临床表现】

牙龈癌多见于 40~60 岁,男多于女,下颌多于上颌。牙龈癌在临床上可表现为溃疡型或外生型,其中以溃疡型为多见。

由于黏膜与骨膜和牙槽突附着甚紧,易早期侵犯牙槽突骨膜及骨质,进而出现牙松动,并可发生脱落,

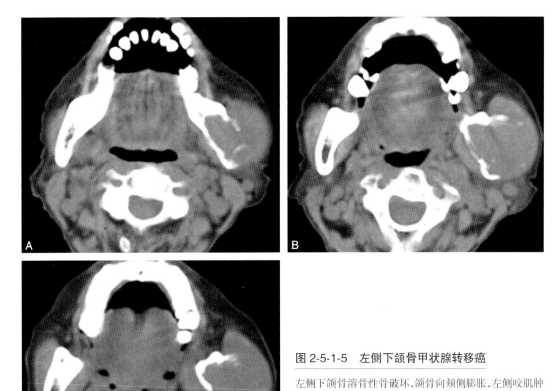

图 2-5-1-5　左侧下颌骨甲状腺转移癌

左侧下颌骨溶骨性骨破坏,颌骨向颊侧膨胀,左侧咬肌肿
胀且见肿瘤骨

晚期甚至发生病理性骨折。牙龈癌无论起自颊(唇)或腭(舌)侧均可通过牙间隙向对侧蔓延,上颌牙龈癌
可破坏上颌窦底及腭部,下颌牙龈癌可侵及口底及颊部。

　　骨质压迫吸收在临床上多表现为外生型,浸润破坏在
临床上则多见于溃疡型。牙龈癌常发生继发感染,体积过
大时可出现面部肿胀。

【病理】

　　牙龈癌均为鳞状细胞癌,约 2/3 为病理分化 I 级的鳞
状细胞癌,仅约 2% 为 III 级。牙龈癌可发生于唇颊侧牙龈
黏膜,亦可发生于舌、腭侧牙龈黏膜。上颌牙龈的淋巴引
流主要向下颌下及颈深上群淋巴结,下颌牙龈则通过颏
下、下颌下再注入颈深上群淋巴结。

【CT 表现】

　　牙龈癌多为分化程度较高的鳞状细胞癌,病变初期以
溃疡为主,表现为局部软组织萎缩或肿胀、边缘毛糙,牙龈
癌组织压迫浸润颌骨而使颌骨密质骨破坏不连续,常沿牙
槽骨上缘分布,松质骨常呈 U 字形穿凿样缺损而表现为
局灶性低密度,无新生骨及骨膜反应(图 2-5-1-6、2-5-1-7)。
病变继续发展,肿瘤细胞浸润到松质骨内,颌骨表现为弥
漫斑点、斑片状低密度骨质破坏,与正常骨界限不清,特点

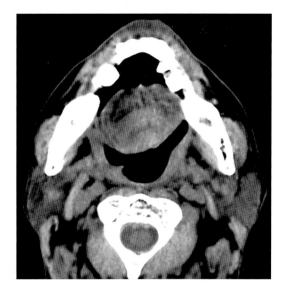

图 2-5-1-6　右侧下颌磨牙区低分化牙龈癌

右侧下颌磨牙区牙槽骨颊侧密质骨破坏消失,相邻肌肉较
对侧萎缩

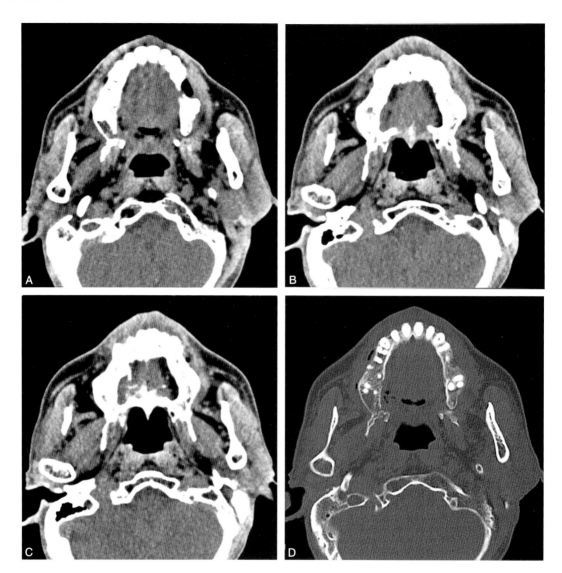

图 2-5-1-7　左侧上颌低分化牙龈癌

左侧上颌牙槽骨颊侧密质骨局部破坏消失,松质骨片状溶骨性骨破坏,相邻软组织肿胀,肿胀的软组织与牙槽骨间见气泡影

为软组织病变范围不大而颌骨破坏显著(图 2-5-1-8、2-5-1-9)。病变晚期,颌骨广泛溶骨性骨破坏,骨破坏区可呈扇形,边缘多凹凸不平,少数光滑整齐,生长缓慢的病变骨破坏区边缘可见骨质增生;病变严重时,颌骨局部均破坏消失,其周围见不规则形软组织密度团块且向周围组织浸润(图 2-5-1-9)。

萎缩或肿胀的软组织与牙槽骨密质骨间气泡影是牙龈癌的重要征象。

【鉴别诊断】

牙龈瘤:牙龈癌主要与牙龈瘤鉴别。牙龈瘤骨破坏少见,如有破坏边缘呈压迹样,而牙龈癌骨质多有溶骨性骨破坏且常见破坏明显,破坏边缘呈切迹样,软组织包块向周围浸润。

四、舌　　癌

舌癌(carcinoma of the tongue)在口腔癌中最常见,约 85% 以上发生在舌体。舌体癌中又以舌中 1/3 侧缘部为最好发部位,约占 70% 以上,其他可发生于舌腹(约 20%)和舌背(约 7%),发生于舌前 1/3 近舌尖部者最少。

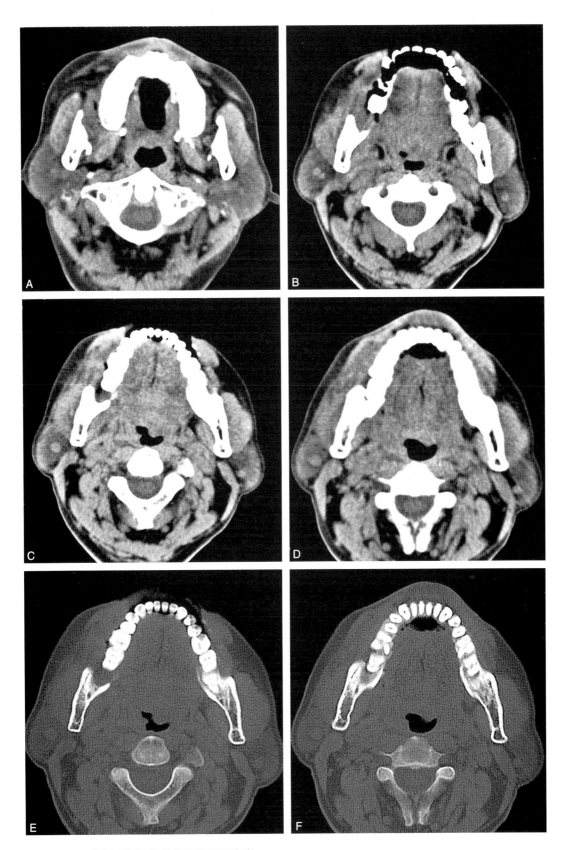

图 2-5-1-8 右侧下颌牙龈低分化鳞状细胞癌

右侧下颌磨牙区牙槽骨颊侧密质骨及下颌骨角部松质骨溶骨性破坏,右侧颊部软组织肿胀,咬肌萎缩且边缘毛糙,肿胀的软组织与牙槽骨间见气泡影

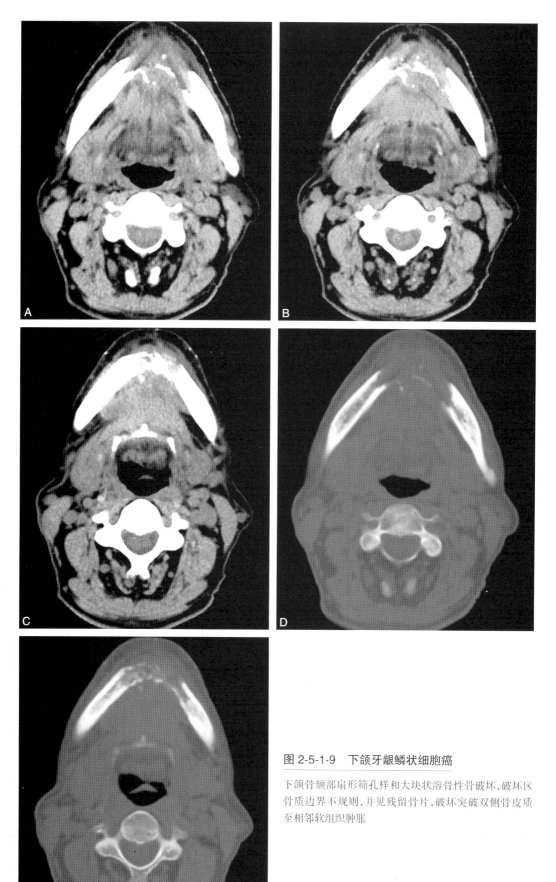

图 2-5-1-9 下颌牙龈鳞状细胞癌

下颌骨颏部扇形筛孔样和大块状溶骨性骨破坏,破坏区骨质边界不规则,并见残留骨片,破坏突破双侧骨皮质至相邻软组织肿胀

【临床表现】

舌癌的病因与局部创伤(多为残根及锐利牙嵴)和烟、酒嗜好有关。在国外舌癌多见于青年女性被认为与该人群吸烟嗜好增多有关,但在国内吸烟饮酒的女性并不多,故其真正发病因素尚值得进一步研究。临床上有的舌癌有明显的癌前病变历史或癌前病变并存,其中主要是白斑,有时可能为扁平苔藓,一般认为发生在舌腹部的白斑极易恶变。

舌癌早期可表现为溃疡、外生及浸润3种类型。外生型可来自乳头状瘤恶变,一般舌运动障碍不明显,较少有疼痛;浸润型表面可无突起或溃疡,溃疡型及浸润型常伴有自发性疼痛和程度不同的舌运动受限,有的病例第一症状仅为舌痛,有时可反射至颞部或耳部。舌癌进入晚期可直接超越中线或侵犯口底,亦可浸润下颌骨舌侧骨膜、骨板或骨质,向后则可延及舌根或咽前柱和咽侧壁。此时舌运动可严重受限、固定,唾液增多外溢,进食、吞咽、言语均感困难,疼痛剧烈,可反射至半侧头部。

舌癌较多发生淋巴结转移,文献报告可高达60%~80%,转移的部位以颈深上淋巴结群最多,以后依次为下颌下淋巴结、颈深中淋巴结群、颏下淋巴结及颈深下淋巴结群。侵犯中线、越过中线或原发于舌背部的舌癌则可发生双侧淋巴结转移,晚期可发生肺部转移或其他部位的远处转移。

【病理】

舌体部癌几乎100%为鳞状细胞癌,在分化程度上属高分化Ⅰ级者约占60%,Ⅲ级约占2.3%。舌体前1/3的淋巴引流主要向颏下及下颌下淋巴结,舌体侧缘中分除向下颌下淋巴结外主要引流至颈深上群二腹肌下淋巴结,并可直接流向颈深中群的肩胛舌骨淋巴结。以往曾认为舌癌可通过下颌骨舌侧骨膜向颈部淋巴结转移,近年对此理论进行了修正。

【CT表现】

舌癌多发生于舌体,以舌中1/3侧缘处为其最好发部位,其次为舌背和舌根,舌尖处最少发生。

舌癌在临床分为三型:疣型、溃疡型及浸润型。CT平扫表现为不同程度舌外形改变,显示为舌缘较僵直、波浪样凹凸不平或结节样隆起。早期舌癌CT平扫不易发现病灶,较大病变多呈不规则形或稍高软组织密度团块,边缘欠清、毛糙。

浸润型舌癌CT上多显示为软组织异常增生和肿块形成,病变与舌肌肉密度基本相同,界限模糊。强化检查可显示病变边界(图2-5-1-10、2-5-1-11)。

疣型舌癌CT表现为略高舌肌密度团块,团块形态不规则,边缘毛糙。强化检查,肿瘤呈均匀或不均匀强化,密度高于舌肌(图2-5-1-12、2-5-1-13)。

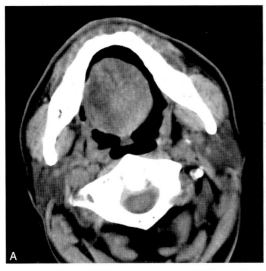
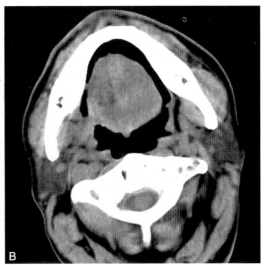

图2-5-1-10 左侧舌根部鳞状细胞癌

左侧舌根部略高于舌肌密度团块,形态不规则,边缘模糊

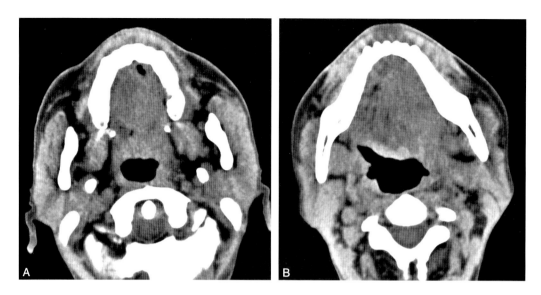

图 2-5-1-11 左侧舌腹鳞状细胞癌

左侧舌腹略高于舌肌密度团块,形态不规则,边缘模糊。口咽腔左侧受压

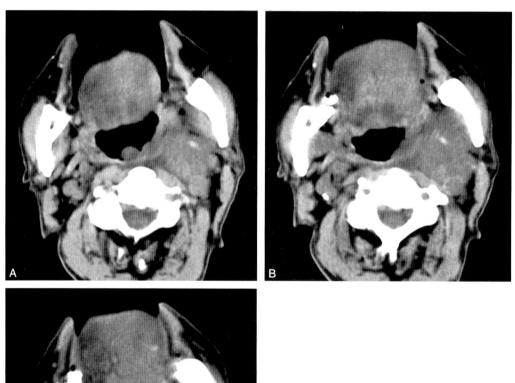

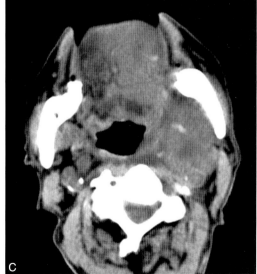

图 2-5-1-12 舌高分化鳞状细胞癌

舌偏左软组织密度团块,形态不规则,边缘毛糙。左侧咽旁间隙转移癌

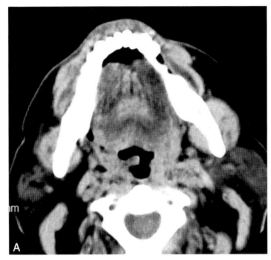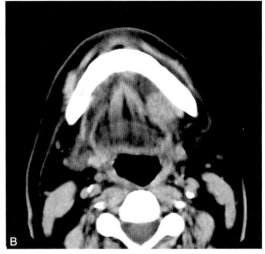

图 2-5-1-13　左侧舌根癌

左侧舌根软组织密度团块,形态不规则,边缘毛糙,密度不均。左侧下颌下间隙转移癌

溃疡型舌癌 CT 多表现为不规则形软组织密度团块中有类圆形或斑片状低密度区,边缘模糊、毛糙。增强扫描病灶呈环形或不均匀强化。

当肿瘤发展严重、向邻近区域侵犯时可见相邻软组织受侵,颌骨溶骨性骨破坏。

舌具有丰富的淋巴管引流,CT 可显示转移淋巴结。文献报道舌癌原发灶浸润深度对颈部隐匿性转移有很高的预测价值,认为肿瘤浸润深度大于 5mm 的舌癌患者容易发生颈部淋巴结转移(图 2-5-1-12、2-5-1-13)。

五、颊黏膜癌

颊黏膜癌(简称颊癌)(carcinoma of the buccal mucosa)为口腔癌中常见癌肿之一,在口腔癌中居第二或第三位,多为分化中等的鳞状细胞癌,少数为腺癌及恶性多形性腺瘤。

【病因】

颊癌的致病因素主要与嗜好习惯有关,在有咀嚼烟叶、槟榔,特别是还附加刺激性添加剂如石灰等习惯的地域,常是颊癌病例的高发区域。此外,残根、不良修复体等刺激也是诱发颊癌的有关损伤因素。颊癌患者可有明显癌前病变或癌前状态存在,其中最常见的是白斑恶变。有的患者也可查到有颊黏膜扁平苔藓的病史,其中在萎缩型或糜烂型扁平苔藓基础上恶变者屡见不鲜。

【临床表现】

颊癌的发病年龄高峰在 50~55 岁组,占 33.65%;其次为 40 岁和 60 岁组,分别占 25.7% 和 23.83%。发病年龄我国比西方国家要小 10~20 岁。颊癌患者以男性为多。

颊癌早期多为溃疡型,出现颊黏膜溃烂,以后向四周及深层组织浸润蔓延,有时可向口内增生突起。早期可无张口受限,一旦颊肌、咀嚼肌等被侵犯时即逐渐出现张口受限,直至最终牙关紧闭;晚期的颊癌可以越过龈颊沟,侵犯上下颌骨,并向软、硬腭、口底、口角等处蔓延,甚至向外浸润穿越皮肤,在面颊部即可见肿瘤外露。

疣状癌在颊癌中是一种特殊类型,它分化程度佳,生物学行为较好,多位于颊黏膜前中部,呈乳头状或疣状突起,基底部浸润程度较轻,一般不影响患者的张口度,也少见淋巴结转移。

【病理】

颊癌的病理类型主要是鳞状细胞癌,60% 以上病理分化属 I 级,其中分化较好且呈外生型者称为疣状癌(verrucous carcinoma),这是颊黏膜癌的一个特点。颊部的淋巴引流主要是向下颌下及颈深淋巴结上群,有时可流向耳前及腮腺浅淋巴结内。应当注意的还有与颊部紧邻的颌上淋巴结和颊淋巴结,它们也可发生转移或直接受侵犯。

【CT 表现】

颊癌分为溃疡型和外生型两种,CT 表现为颊部肌肉肿胀或软组织密度肿块,形态多不规则,边缘毛糙,可有低密度坏死。多累及咬肌、翼肌及相邻骨质,可见颈部淋巴结转移癌。强化检查,软组织部分斑片状强化,坏死部分环形强化。

颊癌多浸润上颌骨牙槽突,致牙槽突颊侧密质骨溶骨性骨破坏,进而累及松质骨。颊癌累及颌骨破坏特点为软组织肿块远较骨破坏明显,骨破坏由密质骨向松质骨发展,松质骨破坏范围大于密质骨(图 2-5-1-14~2-5-1-16)。

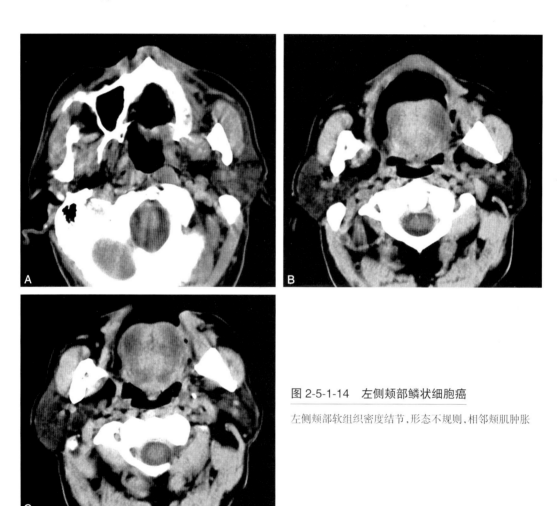

图 2-5-1-14 左侧颊部鳞状细胞癌

左侧颊部软组织密度结节,形态不规则,相邻颊肌肿胀

六、腭 癌

腭癌(carcinoma of the palate)是仅限于硬腭的原发性癌肿,不多见,多见于男性。

【病因】

腭癌的发生与烟、酒有较密切关系,尤多见于嗜烟者,此外亦可见于咀嚼烟叶及有其他嗜好刺激品的患者。

【临床表现】

腭癌常先起自一侧,并迅速向牙槽侧及对侧蔓延,多呈外生型,触之易出血,有时亦呈溃疡型。腭癌周围的黏膜有时可见有烟草性口炎或白斑存在。由于腭黏膜与腭骨紧贴,故易早期侵犯骨质。

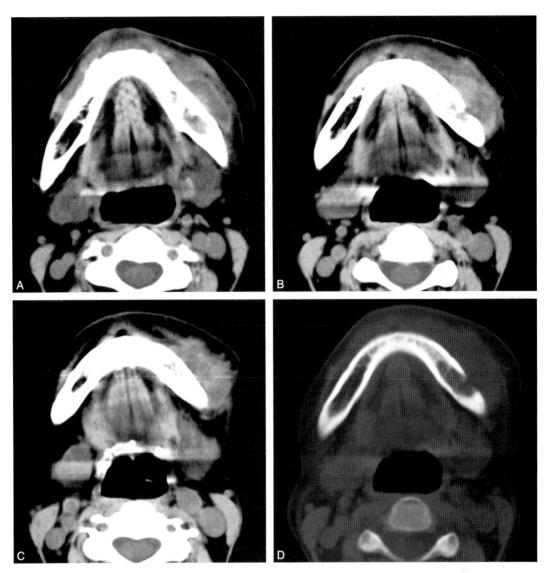

图 2-5-1-15　左侧颊部鳞状细胞癌

左侧颊部软组织肿胀形成团块,团块边缘毛糙,密度不均,中见低密度坏死,相邻下颌骨松质骨及颊侧密质骨溶骨性骨破坏

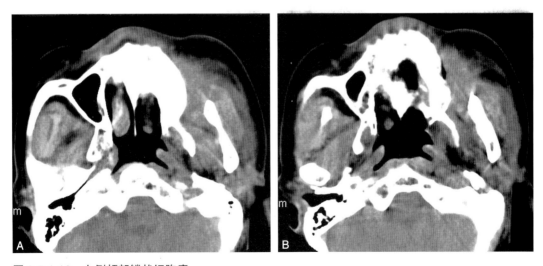

图 2-5-1-16　左侧颊部鳞状细胞癌

左侧颊部软组织肿胀形成软组织密度团块,团块密度不均,边缘毛糙。左侧上颌牙槽骨颊侧密质骨虫蚀样破坏,左侧颈部淋巴转移癌。强化检查,左侧颊部团块环形和斑片状强化,颈部转移癌环形强化

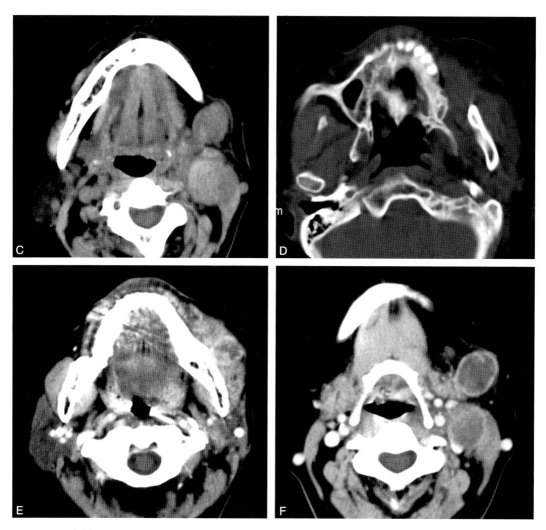

图 2-5-1-16（续）

腭癌晚期可波及软腭、腭侧牙龈、牙槽突,甚至浸润至牙槽突的颊侧牙龈,与牙龈癌比较,同样可出现牙齿松动,甚至脱落,但多发生在晚期而不是早期。

腭癌侵犯硬腭骨质后,晚期可穿通鼻腔,在鼻腔底出现肿块,或穿破上颌骨底部,进入上颌窦,成为继发性上颌窦癌,并出现上颌窦癌症状。腭癌的淋巴结转移主要侵及下颌下淋巴结及颈深上淋巴结,咽后淋巴结转移在临床上很难判断,多在手术中才发现。值得注意的是,晚期腭癌多发生双侧颈淋巴结转移。

【病理】

硬腭癌中,以小唾液腺癌尤其是腺样囊腺癌多见,其次是恶性多形性腺瘤及黏液表皮样癌,腺癌较少见;而软腭癌中以鳞状细胞癌多见。多数资料均证明,腭部最易发生腺性上皮癌,硬腭属上颌骨的下界组成部分,黏膜下遍布小黏液腺,此即唾液腺癌发生比例较高的基础。硬腭呈弓形,后部与软腭相毗邻,前方及侧方则与牙槽突及其黏膜相连续。硬腭常因嗜酒或其他刺激而出现不同程度的白色病损,包括烟草性口炎、白斑等,这些也都是鳞状细胞癌发生的基础。

硬腭的淋巴引流主要是下颌下淋巴结与颈深上淋巴结群,有时也可转移至咽后淋巴结。

【CT表现】

CT检查能发现腭部较明显的肿块,但对于腭部局限性软组织增厚病变不易明确显示。因此CT增强扫描对于显示病灶、反应病灶边界及周围组织受累情况,尤其对判断颈部淋巴结转移情况更为准确。

外生型腭癌早期表现为硬腭黏膜局部增厚,显示为扁平状软组织密度影,进而形成圆形、椭圆形或不规则形软组织密度团块,密度均匀,等或略低于软腭,边缘清楚、较光滑。强化检查,病灶表现为轻度至明显、均匀或不均匀强化(图2-5-1-17、2-5-1-18)。

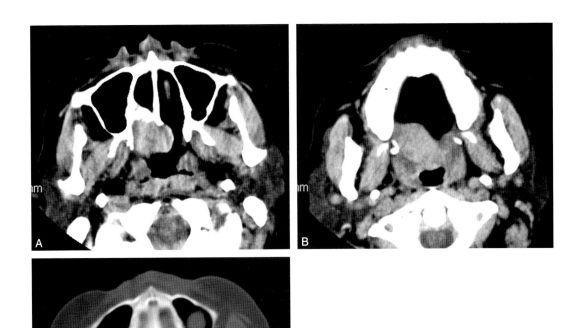

图 2-5-1-17　软腭黏液表皮样癌

右侧软腭不规则形软组织团块，密度均匀且与肌肉一致，边缘清楚。右侧硬腭、腭骨嵴、蝶骨翼突虫蚀样骨质破坏

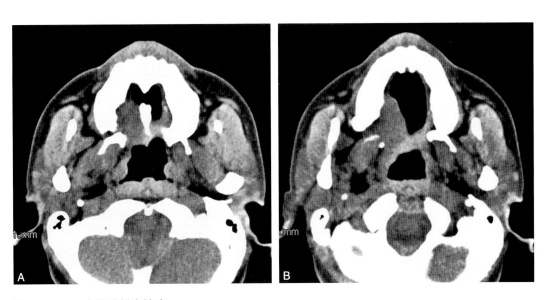

图 2-5-1-18　右腭腺样囊性癌

右腭软组织密度团块，密度均匀且略低于肌肉，边缘较清楚光滑。团块累及右侧腭大孔，右侧硬腭、腭骨、牙槽突骨质溶骨性骨破坏

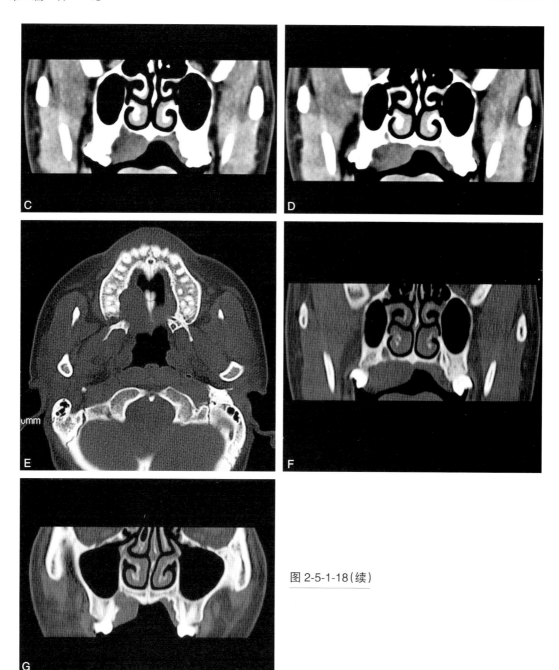

图 2-5-1-18（续）

　　溃疡型腭癌病灶表现为腭黏膜局限性增殖形成扁平状软组织密度影，密度不均，边缘凸凹不平，中见低密度坏死。

　　腭癌较早累及硬腭、腭骨、牙槽突溶骨性骨破坏，进而侵入鼻腔、上颌窦、翼腭窝和颌面深部脂肪间隙。

七、口 底 癌

　　口底癌（carcinoma of the floor of mouth）是指发生于口底黏膜的癌，在西方国家，口底癌仅次于舌癌，十分常见，在我国较少见，排口腔癌的第六位。

【病因】

　　口底癌的病因亦与烟酒有关。在南亚国家，有咀嚼槟榔、烟叶等习惯者，被认为容易发生口底癌，但我国民众有此习惯者不多。口底白斑和舌腹白斑一样，较易发生恶变。

【临床表现】

口底癌以发生在舌系带两侧的前口底最为常见。局部可出现溃疡或肿块,由于口底区域不大,极易侵犯舌系带而至对侧,并很快向前侵及牙龈和下颌骨舌侧骨板,进一步侵入松质骨后,可使下前牙发生松动,甚至脱落。向后侵犯,除波及后口底外,还可深入舌腹肌层。晚期向深层侵犯口底诸肌群,侵犯舌体后可导致舌运动障碍,固定于口内。此时患者多有自发性疼痛,流涎明显。有时口底癌可起自一侧后口底,源于后口底的口底癌更易早期侵犯舌腹及下颌骨。口底癌可来自白斑或扁平苔藓恶变,此时癌周或可见伴存的白色病损。

口底癌较多发生颈淋巴结转移,一般约在40%左右。前口底癌易发生双侧颈淋巴结转移,最易侵及的是颏下及下颌下淋巴结,后期则多转移至颈深上群淋巴结。

【病理】

口底癌绝大部分为鳞状细胞癌,极少数情况下可来自口底小唾液腺。鳞状细胞癌的分化程度一般较好。

口底的淋巴引流主要是下颌下淋巴结,并可注入颈深上淋巴结。位于前口底者常波及双侧口底,可发生双侧颈淋巴转移;位于后口底者则多通过下颌下或直接进入颈深上淋巴结。

【CT表现】

口底癌多表现为异常增生和肿块形成,形态多不规则,密度多均匀且与相邻肌肉密度相当或接近,肿块呈浸润性生长而界限不清,与口底肌肉移行。当溃疡形成时密度不均,下颌舌骨肌和颏舌肌及颏舌骨肌之间的舌下间隙消失,肿块可见气泡影,口底肌肉无受压移位。强化检查,病变呈轻、中度强化,与周围正常肌肉组织有相对密度差异,可以显示病变的形态和大小。肿瘤可向上侵犯舌体,向后侵犯舌根和下颌下区,向两侧侵犯下颌骨(图2-5-1-19~2-5-1-21)。

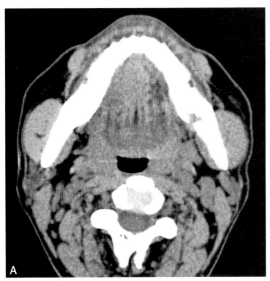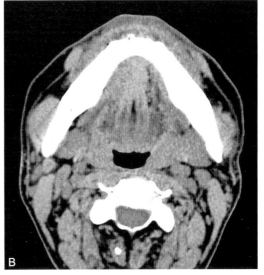

图2-5-1-19 右侧口底鳞状细胞癌

右侧口底软组织密度团块,形态不规则,与口底肌肉移行,密度与肌肉一致且均匀,口底肌肉无受压移位

八、唇 癌

唇癌(carcinoma of the lip)为发生于唇红缘黏膜的癌。

【临床表现】

唇癌多发生于下唇,常发生于下唇中外1/3间的唇红缘部黏膜,早期为疱疹状结痂的肿块或局部黏膜

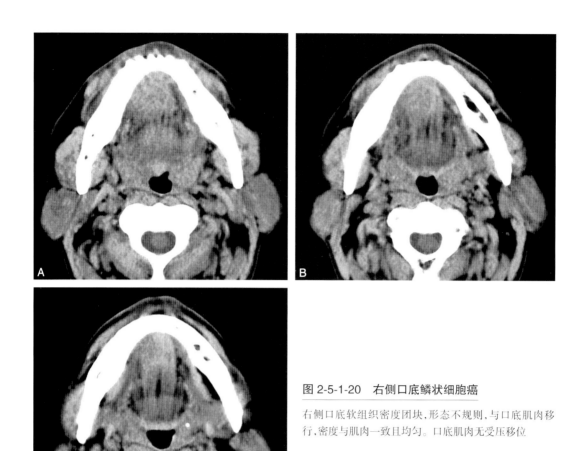

图 2-5-1-20 右侧口底鳞状细胞癌

右侧口底软组织密度团块,形态不规则,与口底肌肉移行,密度与肌肉一致且均匀。口底肌肉无受压移位

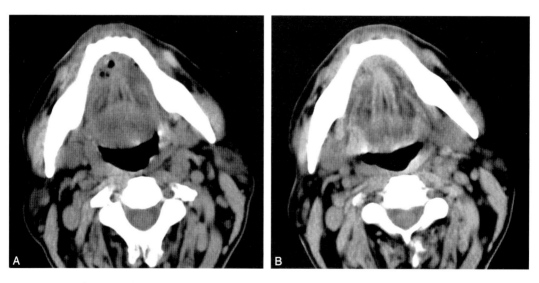

图 2-5-1-21 右侧口底鳞状细胞癌

右侧口底软组织密度团块,形态不规则,与口底肌肉移行,密度与肌肉一致且均匀。口底肌肉无受压移位,二腹肌窝密质骨吸收

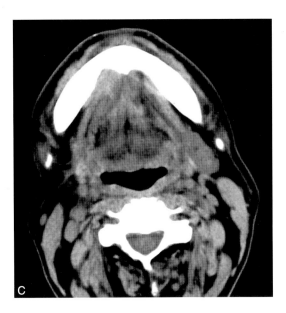

图 2-5-1-21（续）

增厚,随后出现火山口状溃疡或菜花状肿块。唇癌生长缓慢,一般无自觉症状,随着病变发展,肿瘤向周围皮肤及黏膜浸润,晚期可波及口腔前庭及颌骨。

【病理】

唇癌主要为鳞癌,腺癌少见。下唇癌常向颏下及下颌下淋巴结转移;上唇癌则向耳前、下颌下及颈淋巴结转移。

【CT 表现】

唇癌分为乳头型和溃疡型,均表现为口轮匝肌肿胀形成团块,团块形态不规则,边缘模糊,与肌肉移行。乳头型唇癌表现为隆突的软组织密度团块,边缘呈堤状,表面凸凹不平;溃疡型唇癌表现为扁平状软组织密度团块,团块呈堤状边缘,中央呈低密度坏死。唇癌易累及相邻骨质呈虫蚀样破坏(图 2-5-1-22、2-5-1-23)。

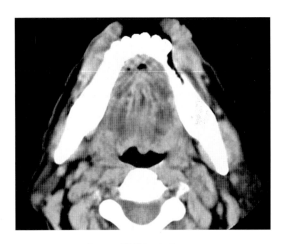

图 2-5-1-22　左下唇鳞状细胞癌

左下唇口轮匝肌肿胀且形成软组织密度团块,形态不规则、界限不清

九、口咽癌

口咽癌是发生在口咽部的恶性肿瘤,主要包括舌根癌、扁桃体癌、软腭癌及口咽后壁癌,由于其位置深在、侵袭性强,早期即有淋巴结转移,是一种预后较差的肿瘤。

【临床表现】

口咽癌以原发于扁桃体和舌根者常见,原发于咽后壁者罕见。肿瘤早期可局限于口咽部的一个解剖区,原发于咽侧壁者,晚期可向咽后以及软腭扩散。软腭癌可向上发展到鼻咽腔,向前波及硬腭,向两侧波及咽侧壁、翼下颌韧带,引起张口受限。舌根癌可累及会厌,甚至侵犯杓状软骨等声门上区。

【病理】

口咽癌以鳞状细胞癌最为常见,其次为腺源性上皮癌,偶见淋巴上皮癌。肿瘤呈浸润性生长,与周围组织结构分辨不清。口咽部淋巴组织丰富,淋巴大部分回流到颈静脉二腹肌淋巴结组群。

【CT 表现】

CT 检查能够显示口咽癌的大小、侵犯范围、深度及淋巴结转移,表现为相应部位的规则或不规则软组织肿块,密度常不均匀,可见低密度坏死,有轻至中度强化。扁桃体区口咽癌表现为一侧咽壁软组织团块,

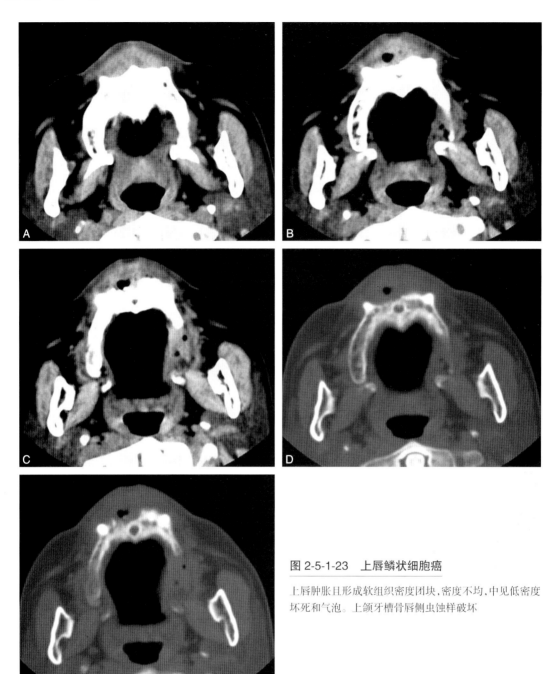

图 2-5-1-23   上唇鳞状细胞癌

上唇肿胀且形成软组织密度团块,密度不均,中见低密度
坏死和气泡。上颌牙槽骨唇侧虫蚀样破坏

常有咽旁间隙受累,腭舌沟变浅或消失;舌根癌表现为舌根正中或一侧软组织肿块,可有咽旁间隙受累,腭舌沟变浅或消失;软腭癌表现为突向咽腔的软组织肿块,边界常不清楚,可有咽旁间隙受累,腭舌沟变浅或消失(图 2-5-1-24)。

咽旁间隙受累表现为咽旁间隙蜂窝组织密度增高或呈软组织密度影;翼内肌受侵表现为肌肉密度变低、不均,与口咽间脂肪间隙消失,与口咽肿块界限不清;腭舌沟受累表现为腭舌沟变浅或消失,可向前或后移动;淋巴结转移表现为淋巴结直径大于 2 cm,均累及颈静脉二腹肌组淋巴结。

十、颈淋巴结转移癌

颈部淋巴结极为丰富,颈部淋巴结病变多为炎症、淋巴瘤和肿瘤转移所致。颈部淋巴结转移癌在颈部

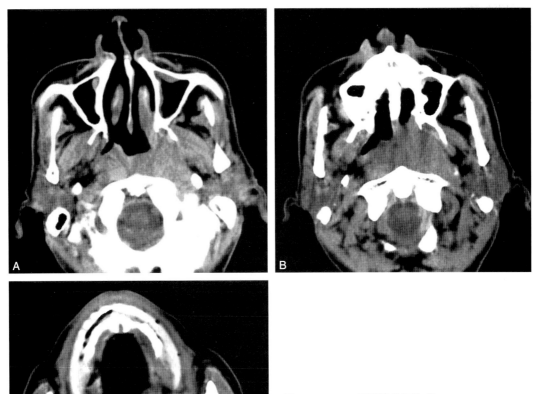

图 2-5-1-24 咽周鳞状细胞癌

鼻咽、口咽后壁软组织明显肿胀形成团块,团块密度均匀,形态不规则

恶性肿瘤中最常见。颈部恶性肿瘤中 90% 以上为鳞状细胞癌,其中 80% 以上都有颈部淋巴结转移。

【临床表现】

颈部淋巴结转移癌大多表现为颈部无痛性、渐进性淋巴结肿大,单发或多发,质硬,晚期有融合倾向。颈部淋巴结转移癌分布与原发灶部位有一定关系,上中颈部淋巴结转移癌原发灶多来源于颅颌面部,以鼻咽癌最为多见;下颈部、锁骨上区转移癌原发灶多来源于胸、腹腔脏器,左锁骨上区淋巴结转移癌多来自于腹腔肿瘤。

【病理】

大多数颈部淋巴结转移癌的病理形态上或多或少能找到原发灶的特点。

【CT 表现】

CT 平扫加增强扫描是诊断颈部转移淋巴结常用且有效的检查方法,主要根据淋巴结大小、密度、内部结构、数目、边缘及与周围结构的关系而判断。

(1) 大小:Mancuso 等最早于 1983 年报道颈部淋巴结转移的 CT 诊断,以最大径大于 15mm 作为颈静脉二腹肌及下颌下淋巴结,最大径大于 10mm 为其他颈转移淋巴结的诊断阈值,诊断准确率约 80%。Van den Brekel 等指出用短径来衡量更准确:以短径大于 11mm 作为颈静脉二腹肌及下颌下淋巴结、大于 8mm 作为咽后淋巴结、大于 10mm 为其他颈转移淋巴结的诊断阈值。但是单纯以大小作为判断标准有局限性,Curtin 等报道以 10mm 作为颈淋巴结转移的诊断标准,CT 的阳性预测值和阴性预测值分别为 84% 和 50%。

(2) 密度和内部结构:肿大淋巴结可以表现为圆形或不规则形团块,密度可以是软组织密度或囊性密度,软组织密度是密度均匀或不均匀;囊性密度时密度均匀,壁厚且不规则。增强扫描,软组织团块斑片状和环形强化;囊性团块囊液不强化,囊壁强化。增强扫描显示中心低密度,外周不规则强化,是淋巴结转移最可靠的征象,但应将转移性淋巴结的坏死与淋巴结的脂肪变性相区别。甲状腺乳头状癌的转移性淋巴结表现比较复杂,可出现小的钙化,也可表现为完全囊性变而显示均一的低密度(图 2-5-1-25~2-5-1-30)。

(3) 数目:头颈部恶性肿瘤患者在淋巴引流区发现 3 个或 3 个以上的相邻淋巴结,即使每个淋巴结长径在 8~15mm 之间或短径在 8~10mm 之间,也应该警惕有转移的可能性。

(4) 边缘与周围组织的关系:淋巴结边缘不规则或不规则强化、模糊、周围脂肪间隙消失等为转移淋巴结伴有包膜外侵犯的特征性表现。淋巴结可融合成较大软组织密度团块,边缘呈切迹状,密度可均匀或中见低密度坏死。转移性淋巴结包绕颈动脉全周可明确诊断颈动脉受侵;包绕颈动脉 1/3 周以上提示颈动脉受侵;包绕颈动脉 1/3 周以下不排除与颈动脉粘连。

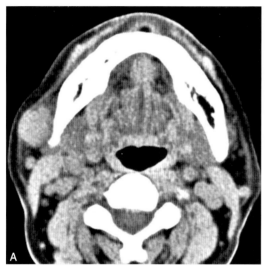
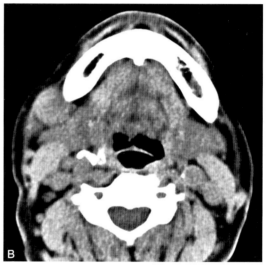

图 2-5-1-25　右侧颊部淋巴结转移性鳞状细胞癌

右侧颊部圆形软组织密度团块,密度均匀,边缘较清楚光滑

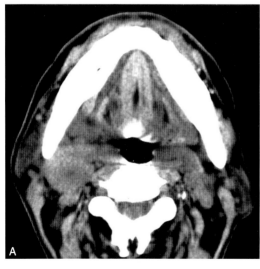
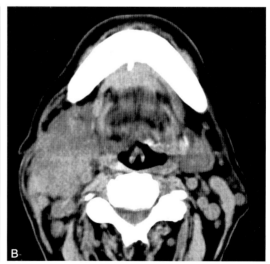

图 2-5-1-26　右侧颈部淋巴结转移性鳞状细胞癌

右侧下颌下间隙不规则形软组织密度团块,密度不均,累及右侧下颌下腺,右侧胸锁乳突肌肿胀

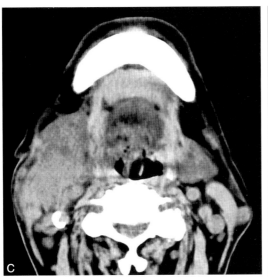
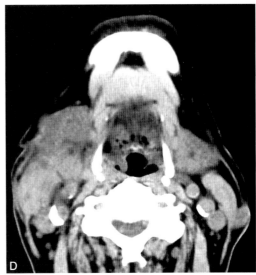

图 2-5-1-26（续）

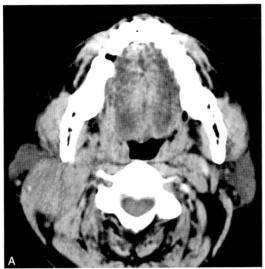
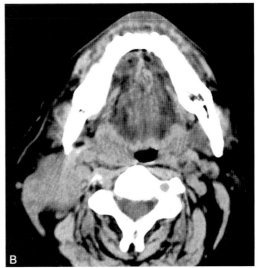

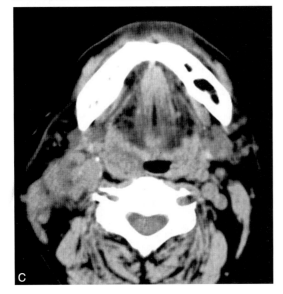

图 2-5-1-27　右侧颈部淋巴结转移性鳞状细胞癌

右侧颈动脉间隙不规则形软组织密度团块,密度不均,中央见低密度坏死,边缘见点状钙化

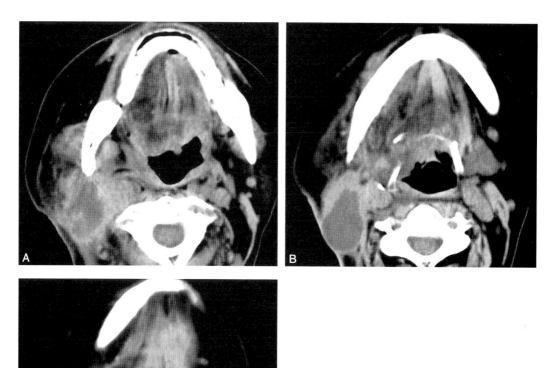

图 2-5-1-28 右侧颈部淋巴结转移性鳞状细胞癌

右侧颈部胸锁乳突肌区不规则形囊性团块,与胸锁乳突肌黏连、密度均匀、壁较厚且不规则

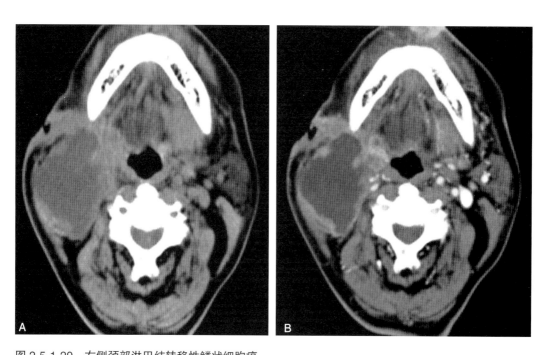

图 2-5-1-29 右侧颈部淋巴结转移性鳞状细胞癌

右侧下颌下间隙不规则形囊性团块,密度均匀,壁较厚且不规则

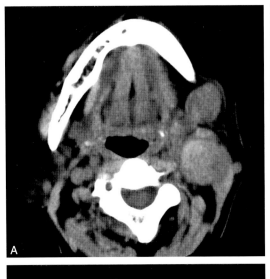
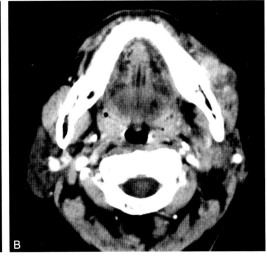
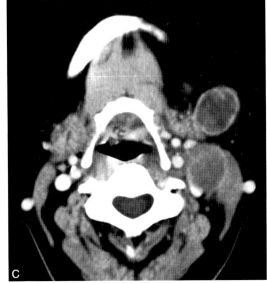

图 2-5-1-30　左侧颈部淋巴结转移性鳞状细胞癌

左侧颊部、下颌下间隙及颈动脉间隙不规则形及近圆形软组织密度团块,颊部团块斑片状强化,下颌下间隙及颈动脉间隙团块斑片状和环形强化

(5) 肿瘤血动力学:杨智云等研究结果表明,不同病理类型淋巴结病变 CT 灌注曲线走势不同,淋巴结转移癌时间密度曲线走势以速升速降型为主;淋巴瘤曲线低平;而淋巴结炎则以低平型和缓升型为主。

CT 诊断颈部转移淋巴结的局限性在于对中央无坏死的正常大小转移淋巴结的检出仍有困难,另外,放疗后的炎性反应也会使淋巴结复发的检出率下降。

【鉴别诊断】

(1) 恶性淋巴瘤:恶性淋巴瘤 CT 表现可以是均质的、边缘清楚的软组织密度团块,并有融合,就像增生的淋巴结炎与鳞状细胞癌转移无坏死的淋巴结,鉴别困难,需结合临床病史诊断。

(2) 淋巴结结核:淋巴结结核 CT 表现也是多种多样,由于淋巴结结核是特异性炎症过程,淋巴结可表现为周围炎性肉芽肿和中心干酪样坏死,CT 图像上呈周围高密度强化和中心低密度区,当炎症扩展到包膜外时,CT 可表现为周围脂肪间隙消失。这些改变与鳞状细胞癌颈部淋巴结转移鉴别困难。

第二节　肉　瘤

口腔颌面部恶性肿瘤多为上皮来源,约占恶性肿瘤的 90%,肉瘤所占比例不到 10%。

肉瘤种类繁多,其恶性程度、复发性及转移性有很大差异。口腔颌面部肉瘤以骨肉瘤多见,骨肉瘤又以成骨型骨肉瘤多见,其他依次为软骨肉瘤、纤维肉瘤、横纹肌肉瘤、尤因肉瘤。

一、颌 骨 肉 瘤

颌骨肉瘤(jaw bone sarcoma)颌骨肉瘤是指发生于颌骨内间叶组织来源的一类恶性肿瘤,以骨肉瘤多见,其他依次为恶性纤维组织细胞瘤、软骨肉瘤、恶性淋巴瘤、横纹肌肉瘤、纤维肉瘤、浆液细胞瘤、尤因肉瘤等。

(一)颌骨骨肉瘤

颌骨骨肉瘤是颌骨较常见的恶性肿瘤,常发生于青壮年,以 20~40 岁多见,男性多于女性,下颌骨多于上颌骨。

【临床表现】

颌骨骨肉瘤临床上以疼痛和肿块为主要特征,表现为颌面部软组织肿胀或肿块,质地较硬,无活动,界限模糊。

骨肉瘤的早期症状是患部发生间歇性麻木和疼痛,但很快即转变为持续性剧烈疼痛,并伴有反射性疼痛,肿瘤生长迅速,牙槽突及颌骨发生膨胀或破坏,牙松动、移位。肿瘤穿破骨密质及骨膜后,面部可出现畸形,表面皮肤静脉怒张,呈暗红色。当肿瘤较大,血运丰富时,局部温度可增高,骨质破坏过多时,可发生病理性骨折。当肿瘤累及咬肌及翼内肌时可有开口受限。

骨肉瘤一般沿血液循环转移,最常转移至肺、脑与骨,但与长骨骨肉瘤比较,颌骨骨肉瘤的远处转移率相对较低,偶尔可沿淋巴扩散而转移至区域淋巴结。

【病理】

肿瘤由多能性成骨细胞发生,向成骨、成软骨和成纤维三个方向分化,其中肿瘤直接产生花边状骨样基质即肿瘤成骨,为诊断骨肉瘤的主要依据。向三个方向分化是骨肉瘤的特征,但三者的比例各不相同,按优势原则可将骨肉瘤分为成骨型、成软骨型和成纤维型。

骨肉瘤是由肿瘤性成骨细胞、肿瘤性骨样组织及肿瘤骨所组成。分化较成熟、骨化明显、肿瘤骨较多的骨肉瘤称为成骨性骨肉瘤(osteogenic sarcoma),其恶性程度较低,生长较慢;成骨细胞分化较原始或呈胚胎型,只有轻度骨化,肿瘤骨稀少的骨肉瘤称为溶骨性骨肉瘤(osteolytic sarcoma),其恶性程度较高,生长较快。溶骨性骨肉瘤多发生于骨的松质骨,成骨性骨肉瘤则多发生于密质骨。

【CT 表现】

骨肉瘤的 CT 表现分为三种类型:溶骨型、成骨型和混合型骨肉瘤。

(1)骨质破坏:骨质破坏呈中心性,由内向外发展。溶骨型病变区表现为斑片状、虫蚀样或大块状骨质破坏,破坏大部分为松质骨,残留小部分稀疏、粗糙、不规则的骨小梁,使髓腔扩大,骨膜反应及瘤骨形成不明显;成骨型骨质破坏表现为团块状或棉絮状骨密度增高影,骨髓腔变窄、阻塞、硬化,伴有层状、放射状骨膜反应,表现为斑片状、絮状、日光状及放射状骨针,其密度可高达牙釉质密度,无骨结构;混合型骨肉瘤骨质破坏或瘤骨形成的量基本相等,软组织肿块及放射样致密骨针均可见,可引起骨膜反应,骨膜反应的形态可为层状或袖口状(Codman 三角)。

(2)软组织肿块:肿瘤不仅在骨质内部侵蚀蔓延并迅速向骨外浸润,形成软组织肿块,表现为边界清楚的卵圆形或弥漫性肿胀,与周围界限清楚或不清。

(3)肿瘤骨和钙化:部分肿块内可见高密度致密肿瘤骨、残留骨和钙化;牙齿松动、移位,有时可见"牙浮立"征象(图 2-5-2-1、2-5-2-2)。

【鉴别诊断】

(1)亚急性骨髓炎:亚急性骨髓炎骨破坏更广泛,有大片死骨,线状骨膜反应,邻近软组织肿胀,局部红、肿、热、痛、瘘管形成。

(2)成釉细胞瘤:生长缓慢,常有颌骨膨胀变形,一般呈囊性,可见分隔,囊腔内密度不均,可含牙或不含牙,病变边界清楚,常有切迹或呈波浪状,无骨膜反应及瘤骨形成。

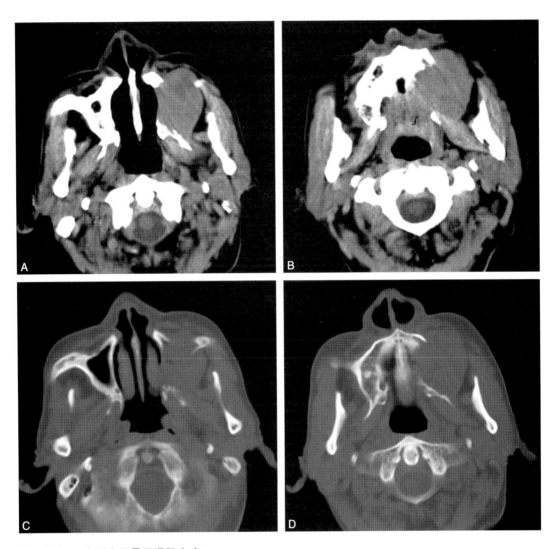

图 2-5-2-1 左侧上颌骨平滑肌肉瘤

左侧上颌骨溶骨性骨破坏且见软组织密度团块,团块密度均匀,边缘清楚,突入左侧上颌窦

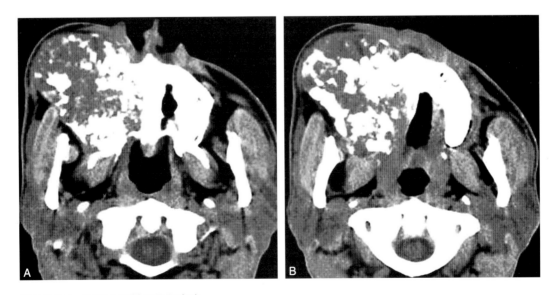

图 2-5-2-2 右侧上颌骨平滑肌肉瘤

右侧上颌骨骨破坏,形成软组织密度团块,中见大量高密度瘤骨,其密度高达牙釉质,无骨结构,呈斑片状、絮状

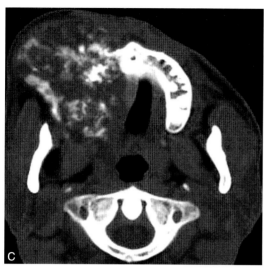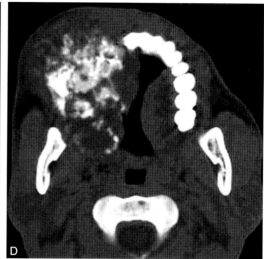

图 2-5-2-2（续）

（二）软骨肉瘤

骨肉瘤是常见三大恶性肿瘤之一，而发生于颌骨的软骨肉瘤极为罕见。颌骨软骨肉瘤（jaw bone chondrosarcoma）是起源于颌骨软骨或成软骨结缔组织的肿瘤，根据其生长过程分为原发性和继发性两种。前者从正常骨骼发生，发病即为恶性特征，此类患者较少见；后者一般由良性软骨瘤、骨软骨瘤、畸形性骨炎等基础上转变而来，这类患者多见。

【临床表现】

软骨肉瘤可发生于任何年龄，平均年龄 30 岁左右，上下颌骨发病比例大致相等，男稍多于女。临床常为无痛性、逐渐长大的肿块，除此以外临床表现与骨肉瘤大致相同。软骨肉瘤很少有转移倾向，无论是淋巴管或是血液循环转移。

【病理】

肿瘤位于颌骨中心，分叶状或结节状，有的有被膜，切面呈半透明软骨状，可见黏液样变和钙化区。镜下可见由分化不同的瘤细胞和肿瘤性软骨组成，无肿瘤骨或骨样组织，其组织结构不一致，有时难与良性肿瘤区分。高分化软骨肉瘤瘤细胞比软骨瘤多，在软骨基质中排列更不规则，胞核大小和形态差别较大，核深染，核分裂少或缺如；低分化软骨肉瘤细胞多，胞核大小及形态差别大，胞核深染，常见多核或巨核细胞，核分裂多见。

【CT 表现】

CT 不仅能显示病灶骨质破坏、骨化、钙化，同时还能显示肿瘤大小、范围及周围软组织形态、邻近组织情况，对于判断肿瘤的恶性程度及定性有一定借鉴作用。

颌骨软骨肉瘤根据生长部位分为中心型软骨肉瘤和周围型软骨肉瘤。

中心型软骨肉瘤表现为溶骨性骨质破坏，骨皮质破坏吸收，少部分仅见髓腔内膨胀性骨质破坏，密质骨较完整。肿瘤破坏区及软组织肿块内见各种形态骨化和钙化影，软组织肿块较大时可见中央低密度坏死灶。增强检查，肿块内分隔强化，与周围正常组织分界清楚。

周围型软骨肉瘤典型表现为骨一侧菜花状骨性突起，病灶有蒂，与相应密质骨连接，病灶顶部见软骨帽，密度低于周围软组织，顶部周围见散在点状钙化。来源于骨膜的周围型软骨肉瘤 CT 表现为密质骨表面圆形或椭圆形分叶状软组织肿块，内可见钙化，密质骨呈浅碟状侵蚀改变，可伴有不完全硬化。

软骨肉瘤多伴有大小不等的软组织肿块，可呈分叶状或结节状，密度等或低于肌肉。

肿瘤骨质破坏区或软组织肿块内软骨基质钙化或骨化是本病的重要影像特征，钙化呈多样，特征表现为环状、弓状、斑点状和絮状钙化。肿瘤有时见放射状骨针（图 2-5-2-3）。

增强检查,软骨肉瘤呈中等到明显强化,典型者表现为环形、间隔样较明显强化,中心呈斑驳、蜂窝样或分隔样强化。

【鉴别诊断】

(1) 骨肉瘤:颌骨骨肉瘤和颌骨软骨肉瘤影像表现十分相似,鉴别困难。骨肉瘤的软组织肿块内部较少有低密度出现,软骨肉瘤内部的胶冻黏液多为低密度表现,且强化检查无强化反应。骨肉瘤较软骨肉瘤瘤骨形成显著。

(三) 颌骨恶性纤维组织细胞瘤

颌骨恶性纤维组织细胞瘤(malignant fibroushistiocytoma in the jaw)是一种来源于间叶组织的高度恶性肿瘤,可发生于任何年龄,最常见于 50~70 岁的患者,发生于颌骨者罕见。

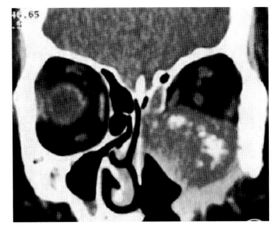

图 2-5-2-3 左侧上颌骨软骨肉瘤

左侧上颌骨溶骨性骨破坏,形成软组织密度团块,中见絮状钙化、骨化影

【临床表现】

疾病早期一般进展缓慢,为局部无痛性肿块或肿胀,随后瘤体迅速增大,出现疼痛和功能障碍。早期临床表现以面部肿胀和疼痛多见,而眶下神经感觉异常较少。

【病理】

颌骨恶性纤维组织细胞瘤起源于间叶组织,其构成细胞成分复杂,包括组织细胞、成纤维细胞、单核细胞、多核细胞、未分化的间充质细胞和各种炎性细胞。WHO 根据其病理学特征将其分为四型,按发病率依次为席纹状 - 多形性型、黏液样型、巨细胞型、炎症型。

【CT 表现】

颌骨恶性纤维组织细胞瘤破坏区边缘清楚或模糊或硬化,破坏区密度不均匀,内可见残留骨质形成的粗细不均的骨性分隔或片状硬化及钙化。常见软组织肿块表现为结节状、团块状或不规则形,无包膜,呈等、低、高密度,肿块常有坏死、囊变、钙化少见。增强扫描,肿瘤实质部分强化,坏死、囊变部分不强化。

上颌骨恶性纤维组织细胞瘤表现为上颌骨溶骨性骨破坏,累及上颌窦时窦腔密度增高或窦内肿块;下颌骨恶性纤维组织细胞瘤表现为下颌骨溶骨性骨破坏,密质骨可呈虫蚀样破坏或吸收消失。同时,常有牙齿松动、缺少、牙根吸收,但无骨膜反应。

(四) 颌骨恶性淋巴瘤

颌骨恶性淋巴瘤(malignant lymphoma in the jaw)分为原发和继发性两种。原发性骨恶性淋巴瘤指起源于骨髓组织的淋巴瘤;继发性骨恶性淋巴瘤指骨外恶性淋巴组织侵及骨骼。骨恶性淋巴瘤少见,原发于颌骨的恶性淋巴瘤罕见。

【临床表现】

颌骨恶性淋巴瘤可发生于任何年龄,但以中老年人多见。临床最常见的症状是疼痛,部分患者伴有肿块,可产生神经压迫症状。由于原发性骨恶性淋巴瘤病情发展迅速,因此局部症状重而全身症状轻。

【病理】

组织学观察为弥漫性非霍奇金淋巴瘤,可见大细胞、中心细胞、混合细胞和淋巴浆细胞;免疫组化显示 B 细胞和 T 细胞。

【CT 表现】

颌骨恶性淋巴瘤分为浸润型、溶骨型、硬化型、混合型及囊状膨胀型,以浸润型、溶骨型及混合型多见,硬化型及囊状膨胀型少见。CT 表现为骨质溶骨性骨破坏,破坏范围广泛,具有多灶性,密质骨破坏较轻或完整。肿瘤可见骨硬化高密度影及骨膜反应,常有巨大软组织肿块包绕(图 2-5-2-4、2-5-2-5)。

【鉴别诊断】

(1) 骨肉瘤:骨肉瘤表现为溶骨性破坏,可有密度增高的钙化及骨化区,也可有骨膜反应和软组织块影。

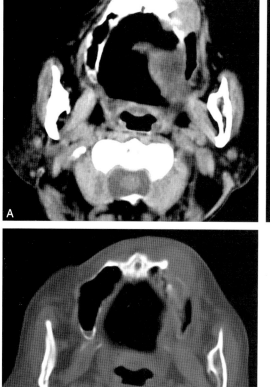

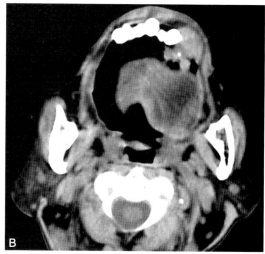

图 2-5-2-4 左侧上颌骨恶性淋巴瘤

左侧上颌骨溶骨性骨破坏,形成软组织密度团块,中见片状高密度硬化灶

(2) 尤因肉瘤:尤因肉瘤(Ewing 肉瘤)好发于青少年,表现为广泛虫蚀样溶骨性破坏,骨膜呈"洋葱皮样"改变,并常伴有软组织块影,骨皮质破坏明显;颌骨恶性淋巴瘤骨皮质破坏轻,仅见轻度骨膜反应。

(3) 骨转移瘤:溶骨性转移骨破坏区边缘多无硬化,成骨性和混合性转移成骨较明显,多无软组织肿块及骨膜反应;颌骨恶性淋巴瘤以溶骨性破坏为主,常有硬化,成骨较轻,常有软组织肿块,部分可见骨膜反应。

(4) 骨髓瘤:骨髓瘤发病年龄较大,常为钻孔样囊状骨破坏,边缘清楚,硬化少见;颌骨恶性淋巴瘤破坏区边缘模糊,多有硬化。

(5) 慢性骨髓炎:慢性骨髓炎骨质硬化明显,并可见软组织肿胀;颌骨恶性淋巴瘤多形成巨大软组织肿块。

(五)颌骨横纹肌肉瘤

横纹肌肉瘤是发生于间叶组织的恶性肿瘤,软组织横纹肌肉瘤是常见的恶性肿瘤,常侵蚀骨质或发生骨转移,而原发性骨横纹肌肉瘤少见。颌骨横纹肌肉瘤(rhabdomyosarcoma in the jaw)由各种不同程度的未分化横纹肌细胞组成,罕见。

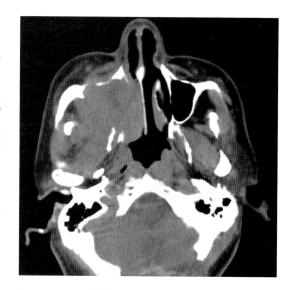

图 2-5-2-5 右侧上颌骨恶性淋巴瘤

右侧上颌骨溶骨性骨破坏,形成软组织密度团块,密度均匀,与翼外肌及颞肌界限不清,突入上颌窦

【临床表现】

颌骨横纹肌肉瘤好发于青壮年,颌面局部肿块,颌骨表面隆起,压痛。肿瘤恶性度高,进展快。

【病理】

病理所见分三型:胚胎型、腺泡型、多形型。

胚胎型肉眼见呈息肉状或葡萄状,质软,切面呈黏液水肿状;组织形态主要含有早期幼稚发育阶段横纹肌母细胞和原始间叶细胞,并有丰富的黏液样基质,其间有散在分布的星形细胞。

腺泡型肉眼见肿瘤界限清楚,但无包膜,呈浸润性生长,切面呈灰色,质地较硬,类似软骨样;组织形态主要组成细胞为尚未分化的原始间叶细胞。间叶细胞呈圆形,界限不清,核质大,染色深,呈片状排列,边缘密集,中央疏松,形成不规则腔隙。

多形型肉眼见肿瘤呈圆形,分叶,界限清楚,切面呈鱼肉状,灰白色;组织形态主要为横纹肌母细胞,排列杂乱,带状细胞混杂在核形细胞之间,形成串珠状细胞。

【CT表现】

CT表现以骨质破坏性改变为主,呈斑片状、斑点状、筛孔状或大块溶骨性骨破坏,显示为低密度影。溶骨性破坏常伴颌骨膨胀,病变界限不清楚或清楚,其边缘无硬化。病变区内可伴有斑点状或斑片状钙化,边缘可见层状骨膜反应(图2-5-2-6)。

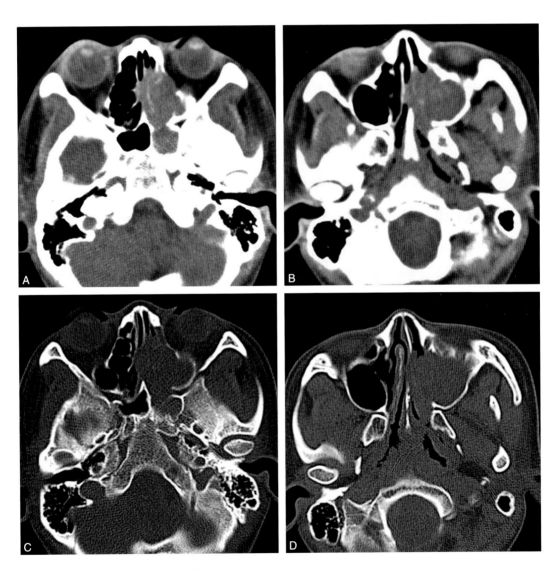

图2-5-2-6 左侧上颌骨横纹肌肉瘤

左侧上颌窦、筛窦及鼻腔软组织密度团块,窦腔膨胀,窦壁受压变薄、断续

起源于骨髓的颌骨横纹肌肉瘤向皮质层发展,密质骨无破坏时无软组织肿块;起源于骨皮质的颌骨横纹肌肉瘤常突破皮质形成分叶状软组织肿块,肿块内偶见斑片状瘤骨。

(六) 颌骨尤因肉瘤

尤因氏肉瘤是原发于骨的一种圆形细胞恶性肿瘤,来源于骨髓内血管内皮细胞,极少见,多发生于四肢长管状骨,而颌骨尤因肉瘤(Ewing's sarcoma in the jaw)罕见。

【临床表现】

颌骨尤因肉瘤多发生于 3~20 岁,常表现为局部疼痛及肿块,初为间歇性疼痛,逐渐加重变为持续性,尤以夜间为重。肿瘤恶性程度高,发展迅速,早期发生骨、脑、肺等转移。

【病理】

尤因肉瘤瘤细胞呈结节状,广泛浸润髓腔并穿透骨皮质向周围软组织侵犯,在骨外形成软组织肿块。肿瘤周围既有骨膜新生骨,也有大量的间质骨。镜下见瘤细胞较小,呈圆形或多角形,胞浆少,染色浅,大小一致,细胞排成巢状。

【CT 表现】

颌骨尤因肉瘤的影像基础是肿瘤通过浸润髓腔和哈佛斯小管进行性生长,迅速侵及骨膜,掀起并穿透骨膜。

肿瘤 CT 表现为溶骨性骨破坏,密质骨呈虫蚀状或朽木样破坏,骨膜反应明显,呈层状或葱皮状表现。

肿瘤常见软组织肿胀和肿块,可见针状瘤骨向软组织侵犯外,无钙化或骨化性致密影。尤因肉瘤的瘤细胞不产生骨样组织和新生骨,但瘤区可出现反应性新生骨,各种形式的新生骨是尤因肉瘤常见而又重要的影像表现。

【鉴别诊断】

(1) 骨髓炎:骨髓炎急性起病,病程愈长骨增生愈明显,骨化愈完全,骨内外膜及松质骨增生一致,无针状新生骨及软组织肿块。

(2) 骨肉瘤:骨肉瘤局部骨破坏的范围较大,肿瘤骨大小形态不一,骨外软组织肿块内可见新生骨。

(3) 网织细胞肉瘤:网织细胞肉瘤虽呈骨内蔓延,但无针状骨,临床症状较轻。

二、软组织肉瘤

软组织肉瘤(soft tissue sarcomas)是一组起源于间叶组织的恶性肿瘤,口腔颌面部软组织肉瘤以纤维肉瘤、恶性纤维组织细胞瘤常见,其次为横纹肌肉瘤、神经源性肉瘤、血管源性肉瘤,滑膜肉瘤、脂肪肉瘤、腺泡状软组织肉瘤等少见。

【临床表现】

发病年龄较年轻,病程发展较快,多为实质性肿块,表皮或黏膜血管扩张充血,晚期出现溃疡或有溢液、出血。肿瘤浸润正常组织后可引起一系列功能障碍症状,如呼吸不畅、张口受限及牙关紧闭等。肿瘤常引起阵发性针刺样疼痛,偶有麻木,一般较少淋巴结转移,但常发生血行转移。

【病理】

软组织肉瘤的大体形态和组织形态是临床赖以诊断的依据,形态学上常见的为梭形细胞、上皮样细胞或多形性细胞。病理学特征为:肉瘤细胞弥漫分布,不形成巢状,实质和间质分界不清。间质中血管多、纤维少,瘤细胞可见网状纤维。细胞形态不规则,多为梭形、小圆形,易出血、坏死及囊性变。不同类型病理表现差异较大。

【CT 表现】

CT 能明确软组织肉瘤的范围、内部特征、边缘形态特点以及肿瘤与周围组织的关系,在软组织肉瘤的诊断与鉴别诊断中有重要的价值。

脂肪肉瘤起源于间叶组织,而不是脂肪组织,分化良好的脂肪肉瘤边界清晰,具有典型脂肪密度,瘤内间隔比较纤细,CT 上很难与良性脂肪瘤鉴别;分化较差的脂肪肉瘤局部边界欠清晰,相邻骨皮质受侵犯,提示该肿瘤具有局部侵袭性的特点;黏液样脂肪肉瘤 CT 上可见厚薄不一的条状分隔,部分瘤内不含成熟的脂肪组织,含有稠密的黏液,病变常表现为软组织密度肿块影,但密度较低。CT 扫描可通过脂肪肉瘤脂肪组织间隔、菲薄的包膜以区别正常脂肪与脂肪肉瘤内的低密度脂肪。

纤维肉瘤 CT 表现为单一的球形肿块,有时呈分叶状,边缘较清楚,当肿瘤突破包膜侵犯周围组织时边缘模糊。肿块密度常不均匀,可见钙化及坏死。

恶性纤维组织细胞瘤是一种最常见的成人软组织肉瘤,恶性度极高。早期 CT 表现为团块密度均匀,与肌肉界限清楚,与良性软组织肿瘤难以鉴别。当肿瘤团块与颌骨等骨质相邻时,可见骨质破坏及骨膜新生骨,CT 上需与骨肉瘤鉴别。肿瘤进一步发展,则表现为不均匀的软组织密度团块,中可见坏死和囊变,与周围组织分界模糊,可见钙化,有学者认为团块状或环状钙化是本病特征性表现。增强扫描呈不均匀强化。

横纹肌肉瘤多呈不规则形,少数呈圆形或类圆形团块,源于肌肉的肿瘤其在肌内部分的长径可与肌肉形态一致,密度与肌肉相近。病灶呈侵袭性生长,通常边缘模糊,常累及周围组织,CT 表现为骨质破坏、软组织及蜂窝组织浸润,器官受压,有时可见软组织肿块内包埋较完整的大块骨质。增强扫描时肿块多呈中等至显著不均匀强化。

滑膜肉瘤是由未分化间叶细胞发生的具有滑膜分化特点的恶性肿瘤,并非来自滑膜细胞。CT 表现为软组织密度团块,当团块较小时病变密度较均匀,边缘清楚,无明显骨质破坏,需与良性肿瘤鉴别;当肿块较大时病灶密度不均匀,可见实性、囊性、纤维性、坏死和出血混合密度影。

腺泡状软组织肉瘤具有包膜,CT 表现为病灶边界清晰,常见低密度出血坏死,增强扫描肿瘤实性部分明显强化。

三、恶性淋巴瘤

恶性淋巴瘤(malignant lymphoma)是临床中较为常见的恶性肿瘤之一,是淋巴网状系统的恶性肿瘤。关于恶性淋巴瘤的命名和分类意见不一,根据瘤细胞特点和瘤组织结构,可将恶性淋巴瘤分为霍奇金淋巴瘤(Hodgkin disease,HD)和非霍奇金淋巴瘤(non-Hodgkin lymphoma,NHL)两大类。另外还有某些特殊类型的淋巴瘤,如 Burkitt 淋巴瘤等。

【临床表现】

恶性淋巴瘤多发生于成年人,儿童也可发生,HL 有两个发病高峰,一为 15~35 岁,二为 50 岁以后,男性稍多于女性。

霍奇金淋巴瘤多为结内型,呈多发性。主要的临床表现为早期淋巴结肿大,起初时多为颈部、腋下、腹股沟等处的淋巴结肿大,口腔颌面部有时先出现在腮腺内淋巴结。肿大的淋巴结可以移动,表面皮肤正常,质地坚实而具有弹性,比较饱满,无压痛,大小不等,后期互相融合成团,失去移动性。

结外型患者早期常是单发性病灶,发病率低,分布于各个年龄段,男性发病多于女性,可发生于舌根、腭、颊、唇、牙龈等部位,临床表现多样,多为非霍奇金淋巴瘤。

Burkitt 淋巴瘤主要侵犯颌骨的牙槽突,上颌比下颌更易受侵犯,约为 2∶1。后期病变也可侵犯肝脾,但不侵犯表浅淋巴结。Burkitt 淋巴瘤的发病年龄很轻,高峰年龄为 7 岁。

【病理】

(1) 霍奇金病:颈部淋巴结常见,口腔少见。临床病理特点:病变往往从一个或一组淋巴结开始,逐渐由邻近结构向远处扩散,原发于结外淋巴组织者较少。瘤组织成分多样,可分为 4 种组织类型,即淋巴细胞为主型、混合细胞型、淋巴细胞消减型和结节硬化型。瘤组织内都有一种独特的瘤巨细胞即 Reed-Sternberg 细胞,还常见多数各种炎性细胞浸润。

(2) 非霍奇金淋巴瘤:非霍奇金淋巴瘤(简称淋巴瘤)近 1/3 的淋巴瘤发生于淋巴结外的淋巴组织。口腔淋巴结外淋巴瘤可累及口腔软组织和颌骨内。大多数非霍奇金淋巴瘤的组织学特点可分为两方面:一是淋巴细胞(T 或 B)、组织细胞、网状细胞克隆性肿瘤性增生浸润;二是淋巴结或结外淋巴组织正常结构部分或全部破坏并被新生瘤细胞代替。

(3) Burkitt 淋巴瘤:是一种高度恶性非霍奇金淋巴瘤。

【CT 表现】

恶性淋巴瘤根据病变原发部位的不同,分为鼻腔鼻窦组、韦氏淋巴环组、咽旁间隙组及颈部淋巴结群组四组;根据其发病部位分为淋巴结内型、结外型;根据病变的形态分为单一肿块型、多发淋巴结肿大型、弥漫肿胀型、溃疡型。

恶性淋巴瘤单一肿块型 CT 表现为单发圆形、椭圆形或不规则形软组织密度团块,边缘清楚、光滑或欠清楚、光滑,可有切迹和分叶,密度多均匀,多呈软组织或略低于肌肉密度,少数见片状坏死和点状钙化(图 2-5-2-7~2-5-2-11);多发淋巴结肿大型 CT 表现为多发圆形或椭圆形软组织密度结节或团块,有部分融

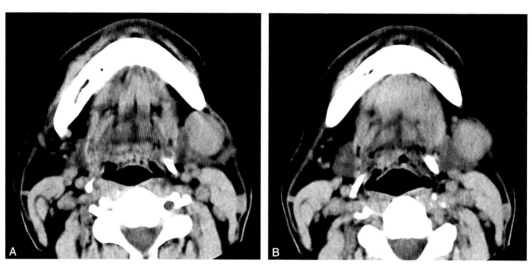

图 2-5-2-7 左侧下颌下三角单一肿块型恶性淋巴瘤

左侧下颌下三角圆形软组织密度团块,密度均匀,边缘欠光滑

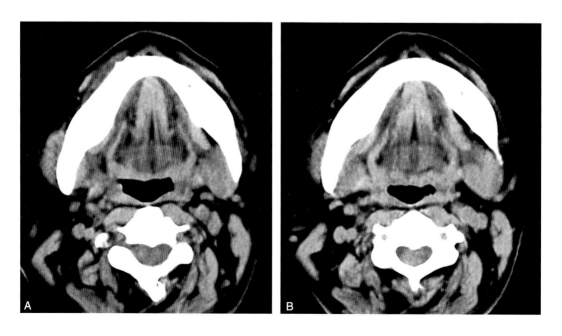

图 2-5-2-8 左侧下颌下腺单一肿块型恶性淋巴瘤

左侧下颌下腺椭圆形软组织密度团块,密度均匀,边缘呈切迹、分叶样

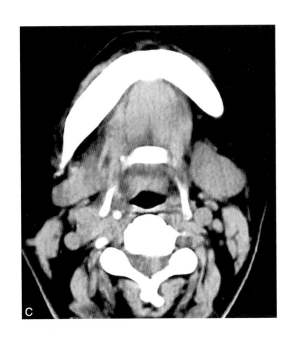

图 2-5-2-8（续）

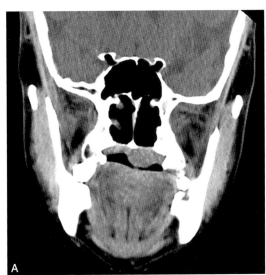

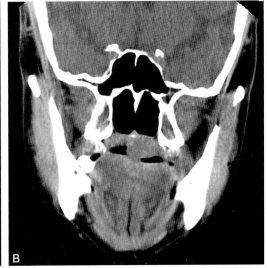

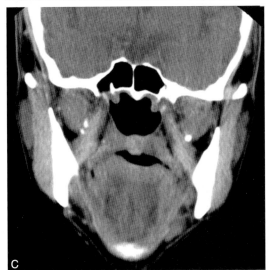

图 2-5-2-9　腭腺单一肿块型淋巴瘤

软腭椭圆形软组织密度团块,边缘清楚光滑,密度欠均匀,中见片状稍低密度影和稍高密度结节

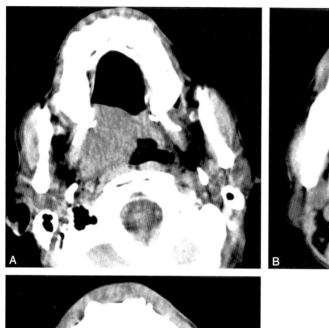
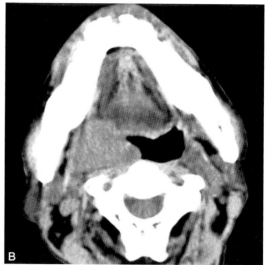
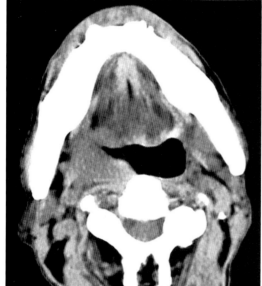

图 2-5-2-10 右侧咽旁大 B 细胞性淋巴瘤

右侧咽旁不规则形软组织密度团块,边缘较清楚,密度略低于肌肉。口咽腔右侧受压

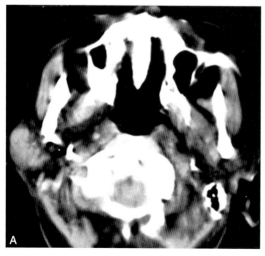
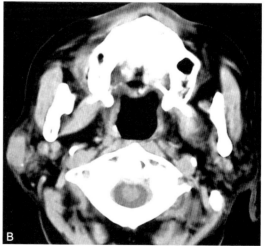

图 2-5-2-11 右侧腮腺单一肿块溃疡型恶性淋巴瘤

右侧腮腺不规则形软组织密度团块,边缘欠清,毛糙,密度均匀,中见小片状低密度坏死和点状钙化

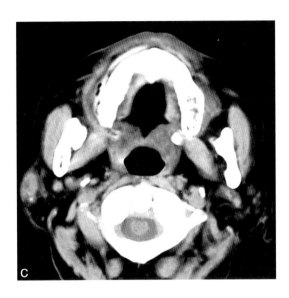

图 2-5-2-11(续)

合趋势,团块与周围正常组织间界限清楚或较清楚(图 3-5-2-12);弥漫肿胀型 CT 表现为黏膜软组织肿胀、增厚且形成团块,与周围的正常组织界限模糊,无明显的界限,团块密度低于肌肉,均匀或不均匀,可见低密度坏死、高密度出血及钙化(图 3-5-2-13、2-5-2-14);溃疡型多发生于鼻腔及鼻窦,CT 表现为软组织或软组织团块表面不光整,凸凹不平,可见低密度坏死。

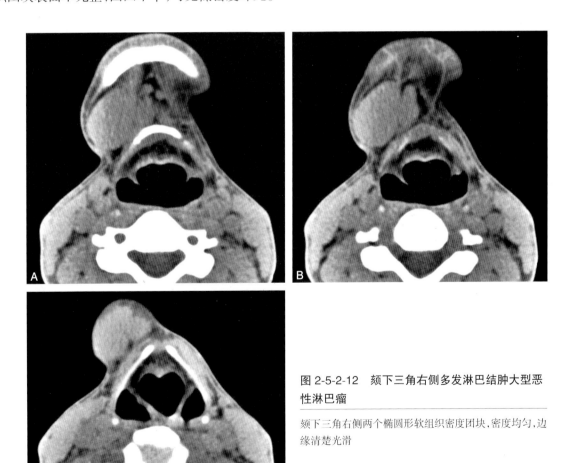

图 2-5-2-12　颏下三角右侧多发淋巴结肿大型恶性淋巴瘤

颏下三角右侧两个椭圆形软组织密度团块,密度均匀,边缘清楚光滑

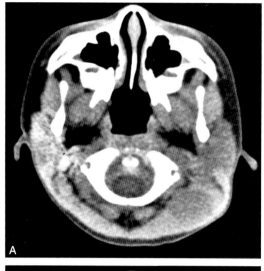

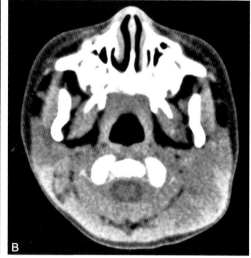

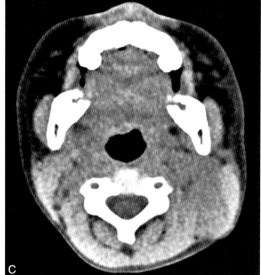

图 2-5-2-13　左侧颈后、颈动脉三角弥漫肿胀型恶性淋巴瘤

左侧颈后三角、颈动脉三角弥漫性团块,密度均匀,低于肌肉,边缘欠清,累及左侧腮腺

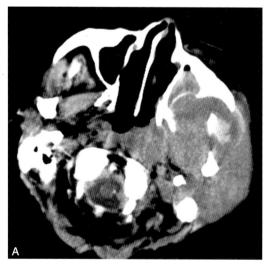

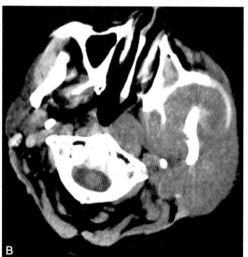

图 2-5-2-14　左侧颌面弥漫肿胀型恶性淋巴瘤

左侧上颌窦、颞窝、颞下窝、咽旁间隙、颈前三角、颈动脉三角区不规则形软组织密度团块,累及左侧咬肌、翼内外肌、咽周肌肉、胸锁乳突肌及腮腺。密度低于肌肉且不均,中见片状高密度出血,边缘见环形高密度致密影。左侧上颌骨吸收破坏

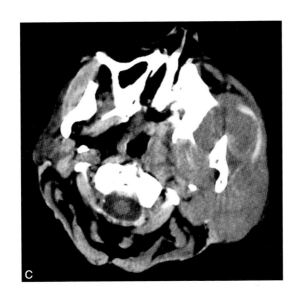

图 2-5-2-14(续)

霍奇金病以结内型表现为主,多发生于颈部淋巴结内;非霍奇金淋巴瘤则于淋巴结内和淋巴结外均可发生。结内型恶性淋巴瘤常发生在颈部,主要表现为颈部多发淋巴结肿大,可见孤立性、多发性或融合性肿块,病变直径一般大于 1cm,肿块内可见低密度液化坏死,增强检查,病变边缘可呈环形强化。

结外型多呈单发,多表现为实质性软组织肿块,部分为黏膜增厚,少数见高密度出血及液化坏死形成,增强检查,病变实质部分可有增强表现。

【鉴别诊断】

(1)颈部转移淋巴结:转移淋巴结通常情况下不会融合,且坏死的情况也极为少见,而结内型恶性淋巴瘤主要表现为单个、多个或融合成块的淋巴结实性肿块。

(2)淋巴结结核:颈部淋巴结结核影像表现多样,既可表现为病变中心有低密度坏死区和边缘增强,又可表现为淋巴结实性肿大,但较少融合成块,部分病变中可见囊肿变化。

四、恶性黑色素瘤

恶性黑色素瘤(malignant melanoma)是一种少见的来源于表皮成色素细胞和痣细胞的恶性肿瘤,以中老年患者多见,男性多于女性。病变经常发生于皮肤和黏膜,如颌面部皮肤或皮下组织、牙龈、腭和上颌窦黏膜等处。

【临床表现】

恶性黑色素瘤患者多有斑痣史,且发生恶变的斑痣多有色素加深和迅速增大,表面可有溃疡形成,边界模糊,生长迅速,常向四周扩散并浸润至黏膜下及骨组织内,引起牙槽突及颌骨破坏,使牙齿松动。恶性黑色素瘤易早期发生区域性淋巴结转移,也可经血行转移至肺、肝、骨、脑等器官。

【病理】

恶性黑色素瘤来源于能够产生黑色素的神经鞘细胞,是由于神经鞘细胞发生变异,色素生成和酪氨酸代谢发生异常所致。在病理诊断中,典型恶性黑色素瘤镜下易识别,但口腔黏膜恶性黑色素瘤的组织结构和病理形态复杂,其组织学变异很大,需借助免疫组织化学方法诊断和鉴别诊断。

【CT 表现】

口腔颌面部恶性黑色素瘤的CT表现具有多样性。多数病灶表现为软组织密度团块,少数表现为黏膜的异常增厚。病变密度表现为均匀或不均匀,强化检查多不均匀强化。病变边缘多模糊不清,少数边缘清晰。病灶常侵犯邻近骨组织,多累及上颌骨和腭骨,表现为溶骨性骨破坏(图 2-5-2-15、2-5-2-16)。

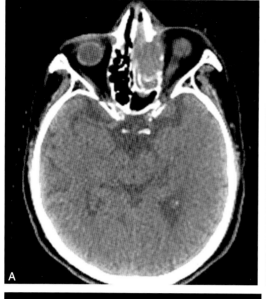

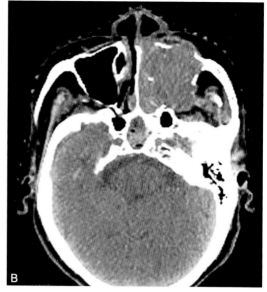

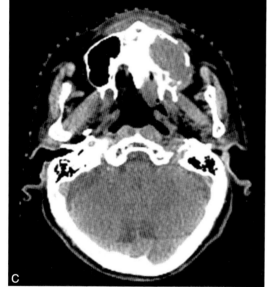

图 2-5-2-15　左侧上颌窦、筛窦及鼻腔恶性黑色素瘤

左侧上颌窦、筛窦及鼻腔不规则形软组织密度团块，密度均匀，上颌骨及蝶骨翼突溶骨性骨破坏

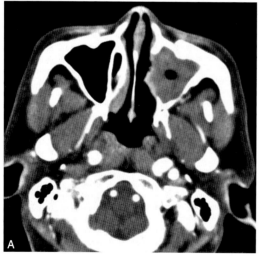

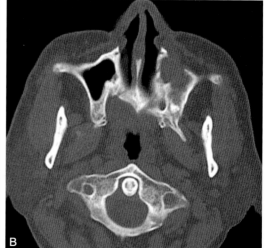

图 2-5-2-16　左侧上颌窦恶性黑色素瘤

左侧上颌窦黏膜异常增厚形成环形软组织密度团块，团块中央为残留上颌窦腔，上颌骨溶骨性骨破坏

　　口腔颌面部恶性黑色素瘤恶性程度较高,可早期发生区域淋巴结转移和远处转移,CT 表现为颈部软组织结节或肿块,转移淋巴结表现为实性软组织密度或中央呈低密度坏死的结节。伴有中心坏死的淋巴结多呈部分边界模糊的厚壁表现,此征象是判定恶性黑色素瘤淋巴结转移的可靠标准。

(孙洪言　赵丽娜)

第六章

鼻 窦 疾 病

第一节　鼻窦常见变异

在临床上,比较有意义的鼻窦解剖变异主要是鼻腔侧壁和上颌窦的变异。本节将对鼻中隔偏曲、鼻甲气化、中鼻甲反向、筛骨变异、上颌窦变异、蝶骨变异等常见变异的 CT 表现进行论述。

一、鼻中隔偏曲

鼻中隔偏曲(deviation of nasal septum)是指鼻中隔偏向一侧或两侧,或局部有突起。

【临床表现】

鼻中隔偏曲的程度及类型与症状有明显关系,常表现为鼻塞、鼻出血、头痛及邻近器官病变症状,如鼻窦炎及上呼吸道感染症状。

【病因】

鼻中隔偏曲后气流在鼻腔正常通路被改变而产生涡流,鼻腔气流长期紊乱,使鼻黏膜长期处于充血、增生和应激的炎症状态,促使鼻甲和鼻咽部黏膜增生肥厚,导致慢性肥厚性鼻炎、鼻咽炎、变应性鼻炎和鼻窦炎,同时新生的毛细血管脆性大易破裂,可引起鼻出血。

【CT 表现】

鼻中隔偏曲 CT 表现为鼻中隔偏离中线或局部突起,常表现为鼻中隔呈 C 形、S 形、尖锥样突起及山崎样突起四种类型。CT 上以鼻中隔偏曲曲度最大层面测量其与中线距离为标准,对其最大偏曲距离进行分度:鼻中隔偏离中线距离小于、等于 3mm 为轻度;大于 3mm、小于或等于 5mm 为中度;大于 5mm 为重度(图 2-6-1-1~2-6-1-4)。

二、鼻 甲 变 异

鼻甲变异包括鼻甲反向、气化及肥大。鼻甲反向和气化多发生于中鼻甲,鼻甲肥大多发生于下鼻甲。

【临床表现】

鼻甲正常应突向鼻中隔,鼻甲反向时表现为鼻甲反向弯曲,其主要弧度侧突向钩突水平,可直接妨碍中鼻道引流,也可影响钩突定位,直接妨碍鼻道通气。

鼻甲在水平部、垂直部或球部均可气化,水平部气化通常称为甲泡,甲泡本身的存在并没有特别的临床意义,但巨大甲泡可阻塞半月裂,是上颌窦炎反复发作的因素之一。上鼻甲偶见气化,气泡较大时影响鼻腔通气,其阻塞程度与气泡大小有关,气化的上鼻甲和甲泡一样,可伴有息肉、囊肿、黏液囊肿。

鼻甲肥大主要表现为单侧或双侧鼻塞,无交替性,可见闭塞性鼻音、鼻溢液、耳鸣及头痛。

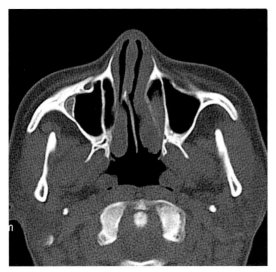

图 2-6-1-1 鼻中隔偏曲

鼻中隔呈 C 形向右侧弯曲

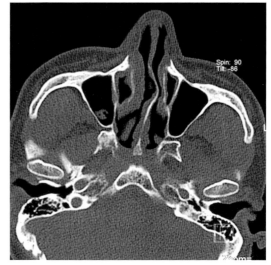

图 2-6-1-2 鼻中隔偏曲

鼻中隔呈山嵴样向左侧突起

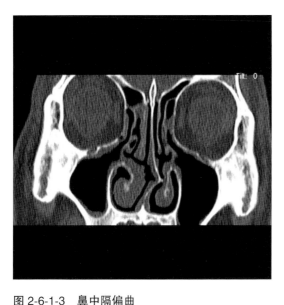

图 2-6-1-3 鼻中隔偏曲

鼻中隔呈尖锥样向左侧突起

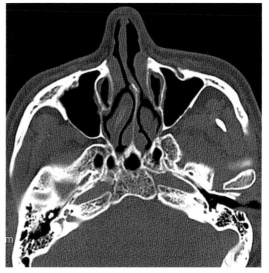

图 2-6-1-4 鼻中隔偏曲

鼻中隔呈 S 形向左右弯曲

【CT 表现】

鼻甲反向 CT 表现为鼻甲凸度突向外侧,反向的中鼻甲可呈球形、锥形或球棒形。单侧大的鼻甲反向通常伴有鼻中隔偏曲,其偏曲的方向通常远离反向的鼻甲。大的反向鼻甲大多伴有气化,小的反向鼻甲通常为双侧性(图 2-6-1-5)。

鼻甲气化 CT 表现为单侧或双侧、鼻甲部分或全部圆形或椭圆形气体密度影,多为边界清楚的单气房,部分气房内见分隔,少数为多发气房。当鼻甲气化灶合并感染时可见气房黏膜肥厚和积液(图 2-6-1-6)。

鼻甲肥大 CT 表现为鼻甲黏膜增生肥厚,鼻甲骨肥大,黏膜表面不平,呈结节状或桑椹状。鼻甲肥大常出现于鼻中隔偏曲的反方向,而萎缩常出现于鼻中隔偏曲的同侧。肥大的中鼻甲外侧缘轮廓如明显凸向外侧,即为反曲表现,可以合并气化。Egeli 等经过测量分析提出:在 CT 上正常下鼻甲平均厚度为 7.75mm,肥大下鼻甲平均厚度为 10.86mm。笔者认为:下鼻道宽度小于上鼻道或中鼻道则为轻度下鼻甲肥大;下鼻道宽度明显小于上鼻道或中鼻道宽度但下鼻甲未与鼻中隔黏膜接触为中度下鼻甲肥大;下鼻甲与鼻中隔黏膜接触为重度下鼻甲肥大(图 2-6-1-7~2-6-1-9)。

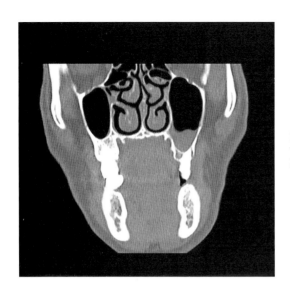

图 2-6-1-5 鼻甲反向

左侧中鼻甲呈球棒形凸度突向外侧

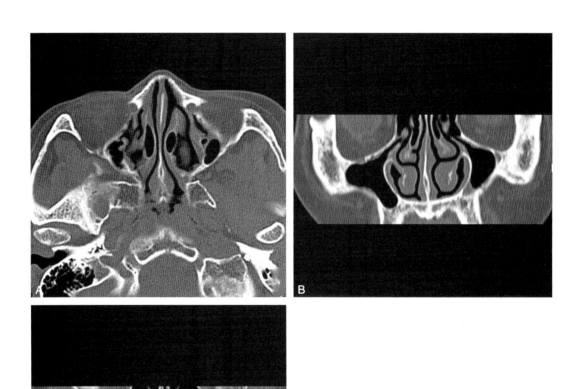

图 2-6-1-6 鼻甲气化

双侧中鼻甲中见长圆形气体密度影

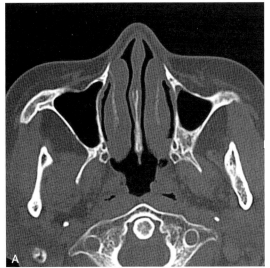
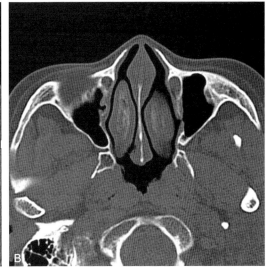
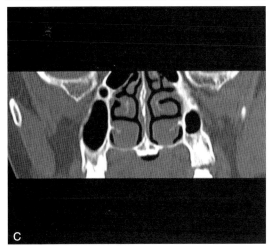

图 2-6-1-7 鼻甲肥大

双侧中下鼻甲肥大,鼻道宽度变小

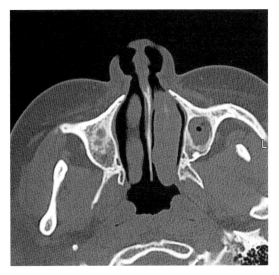
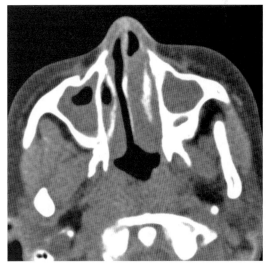

图 2-6-1-8 鼻甲肥大

左侧下鼻甲肥大,左侧鼻道宽度变小,局部消失

图 2-6-1-9 鼻甲肥大

左侧中鼻甲肥大

三、筛骨变异

筛骨气化形成的变异较多,主要有:鸡冠气化、筛大泡、Haller 气房、鼻丘气房、Onodi 气房、额筛气房、蝶骨小翼气化、钩突附着点异常。

【临床表现】

筛骨变异的气房因开口鼻塞,气房内易发生炎性病变。筛骨变异可至鼻道引流不畅,易引发鼻窦炎而表现为鼻窦炎症状。

【CT 表现】

筛骨气化表现为筛骨不同部位的气体密度影,如合并感染表现为气腔黏膜肥厚、部分密度增高或全部呈软组织密度。

筛大泡多发生于前中组筛窦;Haller 气房是眼眶下壁气化形成,位于眼眶下壁内侧;鼻丘气房是最前面的筛房,位于上颌额突、额隐窝、额窦、鼻骨、筛骨钩突及泪骨之间;Onodi 气房又称蝶上气房(图 2-6-1-10),是后组筛窦向后外延伸包绕视神经管或延伸到视神经管上方的气房;额筛气房是由前组筛窦延伸进入额骨眶板形成,位于额窦的前下方;钩突附着点异常可表现为钩突附着于筛骨纸板或前颅窝底等。

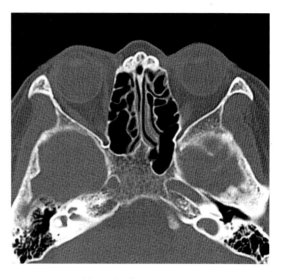

图 2-6-1-10　筛骨蝶上气房变异

左侧后组筛窦向后延伸至蝶骨内

四、上颌窦变异

上颌窦变异是指由于先天或后天的各种原因导致上颌窦发育出现某种或某些异常,常表现为上颌窦发育不良和上颌窦内骨性分隔。

【临床表现】

上颌窦发育不全,窦腔变小导致鼻道引流不畅易引发鼻窦炎性病变。慢性鼻窦炎发病是多种因素作用的结果,而局部解剖结构变异是重要原因之一。

【CT 表现】

上颌窦发育不良表现为窦腔变小或上颌窦底壁高于鼻底,上颌窦窦腔变小常合并黏膜增厚和钩突发育异常,钩突异常常表现为钩突水平位或向外偏曲(图 2-6-1-11)。

上颌窦内骨性分隔表现为部分或完全性骨性密度影,常呈水平、额状、矢状、斜行四种类型(图 2-6-1-12)。

五、蝶骨变异

蝶骨形状极不规则,气化范围差异较大,根据蝶骨气化范围差异,一般将蝶窦变异分为五型:甲介型、鞍前型、半鞍型、全鞍型和鞍枕型。

【CT 表现】

甲介型气化不良表现为蝶窦窦腔小,窦腔后缘与前结节垂直线之间骨质厚;鞍前型窦腔发育差,蝶窦后缘位于蝶鞍之前(图 2-6-1-13);半鞍型窦腔发育尚可,蝶窦后缘达鞍底前半部;全鞍型窦腔包绕整个鞍底(图 2-6-1-14);鞍枕型发育最好,蝶窦后缘超过鞍背垂线,窦腔向后伸入枕骨内(图 2-6-1-15)。

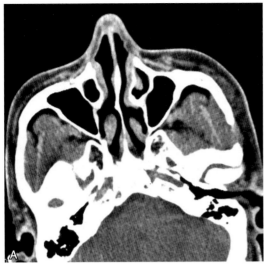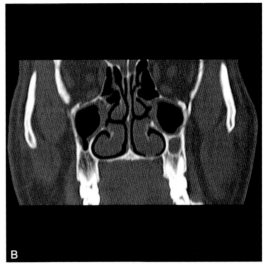

图 2-6-1-11 上颌窦发育不良变异

双侧上颌窦腔变小,右侧上颌窦底壁高于鼻底

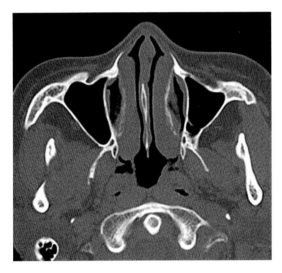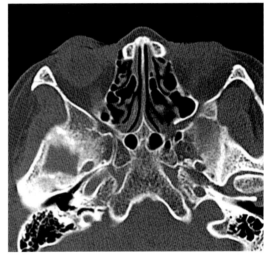

图 2-6-1-12 上颌窦内骨性分隔变异

左侧上颌窦斜行骨性分隔

图 2-6-1-13 鞍前形蝶骨变异

窦腔发育差,后缘位于蝶鞍之前

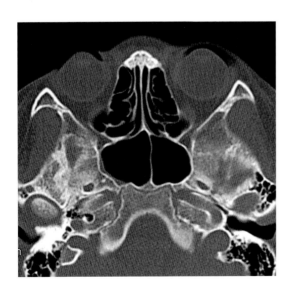

图 2-6-1-14 全鞍型蝶骨变异

窦腔包绕整个鞍底

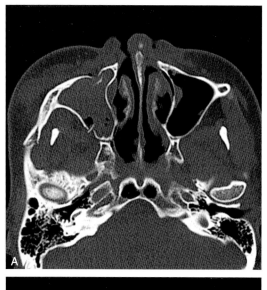
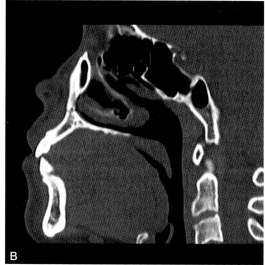
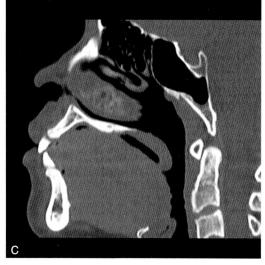

图 2-6-1-15 鞍枕型蝶骨变异

蝶窦窦腔发育好,蝶窦后缘超过鞍背垂线,向后伸入枕骨内

第二节 鼻窦炎性病变

鼻窦炎性疾病即鼻窦炎(sinusitis),是鼻窦黏膜的化脓性炎症。鼻窦炎性疾病前组鼻窦多于后组鼻窦,其中上颌窦最为常见,筛窦次之,额窦又次之,蝶窦最少。鼻窦炎可发生于一侧或双侧,可一窦发病或累及多窦,分为急性鼻窦炎、慢性鼻窦炎、特异性鼻窦炎。

一、急性鼻窦炎

急性鼻窦炎(acute sinusitis)为急性化脓性鼻窦炎,多继发于急性鼻炎。牙源性者继发于根尖周炎,常为上颌第一、二磨牙及第二前磨牙根尖周炎向上颌窦扩散所致。病变严重时可累及骨质及周围组织和邻近器官,引起严重并发症。

【临床表现】

急性鼻窦炎除全身症状外表现为鼻塞、脓涕、头痛或局部疼痛,牙源性者合并牙周炎症状。

【病理】

病理上分为三期:卡他期、化脓期和并发症期。病理改变主要是鼻窦黏膜的急性卡他性炎症和化脓性炎症,严重者可累及骨质及周围组织。

【CT 表现】

急性鼻窦炎 CT 表现为窦腔密度增高,窦腔积液为其特征性表现。上颌窦和蝶窦积液常表现为略高于液体密度影像,CT 值 20Hu 左右,可见液气平面,气液分界面呈凹液面;鼻窦少量积液及筛窦积液 CT 亦可明确显示,但筛窦积液很难显示液气平面(图 2-6-2-1)。

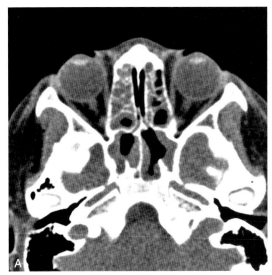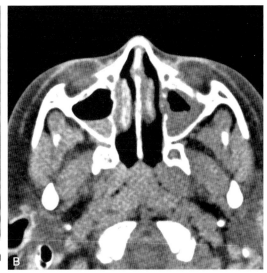

图 2-6-2-1　双侧急性鼻窦炎

双侧上颌窦、筛窦密度增高,双侧上颌窦、左侧筛窦见液气平面

二、慢性鼻窦炎

慢性鼻窦炎(chronic sinusitis)是指鼻窦黏膜的慢性非特异化脓性炎症,多为急性鼻窦炎反复发作未彻底治愈而迁延所致,可单侧或单窦发病,也可双侧或多窦发病。

【临床表现】

慢性鼻窦炎除全身症状外表现为流脓涕、鼻塞、头痛、嗅觉减退或消失、视功能障碍。

【病理】

黏膜病理改变表现为水肿、增厚、血管增生、淋巴细胞和浆细胞浸润、上皮绒毛脱落或鳞状化生以及息肉样变,也可有骨膜增厚或骨质吸收。

【CT 表现】

慢性鼻窦炎 CT 表现为窦腔密度增高,黏膜肥厚,肥厚的黏膜表现为高密度的窦壁骨质表面覆盖软组织密度影,内缘凸凹不平;慢性筛窦炎表现为原本清晰锐利菲薄的高密度蜂窝状筛板增厚,边缘模糊,密度减低,内充盈略高密度影,窦壁骨质可有吸收或增生(图 2-6-2-2、2-6-2-3)。

根据鼻窦引流通路、炎症阻塞部位将慢性鼻窦炎分为六型:①漏斗型:CT 表现为同侧上颌窦开口及筛漏斗阻塞,同侧上颌窦密度增高或黏膜增厚,其他部位正常;②鼻道窦口复合体型:CT 表现为同侧上颌窦、额窦及筛窦炎症或同侧上颌窦及筛窦炎症或只限于额窦病变;③蝶筛隐窝型:指蝶筛隐窝区域的闭塞引起的蝶窦及后组筛窦炎,CT 表现为同侧蝶窦及后组筛窦或单纯性蝶窦密度增高及黏膜肥厚;④鼻腔鼻窦息肉型:指鼻息肉引起整个中鼻道及上鼻道闭塞,使全部或部分鼻窦开口阻塞,产生炎症病变,CT 表现为鼻腔及鼻窦内弥漫性软组织影;⑤特发型:是指鼻窦随机性病灶,CT 表现为鼻窦黏膜囊肿或局限性黏膜肥厚;⑥混合型:表现为上述混合影像。

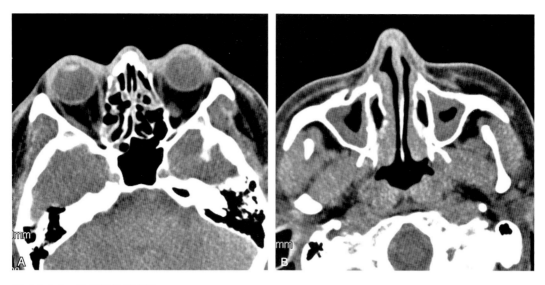

图 2-6-2-2　双侧慢性鼻窦炎

双侧上颌窦、筛窦密度增高，黏膜环形肥厚，筛窦筛板增厚、模糊、密度变低

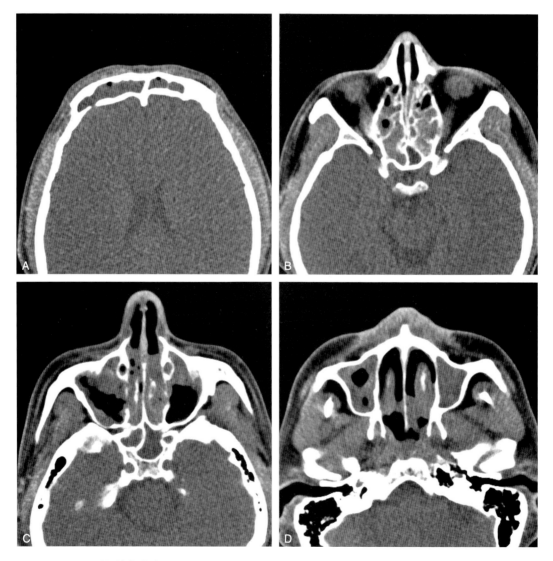

图 2-6-2-3　双侧慢性鼻窦炎

双侧上颌窦、筛窦、额窦及蝶窦密度增高，黏膜肥厚，筛窦筛板增厚、模糊、密度变低，窦壁局部吸收

三、鼻窦息肉

鼻窦息肉是鼻窦炎症的一种特殊表现形式,而又不同于炎症,多由于长期黏膜水肿和肥厚而形成。

【临床表现】

鼻息肉多发生于中鼻道,易引起筛漏斗和半月板等阻塞,发生阻塞性鼻窦炎。

【病理】

病理表现为基质水肿,炎性细胞浸润和黏膜堆积,表面呈透明水泡样。出血性息肉因含增生的血管,可有不同程度强化。

【CT表现】

鼻窦鼻息肉分为多发息肉和单发息肉,密度高于水、低于肌肉或与肌肉密度相当,密度多不均匀,中常见圆形、斑片或块状高密度致密影或钙化。息肉多膨胀性生长,窦壁可有增生肥厚或局部吸收消失,边缘欠光滑。息肉较大时可穿过上颌窦壁向颊侧膨胀,团块周围可见环形壳样高密度钙化影。多发息肉累及双侧鼻腔和鼻窦,单发息肉常发生于上颌窦,通过扩大的上颌窦开口延伸至鼻腔,甚至延伸至鼻咽部,常呈"哑铃"状。强化检查,病变边缘黏膜强化而中央部分不强化(图2-6-2-4~2-6-2-7)。

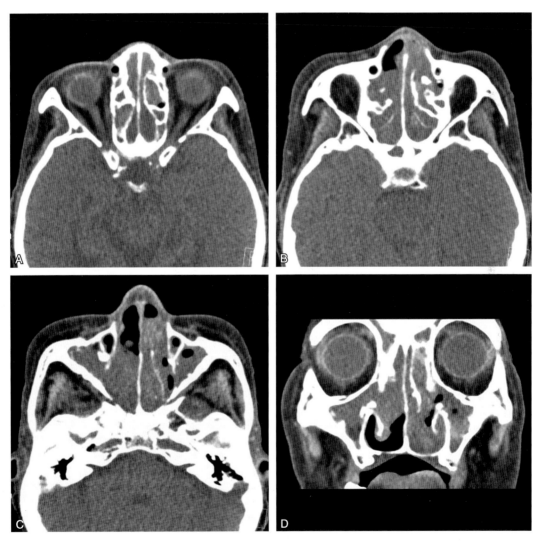

图2-6-2-4　双侧鼻窦息肉

双侧上颌窦、筛窦、蝶窦及鼻腔弥漫性近软组织密度团块,密度不均,中见点片状高密度影。筛窦及鼻腔膨胀,筛窦房隔增厚、致密。上颌窦壁增厚、欠光滑

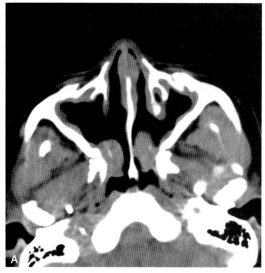
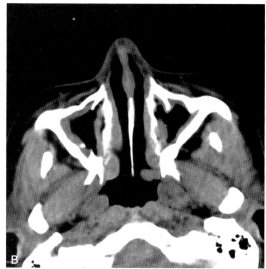
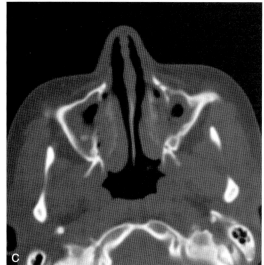

图 2-6-2-5 右侧上颌窦炎性息肉

双侧上颌窦环形软组织密度影,边缘呈波浪状,中见小圆形钙化结节。上颌窦壁增厚且欠光滑

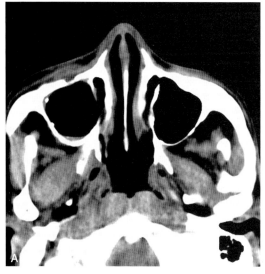
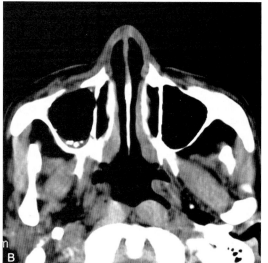

图 2-6-2-6 右侧上颌窦炎性息肉

双侧上颌窦弧形软组织密度影,中见结节和片状高密度钙化。窦壁后外壁增厚,前壁及下壁局部吸收消失

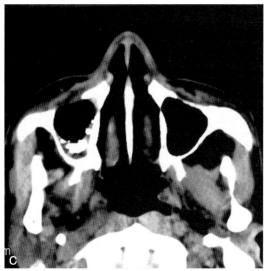
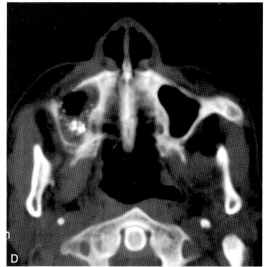

图 2-6-2-6（续）

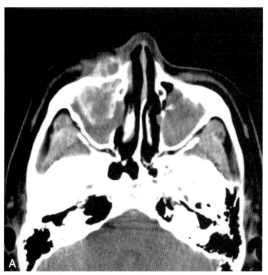
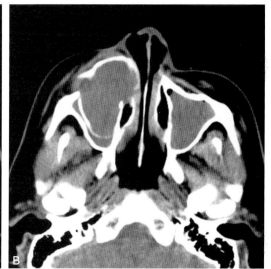
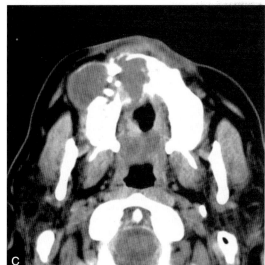

图 2-6-2-7　右侧上颌窦炎性息肉

右侧上颌窦低于肌肉密度团块，密度不均匀，中见斑片状高密度钙化及低密度囊变，团块向颊侧膨胀，周围见环形壳样高密度致密影。左侧上颌窦密度增高

四、真菌性鼻窦炎

真菌性鼻窦炎(mycotic nasosinusitis)是鼻窦真菌感染性疾病,根据是否有真菌组织侵袭以及宿主的免疫状态将真菌性鼻窦炎分为侵袭性和非侵袭性两类,非侵袭性包括变应性和真菌球性真菌性鼻窦炎。

【临床表现】

变应性真菌性鼻窦炎患者多为有特敏性体质的年轻人,可有家族过敏史,多数患者有长期反复发作的全组鼻窦炎或鼻息肉病史;侵袭性真菌性鼻窦炎常发生于免疫缺陷人群;真菌球性真菌性鼻窦炎发生于免疫功能正常人。常见症状有鼻塞、流涕、发热、头痛、黏膜溃疡等。

【病理】

真菌性的鼻窦炎病理为黏膜充血水肿、出血坏死、血管栓塞,进而引起窦壁骨质破坏,并侵犯周围结构。真菌球形成,成分为菌丝、孢子、坏死组织及钙磷、含铁血黄素沉着。

【CT表现】

真菌性的鼻窦炎多为单侧发病,以上颌窦最多见,其次是筛窦。CT表现鼻窦黏膜肥厚、密度增高且欠均匀,中见片状或团状高密度灶,团块可突入鼻腔,窦腔内无或仅有少量积液。病灶常见点状、斑块状、线状高密度钙化影或气泡影,钙化是真菌性的鼻窦炎典型特征。强化检查,周围黏膜强化。

侵袭性真菌性鼻窦炎窦壁常见局限性骨质破坏,破坏多表现为局限性骨质缺损,边缘锐利,有时出现膨胀性骨质改变,但没有虫蚀状、融雪状骨质破坏和残存骨片,骨质破坏以窦腔内侧壁多见。病变向周围蔓延时,病变范围较为局限,边缘锐利,与脂肪分界清楚。

变应性真菌性鼻窦炎表现为单侧或双侧多窦腔内均匀高密度影,似毛玻璃状,高密度影周边,即毗邻鼻窦骨壁为软组织密度影。窦腔扩大,窦壁变薄,骨质吸收或破坏,病变与周围组织界限清楚。

真菌球性真菌性鼻窦炎以单侧发病多见,也可多窦发病,其特征性CT表现为窦腔内软组织中斑点状钙化灶,可伴骨质破坏,并且骨质破坏多在窦腔外侧壁或上颌窦口周围,还可以伴有受累鼻窦窦壁骨质增生(图2-6-2-8)。

【鉴别诊断】

鼻窦恶性肿瘤:鼻窦恶性肿瘤多为广泛浸润性生长,窦壁多呈虫咬样破坏,病变可通过骨质缺损处突出于轮廓之外侵犯周围组织;真菌性鼻窦炎的软组织影较局限且窦腔扩大不明显,窦腔周围脂肪间隙清晰,窦壁骨质破坏多为压迫性骨吸收,破坏骨残存端常伴有骨质硬化。

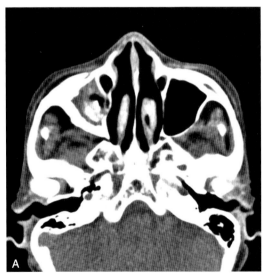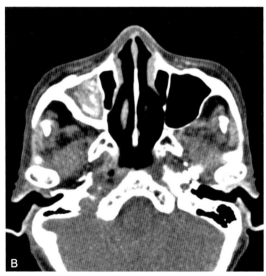

图 2-6-2-8 右侧上颌窦真菌球性真菌性鼻窦炎

右侧上颌窦密度不均匀增高,中见团状高于肌肉密度影、点片状高密度钙化及气泡

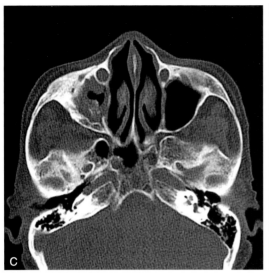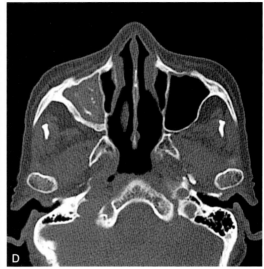

图 2-6-2-8(续)

五、霉菌性鼻窦炎

霉菌性鼻窦炎(Fungus;Paranasal sinusitis)属病原性真菌炎症,是较常见的一种特异性感染性疾病,多见于中年人。

【临床表现】

临床上根据起病急缓和有无骨质破坏及向周围结构侵犯等特征,可分为侵袭性和非侵袭性两种类型。常见的致病菌有曲霉菌、毛霉菌,以曲霉菌为多。临床表现为脓涕、鼻塞、头痛或涕中带血、嗅觉减退或患侧鼻窦区疼痛、面部肿胀,查体及鼻内镜检查见中鼻道及鼻腔内可见脓性分泌物及息肉样物或干酪样物等。

【病理】

病理上表现为黏膜炎症,异物巨细胞反应和肉芽组织形成,有的可因动脉内膜炎和血管周围炎导致组织坏死和骨质破坏。

【CT表现】

霉菌性鼻窦炎多为单发病变,以上颌窦病变为主,同时累及相邻鼻窦,窦腔表现为黏膜不规则形增厚或软组织影,密度不均匀增高,病灶大部分密度高于周围软组织。病变中央或近鼻窦开口处可见形态不同的高密度钙化,常呈斑点状、云絮状、团状或棉絮样,此钙化为CT诊断霉菌性鼻窦炎的重要征象。窦壁多表现为骨质增生,偶见骨壁破坏,窦壁破坏常见上颌窦内壁、上壁,骨质破坏边缘锐利,无虫蚀状改变和残存骨片。鼻窦多表现为窦腔口扩大、窦腔扩大,可见窦腔骨壁增厚致窦腔缩小(图 2-6-2-9、2-6-2-10)。

【鉴别诊断】

(1)鼻窦恶性肿瘤:鼻窦恶性肿瘤常早期即有周围浸润、侵犯征象,窦腔一般扩大,窦腔骨壁常表现为融雪状、虫蚀状或大片状溶骨性破坏,且不伴硬化,肿块突破骨壁、侵犯周围组织,窦腔周围脂肪间隙消失;霉菌性上颌窦炎软组织影较局限,窦腔扩大不明显,窦周脂肪间隙清晰,骨质破坏吸收以内侧壁为主,少有周围组织侵犯。

(2)内翻性乳头状瘤:内翻性乳头状瘤好发于鼻腔侧壁,特别是中鼻甲游离缘,常侵入上颌窦、筛窦,且常伴阻塞性炎症。病灶为均匀软组织密度,钙化少见,可致窦腔扩大。

(3)鼻窦炎性息肉:鼻窦炎性息肉CT上表现为边缘光滑、密度均匀的软组织密度肿块,可呈典型乳头状软组织影伴小气泡样空气间隙,无钙化及窦壁破坏。

(4)细菌性鼻窦炎:细菌性鼻窦炎多为双侧,肥厚黏膜较光滑,急性鼻窦炎时可见气液平面,若病灶充满窦腔其密度一般均匀,CT值较低,病灶内无钙化影,窦壁改变多为增生硬化;而霉菌性鼻窦炎多为单侧

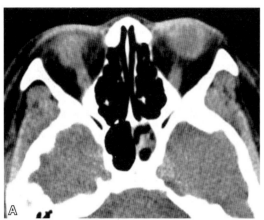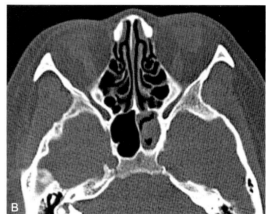

图 2-6-2-9　左侧蝶窦霉菌性鼻窦炎

左侧蝶窦不规则形软组织密度团块,中见气泡,气泡边缘点状钙化

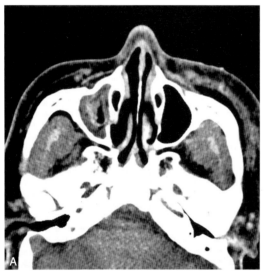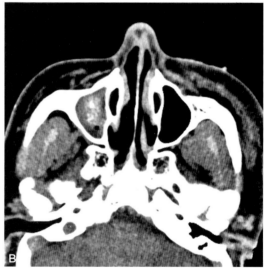

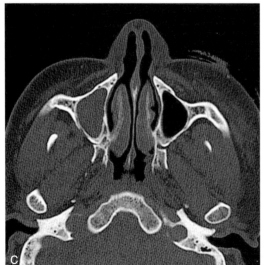

图 2-6-2-10　右侧上颌窦霉菌性鼻窦炎

右侧上颌窦密度不均匀增高,中见团状高于肌肉密度影、点片状高密度钙化及气泡。右侧上颌窦后外壁骨折增生,局部骨质吸收

单窦腔发病,窦腔密度多不均且高于软组织,可见团状、斑点状或云絮状钙化影,无气液平面,窦壁可见吸收破坏。

第三节　鼻窦囊肿

鼻窦囊肿根据病因不同分为黏膜囊肿和黏液囊肿,黏膜囊肿又分为分泌性和非分泌性两种。分泌性囊肿又称黏液腺潴留囊肿,非分泌性囊肿又称黏膜下囊肿。

【临床表现】

额窦和筛窦囊肿较小时可无任何症状,当囊肿增大压迫窦壁时可引起头痛;如囊肿突入眶内可引起眼球移位,并有复视、流泪、视力障碍等症状。蝶窦囊肿可使眼球突出,压迫眶尖时可致失明、眼球麻痹及眼部感觉障碍和疼痛;如压迫脑下垂体可引起闭经、性欲减退、尿崩等内分泌症状。上颌窦囊肿除偶有疼痛及间歇性鼻腔流黄水外,一般无其他症状。

【病因】

黏液囊肿是鼻窦自然开口因炎症黏膜肿胀和浓稠的腺体分泌物、以及窦口处肿瘤、息肉等阻塞的结果,也可能是由于外伤致窦口变形、狭窄。窦口阻塞后,窦腔内腺体继续分泌黏液,并聚积在腔内使其窦腔内压力升高,窦腔膨胀、扩大,窦壁变薄而形成囊肿,囊内一般为液体密度,但如长期脱水浓缩或合并感染呈黏液脓性,此时液体密度增高,与软组织的密度相似。

黏液腺潴留囊肿是由于黏液腺导管口的阻塞而形成的囊肿,其有上皮包膜,形成外形光滑的圆形肿块,周围可被空气包绕。

黏膜下囊肿与变态反应或鼻窦慢性炎症有关,由于窦腔黏液腺分泌梗阻,浆液性渗出物潴留于黏膜下层的结缔组织内而呈囊性膨出,无真正包膜。一般发生于上颌窦内,只累及窦腔的一部分,其他窦腔较少发生。

【CT表现】

黏膜下囊肿CT表现为紧贴上颌窦壁的半圆形、类圆形软组织或不规则形囊性团块,边缘清楚光滑。囊肿常单发且位于上颌窦底部,与窦壁广基相连,窦壁多无改变(图2-6-3-1)。

黏液腺潴留囊肿CT显示鼻窦内半圆形或圆形的软组织或水样密度影,单发或多发,边缘清楚光滑。囊肿多较小且与窦壁常呈锐角或直角,个别较大可充满窦腔,多无窦壁改变(图2-6-3-2~2-6-3-4)。

黏液囊肿多见于筛窦,额窦次之,蝶窦、上颌窦少见。黏液囊肿CT多表现为窦腔低密度或等密度、少

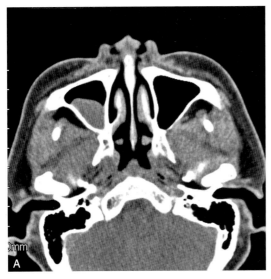
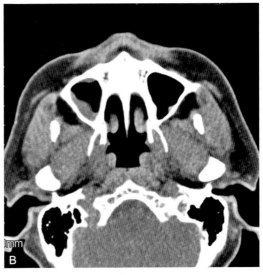

图2-6-3-1　右侧上颌窦黏膜下囊肿

右侧上颌窦不规则形囊性团块,团块与上颌窦壁广基相连

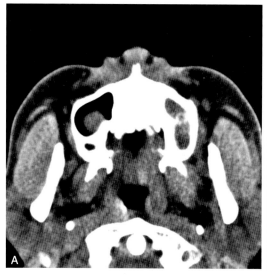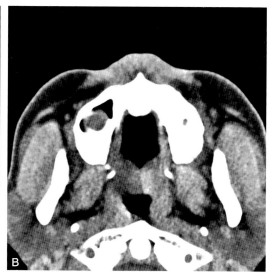

图 2-6-3-2　右侧黏液腺潴留囊肿

右侧上颌窦囊性团块,团块与窦壁成锐角

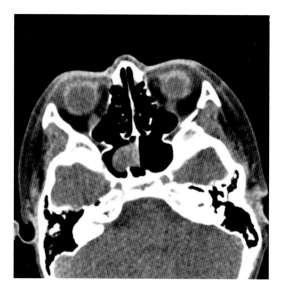

图 2-6-3-3　右侧蝶窦黏液腺潴留囊肿

右侧蝶窦囊性低密度团块,团块与窦壁成直角

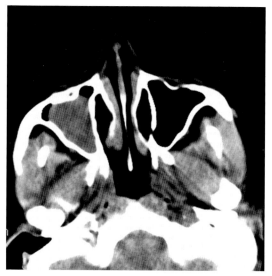

图 2-6-3-4　右侧上颌窦黏液腺潴留囊肿

右侧上颌窦囊性低密度团块,密度均匀,窦壁无改变

数为高密度团块,团块边缘可见环形壳样硬化。囊肿所在的窦腔膨胀性扩大、变形,骨壁变薄、断续或局部吸收消失(图 2-6-3-5、2-6-3-6)。

额窦囊肿表现为窦腔囊性团块,窦内骨隔可消失。囊肿进一步增大,窦腔表现为近圆形,窦底壁向眼眶上方膨出,窦腔失去扇形或花瓣状的正常形态,窦壁变薄或伴有周围致密线影。囊肿进一步增大压迫骨壁,可形成边缘清楚的骨缺损。

筛窦囊肿可见筛窦蜂窝密度增高,小房间隔消失,筛窦扩张膨大,窦壁向眼眶及鼻腔膨隆,呈薄壳状弧形高密度影,窦腔可变成椭圆形。囊肿进一步增大可导致骨壁吸收而消失。

【鉴别诊断】

鼻窦炎症:鼻窦一般化脓性炎症表现为窦腔密度增高、黏膜增厚、窦壁骨质硬化。而囊肿多有窦腔扩大,骨质吸收及半圆形软组织密度影。

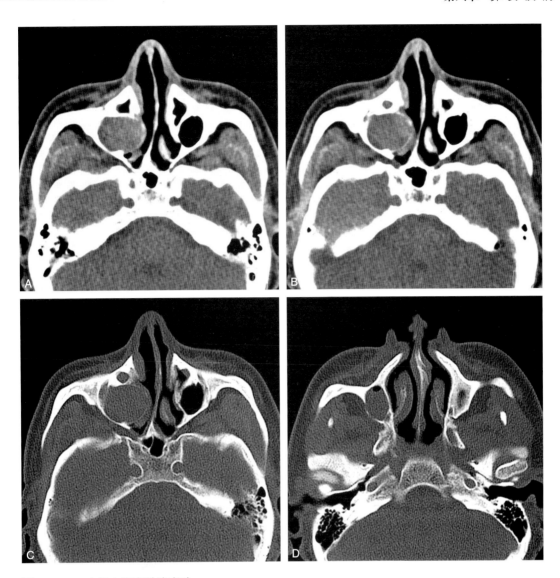

图 2-6-3-5 右侧上颌窦黏液囊肿

右侧上颌窦囊性团块,密度均匀,窦腔膨胀,窦壁变薄、断续,团块边缘见环形壳样硬化

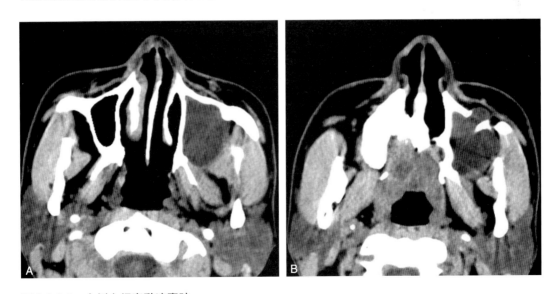

图 2-6-3-6 左侧上颌窦黏液囊肿

左侧上颌窦水样低密度团块,密度均匀,团块膨胀,局部窦壁骨质吸收消失,团块突向颊部

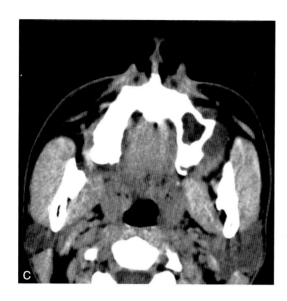

图 2-6-3-6(续)

第四节 鼻 窦 肿 瘤

鼻窦肿瘤的病理组织类型种类繁多,按照肿瘤细胞的起源可以将鼻腔鼻窦肿瘤总结为五类,即上皮组织源性、软组织源性、淋巴造血组织源性、骨及软骨组织源性、异位颅内组织源性。统计结果显示内翻性乳头状瘤、鳞状细胞癌、淋巴瘤、骨瘤及腺样囊腺癌的比例最高,纤维瘤、恶性黑色素瘤次之。

一、内翻乳头状瘤

内翻乳头状瘤(inverted papilloma)是鼻窦较常见的良性肿瘤,呈多发性、匍匐性生长,具有局部浸润、易破坏周围组织、切除后极易复发且有恶变倾向特点。因此属于良性与恶性之间的边缘肿瘤。

【临床表现】

内翻性乳头状瘤组织学上属于良性肿瘤范畴,但其特殊的易侵袭、易复发、易恶变的生物学特性使其具有与一般良性肿瘤不同的鲜明特点。该病多为单侧发病,最常见于鼻腔外侧壁、中鼻道、尤其是筛窦,上颌窦、上颌窦开口处及上颌窦内侧附近,呈侵袭性生长,可侵入额窦及蝶窦。

【病理】

组织学特点是上皮成分向基质内呈内翻性增生,增生的上皮可呈指状、舌状和乳头状等,上皮细胞以移行上皮为多,且基底膜完整(基底膜是否完整是有无恶变的主要鉴别依据)。

【CT 表现】

鼻窦内翻乳头状瘤几乎是单侧发病,多发生于鼻腔外侧壁近中鼻道区域,仅少数病例起源于鼻窦。肿瘤易沿鼻窦窦腔开口侵及同侧上颌窦及筛窦,侵及上颌窦时肿瘤位于窦腔部分呈息肉状或沿窦壁黏膜表面匍匐生长,呈波浪状边缘。

CT 多表现为以鼻腔中鼻道为中心的软组织密度团块,边界清楚,病变可见气泡和斑点、斑片状钙化、团块边缘呈波浪状或乳头状凹凸不平;鼻窦窦腔膨胀,窦壁、鼻中隔、鼻甲受压变薄或吸收,鼻中隔多向对侧移位。

病变以鼻腔外侧壁为中心,上颌窦开口扩大、鼻甲吸收显示不清为本病重要征象(图 2-6-4-1~2-6-4-3)。

【鉴别诊断】

(1)慢性鼻窦炎:慢性鼻窦炎常为双侧、多发,肥厚黏膜边缘多光滑,无波浪状边缘。窦壁骨质多表现为硬化,少有骨质破坏,严重者出现窦腔缩小,中鼻甲萎缩。

(2)鼻息肉:鼻息肉多双侧同时发病,CT 平扫密度相对稍低,增强扫描一般为边缘强化,中心内容物强

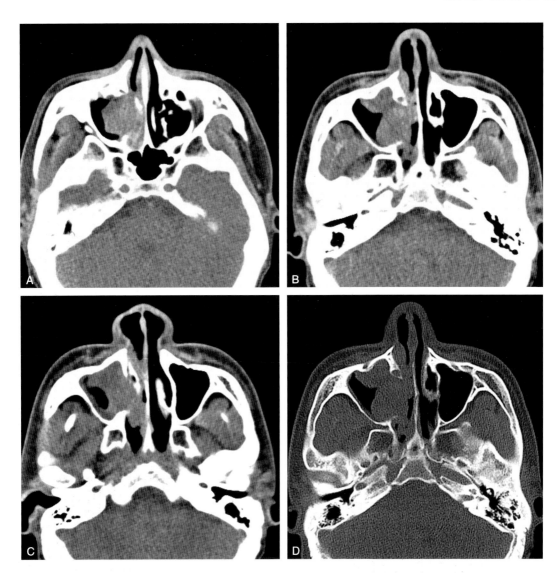

图 2-6-4-1 右侧鼻窦内翻乳头状瘤

右侧鼻腔、上颌窦不规则形软组织密度团块,密度均匀,窦腔略膨胀,上颌窦后外壁吸收变薄,鼻甲显示不清

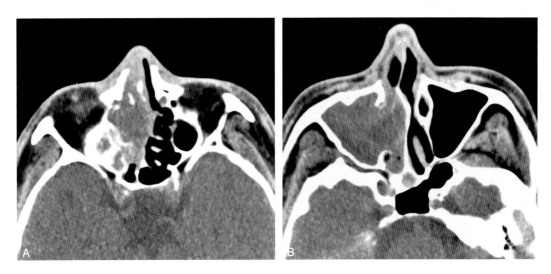

图 2-6-4-2 右侧鼻窦内翻乳头状瘤

右侧鼻腔、上颌窦及筛窦软组织密度团块,密度均匀,窦腔膨胀,上颌窦后外壁吸收变薄,鼻中隔受压吸收且向对侧偏曲,鼻甲显示不清

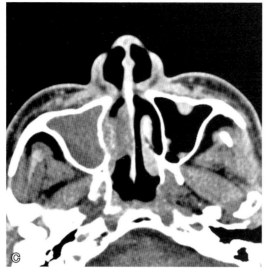

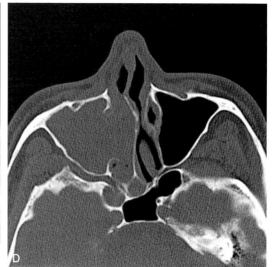

图 2-6-4-2(续)

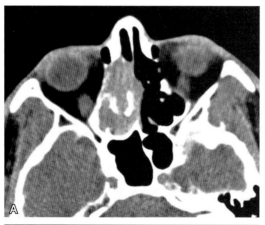

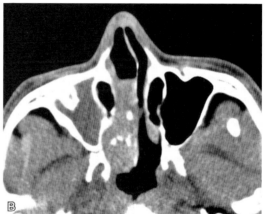

图 2-6-4-3　右侧鼻窦内翻乳头状瘤

右侧鼻腔、上颌窦及筛窦软组织密度团块,密度不均匀,中见斑片状高密度钙化,鼻中隔受压吸收且向对侧偏曲,鼻甲显示不清

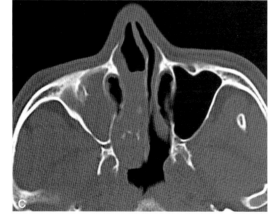

化不明显。

（3）真菌球：真菌球常发生于上颌窦,CT 可显示病变内多有点、条状钙化。

（4）纤维血管瘤：纤维血管瘤常见于年轻男性,多起源于鼻咽顶部枕骨结节、蝶骨翼突及翼突内侧板的骨膜部,病变中心在蝶腭孔边缘,骨质破坏少见,增强扫描呈明显均匀强化。

（5）鼻窦癌：鼻窦癌中以鳞癌多见,较早出现广泛的融骨性骨质破坏,可见放射状瘤骨形成,病灶常侵犯鼻咽部及翼腭窝,可伴有邻近及颈部淋巴结转移。

二、鼻窦癌

鼻窦癌(paranasal sinuses carcinoma)是鼻窦最常见的恶性肿瘤之一,鳞状细胞癌和腺样囊性癌为常见的病理类型,上颌窦是最常见的发病部位。

【临床表现】

临床上可根据肿瘤不同的原发部位而出现不同的症状:如肿瘤发自上颌窦内壁时,常先出现鼻阻塞、鼻出血、一侧鼻腔分泌物增多、鼻泪管阻塞并有流泪现象;肿瘤发自上颌窦上壁时,常先使眼球突出、向上移位,可能引起复视;当肿瘤发自上颌窦外壁时,则表现为面部及颊沟肿胀,以后皮肤破溃、肿瘤外露,眶下神经受累,可发生面颊部感觉迟钝或麻木;肿瘤发生自后壁时,可侵入翼腭窝而引起张口困难;当肿瘤发生自上颌窦下壁时,则先引起牙松动、疼痛、颊沟肿胀,如将牙痛误认为牙周炎等而将牙拔除时,肿瘤突出于牙槽部,创口不愈合形成溃疡。晚期的上颌窦癌可发展到上述的任何部位以及筛窦、蝶窦、颧骨、翼板及颅底部而引起相应的临床症状;诸如头痛、牙关紧闭、皮肤浸润直至破溃等。

上颌窦癌常转移至下颌下及颈部淋巴结,有时可转移至耳前及咽后淋巴结,远处转移少见。

【病理】

鼻窦内黏膜为柱状上皮,并含有小黏液腺。鼻窦癌可源于任何一处的窦上皮,并向窦内及邻近组织浸润扩散。鼻窦的淋巴引流注入咽后淋巴结、下颌下淋巴结,最终汇入深淋巴结上群。鼻窦恶性肿瘤的病理组织学类型以鳞状细胞癌为主,占90%以上。有时可见腺源性上皮癌,其他恶性肿瘤甚为罕见。

【CT表现】

早期癌肿局限于上颌窦内时,多无骨质破坏,难以确定,CT表现为不规则软组织密度肿块或黏膜不规则增厚,囊性腺癌可呈半球形,与囊肿和息肉形状相似,增强扫描可有强化反应。

当肿瘤较大充满整个窦腔时,窦腔膨胀,窦壁骨质破坏,是诊断上颌窦癌的重要征象,较早期骨质破坏表现为窦壁连续性中断;病变进一步发展,窦腔内软组织沿窦壁向外浸润形成肿块,骨质破坏的部位与肿瘤扩展的方向有关,肿瘤向内侵犯时,上颌窦内壁破坏,伴有鼻腔外侧壁或鼻腔内软组织肿块,向上侵犯常破坏眶底和眶下管,伴有眶下软组织肿块,下直肌和下斜肌受累,向前侵犯上颌窦前壁骨质破坏,伴颌面软组织肿块,较晚期病变向后外侵犯至颧骨(图2-6-4-4、2-6-4-5)。

颌骨骨质破坏,肿瘤可侵入翼腭窝、颞下窝,翼内、外间隙消失,翼突内、外板破坏,进而向中颅底和鼻咽旁间隙扩展。

鼻窦癌肿块表现为等或略低于软组织密度,可有坏死,偶有钙化,无肿瘤骨及骨膜反应。骨质破坏为溶骨性。

【鉴别诊断】

鼻窦炎性病变:鼻窦炎窦腔少有膨大,窦壁可增厚,少数有轻微吸收,但无溶骨性骨破坏,增强检查无强化或仅略有强化;上颌窦癌的影像表现有时和上颌窦炎相似,鉴别要点为前者多有窦腔膨大,窦壁溶解吸收,增强检查强化较明显。

三、鼻窦恶性黑色素瘤

鼻窦恶性黑色素瘤(paranasal sinuses malignant melanoma)是起源于黏膜黑色素细胞的恶性肿瘤,非常少见。

【临床表现】

鼻窦恶性黑色素瘤男稍多于女,多发于中老年,鼻腔为最常发生的部位,多见于鼻中隔、中下鼻甲及鼻腔外侧壁,少数可发生在鼻窦。临床症状包括鼻塞、鼻出血、头痛及面部肿胀,可持续时间不等的流涕,涕中有血丝。

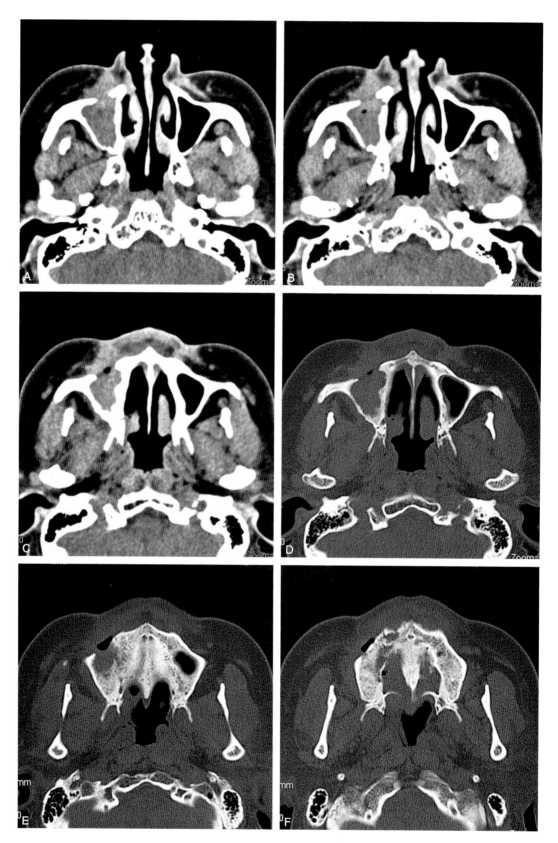

图 2-6-4-4 右侧上颌窦鳞状细胞癌

右侧上颌窦软组织密度团块,密度均匀。上颌窦内壁及后外壁虫蚀样破坏,前壁破坏消失,软组织团块突入眶下间隙。牙槽突软骨性骨破坏

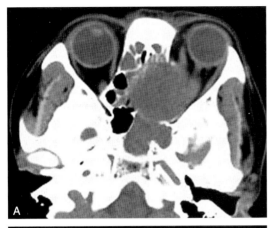
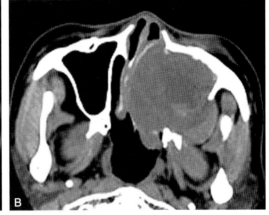
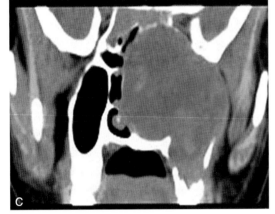

图 2-6-4-5　左侧上颌窦腺样囊性癌

左侧上颌窦膨胀且见团块,团块累及左侧筛窦、蝶窦及鼻腔,密度不均且较低,中见斑片、板块状软组织密度影。窦壁骨质溶骨性破坏,破坏累及左侧牙槽突

【病理】

　　肿物外观呈息肉状、结节状、菜花状,大多数肿瘤有溃疡,质软易出血。病理组织学上肿瘤细胞呈多形性,常见细胞类型有痣样细胞、大上皮样细胞及梭形细胞等,细胞核大而深染。色素型黑色素瘤因颜色与其他肿瘤不同,瘤细胞质内可有黑色素颗粒,电镜下检查可见其胞质内含有典型的前黑色素小体或黑色素小体。

【CT 表现】

　　CT 可以显示肿瘤的部位、范围、骨质破坏及邻近组织侵犯情况,不具备特异性,表现为窦腔软组织密度团块,窦壁骨质破坏(图 2-6-4-6)。

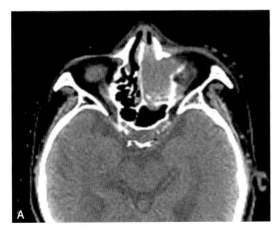
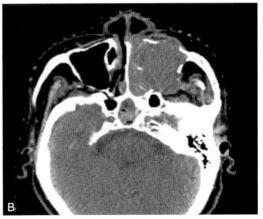

图 2-6-4-6　左侧鼻腔恶性黑色素瘤

左侧鼻腔膨胀且见软组织密度团块,团块密度均匀、累及左侧上颌窦。上颌窦壁骨质溶骨性骨破坏

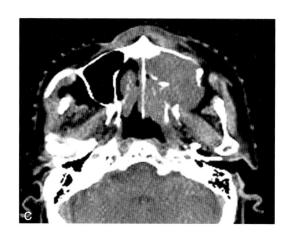

图 2-6-4-6（续）

四、鼻窦淋巴瘤

鼻窦淋巴瘤（paranasal sinus Lymphoma）大多数为非霍奇金淋巴瘤，多发于鼻腔，上颌窦次之，筛窦、蝶窦少见。

【临床表现】

鼻窦淋巴瘤好发于成年男性，平均发病年龄 50~60 岁，常见临床症状包括鼻塞、面颊或鼻区肿胀、流涕、涕血、发热、复视、视物模糊、头痛、眼球突出、脑神经麻痹等。

【病理】

鼻窦淋巴瘤大多数为非霍奇金淋巴瘤，根据免疫组织化学分为 B、T 和 T/NK 细胞 3 种类型，多数鼻窦淋巴瘤为 T/NK 细胞型。

【CT 表现】

鼻窦淋巴瘤分为局限型和弥漫型两种类型，局限于鼻腔的淋巴瘤多发生于鼻腔前部，仅少数发生于下鼻甲，向前浸润鼻前庭、鼻翼、鼻背及邻近面部皮肤。CT 表现为窦腔内软组织密度影，病灶内可见低密度坏死，可见钙化，增强后轻或中度强化。邻近的鼻中隔及鼻甲可有浸润性骨质破坏（图 2-6-4-7）。

弥漫型淋巴瘤表现为鼻腔中线区及邻近鼻窦明显骨质破坏伴软组织肿块，常累及邻近的面部软组织、眼眶、鼻咽部、颞下窝、翼腭窝等。

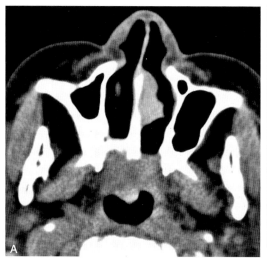
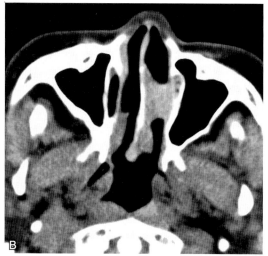

图 2-6-4-7　左侧鼻腔淋巴瘤

左侧鼻腔不规则形软组织密度团块，密度均匀，边缘清楚光滑

（刘可俗　赵丽娜　张道春）

第七章

唾液腺疾病

唾液腺包括腮腺、下颌下腺、舌下腺三对大唾液腺及位于口腔、咽部、鼻腔及上颌窦黏膜下层的小唾液腺，口腔的小唾液腺按其所在解剖部位分别称为腭腺、唇腺、颊腺、舌腺及磨牙后腺等。唾液腺病变主要有唾液腺发育异常、梗阻及炎性病变、囊肿、肿瘤、系统疾病及损伤等。

第一节　唾液腺良性肥大

唾液腺良性肥大以唾液腺非肿瘤性、非炎症性、慢性、无痛性肿大为特点，常见于腮腺，下颌下腺也可以发生。

【临床表现】

临床表现为唾液腺弥散性肿大，多为双腮腺肿大，可伴有双侧下颌下腺肿大，或单纯下颌下腺肿大，触诊柔软并均匀一致。唾液腺逐渐肿大，可持续多年，肿胀反复发作而无疼痛，有时大时小过程，但不会完全消除。

【病理】

唾液腺良性肥大组织病理学表现为腺泡增大，其直径为正常腺泡的2~3倍，胞核被推挤至细胞的基底侧，细胞明显肿胀，胞质内可见PAS阳性的酶原颗粒。

【CT表现】

唾液腺良性肥大(sialadenosis)常见于腮腺，下颌下腺也可发生。平扫表现为腮腺体积增大，常双侧对称，形态正常，密度正常或增高(图2-7-1-1、2-7-1-2)。CT造影扫描表现为腮腺外形肿大，腺泡略有扩张，其内各级主导管和分支导管系统之间距离增宽，呈铺开状改变。增强扫描无异常对比增强，唾液腺小血管显影，表现为血管间距离增宽。

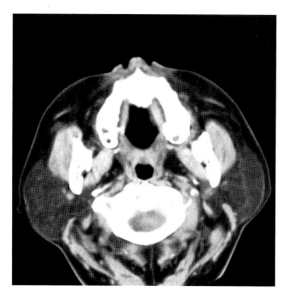

图 2-7-1-1 双侧腮腺良性肥大

双侧腮腺体积增大,形态及密度正常

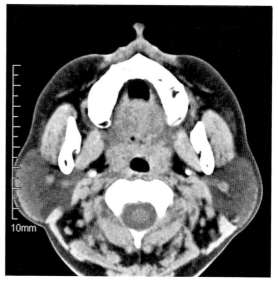

图 2-7-1-2 双侧腮腺良性肥大

双侧腮腺体积增大,形态正常,密度增高

第二节 唾液腺炎性病变

唾液腺炎症(sialadenitis)主要发生于腮腺、下颌下腺和舌下腺,小唾液腺少见。如果炎症仅局限于导管部分,称为导管炎;如果腺体本身同时发炎,则称为唾液腺炎。唾液腺炎主要由细菌或病毒感染引起,分为化脓性、病毒性和特异性感染三类,少数为变态反应所致。

一、急性唾液腺炎

急性唾液腺炎(acute sialadenitis)又称急性化脓性唾液腺炎,是由细菌感染引起的急性化脓性炎症,临床上最多见于患有系统性疾病或外科手术后的老年患者;此外,涎石、异物等引起唾液腺导管阻塞也是发病因素之一。致病菌主要是金黄色葡萄球菌、溶血性链球菌等,这些致病菌从导管进入腮腺,发生逆行感染。血行性较少见,与败血症、脓毒血症有关,多见于新生儿。

【临床表现】

急性化脓性腮腺炎多单侧发病,其病原菌主要为葡萄球菌、链球菌或肺炎球菌,也可为病毒感染。早期症状为腮腺区疼痛、肿胀、导管口红肿,脓汁溢出。当进入化脓、腺组织坏死期,疼痛加剧,呈持续性胀痛或跳痛,腮腺区红肿,耳垂被抬高。

【病理】

腮腺导管扩张,管腔内有大量中性粒细胞聚集,导管周围及腺实质内有密集的中性粒细胞浸润。唾液腺组织广泛破坏和坏死,形成多个脓灶。后期几个小脓腔融合成一个较大脓腔,因结缔组织间隔,腮腺内为多发脓肿不易形成一个大脓肿。

【CT 表现】

急性唾液腺炎多生于腮腺,又称为急性化脓性腮腺炎,CT 平扫腮腺肿大,由于腺泡内充满炎性渗出物而密度明显均一增高,多呈斑片状高密度影,边缘模糊,中可见不规则形软组织密度团块(图 2-7-2-1、2-7-2-2);急性下颌下腺炎表现为下颌下腺肿胀圆隆、形态不规则,密度变低,常合并下颌下腺导管结石(图 2-7-2-3、2-7-2-4)。感染严重时可破坏腺泡形成脓腔,脓腔呈低密度影,因结缔组织间隔,唾液腺内为多发脓腔不易形成一个大脓腔。当炎症向外扩散时,唾液腺边缘模糊;向周围结构扩散时,其周围脂肪间隙密度增高,肌肉肿胀(图 2-7-2-5)。

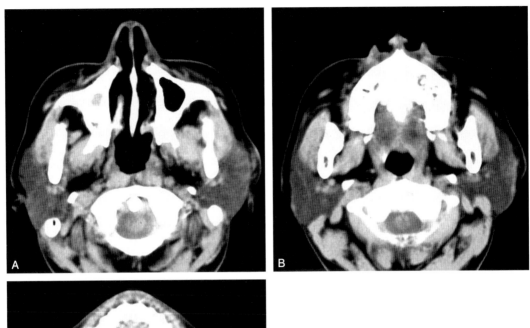

图 2-7-2-1　左侧急性化脓性腮腺炎

左侧腮腺肿胀且见斑片状高密度影,边缘模糊,相邻脂肪间隙蜂窝组织密度增高

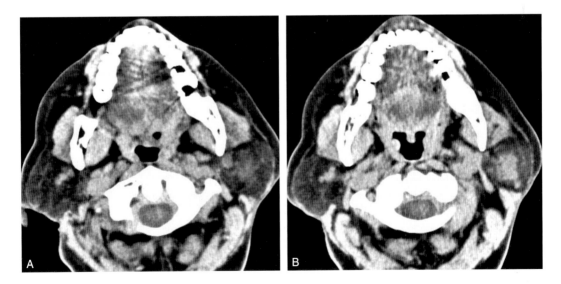

图 2-7-2-2　左侧急性化脓性腮腺炎

左侧腮腺斑片状高密度影,边缘模糊,中见不规则形软组织密度团块,团块边缘毛糙

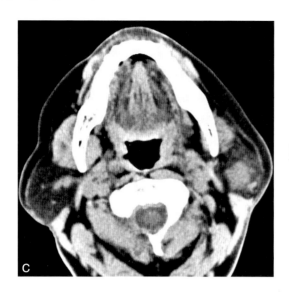

图 2-7-2-2(续)

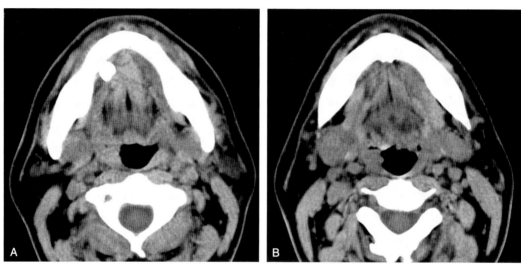

图 2-7-2-3　右侧急性下颌下腺炎

右侧下颌下腺肿胀、圆隆,密度弥漫性变低。合并右侧下颌下腺导管结石

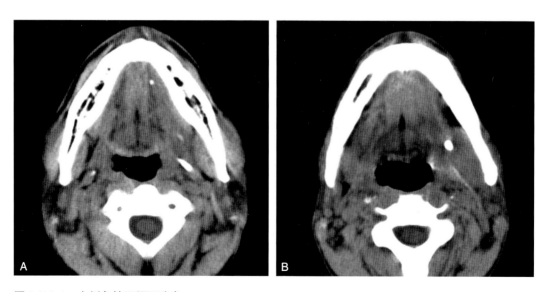

图 2-7-2-4　左侧急性下颌下腺炎

左侧下颌下腺肿胀、形态不规则,密度变低。合并左侧下颌下腺导管结石,咬肌肿胀,下颌下间隙淋巴结炎

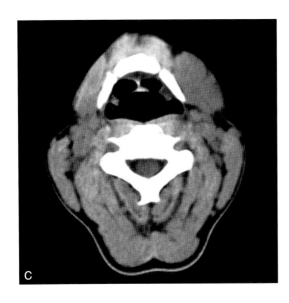

图 2-7-2-4(续)

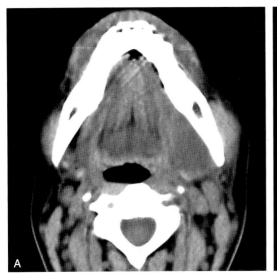

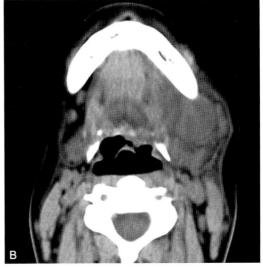

图 2-7-2-5 左侧急性下颌下腺炎

左侧下颌下腺肿胀、形态不规则、边缘毛糙,中见低密度脓肿形成。左侧下颌下间隙蜂窝组织密度增高且见团块,团块密度不均

二、慢性唾液腺炎

慢性唾液腺炎(chronic sialadenitis)以慢性化脓性唾液腺炎多见,多发生于下颌下腺和腮腺,舌下腺少见。可由结石、异物、瘢痕挛缩等堵塞导管和放射线损伤后继发感染而发病;也可由急性唾液腺炎转为慢性。

【临床表现】

慢性唾液腺炎常为单侧发病,唾液腺局部肿大,酸胀感,进食时加重。挤压患侧唾液腺,导管口流出少量黏稠而有咸味的液体。

【病理】

慢性唾液腺炎唾液腺导管扩张,导管内有炎性细胞;导管周围及纤维间质中有淋巴细胞和浆细胞浸润或形成淋巴滤泡;腺泡萎缩、消失而为增生的纤维结缔组织取代;小叶内导管上皮增生,并可见鳞状化生。

【CT 表现】

　　慢性腮腺炎 CT 表现为腮腺肿胀,密度增高且不均,中见斑点、斑片及大片状高密度影,腮腺间隙筋膜肥厚(图 2-7-2-6)。

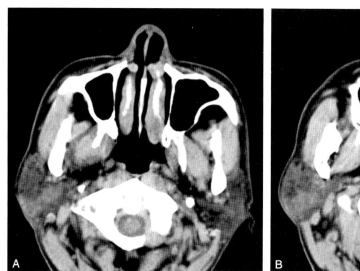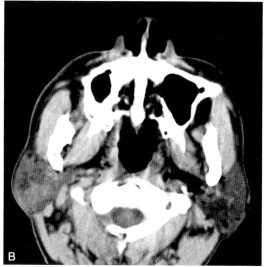

图 2-7-2-6　右侧慢性腮腺炎

右侧腮腺肿胀,密度增高且不均,中见斑片及大片状高密度影,腮腺间隙筋膜肥厚

　　慢性下颌下腺炎下颌下腺肿胀、无肿胀或萎缩变小,形态规则或不规则,边缘清楚光滑或毛糙,可表现为等密度或低密度,密度均匀或不均匀。慢性下颌下腺炎常合并导管结石,下颌下腺偶有钙化,可合并下颌下间隙淋巴结炎或间隙感染(图 2-7-2-7~2-7-2-14)。

　　慢性舌下腺炎表现为舌下腺肿胀,密度变低或与舌下腺等密度(图 2-7-2-15、2-7-2-16)。

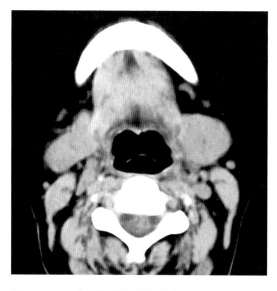

图 2-7-2-7　左侧慢性下颌下腺炎

左侧下颌下腺明显肿胀,密度均匀,边缘清楚光滑

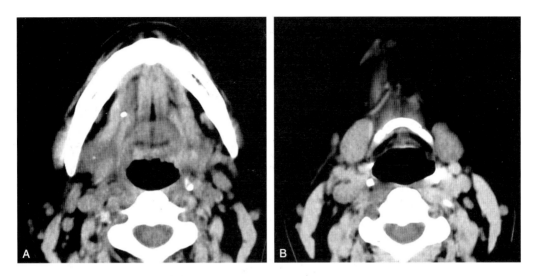

图 2-7-2-8　右侧慢性下颌下腺炎

右侧下颌下腺肿胀,密度较均匀,中见点状钙化,边缘清楚光滑。合并右侧下颌下腺导管结石

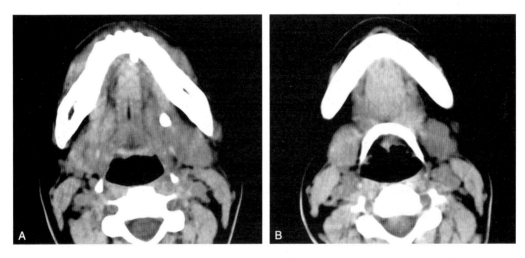

图 2-7-2-9　左侧慢性下颌下腺炎

左侧下颌下腺密度变低,密度均匀,边缘清楚光滑。合并下颌下腺导管结石

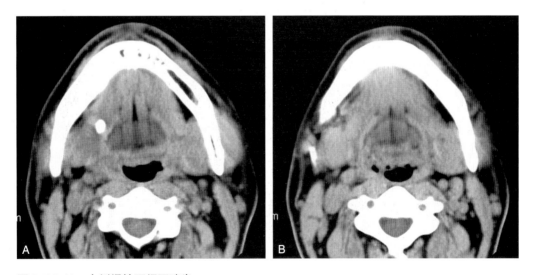

图 2-7-2-10　右侧慢性下颌下腺炎

右侧下颌下腺略萎缩变小,密度不均匀变低,边缘清楚光滑。合并下颌下腺导管结石

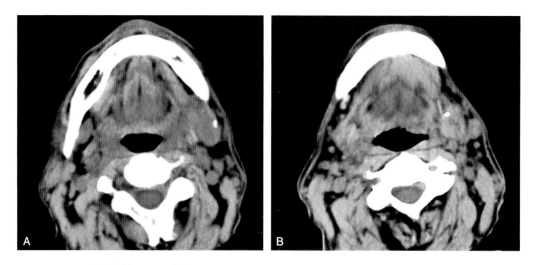

图 2-7-2-11　左侧慢性下颌下腺炎

左侧下颌下腺肿大,形态不规则,密度不均,中见高密度钙化

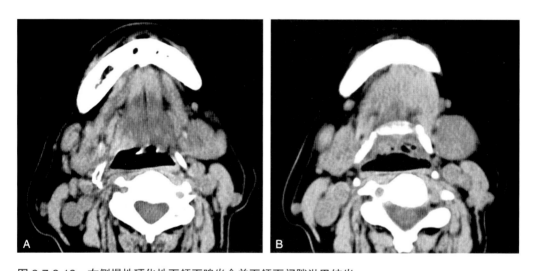

图 2-7-2-12　右侧慢性硬化性下颌下腺炎合并下颌下间隙淋巴结炎

右侧下颌下腺形态不规则,密度均匀,边缘清楚光滑。右侧下颌下间隙淋巴结肿大

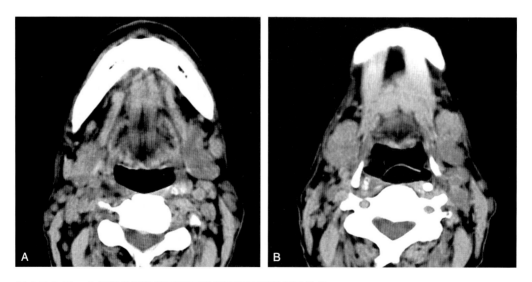

图 2-7-2-13　左侧慢性硬化性下颌下腺炎下颌下间隙淋巴结炎

左侧下颌下腺形态不规则,密度不均匀变低。下颌下间隙淋巴结肿大

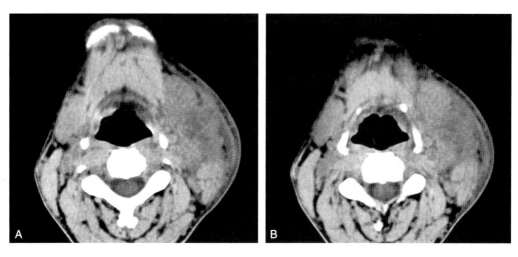

图 2-7-2-14　左侧慢性下颌下腺炎合并下颌下间隙感染

左侧下颌下腺肿胀,密度变低,边缘毛糙。左侧下颌下三角蜂窝组织密度增高且不均,筋膜肥厚

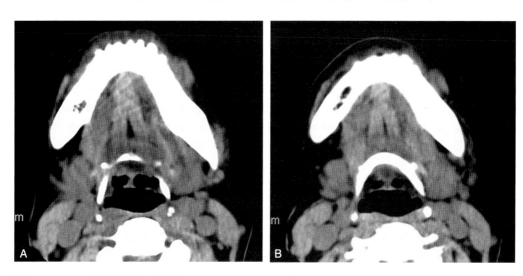

图 2-7-2-15　右侧慢性舌下腺炎

右侧舌下腺肿胀,密度未见异常

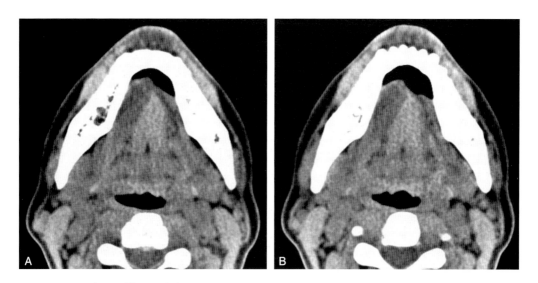

图 2-7-2-16　右侧慢性舌下腺炎

右侧舌下腺肿胀,密度均匀变低,边缘清楚光滑

三、慢性复发性腮腺炎

慢性复发性腮腺炎(chronic recurrent parotitis)分为儿童复发性腮腺炎和成人复发性腮腺炎。有学者认为:儿童复发性腮腺炎和儿时有复发性腮腺炎病史的成人,复发性腮腺炎有明显自愈性,属腮腺炎性病变;而无儿童复发性腮腺炎病史的成人复发性腮腺炎患者可发展为典型的舍格伦综合征,认为其本质是自身免疫性疾病。

【临床表现】

发病的高峰年龄在5岁左右。常为单侧肿胀,如双侧发生也是一侧较重。可突发,也可逐渐发病。腮腺反复肿胀伴不适,肿胀不如流行性腮腺炎明显,仅有轻度水肿,但皮肤颜色一般正常。压迫腺体可见黏稠似蛋清、乳白色或雪花样唾液,多次反复发作者可从导管挤出乳白色黏液栓子呈细条状。发作间隔时间不等,间隔数周或数月发作一次不等。年龄越小,间隔时间越短,越易复发。随着年龄的增长,间歇期延长,持续时间缩短,青春期后极少再发肿胀。

【病理】

组织病理主要表现为小叶间导管扩张及周围淋巴细胞浸润,其中有时可见淋巴滤泡形成,导管上皮增生,并可见黏液化生,淋巴细胞也可侵入上皮层内。病变晚期,腺小叶结构逐渐破坏,被增殖的间质脂肪及结缔组织所替代。

【CT表现】

局限性或弥漫性唾液腺肿大,也可腺体体积缩小,唾液腺密度不均匀增高或见不规则的软组织密度团块,可见点状散在高密度钙化灶。腮腺内淋巴结炎表现为边缘较清楚,密度不均匀的椭圆形高密度团块,常位于唾液腺边缘区。可有周围淋巴结肿大(图2-7-2-17)。

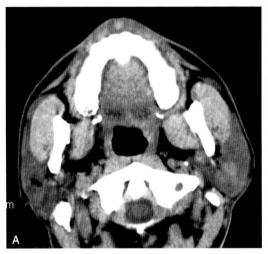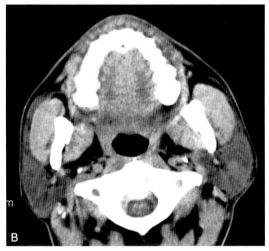

图 2-7-2-17　左侧慢性复发性腮腺炎

左侧腮腺肿胀,密度增高且不均,中见斑片状高密度影,中见软组织密度结节

四、慢性阻塞性唾液腺炎

慢性阻塞性唾液腺炎是由于各种局部原因造成导管阻塞、唾液分泌排出困难,腺体反复肿胀、流脓的唾液腺炎性疾病。

【病因病理】

大多数患者由局部原因引起,主要是结石,其次为导管周围软组织损伤后致瘢痕狭窄。也有人认为是支配导管系统的神经失调,交感神经受较强刺激,导管口显著收缩致狭窄。

导管扩张、腺泡萎缩、导管腔内分泌物潴留是慢性阻塞性腮腺炎的主要病理特征。

【临床表现】

临床上多见于中年人,多为单侧受累,也可为双侧发病,半数以上和进食有关,发作次数变数较大,发作时腮腺肿胀疼痛,导管口红肿,挤压腮腺可以从管中流出浑浊的雪花样或黏稠的蛋清样唾液,有时可见黏液栓子。

【CT表现】

唾液腺肿大或缩小,慢性阻塞性腮腺炎密度变低,慢性阻塞性下颌下腺炎密度多变低,局限性增生可见软组织密度团块。腺体内可见点状散在高密度钙化灶。常合并唾液腺导管结石(图 2-7-2-18)。

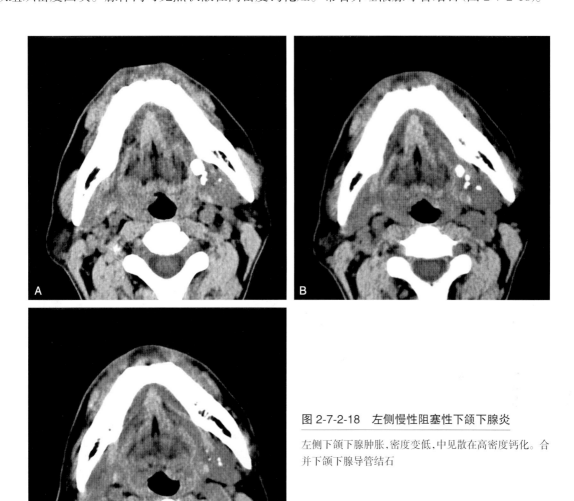

图 2-7-2-18 左侧慢性阻塞性下颌下腺炎

左侧下颌下腺肿胀、密度变低,中见散在高密度钙化。合并下颌下腺导管结石

五、唾液腺结核

唾液腺结核(tuberculosis of salivary glands)是一种少见的唾液腺感染性疾病,以腮腺较多,下颌下腺次之,舌下腺和小唾液腺很少见。唾液腺结核主要是唾液腺区淋巴结发生结核性感染,肿大破溃后累及腺实质。感染途径包括血液、淋巴管及导管逆行感染,绝大多数系头面部皮肤、口咽、特别是扁桃体区域的结核菌经淋巴引流所致。

【临床表现】

唾液腺结核常无明显自觉症状,表现为局限性肿块,界限清楚且活动;部分病例有较长病史,轻度疼痛或压痛。腺实质结核病程较短,腺体弥漫性肿大,挤压腺体可见脓性分泌物从导管口流出。肿块可硬可软,可扪及波动感,有的与皮肤粘连,或形成长久不愈的瘘管,少数病例可伴有面瘫。

【病理】

唾液腺结核镜下见淋巴细胞、类上皮细胞、Langhans 巨细胞形成结核结节,中心部出现凝固性坏死。

【CT 表现】

唾液腺结核在 CT 上分为急性炎症型和慢性肿块型。急性炎症型表现为唾液腺密度增高且不均,绝大多数病变为单侧,极少数可见双侧的不规则密度增高,有时病变区可见一些散在钙化灶(图 2-7-2-19);慢性肿块型表现为唾液腺内单发或多发圆形或类圆形高密度影,大小不一,边界清楚或模糊,当病灶干酪样坏死时表现为中央低密度(图 2-7-2-20)。强化检查病灶无强化或边缘轻至中度环形强化,不强化部分为干酪样坏死及结核结节的肉芽组织。

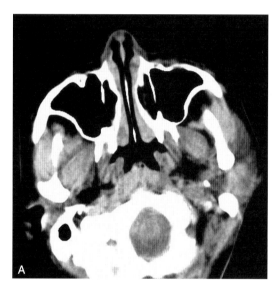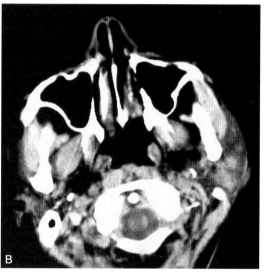

图 2-7-2-19 左侧腮腺急性炎症型淋巴结结核

左侧腮腺密度增高且不均,中见斑片状高密度影,中见点状高密度钙化

唾液腺结核的病理过程首先为增殖过程,其次为干酪性坏死,最后是组织分解形成空洞或钙化。不同的病理时期 CT 表现不同。早期腺泡含有结核结节,在 CT 平扫时可见腮腺密度增高,周围部分结构正常,故此时腺泡密度不均匀;当病变突破腺泡侵入周围结缔组织间隔时,小叶破坏,腮腺呈等密度而残留腺泡仍呈低密度,有时在病变区可见一些散在钙化灶;当唾液腺结核以结节型为主时,CT 平扫可见结节状高密度影,增强后可见环形强化,其边缘清晰,不强化部分为结核结节内肉芽组织;浸润型一般境界不清,增强后不强化。

【鉴别诊断】

(1) 多形性腺瘤:唾液腺多形性腺瘤平扫呈等密度或稍高密度,肿瘤较小时呈圆形,较大时可呈分叶状,边界多清楚,增强检查多均匀强化。

(2) 沃辛瘤:沃辛瘤多为多发病灶,多发结节常呈簇状分布,没有融合的表现。CT 平扫呈略高密度影,易囊变且囊变区较小,早期强化。

(3) 淋巴瘤:原发于腮腺内的淋巴瘤多表现为边缘不规则的高密度团块,病变向周围正常腺体组织内延伸,可伴有周围淋巴结转移,一般无肿瘤中央坏死。

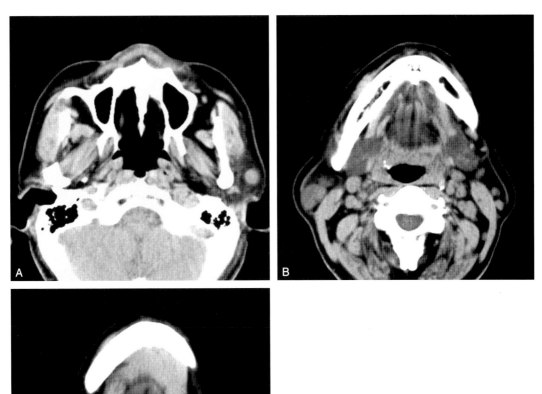

图 2-7-2-20　双侧腮腺慢性肿块型淋巴结结核

双侧腮腺见软组织密度结节,圆形和椭圆形,边缘清楚光滑和毛糙,密度不均,中见低密度坏死

六、流行性腮腺炎

流行性腮腺炎(epidemic parotitis, mumps)是病毒感染引起的一种急性传染性疾病,常见于儿童,成人也可发病,病后可获得终身免疫。

【临床表现】

临床表现为发热、头痛、呕吐等全身症状,局部症状为腮腺肿胀、疼痛,腮腺导管红肿。多为双侧腮腺同时发病,少数患者下颌下腺及舌下腺同时受侵。

【病理】

腺泡细胞内含空泡,可见包涵体,部分腺泡细胞坏死。导管上皮水肿,管腔内充满坏死细胞和渗出物。腺体被膜充血,间质水肿,淋巴细胞、浆细胞和巨噬细胞浸润。

【CT 表现】

流行性腮腺炎 CT 表现为唾液腺明显弥漫性肿胀,边缘模糊、毛糙,密度弥漫性增高,常见脓肿形成。炎症易累及周围间隙,合并相邻间隙感染(图 2-7-2-21)。

七、涎 石 病

涎石病(sialolithiasis)又名唾液腺导管结石,是在腺体或导管内发生钙化性团块而引起的一系列病变,

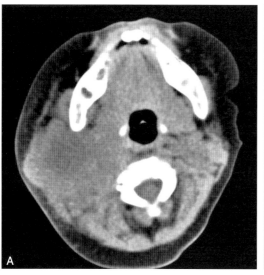
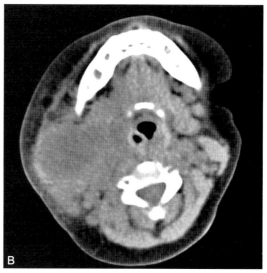

图 2-7-2-21 右侧腮腺流行性腮腺炎

右侧腮腺明显肿胀,形态不规则,密度增高且不均,中见低密度脓肿形成。腮腺边缘模糊、毛糙,相邻肌肉肿胀,筋膜肥厚

以下颌下腺居多,其次为腮腺、舌下腺和小唾液腺。发生于下颌下腺时多合并下颌下腺炎。

【临床表现】

临床主要表现为进食时腺体肿大,患者自觉胀感和疼痛,停止进食后症状减轻或消失;导管口黏膜红肿,挤压腺体可见脓性分泌物溢出;触诊可触及导管内硬块并有压痛;腺体感染且反复发作。

【病理】

涎石为单个或多个,呈圆形、椭圆形或长柱形,直径 0.1~2.0cm 不等,可坚硬或松软呈泥沙样。结石为浅黄色或褐色,剖面呈同心圆层板状有一至多个核心。结石所在部位的导管增生扩张,或出现鳞状化生,导管表面上皮脱落形成糜烂或溃疡。导管周围形成炎性肉芽组织,腺体其他部位导管扩张,管腔内含有黏液和炎性细胞。

【CT 表现】

(1) 腺石病:腺石病 CT 表现为唾液腺单个或多个圆形、卵圆形或不规则高密度结石影,大小可数毫米至 2cm 不等,结石多表现为致密均一密度结节。可合并唾液腺炎改变(图 2-7-2-22、2-7-2-23)。

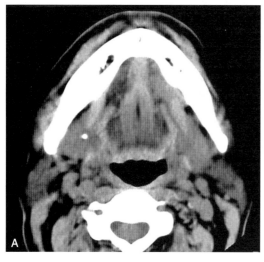
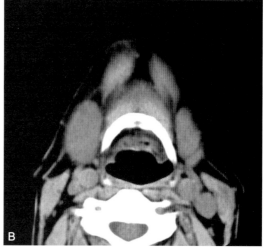

图 2-7-2-22 右侧下颌下腺腺石病

右侧下颌下腺圆形高密度结石,下颌下腺肿胀,边缘清楚光滑

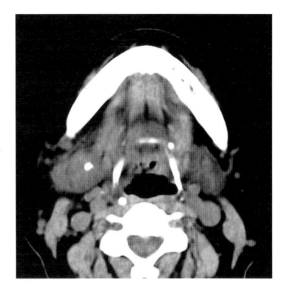

图 2-7-2-23 右侧下颌下腺腺石病

右侧下颌下腺圆形高密度结石,下颌下腺肿胀,密度增高,边缘毛糙

(2) 管石病:管石病 CT 表现为唾液腺导管及分支导管走行区单个或多个卵圆形或管状高密度结石影,大小可数毫米至 2cm 不等,有时结石可见围绕一核心的层状结构。阻塞严重时,可见结石远段扩大的腺管。常合并唾液腺炎(图 2-7-2-24~2-7-2-27)。

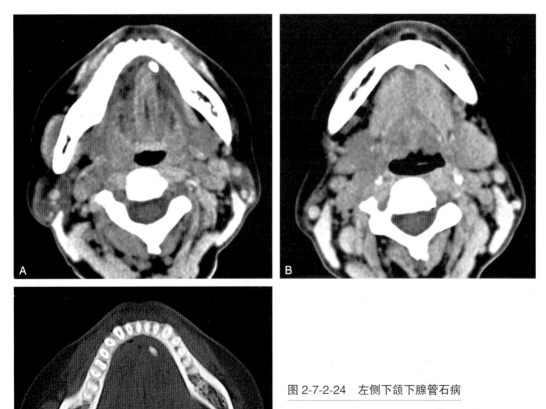

图 2-7-2-24 左侧下颌下腺管石病

左侧下颌下腺导管开口处椭圆形高密度结石,结石密度不均,中央密度高、周围密度低。左侧下颌下腺肿胀,密度增高

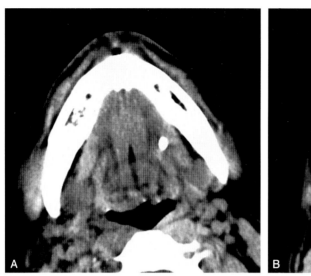
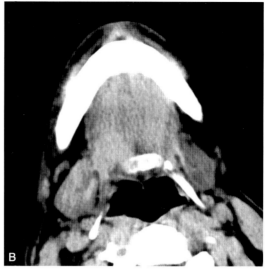

图 2-7-2-25 左侧下颌下腺管石病

左侧下颌下腺导管中段高密度结石,下颌下腺萎缩变小,密度变低

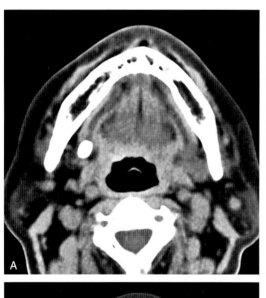
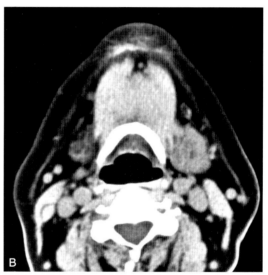
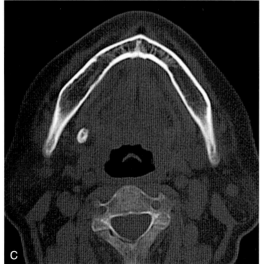

图 2-7-2-26 右侧下颌下腺管石病

右侧下颌下腺导管腺门处椭圆形高密度结石,密度不均,中央密度低,周围密度高。右侧下颌下明显腺萎缩变小,密度变低且不均

八、舍格伦综合征

舍格伦综合征(Sjögren syndrome)是一种以慢性唾液腺炎、干燥性角膜炎和口干症为主要临床表现、病因不明的自身免疫性疾病,临床上分为原发性和继发性。原发性只表现为干燥综合征,即唾液腺、泪腺等外分泌腺功能障碍;继发性除干燥综合征外尚合并其他自身免疫性疾病。

【临床表现】

舍格伦综合征多发生于中年以上妇女,主要症状有:眼干、口干、唾液腺及泪腺肿大、类风湿性关节炎等结缔组织疾病。

泪腺病变致泪液分泌减少,患者有眼部异物感、摩擦感、烧灼感,以及反复发作的角膜炎或结膜炎。

唾液分泌减少致口干燥,患者自觉舌、颊及咽喉部灼热、口腔发黏、味觉失常等。

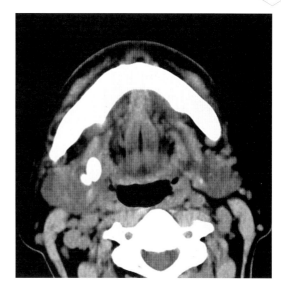

图 2-7-2-27 右侧下颌下腺管石病

右侧下颌下腺导管腺门处见两个椭圆形高密度结石,下颌下腺肿胀,密度增高且不均

唾液腺肿大,以腮腺肿大常见,也可伴有下颌下腺、舌下腺及小唾液腺肿大。

【病理】

肉眼见腺体弥漫性肿大或呈结节状包块,剖面呈灰白色,弥漫性者腺小叶界限清楚;结节状包块者腺小叶界限不明显。组织病理学表现为腺实质萎缩、淋巴细胞浸润、肌上皮岛形成。

【CT表现】

舍格伦综合征常为双侧发病,CT表现为双侧腺体对称或不对称肿大,密度不均,中见弥漫分布的点状、结节样、团块状、斑状软组织密度增高影,多合并点状钙化;同时可见腺体内散在分布的多个囊状低密度区,中为囊液,囊壁为纤维组织,多数情况下见不到囊壁。增强扫描,腺体不均匀强化,高密度区强化,低密度区不强化,使病变高密度和低密度部分界限明显(图 2-7-2-28~2-7-2-30)。

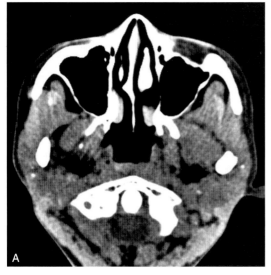
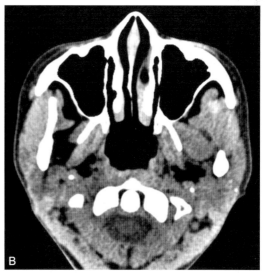

图 2-7-2-28 舍格伦综合征

双侧腮腺肿大,密度不均,中见结节状软组织影、点状及结节样钙化及小囊样低密度灶

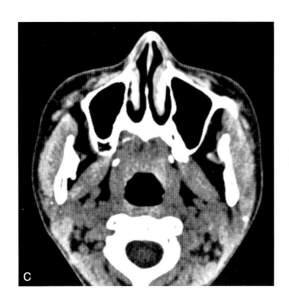

图 2-7-2-28(续)

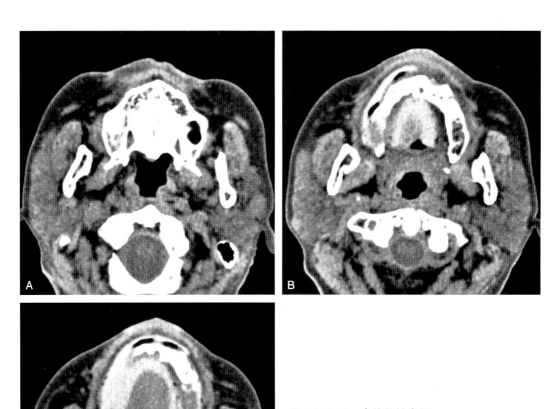

图 2-7-2-29 舍格伦综合征

双侧腮腺肿大,密度不均,中见结节状软组织影、点状钙化及小囊样低密度灶

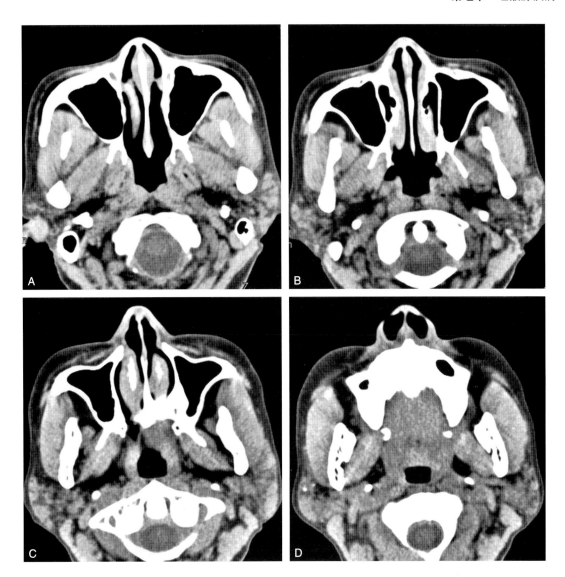

图 2-7-2-30　舍格伦综合征

双侧腮腺肿大、密度不均、中见结节状和团状软组织影、点状和结节样钙化及小囊样低密度灶

　　造影 CT 检查，主导管无改变，腺内分支导管变细、稀少或不显影，末梢导管扩张是舍格伦综合征典型的造影表现，这是由于导管上皮细胞和肌上皮细胞增生，使管腔狭窄所形成的。末梢导管扩张分为 4 期：①点状期：末梢导管呈弥漫、散在的点状扩张，直径小于 1mm；②球状期：末梢导管扩张呈球状，直径 1~2mm，大小、分布较规则，腺内分支导管消失；③腔状期：显示为末梢导管球状扩张影像融合，呈大小不等、分布不均的囊腔状；④破坏期：分支及末梢导管消失，造影剂进入腺体间质呈斑片状。

第三节　唾液腺损伤和涎瘘

　　腮腺及其导管位于面颊部皮下，表浅而易受到创伤，下颌下腺、舌下腺由于有下颌骨的保护，受到创伤的机会较少。

　　涎瘘（salivary fistula）是指唾液不经导管系统排入口腔而流向面颊皮肤表面或面颊软组织中，腮腺是最常见的部位。

【临床表现】

　　涎瘘根据瘘口所在的位置，可分为腺体瘘及导管瘘。

(1) 腺体瘘:腺体区皮肤有小的、点状瘘孔,其周围有瘢痕,瘘管的腺端通向一个或多个腺小叶的分泌管。从瘘口经常有少量的清亮唾液流出,很少是混浊的,口腔内由导管口流出的唾液尚正常。

(2) 导管瘘:根据导管断裂的情况,可分为完全瘘及不完全瘘。前者指唾液经瘘口全部流向面部,口腔内导管口无唾液分泌;后者指导管虽破裂,但未完全断离,仍有部分唾液流入口腔内。

【病理】

损伤是涎瘘的主要原因,唾液腺腺体或导管损伤后,涎液由创口外流影响创口愈合形成瘘道,以后上皮细胞沿瘘道生长,覆盖整个瘘道创面而形成永久瘘管。唾液腺的脓肿或肿瘤,因切开或手术摘除后处理不当亦可造成涎瘘。

【CT 表现】

涎瘘的明确诊断需进行唾液腺造影,CT 唾液腺造影扫描可鉴别腺瘘及管瘘,并观察瘘口与自然导管口及腺门的关系,以便决定手术治疗方案。

(1) 腺体瘘显示导管系统完整,造影剂自腺体部外漏,表现为腺体部团状高密度造影剂影,其周围分支导管受压移位或呈抱球状。

(2) 导管瘘则表现为造影剂自主导管破损处外漏,外涎瘘 CT 表现为颊部导管或分支导管走行区见团状高密度造影剂影,常位于咬肌外侧;内涎瘘 CT 表现颊部造影剂充填的高密度瘘管,口腔见外溢造影剂(图 2-7-3-1)。CT 检查能明确是腺体段、咬肌段及颊肌段瘘。

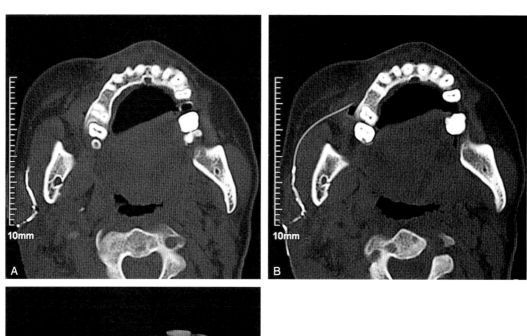

图 2-7-3-1 右侧腮腺导管瘘

导管近腺门处不连续,造影剂分支导管显示,部分造影剂漏出导管呈断续线状延续至颊部

第四节 唾液腺囊肿

唾液腺囊肿(salivary gland cyst)是由纤维结缔组织囊壁、上皮衬里和不等量腔内含物构成的肿瘤样病变,分为黏液囊肿和先天性囊肿两大类。黏液囊肿分为外渗性黏液囊肿和潴留性黏液囊肿,先天性囊肿有皮样囊肿和鳃裂囊肿两种。舌下腺囊肿多为外渗性黏液囊肿,腮腺囊肿多为潴留性黏液囊肿。

【临床表现】

舌下腺囊肿最常见于青少年,临床上可分为以下三种类型:

(1) 单纯型:为典型的舌下腺囊肿表现,占舌下腺囊肿的大多数。囊肿位于舌下间隙,由于囊壁菲薄并紧贴口底黏膜,扪之柔软有波动感。囊肿常位于口底的一侧,有时可扩展至对侧,较大的囊肿可将舌抬起。

(2) 口外型:口外型又称潜突型。囊肿主要表现为下颌下区肿物,而口底囊肿表现不明显。触诊柔软,与皮肤无粘连,不可压缩,低头时因重力关系,肿物稍有增大。

(3) 哑铃型:为上述两种类型的混合,即在口内舌下区及口外下颌下区均可见囊性肿物。

腮腺潴留性黏液囊肿男性患者多见,多见于老年人,表现为腮腺区无痛性肿块,生长缓慢,无功能障碍。肿块柔软,有波动感,边界清楚。

【病因病理】

舌下腺囊肿多是导管破裂,黏液外漏入组织间隙所致,组织学表现为黏液性肉芽肿或充满黏液的假囊,无上皮衬里。腮腺潴留性黏液囊肿主要是导管系统的部分阻塞,由微小涎石、分泌物浓缩或导管系统弯曲等原因所致,组织学表现有三个特点:有上皮衬里、潴留的黏液团块及结缔组织被膜。

【CT表现】

舌下腺囊肿表现为舌下、下颌下区囊性低密度团块,囊壁较薄,密度均匀,边缘清楚光滑,增强扫描无强化。如感染囊壁可增厚,囊液密度也可增高。

单纯型舌下腺囊肿位于舌下间隙,表现为舌下间隙囊性低密度团块,多为椭圆形,当囊肿累及舌下多间隙时形态不规则。单纯型舌下腺囊肿常见颏舌肌、舌骨舌肌及下颌舌骨肌受压(图2-7-4-1~2-7-4-3)。

口外形舌下腺囊肿位于下颌下及颏下三角,多表现为形态不规则的囊性低密度团块,常见下颌舌骨肌及下颌下腺受压(图2-7-4-4、2-7-4-5)。

哑铃型舌下腺囊肿同时位于舌下间隙和下颌下三角、颏下三角或咽旁间隙,表现为哑铃状囊性低密度团块,常见同侧颏舌肌、舌骨舌肌、下颌舌骨肌、下颌下腺及咽肌受压(图2-7-4-6)。

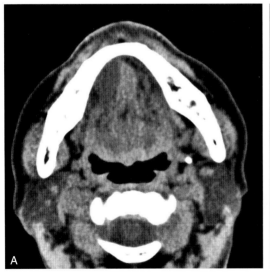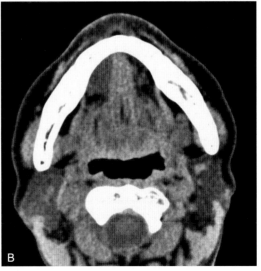

图2-7-4-1 右侧单纯型舌下腺囊肿

右侧舌下间隙舌下腺区近椭圆形囊性团块,密度均匀,边缘清楚光滑,颏舌肌及舌骨舌肌受压

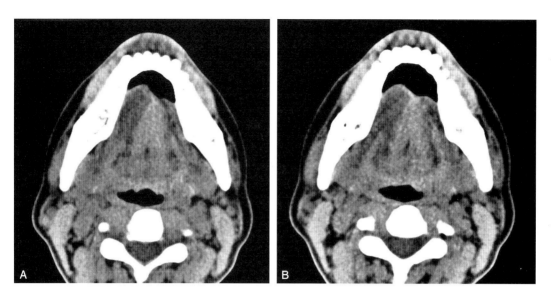

图 2-7-4-2　右侧单纯型舌下腺囊肿

右侧舌下间隙带状囊性低密度团块,密度均匀,边缘清楚光滑,右侧颏舌肌及舌骨舌肌受压

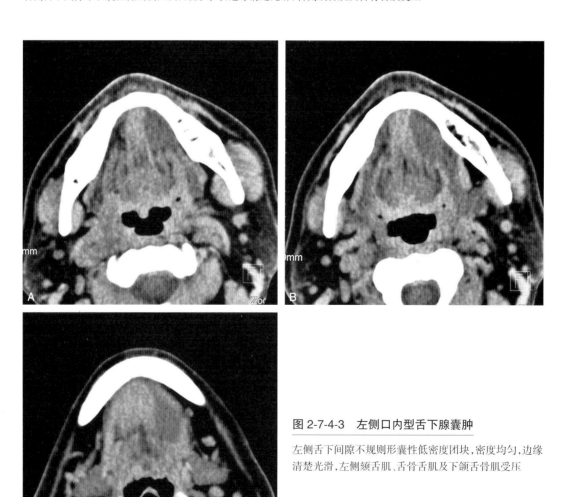

图 2-7-4-3　左侧口内型舌下腺囊肿

左侧舌下间隙不规则形囊性低密度团块,密度均匀,边缘清楚光滑,左侧颏舌肌、舌骨舌肌及下颌舌骨肌受压

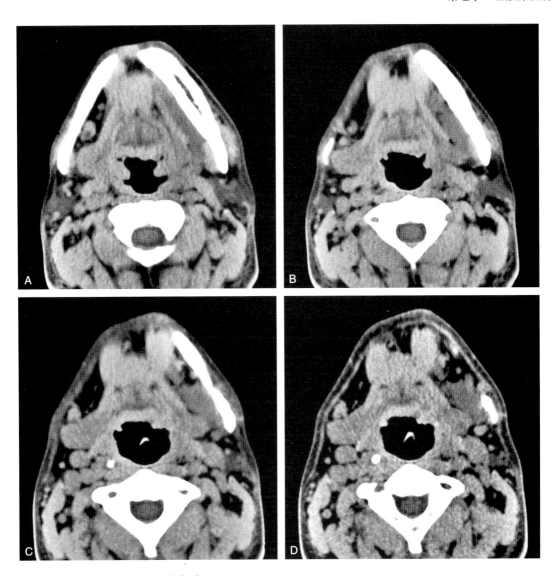

图 2-7-4-4　左侧口外型舌下腺囊肿

左侧下颌下三角不规则形囊性团块,密度均匀,边缘清楚,左侧下颌舌骨肌及下颌下腺受压

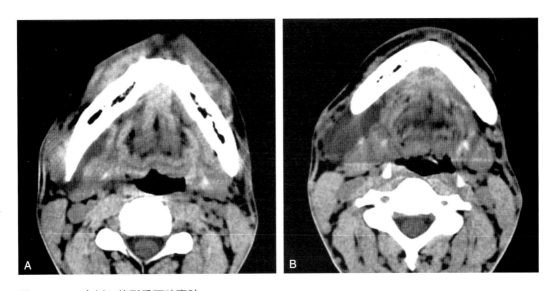

图 2-7-4-5　右侧口外型舌下腺囊肿

右侧下颌下三角不规则形囊性团块,密度均匀,边缘清楚,右侧下颌舌骨肌及下颌下腺受压

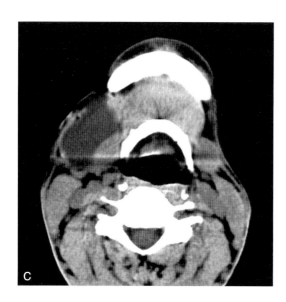

图 2-7-4-5(续)

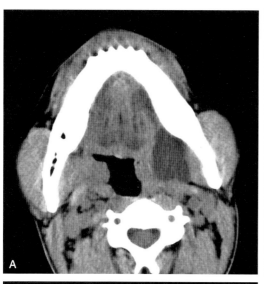

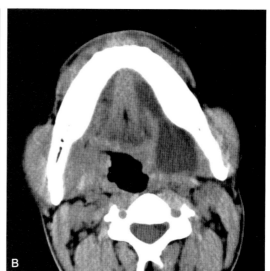

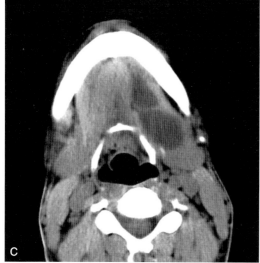

图 2-7-4-6　左侧哑铃型舌下腺囊肿

左侧舌下间隙及咽旁间隙哑铃形囊性团块,密度均匀,边缘清楚,左侧颏舌肌、舌骨舌肌、下颌舌骨肌、下颌下腺及咽肌受压

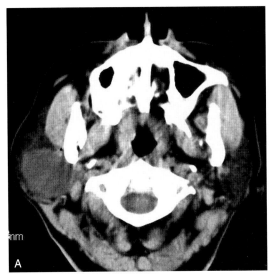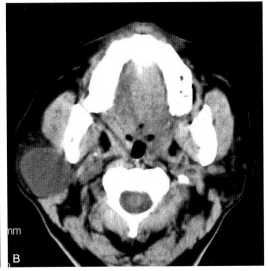

图 2-7-4-7　右侧腮腺囊肿

右侧腮腺囊性低密度团块,密度均匀,边缘清楚光滑

　　腮腺潴留性黏液囊肿表现为腮腺囊性低密度团块,密度均匀,边缘清楚光滑(图 2-7-4-7)。

【鉴别诊断】

　　(1) 口底皮样囊肿:皮样囊肿多呈圆形或卵圆形,壁薄而光滑,壁可有强化表现,密度低于舌下腺囊肿,可均匀或不均匀,多位于口底正中。

　　(2) 下颌下区囊性水瘤:囊性水瘤常见婴幼儿,位于下颌下腺外侧下颌角区及下方,与下颌下腺相邻时下颌下腺受压较明显,密度常高于舌下腺囊肿;舌下腺囊肿常见于青少年,下颌下腺受压不明显,囊肿可包绕下颌下腺。

第五节　唾液腺良性肿瘤

　　唾液腺良性肿瘤常见、种类繁多,部分良性肿瘤可多发,部分肿瘤具有复发和恶变倾向。肿瘤分为上皮性和非上皮性,上皮性良性肿瘤主要包括多形性腺瘤、沃辛瘤、基底细胞腺瘤、嗜酸细胞腺瘤、肌上皮瘤等,非上皮性良性肿瘤主要有血管瘤、淋巴管瘤、血管淋巴管瘤、脂肪瘤及神经性肿瘤等。

一、多形性腺瘤

　　多形性腺瘤(pleomorphic adenoma)又称混合瘤,是唾液腺中最常见的良性肿瘤,多发于腮腺,其次为下颌下腺,舌下腺罕见。小唾液腺以腭部最多见,上唇、磨牙后腺、颊腺和舌腺等均可发生。

【临床表现】

　　多形性腺瘤可以发生任何年龄,以中年人为多,多发生于 30~50 岁患者,女性稍多于男性。肿瘤临床呈现无痛、缓慢性生长肿块,绝大多数系无意中发现。腮腺发生的多形性腺瘤多以耳垂为中心生长,肿瘤小者触诊表面光滑并具明显的活动度,稍大者可扪及表面不光滑的小结节;大者则可见肿瘤表面皮肤凹凸不平,呈明显的结节突起。

　　小唾液腺多形性腺瘤最常见的发生部位是一侧硬腭后部、软硬腭交界处。发生于腭部者无论其大小,触诊肿物较硬,活动性小甚至不活动。

　　腮腺或下颌下腺复发性多形性腺瘤表现为术区皮下一个或多个结节、串珠或呈葡萄状,小者如绿豆粒样,大者如黄豆或更大。单个或彼此分开的多发灶,肿块常可活动,但大多数因局部瘢痕的关系,动度甚微或随瘢痕组织一起整块组织活动。

【病理】

肉眼观察,肿物大小不一,圆形或卵圆形,直径在3cm以下者表面光滑,大多有结节或呈分叶状。肿瘤呈膨胀性生长,刺激周围组织增生形成纤维性包膜,但其厚薄不均,甚至无包膜,有的包膜内有瘤细胞侵入或形成卫星瘤结。体积较大的肿瘤可见囊性变,有囊性变时,囊腔大小不一,内含无色透明或褐色液体,偶见出血和坏死灶。肿瘤持续时间长者可出现纤维化与钙化。

显微镜观察,多形性腺瘤的组织具有多形性或"混合性"特征,即肿瘤性上皮组织与黏液样、软骨样组织混杂在一起,上皮性成分常形成腺管样结构以及肌上皮细胞和鳞状细胞团片。

【CT表现】

(1)腮腺多形性腺瘤:因为腮腺多形性腺瘤与正常腮腺组织的天然对比度好,加之CT具有优越分辨率,通常CT平扫即可显示肿瘤存在。

较小的腮腺多形性腺瘤显示圆形或椭圆形团块,较大时可呈结节状、分叶状、不规则形。肿瘤边缘多清楚光滑,部分病灶边缘毛糙或模糊。肿瘤多表现为软组织密度,肿瘤较小时密度等于肌肉,较大或不规则形团块密度常略低于肌肉,密度均匀,边缘多清楚光滑(图2-7-5-1~2-7-5-9)。

少数腮腺多形性腺瘤不是表现为实性团块,而是显示为不规则形松散团状影,密度不均,边缘毛糙、模糊(图3-7-5-10)。

腮腺多形性腺瘤可有坏死、囊变及钙化,团块密度不均,中间片状低密度影或高密度钙化灶(图2-7-5-11~2-7-5-15)。

部分腮腺多形性腺瘤密度明显低于肌肉,高于囊液,密度多均匀,边缘较清楚光滑(图2-7-5-16、2-7-5-17)。

腮腺多形性腺瘤少见囊性密度团块、多囊性团块、混杂密度团块及弥漫性团块。囊性团块密度近于水且均匀,边缘清楚光滑。多囊性团块时囊壁较厚,均匀或不均匀,房隔粗糙不规则。混在密度团块时团块内可见肌肉密度、低于肌肉密度、囊性密度及脂肪密度影。弥漫性肿块没有明确界限,密度不均(图2-7-5-18~2-7-5-23)。

腮腺多形性腺瘤较少多发,表现为腮腺多发软组织密度肿块,肿块多聚集(图2-7-5-24、2-7-5-25)。

多形性腺瘤可见低密度坏死及囊变,也可见高密度出血灶及斑点或较大钙化灶;深叶较大的肿块可见咽侧壁向中线移位,咽旁间隙脂肪带闭塞。

静脉增强扫描,瘤体实质部分强化,坏死囊变处不强化。在增强早期,肿块边缘可清楚或不清楚,晚期可有迟缓延迟强化,使肿物轮廓更为清晰。因此,延迟扫描且仔细观察对比肿物轮廓、密度,对诊断有帮助。

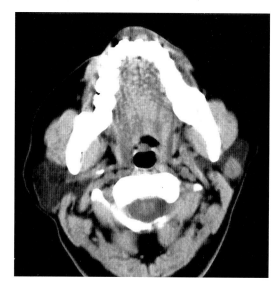

图2-7-5-1 左侧腮腺多形性腺瘤

左侧腮腺圆形软组织密度团块,与肌肉等密度且均匀,边缘清楚光滑

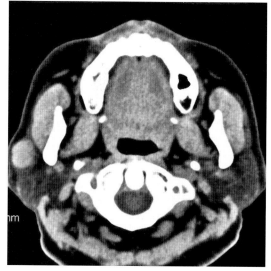

图2-7-5-2 右侧腮腺多形性腺瘤

右侧腮腺圆形软组织密度团块,与肌肉等密度且均匀,边缘清楚光滑

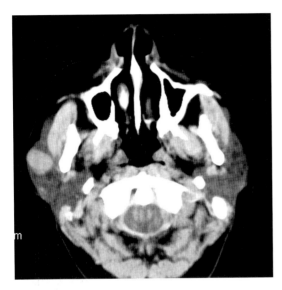

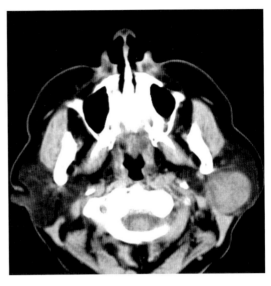

图 2-7-5-3　右侧腮腺多形性腺瘤

右侧腮腺椭圆形软组织密度团块,肌肉等密度且相似,密度均匀,边缘清楚光滑,密度明显高于正常腮腺组织,团块前后方分别见血管影

图 2-7-5-4　左侧腮腺多形性腺瘤

左侧腮腺结节状软组织密度团块,密度均匀且略低于肌肉,边缘清楚光滑

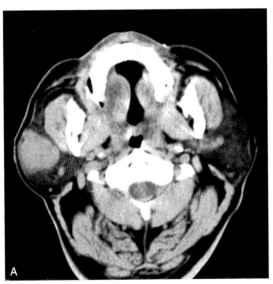

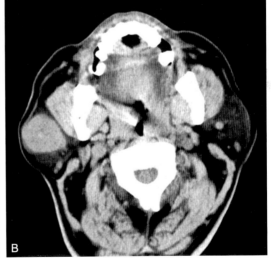

图 2-7-5-5　右侧腮腺多形性腺瘤

右侧腮腺结节状软组织密度团块,密度均匀且略低于肌肉,边缘清楚光滑

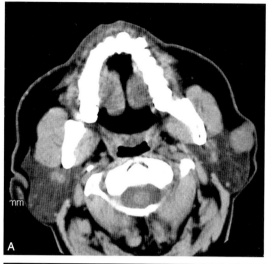

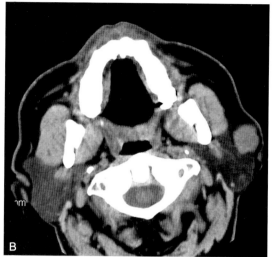

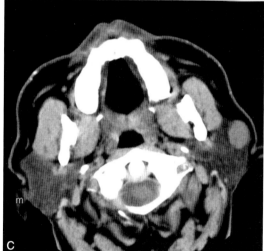

图 2-7-5-6   左侧腮腺多形性腺瘤

左侧腮腺分叶状软组织密度团块,密度均匀且略低于肌肉,边缘清楚光滑

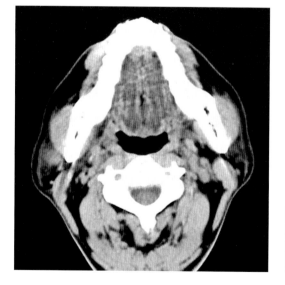

图 2-7-5-7   右侧腮腺多形性腺瘤

右侧腮腺圆形软组织密度团块,密度与肌肉相似且均匀,边缘毛糙、模糊

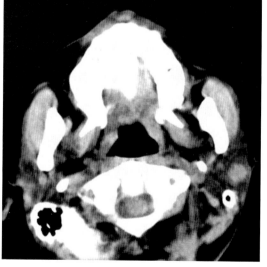

图 2-7-5-8   左侧腮腺多形性腺瘤

左侧腮腺软组织密度团块,密度与肌肉相似且均匀,边缘毛糙欠光滑

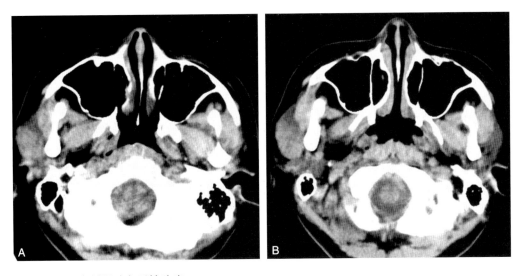

图 2-7-5-9　右侧腮腺多形性腺瘤

右侧腮腺不规则形软组织密度团块,密度低于肌肉且欠均匀,边缘欠清楚、光滑

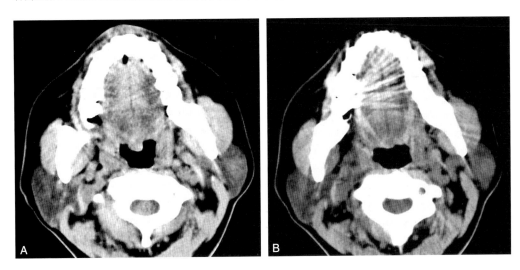

图 2-7-5-10　左侧腮腺多形性腺瘤

左侧腮腺松散软组织密度团块,密度明显低于肌肉,形态不规则,边缘毛糙、模糊

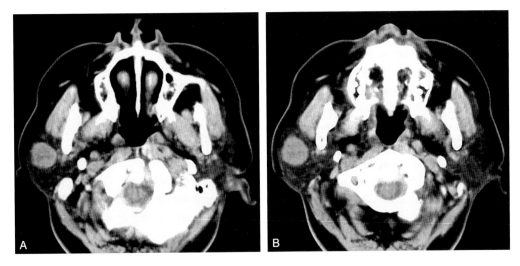

图 2-7-5-11　右侧腮腺多形性腺瘤

右侧腮腺圆形软组织密度团块,密度不均,中见片状低密度坏死及点状高密度钙化

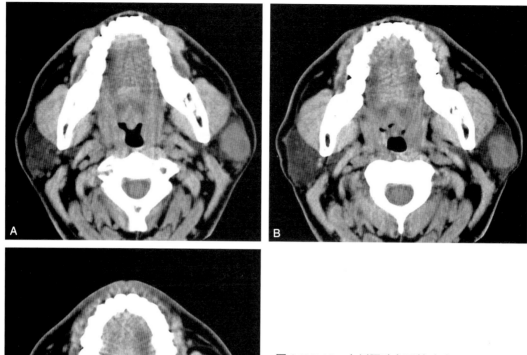

图 2-7-5-12　左侧腮腺多形性腺瘤

左侧腮腺结节状软组织密度团块,密度不均,中见片状低密度坏死及点状高密度钙化

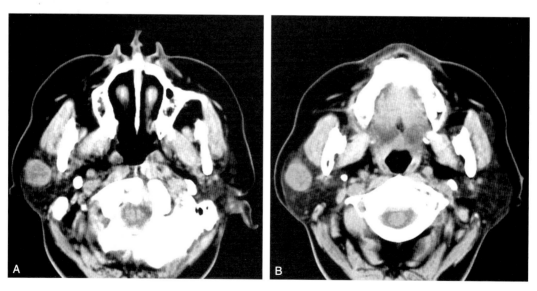

图 2-7-5-13　右侧腮腺多形性腺瘤

右侧腮腺软组织密度团块,密度不均匀,中见片状低密度及点状高密度钙化,下颌静脉受压呈半圆形且移位

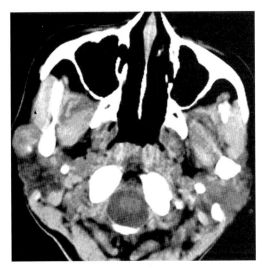

图 2-7-5-14　右侧腮腺多形性腺瘤

右侧腮腺软组织密度团块,密度不均匀,中见片状低密度及结节状高密度钙化

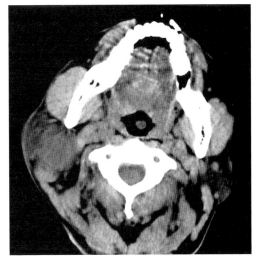

图 2-7-5-15　右侧腮腺多形性腺瘤

右侧腮腺圆形团块,团块中央呈明显低密度,周边环形不规则稍高密度

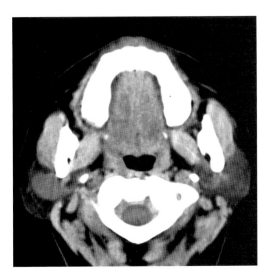

图 2-7-5-16　右侧腮腺多形性腺瘤

右侧腮腺椭圆形低密度团块,密度均匀,边缘清楚光滑

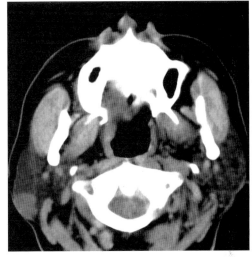

图 2-7-5-17　右侧腮腺多形性腺瘤

右侧腮腺分叶状低密度团块,密度均匀,边缘清楚光滑

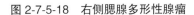

图 2-7-5-18　右侧腮腺多形性腺瘤

右侧腮腺圆形近囊性密度团块,密度均匀,边缘清楚光滑

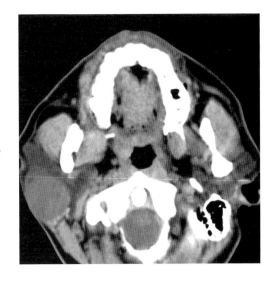

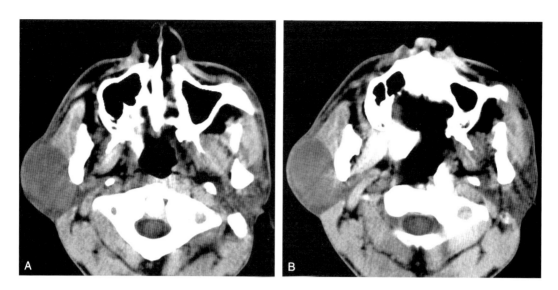

图 2-7-5-19　右侧腮腺多形性腺瘤

右侧腮腺椭圆形近囊性密度团块,密度均匀,边缘清楚光滑

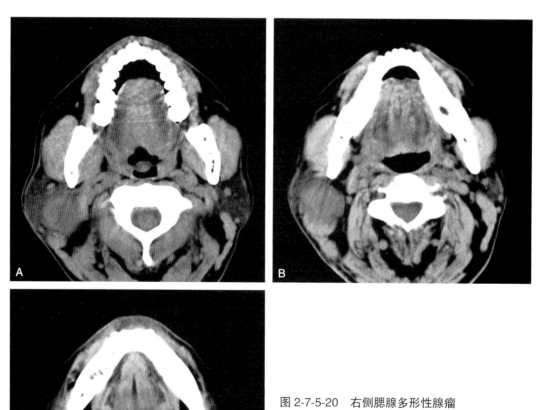

图 2-7-5-20　右侧腮腺多形性腺瘤

右侧腮腺不规则形混杂密度团块,呈肌肉密度、低密度、囊性密度

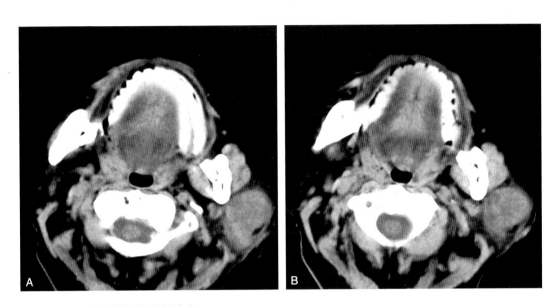

图 2-7-5-21 左侧腮腺多形性腺瘤

左侧腮腺分叶状混杂密度团块,中见肌肉密度、低密度及脂肪密度影

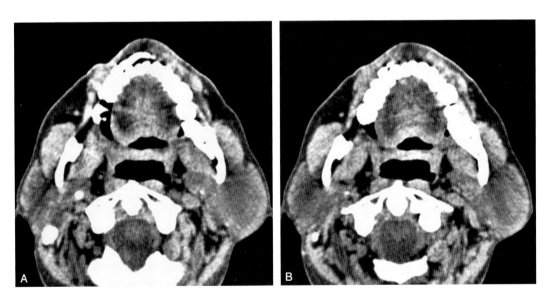

图 2-7-5-22 左侧腮腺多形性腺瘤

左侧腮腺软组织密度团块,密度与肌肉相似,密度均匀,边缘清楚光滑,密度明显高于正常腮腺组织,团块前后方分别见血管影

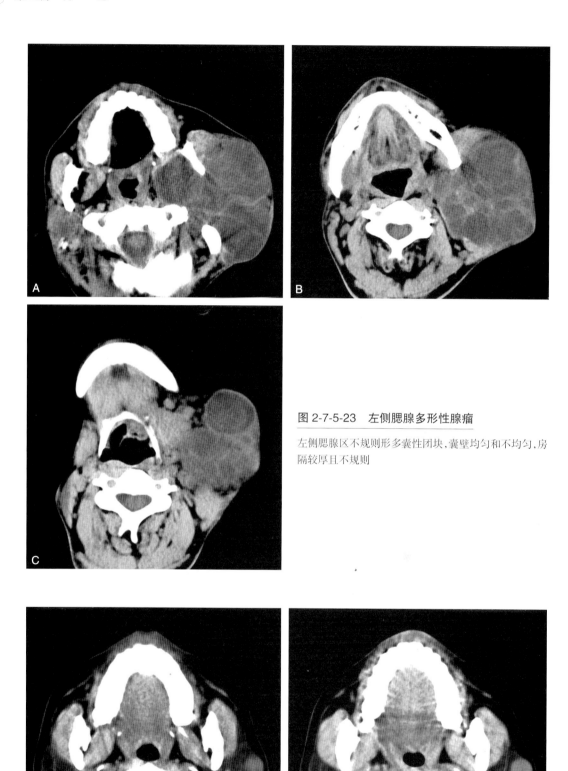

图 2-7-5-23 左侧腮腺多形性腺瘤

左侧腮腺区不规则形多囊性团块,囊壁均匀和不均匀,房隔较厚且不规则

图 2-7-5-24 左侧腮腺多形性腺瘤

左侧腮腺多发软组织密度团块,密度较低且均匀,边缘清楚光滑

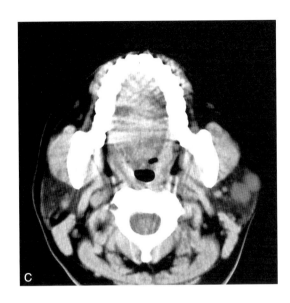

图 2-7-5-24(续)

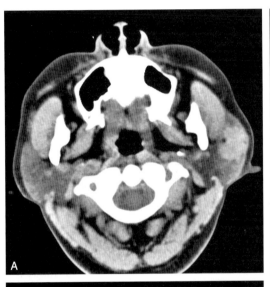

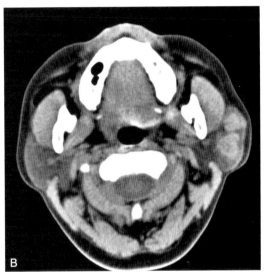

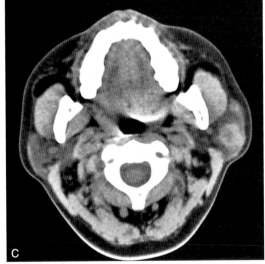

图 2-7-5-25 左侧腮腺多形性腺瘤

左侧腮腺多发不规则形软组织密度团块,密度不均匀,中见片状低密度影,边缘毛糙模糊

患者随访检查,当肿瘤增大明显、呈明显分叶状、浸润性生长、边缘欠清,增强扫描表现为环形强化或中央低密度坏死时,要考虑肿瘤恶变的可能。

另外,观察 CT 图像时应注意肿瘤和茎突乳突孔的关系,如茎突乳突孔与肿瘤之间无正常腺体可提示面神经受侵,手术时面神经分离困难。

(2) 下颌下腺多形性腺瘤:下颌下腺位于下颌下三角内,是下颌下三角内最大的解剖结构。由于下颌下腺内脂肪成分较腮腺少,在 CT 图像上下颌下腺比腮腺及周围脂肪组织的密度高,但稍低于周围的肌肉密度,密度均匀,边缘光整,外周筋膜清楚,双侧大小相似。

下颌下腺多形性腺瘤表现为单发圆形、椭圆形、分叶状或不规则形软组织密度肿块,尤以分叶状提示多形性腺瘤可能性大。肿瘤边缘多清楚、光滑,少数病例肿块边缘毛糙、模糊。肿瘤密度低于肌肉、多高于下颌下腺,少数病例肿块密度低于下颌下腺。肿瘤密度多均匀或不均匀,可见低密度坏死或囊变和高密度出血或钙化。下颌下腺均有受压变形或移位改变(图 2-7-5-26~2-7-5-31)。

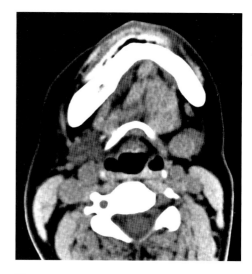

图 2-7-5-26　左侧下颌下腺多形性腺瘤

左侧下颌下腺圆形软组织密度团块,密度略高于下颌下腺、低于肌肉,边缘清楚、光滑

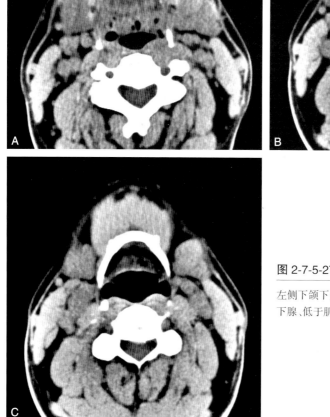

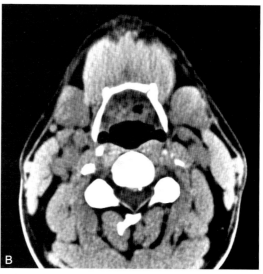

图 2-7-5-27　左侧下颌下腺多形性腺瘤

左侧下颌下腺椭圆形软组织密度团块,密度略高于下颌下腺、低于肌肉,边缘清楚、光滑

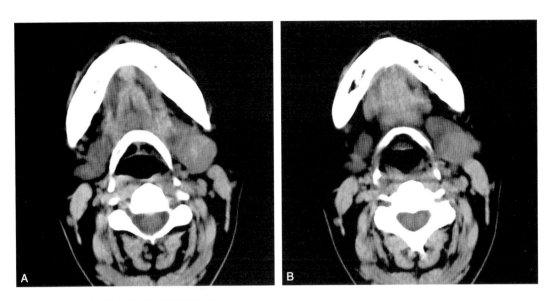

图 2-7-5-28 左侧下颌下腺多形性腺瘤

左侧下颌下腺分叶状软组织密度团块,密度高于下颌下腺、低于肌肉且均匀,边缘清楚、光滑

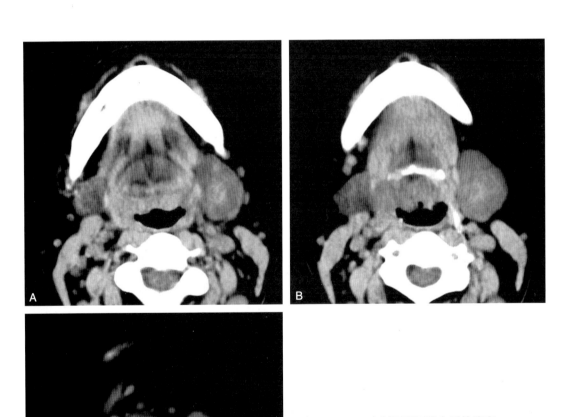

图 2-7-5-29 左侧下颌下腺多形性腺瘤

左侧下颌下腺不规则形软组织密度团块,密度高于下颌下腺、低于肌肉,边缘毛糙、模糊

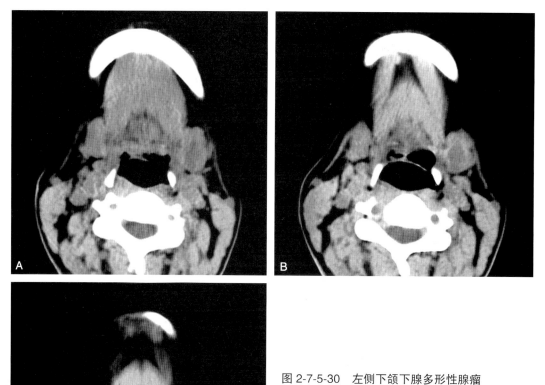

图 2-7-5-30 左侧下颌下腺多形性腺瘤

左侧下颌下腺不规则形软组织密度团块,密度与下颌下腺相近,中见低密度坏死

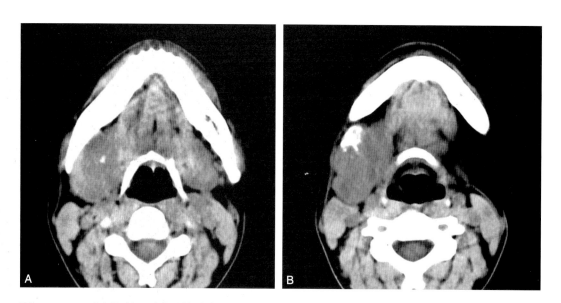

图 2-7-5-31 右侧下颌下腺多形性腺瘤

右侧下颌下腺不规则形低密度团块,密度低于下颌下腺且不均,中见低密度坏死和高密度钙化

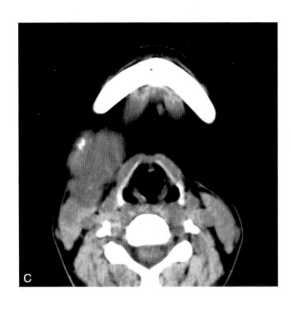

图 2-7-5-31（续）

　　下颌下腺多形性腺瘤与下颌下腺等密度时 CT 平扫很难显示,仅有下颌下腺形态改变,需 CT 强化检查,腺组织明显强化,肿瘤轻中度强化表现为相对低密度,且有渐进性强化特征。

　　下颌下腺多形性腺瘤 CT 检查中应注意的几个问题:①下颌下腺组织正常密度接近软组织,即肿瘤密度接近正常下颌下腺密度,甚至呈等密度,此时要注意观察下颌下腺形态的改变;②对于下颌下腺较小的等密度肿瘤,下颌下腺形态改变不明显者,应行下颌下腺 CT 造影检查,以避免漏诊;③下颌下腺多形性腺瘤的局灶性钙化提示肿瘤可能是较长时间存在,有高度恶变的可能性;④下颌下腺内没有淋巴结,对于下颌下腺内多发团块要考虑恶性可能性。

　　(3) 小唾液腺多形性腺瘤:小唾液腺多形性腺瘤是小唾液腺最常见的良性肿瘤,同时小唾液腺多形性腺瘤又以腭腺最常见,好发于一侧硬腭后部、软硬腭交界处或软腭,很少发生于中线及硬腭前部。部分小唾液腺多形性腺瘤可以发生于颞下窝或颊部。

　　肿瘤多表现为圆形、椭圆形或分叶状软组织密度肿块,多灶性多形性腺瘤相互融合而表现为不规则形。肿块边界光滑、清楚或不清楚,当肿瘤与软腭密度相同时界限不清。密度多与软腭相近且均匀,也可表现为明显低于肌肉密度团块。部分病变肿瘤中心可见更低密度囊变、坏死及钙化。强化检查,病变多呈轻至中度均匀强化(图 2-7-5-32~2-7-5-37)。

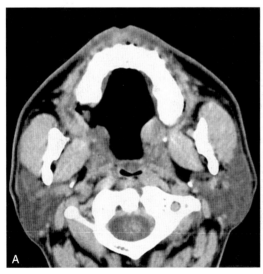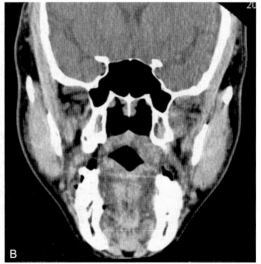

图 2-7-5-32　左侧腭腺多形性腺瘤

左侧软腭软组织密度团块,密度与软腭等且均匀,边缘清楚光滑

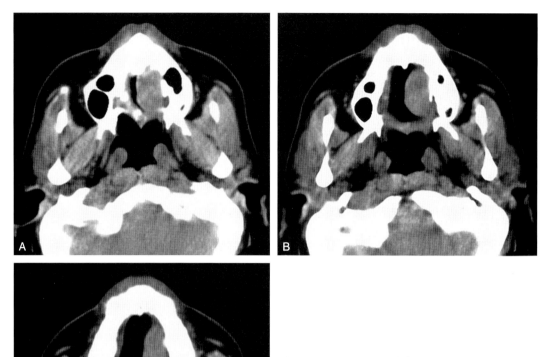

图 2-7-5-33　左侧腭腺多形性腺瘤

左侧硬腭区椭圆形软组织密度团块,密度与软腭等且均匀,边缘清楚光滑

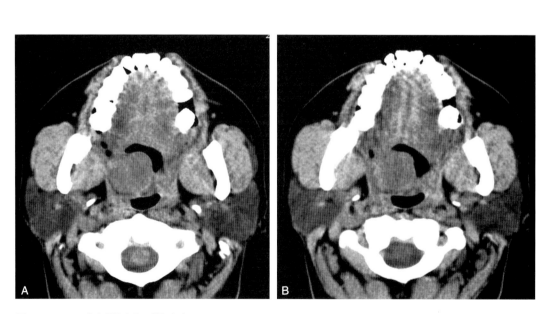

图 2-7-5-34　右侧腭腺多形性腺瘤

右侧软腭分叶状软组织密度团块,密度与软腭等且均匀,边缘清楚光滑

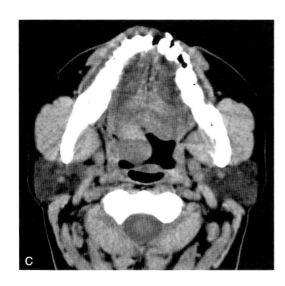

图 2-7-5-34（续）

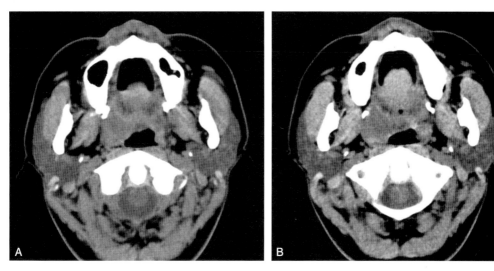

图 2-7-5-35 右侧腭腺多形性腺瘤

右侧软腭不规则形软组织密度团块，密度低于软腭且均匀，边缘毛糙、模糊

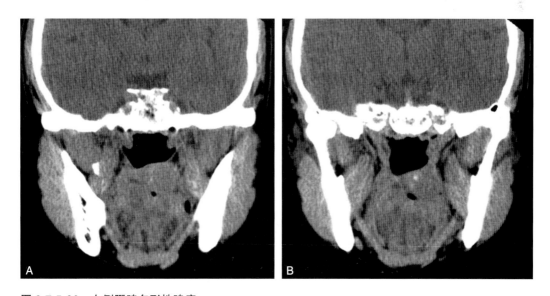

图 2-7-5-36 左侧腭腺多形性腺瘤

左侧软腭分叶状软组织密度团块，密度与软腭等，界限不清，中见钙化

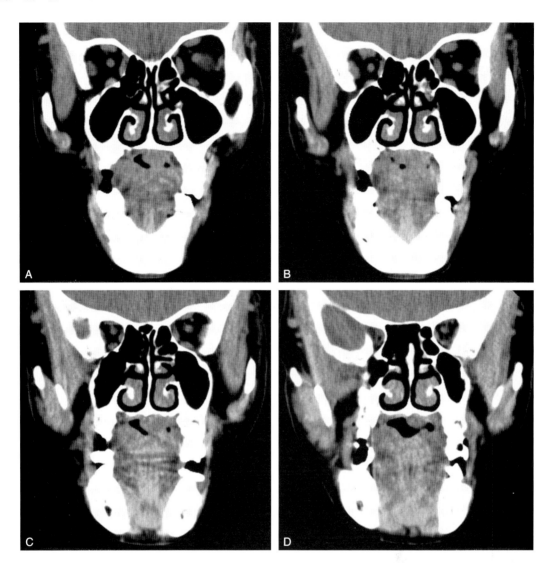

图 2-7-5-37 腭腺多灶性多形性腺瘤

硬腭下方多发不规则形软组织密度团块,密度等于肌肉且均匀,边缘清楚,硬腭骨质压迫性吸收

由于硬腭部黏膜及黏膜下组织较薄,该区肿瘤常造成邻近骨质的压迫吸收,甚至可穿破硬腭侵入鼻腔。个别肿瘤可完全位于上颌骨内,常位于一侧上颌骨腭突,表现为类圆形边缘清楚的骨质破坏区,由于肿瘤生长缓慢,邻近骨质可见硬化缘(图 2-7-5-37)。

发生于颊腺及颞下窝的小唾液腺多形性腺瘤诊断难度较大,颊部肌颞下窝肿瘤类型较多,所以,对于颞下窝具有小唾液腺多形性腺瘤 CT 表现特点的肿瘤,我们要想到小唾液腺多形性腺瘤的可能性(图 2-7-5-38、2-7-5-39)。

【鉴别诊断】

较小且密度均匀唾液腺多形性腺瘤 CT 表现一般没有特征性,不能和唾液腺其他良性肿瘤鉴别,有时甚至不能和唾液腺低度恶性肿瘤鉴别。若一旦发现唾液腺较大的软组织团块且呈分叶状,其内见高密度钙化,则应首先考虑多形性腺瘤的诊断。

(1) 下颌下腺炎:急性颌下腺炎 CT 检查可见颌下腺增大,无局灶性肿块,脓肿形成时可见不规则片状低密度坏死区,周边脂肪间隙模糊,腺体内可见钙化灶;增强时腺体常弥漫性均匀强化,脓肿形成时脓肿壁明显强化。慢性颌下腺炎可见腺体增大或缩小,腺体边缘不规则,周边脂肪间隙见条索状密度增高影,病灶内常见多发斑点状钙化影;增强时病灶可呈中心性或多中心性明显斑片状强化区,强化灶周边可见蟹足样改变。

(2) 沃辛瘤:沃辛瘤内以细胞成分为主,也可有大小不等的囊肿,有薄的包膜,有时也可有双侧肿物或

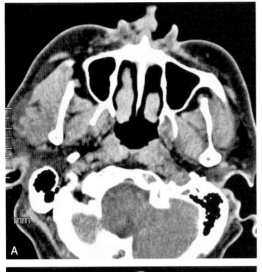
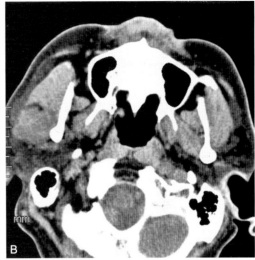

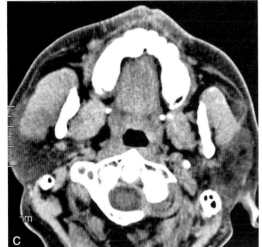

图 2-7-5-38　右侧颊腺多形性腺瘤

右侧咬肌间隙不规则形软组织密度团块,密度略低于咬肌且均匀,边缘清楚,肿块与咬肌间见不规则形脂肪密度影

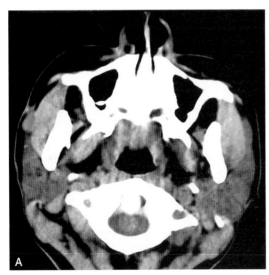
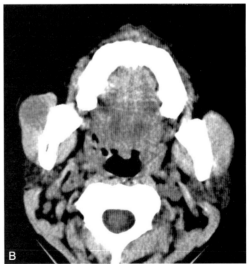

图 2-7-5-39　右侧颊腺多形性腺瘤

右侧颊间隙及咬肌分别见半圆形和圆形软组织密度团块,密度低于咬肌,边缘清楚光滑

一侧腺体内多个病灶。肿瘤在增强早期常迅速强化,晚期密度快速下降,没有肿瘤延迟强化的现象,囊变区在强化早期及晚期形态不变;而唾液腺多形性腺瘤有延迟强化现象。

(3) 咽旁间隙肿瘤:位于腮腺深叶的多形性腺瘤应和咽旁间隙肿瘤鉴别,腮腺深叶肿瘤常使咽旁间隙内的脂肪向前内或前移位,下颌骨-茎突间距增宽,如能见到肿瘤与腮腺相连更有助于鉴别;而咽旁间隙肿瘤多使咽旁间隙内脂肪向外移,下颌骨-茎突间距变窄。

(4) 唾液腺的恶性肿瘤:唾液腺的恶性肿瘤CT平扫常表现为混杂密度的包块,边缘不规则,与周围组织界限不清,脂肪间隙可模糊或被淹没,增强扫描时可见较明显强化。腮腺上部的恶性肿瘤有时可见乳突尖或茎突骨质破坏。下颌下腺的恶性肿瘤有时可有下颌骨的骨质破坏。

二、沃 辛 瘤

沃辛瘤(Warthin tumor)又名腺淋巴瘤(adenolymphoma)或乳头状淋巴囊腺瘤(papillary cystadenoma lymphomatosum)是一种由腺上皮构成的良性肿瘤,多发生于腮腺,发生在下颌下腺或其他部位者较少。

【临床表现】

沃辛瘤好发于40~70岁的中老年男性患者,好发于腮腺,最常见的部位是在腮腺后下极部分。肿物生长缓慢,无任何症状,但若伴发炎症则有疼痛或胀感,由于炎性肿胀可呈现近期生长加速感。触诊肿块常位于下颌角后下、表面光滑、质地较软的活动性肿块。扪诊肿瘤呈圆形或卵圆形,表面光滑,质地较软,有时有弹性感。肿瘤呈多发性,可一侧唾液腺多发或双侧唾液腺发病。

【病理】

沃辛瘤表面光滑,有完全较韧性的包膜。剖面大部分为实性、灰白色、质地均匀,有时呈干酪样。部分为囊性,囊内含黏液样或乳汁样物质,有时囊液稀薄、色黄、云雾状,并可见闪光的胆固醇结晶,可见自囊腔向腔内生长的乳头。

【CT表现】

沃辛瘤主要发生在腮腺,多位于腮腺浅叶后部下方,几乎不累及腮腺深叶,此因腮腺沃辛瘤起源于腮腺内淋巴结,而腮腺内淋巴结位置常在浅叶后方。肿瘤可以是单侧多发或双侧腮腺发病。

沃辛瘤多为单个圆形、椭圆形或分叶状软组织密度肿块,边缘清楚、光滑、密度与肌肉相同且均匀(图2-7-5-40~2-7-5-43)。少见沃辛瘤呈弥漫性团块或均匀低密度团块,弥漫性团块无明确边界;低密度团块密度明显低于肌肉,边缘模糊(图2-7-5-44、2-7-5-45)。

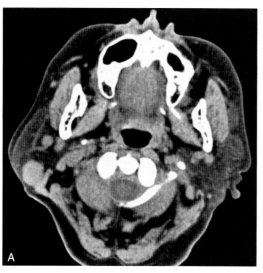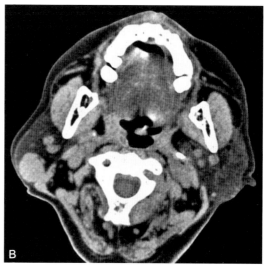

图 2-7-5-40　右侧腮腺沃辛瘤

右侧腮腺浅叶后部圆形软组织密度团块、密度均匀且与肌肉相同、边缘清楚光滑

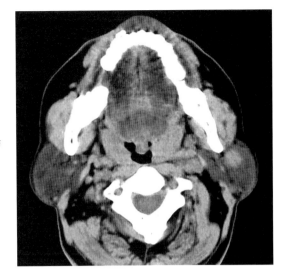

图 2-7-5-41 左侧腮腺沃辛瘤

左侧腮腺浅叶前部圆形软组织密度结节,密度均匀且与肌肉相同,边缘清楚光滑

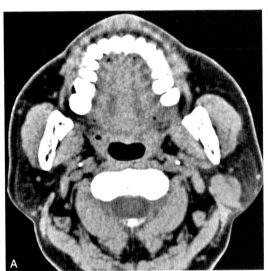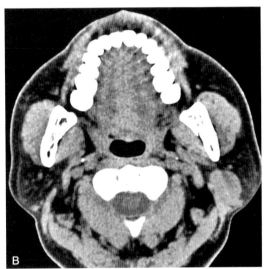

图 2-7-5-42 左侧腮腺沃辛瘤

左侧腮腺浅叶椭圆形软组织密度团块,密度均匀与肌肉相同,边缘清楚光滑

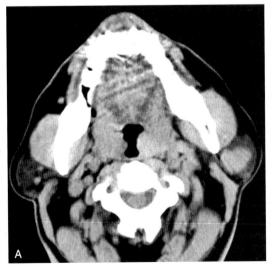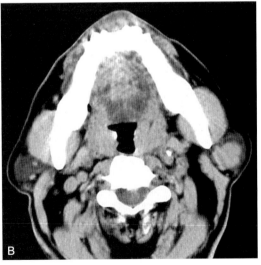

图 2-7-5-43 左侧腮腺沃辛瘤

左侧腮腺浅叶下部分叶状软组织密度团块,密度均匀且与肌肉相同,边缘清楚

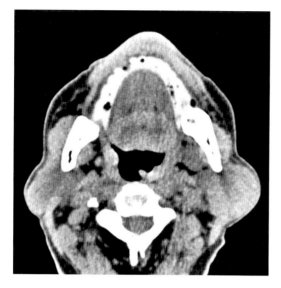

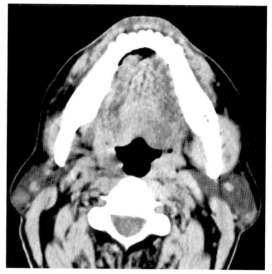

图 2-7-5-44 左侧腮腺沃辛瘤

右侧腮腺弥漫性软组织密度团块,密度均匀且略低于肌肉,无边界

图 2-7-5-45 右侧腮腺沃辛瘤

右侧腮腺浅叶后下部不规则形软组织密度结节,密度高于腮腺、低于肌肉,边缘毛糙、模糊

沃辛瘤常有出血、囊性变及钙化,囊性变表现为单发或多发斑点状、斑片状、裂隙样或较大斑片状低密度区;钙化表现为点状、结节状或不规则环形高密度致密影(图 3-7-5-46~2-7-5-48)。

沃辛瘤较常为多灶性,表现为一侧唾液腺多发病灶或双侧唾液腺同时发病,多灶性沃辛瘤团块密度多不均匀,形态不规则,边缘欠光滑(图 2-7-5-49~2-7-5-51)。

下颌下腺沃辛瘤变现为圆形或不规则形软组织密度团块,密度低于肌肉,边缘清楚、光滑,下颌下腺受压明显且与肿块界限清楚(图 2-7-5-52、2-7-5-53)。

腭腺及舌下沃辛瘤少见,表现为椭圆形或不规则形软组织密度团块,密度多与肌肉相同且均匀,相邻肌肉受压(图 2-7-5-54、2-7-5-55)。

强化检查,肿瘤早期均匀或不均匀强化,中度强化多见,延时扫描强化明显减退,没有延迟强化特点,可见血管包绕或小血管进入病灶征象。

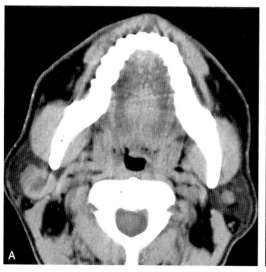

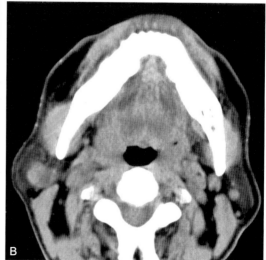

图 2-7-5-46 右侧腮腺沃辛瘤

右侧腮腺后部不规则形软组织密度团块,边缘清楚、光滑,密度不均,中见低密度坏死

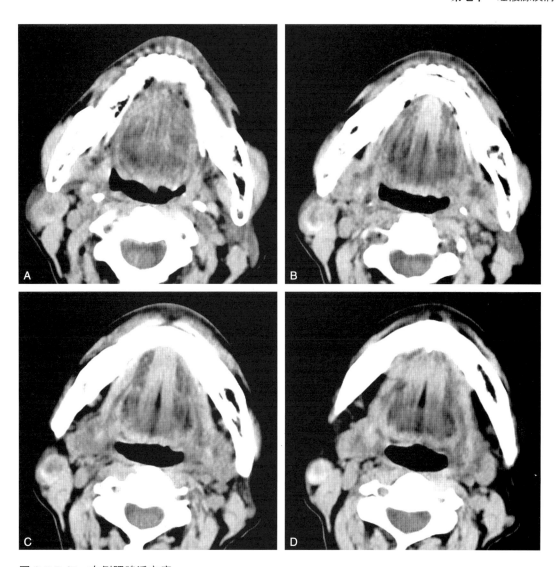

图 2-7-5-47　右侧腮腺沃辛瘤

右侧腮腺椭圆形软组织密度团块,密度不均,团块中央低密度坏死,边缘不规则环形钙化

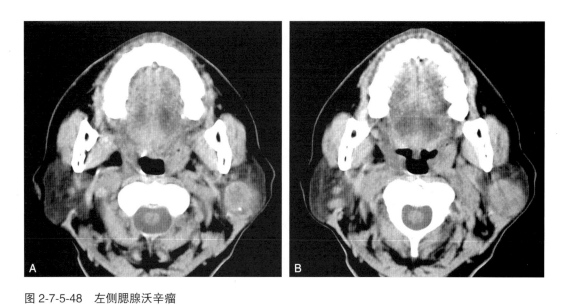

图 2-7-5-48　左侧腮腺沃辛瘤

左侧腮腺后部近圆形软组织密度团块,密度低于肌肉且不均,中见低密度坏死和钙化,边缘毛糙

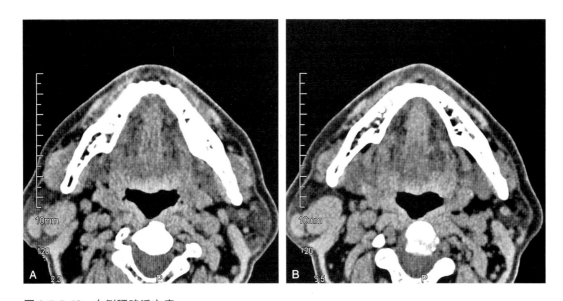

图 2-7-5-49 右侧腮腺沃辛瘤

右侧腮腺多发软组织密度团块,密度略低于肌肉且均匀,边缘清楚光滑

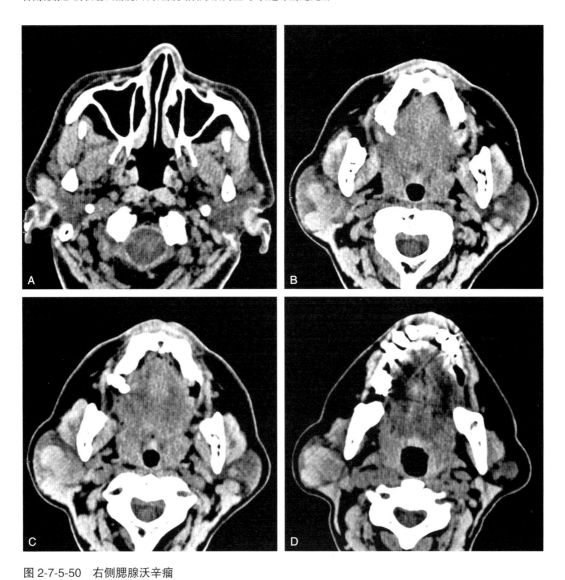

图 2-7-5-50 右侧腮腺沃辛瘤

右侧腮腺多发软组织密度团块,密度不均,边缘模糊毛糙

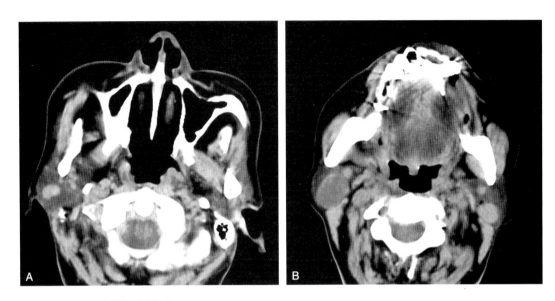

图 2-7-5-51　双侧腮腺沃辛瘤

双侧腮腺软组织密度团块,密度与肌肉相同和低于肌肉密度,边缘清楚、光滑

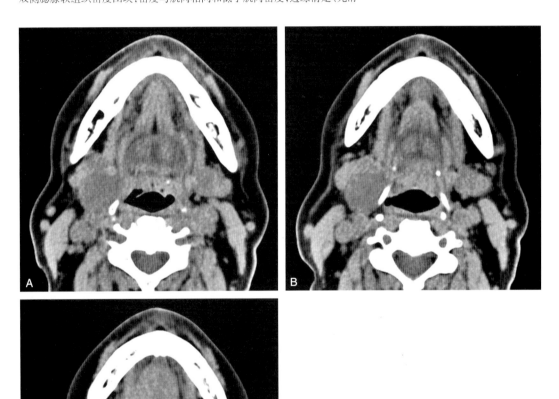

图 2-7-5-52　右侧下颌下腺沃辛瘤

右侧下颌下腺软组织密度团块,密度低于下颌下腺且均匀,边缘清楚光滑

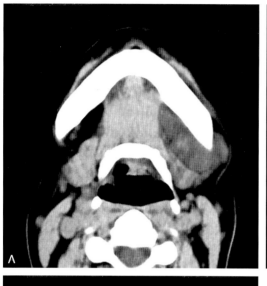
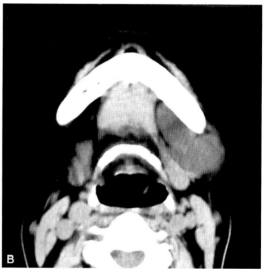
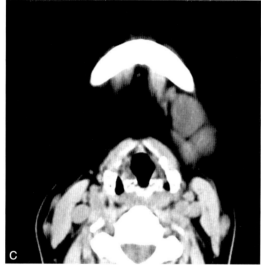

图 2-7-5-53 左侧下颌下腺沃辛瘤

左侧下颌下腺多发软组织密度肿块,密度低于下颌下腺且不均匀,边缘清楚光滑

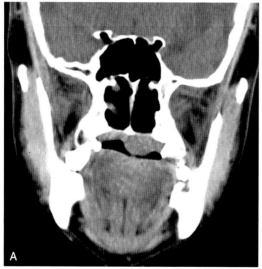
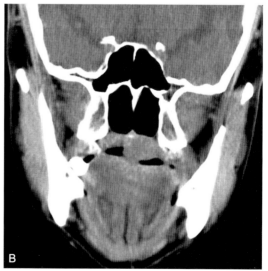

图 2-7-5-54 腭腺沃辛瘤

软腭椭圆形软组织密度团块,与软腭密度相同,边缘清楚光滑,中见圆形稍高密度结节

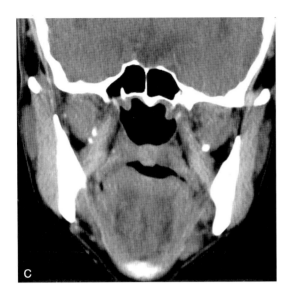

图 2-7-5-54（续）

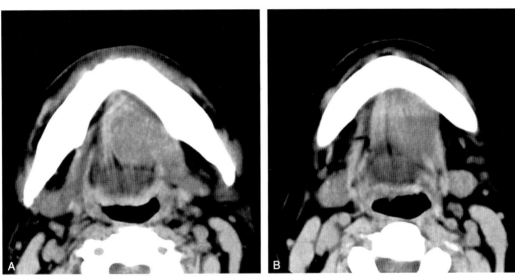

图 2-7-5-55　左侧舌下腺沃辛瘤

左侧舌下间隙软组织密度团块，密度不均，中见大片状低密度影。左侧颏舌肌、左侧舌骨舌肌及下和舌骨肌受压

【鉴别诊断】

（1）唾液腺多形性腺瘤：多形性腺瘤常单侧发病，CT 增强双期扫描动脉期轻度强化，延迟期进一步强化。

（2）唾液腺基底细胞腺瘤：基底细胞腺瘤病灶单发、多呈囊实性，CT 增强动脉期明显强化，静脉期无明显强化减退征象，无明显血管包绕或进入病灶。

（3）唾液腺恶性肿瘤：唾液腺恶性肿瘤 CT 表现多为形态不规则的软组织密度团块，常累及深、浅两叶，病灶密度不均，边界不清，呈浸润性生长，并侵犯邻近结构，可伴有颈部淋巴结肿大。

三、基底细胞腺瘤

基底细胞腺瘤（basal cell adenoma）是唾液腺中较少见的上皮性良性肿瘤，生长缓慢，不易复发。

【临床表现】

基底细胞腺瘤多见于 50~60 岁女性，多发于腮腺，肿瘤生长缓慢，病程较长，往往以无痛性肿块就诊。肿瘤多呈圆形或椭圆形，界限清楚，质地较软。

【病理】

大体病理表现肿瘤直径一般在 3cm 左右, 表面光滑具有包膜。剖面呈实质均质性, 色灰白、粉红或棕色。有时可见大小不等的囊腔, 内为棕色或红色黏液物质或血液。

基底细胞腺瘤可以恶性变, 转化为基底细胞腺癌。两者的细胞形态学极其相似, 鉴别的关键在于其和周围组织相关的生长特征。浸润性生长是基底细胞腺癌的主要特点。

【CT 表现】

唾液腺基底细胞腺瘤好发于腮腺浅叶, 偶见深叶, 多表现为单发圆形、椭圆形或分叶状软组织密度团块, 边缘清楚光滑、锐利。肿瘤密度多略低于肌肉且均匀, 团块密实为其重要征象 (图 2-7-5-56~2-7-5-59)。

基底细胞腺瘤较少发生囊变和钙化, 囊变时多表现为小片状低密度灶, 多为点状或小结节样钙化 (图 2-7-5-60、2-7-5-61)。

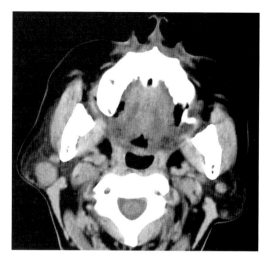

图 2-7-5-56   右侧腮腺基底细胞腺瘤

右侧腮腺浅叶圆形软组织密度团块, 团块密度略低于肌肉且密实、均匀, 边缘清楚、光滑、锐利

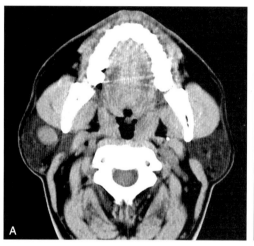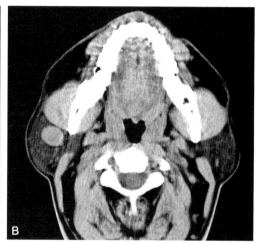

图 2-7-5-57   右侧腮腺基底细胞腺瘤

右侧腮腺浅叶椭圆形软组织密度团块, 团块密度低于肌肉且密实、均匀, 边缘清楚、光滑、锐利

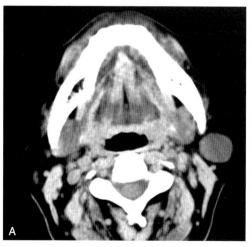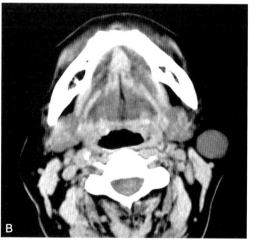

图 2-7-5-58   左侧腮腺基底细胞腺瘤

左侧腮腺浅叶椭圆形软组织密度团块, 团块密度低于肌肉且密实、均匀, 边缘清楚、光滑、锐利

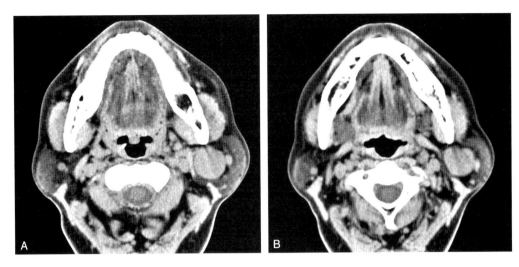

图 2-7-5-59 左侧腮腺基底细胞腺瘤

左侧腮腺深叶不规则形软组织密度团块,密度低于肌肉且均匀,边缘清楚光滑,下颌静脉受压变形且向外侧移位

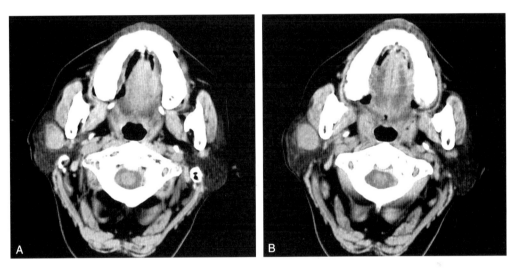

图 2-7-5-60 右侧腮腺基底细胞腺瘤

右侧腮腺浅叶分叶状软组织密度团块,团块密度与肌肉相同且不均,中见小片状低密度灶,边缘清楚、光滑、锐利

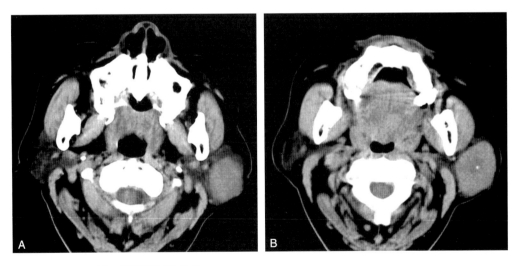

图 2-7-5-61 左侧腮腺基底细胞腺瘤

左侧腮腺浅叶不规则形软组织密度团块,密度低于肌肉且密实,中见点状高密度钙化,边缘清楚

基底细胞腺瘤一般较小,文献报道大部分病灶平均直径小于 3cm,当肿瘤较大时可见下颌静脉受压。肿瘤偶见单侧多发,罕见双侧发病,表现为一侧唾液腺多发软组织密度团块(图 2-7-5-62)。

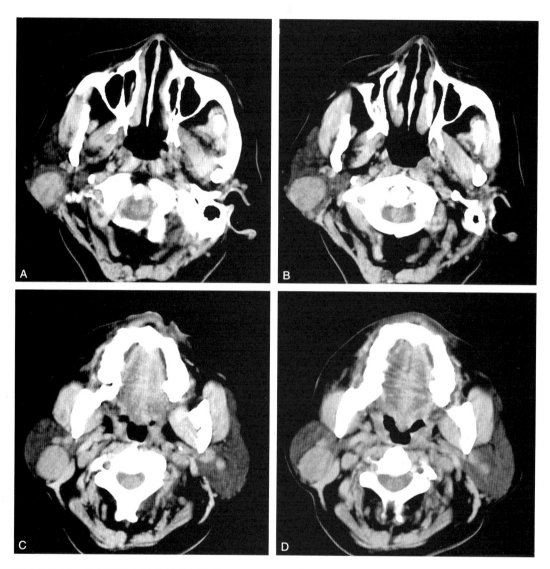

图 2-7-5-62 右侧腮腺多灶性基底细胞腺瘤

右侧腮腺浅叶见两个圆软组织密度团块,密度低于肌肉且密实,边缘清楚、光滑

肿瘤血供丰富,强化检查多动脉期显著强化,中央强化稍弱,周边强化较明显;静脉期均匀强化,强化程度低于动脉期。

【鉴别诊断】

(1)多形性腺瘤:多形性腺瘤是相对乏血供,增强扫描动脉期轻度强化,延迟期较明显强化,呈持续性强化,强化程度弱于基底细胞腺瘤。

(2)沃辛瘤:沃辛瘤病灶常呈多中心生长,增强扫描动脉期明显强化,延迟期密度迅速降低,呈快进快出的强化特点。

(3)唾液腺恶性肿瘤:肿瘤多表现为形状不规则的较大肿块,常呈浸润性生长,边界不清,位于深叶或跨浅深叶,密度不均匀,增强扫描明显不均匀强化,常伴区域淋巴结转移。

四、肌上皮瘤

肌上皮瘤（myoepithelioma）又称肌上皮腺瘤，是由肌上皮细胞组成的一种具有潜在恶性生物学行为的唾液腺良性肿瘤。

【临床表现】

肌上皮瘤临床上通常表现为无痛性缓慢生长的包块，表面光滑，质坚硬，边界清，活动，无功能障碍。肿瘤好发于腮腺，其次为腭部及下颌下腺，多为单发，术后复发者可为多发。无明确性别差异，任何年龄均可发病，高峰年龄为 40~60 岁。

【病理】

肌上皮瘤大体病理上界限清楚，质地中等，切面多为实性，呈灰褐或灰黄色，可囊变，多具有完整包膜，但有时包膜可不完整呈结节状，甚至无包膜，是具有潜在恶性生物学行为的肿瘤。

【CT 表现】

肌上皮瘤多见于腮腺，腮腺肿瘤多位于腮腺浅叶且靠近腺体被膜。CT 表现为椭圆形、分叶状或圆形不均匀软组织密度，肿瘤实性部分密度与邻近肌肉相似且高于腺体密度，囊变多见，囊壁多不规则，囊内多见分隔和结节状软组织密度影。瘤内亦可见小片状或裂隙样低密度区及斑点样钙化。肿瘤边缘清楚，边缘不清楚时提示恶变可能性（图 2-7-5-63）。

增强扫描病灶多呈不均匀轻至明显强化，囊壁及实性部分强化明显，实性部分与腺体强化近似，瘤内结节样软组织密度影呈中度至明显强化，囊变区不强化，瘤内小片状或裂隙样低密度区亦无明显强化。

腭腺肌上皮瘤常表现为伴有硬腭骨质吸收破坏的类圆形或卵圆形肿块，CT 平扫时为中等软组织密度肿块，与邻近肌肉等密度，囊变少见。增强扫描肿块多无明显强化或为极轻微强化（图 2-7-5-64）。

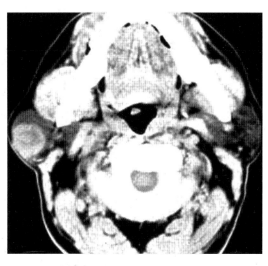

图 2-7-5-63　右侧腮腺肌上皮瘤

右侧腮腺软组织密度团块，中见低密度坏死，坏死中央见软组织密度影，边缘见钙化灶

五、唾液腺脂肪瘤

唾液腺脂肪瘤（submandibular gland lipoma）是正常脂肪样组织的瘤样物，来源于间叶组织，属唾液腺非上皮性良性肿瘤，以腮腺多见，下颌下腺罕见。

【临床表现】

唾液腺脂肪瘤很少见，男性明显多于女性，发病年龄 40~60 岁为高峰，发病部位腮腺占 95%，下颌下腺占 5%。临床上表现为缓慢无痛性生长，无神经功能障碍，肿瘤巨大压迫腺体时可至腺体萎缩。

【病理】

肿物黄色，有完整包膜，表面光滑，质地均匀细腻有毛细血管分布。组织病理见肿瘤由大小一致的脂肪细胞组成，排列成小叶状结构，小叶间由少量结缔组织及血管相隔。

【CT 表现】

唾液腺脂肪瘤表现为唾液腺内脂肪密度团块，呈圆形或不规则形，边缘清楚。肿瘤密度为正常脂肪密度，也可因其内部含有其它成分而密度稍高，但病变总是表现为 CT 值为负值的低密度影（图 2-7-5-65、2-7-5-66）。

强化检查，病灶强化不明显。如 CT 平扫在极低密度的瘤体中可见一些等密度的软组织呈块状、条索

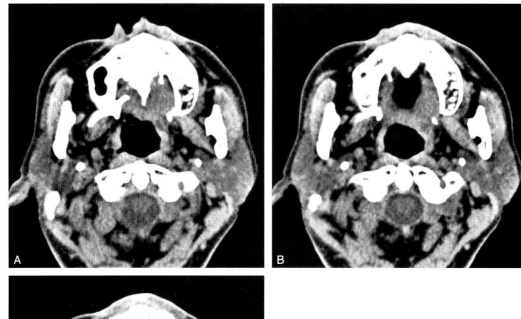

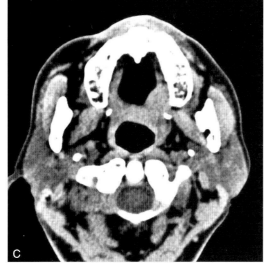

图 2-7-5-64 左侧腭腺肌上皮瘤

左侧腭部不规则形软组织密度团块,密度略低于肌肉,边缘清楚光滑,与肌肉界限不清。硬腭骨质压迫性吸收

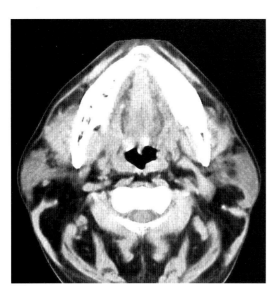

图 2-7-5-65 左侧腮腺脂肪瘤

左侧腮腺散在脂肪密度结节和团块,边缘清楚。合并颈部脂肪间隙脂肪瘤

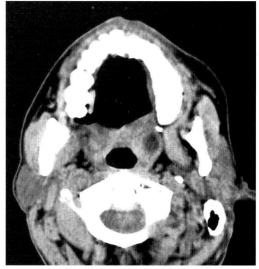

图 2-7-5-66 左侧腭腺脂肪瘤

左侧软腭圆形脂肪密度团块,边缘清楚光滑

状分布,且增强扫描强化明显,则应考虑脂肪肉瘤的可能性。

六、嗜酸细胞腺瘤

嗜酸细胞腺瘤(oxyphilic adenoma)是由胞质内含大量特征鲜明的嗜酸性颗粒的上皮细胞构成的唾液腺良性肿瘤。

【临床表现】

嗜酸细胞腺瘤又称嗜酸性腺瘤,占所有唾液腺上皮性肿瘤的0.1%~1%。女性稍多于男性。80%见于50~80岁患者。多发生在腮腺,少数发病于下颌下腺,也可发生在小唾液腺,有双侧腮腺发病的报道。临床表现为无痛性缓慢生长的肿块,少数伴有间歇性疼痛。

【病理】

肉眼观察,肿瘤呈圆形或椭圆形,表面光滑或呈结节状,包膜完整,直径约2.0cm,剖面实性,红褐色,偶见小囊腔。镜下观察,肿瘤细胞体积较大,圆形或多边形,胞质丰富,充满嗜酸性颗粒,核圆,常呈空泡状,有时部分细胞体积较小,颗粒深染,核染色质密集,形成所谓的"暗细胞"。

【CT表现】

嗜酸细胞腺瘤表现为圆形、椭圆形及分叶状软组织密度影,出血、坏死、钙化少见,呈中等密度的软组织肿块,边缘清楚光滑,增强扫描,中度强化,可表现为轮辐状强化。发生于下颌下腺者,瘤体的密度和下颌下腺密度接近,有时难以鉴别,当瘤体较大时,可见患侧下颌下腺较对侧增大,密度不均(图2-7-5-67)。

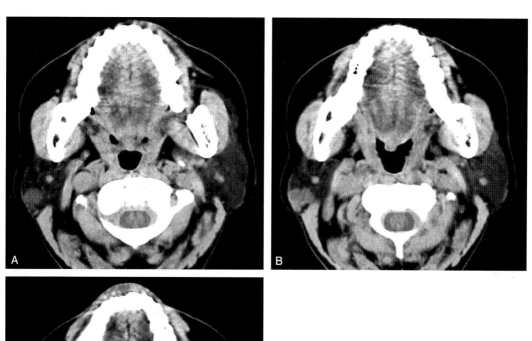

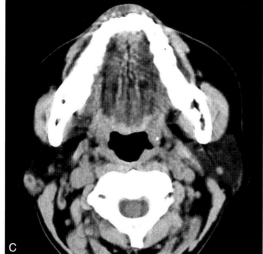

图2-7-5-67　右侧腮腺嗜酸细胞腺瘤

右侧腮腺不规则形软组织密度团块,密度低于肌肉,中见高密度结节,结节中央低密度囊变

第六节 唾液腺恶性肿瘤

唾液腺恶性肿瘤是口腔颌面部恶性肿瘤之一,多为上皮源性。发病概率从原发部位上依次为腮腺、下颌下腺、腭部小唾液腺;从组织来源上上皮源性最多;从病理类型上依次为腺样囊性癌、黏液表皮样癌、腺癌、腺泡细胞癌。腮腺恶性肿瘤主要病理类型依次为黏液表皮样癌、腺样囊性癌、腺癌、腺泡细胞癌,而下颌下腺恶性肿瘤为腺样囊性癌、唾液腺导管癌、腺癌、恶性淋巴瘤。腺样囊性癌较易发生于腭腺,舌下腺恶性肿瘤多见腺样囊性癌。

一、腺样囊性癌

唾液腺腺样囊性癌(salivary adenoid carcinoma)是唾液腺最常见的上皮源性恶性肿瘤之一,具有嗜神经侵袭和肺转移特性。

【临床表现】

腺样囊性癌可发生于任何年龄,以中老年居多,无明显性别差异,可发生于任何唾液腺,但以下颌下腺、腮腺、腭部小唾液腺居多。肿瘤一般生长缓慢,近期可生长加速,临床检查肿块大小不一,小者活动、轻微触痛,活动度差,皮肤受压变薄但不与皮肤粘连。发生于口腔小唾液腺者黏膜变薄,常见肿瘤表面毛细血管扩张,可因创伤发生溃疡。

【病理】

肉眼观肿瘤呈圆形或结节状,无包膜,呈浸润生长。光镜观察,肿瘤实质细胞主要为导管内衬上皮细胞核变异肌上皮细胞,这两种细胞排列成管状、筛状和实性结构,在同一肿瘤中常见到两种以上的排列方式,但以某一种为主。

【CT表现】

腺样囊性癌表现为唾液腺圆形、不规则形软组织密度团块,密度与肌肉相同或略低于肌肉。肿瘤较小时,肿块位于肿瘤内,表现为圆形或不规则形软组织密度团块,腺体膨胀、圆隆、偶见钙化。肿瘤发生于下颌下腺时边界多不清楚,可见肿瘤周围低密度包膜,来源于腮腺时团块边缘多清楚(图 2-7-6-1)。

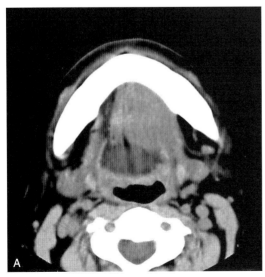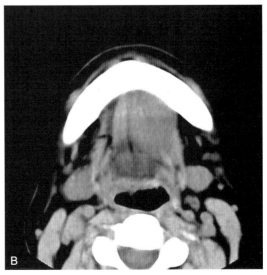

图 2-7-6-1 右侧下颌下腺腺样囊性癌

右侧下颌下腺肿胀、圆隆,腺体前内见软组织密度团块,密度与下颌下腺组织相同,团块周围见环形线状低密度影。合并左侧舌下腺沃辛瘤

较大的腺样囊性癌表现为不规则形软组织密度团块,边缘毛糙,密度不均,常见低密度坏死和囊变。下颌下腺腺样囊性癌肿块较大时,正常下颌下腺组织消失,病变多累及相邻脂肪间隙、肌肉及骨骼(图2-7-6-2、2-7-6-3)。

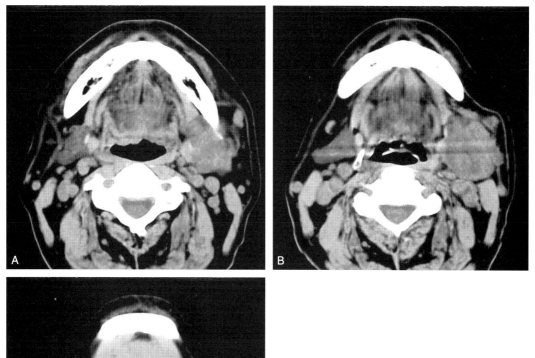

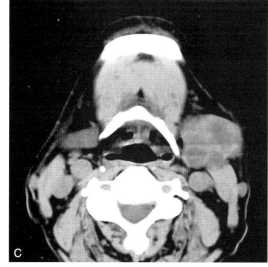

图 2-7-6-2 左侧下颌下腺腺样囊性癌

左侧下颌下腺不规则形软组织密度团块,密度低于肌肉,边缘毛糙。团块密度不均,中见片状、圆形低密度坏死。左侧下颌舌骨肌及胸锁乳突肌受压

增强检查,肿瘤软组织部分中等度强化,囊变、坏死灶无强化。

唾液腺腺样囊性癌有以下特点:肿瘤有嗜神经生长的特点,所以肿块沿神经生长扩散;肿瘤侵袭性强,常侵犯下颌骨,引起骨质破坏,表现为骨皮质溶骨性骨破坏缺损或颌骨膨胀呈囊状,也可侵及岩骨尖或茎突,导管及腺泡易破坏。

二、黏液表皮样癌

黏液表皮样癌(mucoepidermoid carcinoma of salivary gland)分为高分化型和低分化型两类,多发于腮腺,其次为腭部及下颌下腺,也可发生于其他小唾液腺,特别是磨牙后腺。

【临床表现】

黏液表皮样癌任何年龄均可发病,中青年多见,女性稍多于男性。高分化黏液表皮样癌呈无痛性肿块,生长缓慢,边界可清或不清,质地中等偏硬,表面可呈结节状;低分化黏液表皮样癌生长较快,可

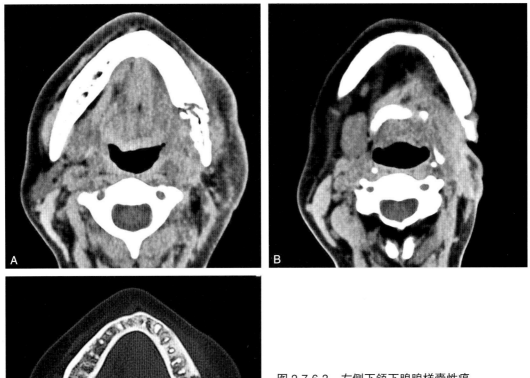

图 2-7-6-3 左侧下颌下腺腺样囊性癌

左侧下颌下腺肿胀且形成不规则形软组织密度团块,密度与肌肉相同,形态不规则,边缘毛糙,累及相邻肌肉。左侧下颌骨溶骨性骨破坏

有疼痛,与周围组织粘连,多呈现质硬、界限不清的肿块。发生于腭部的黏液表皮样癌质地较硬,黏膜破损后可经久不愈。磨牙后区发生者常见磨牙后垫组织肿胀、第三磨牙松动、临床表现极似智齿冠周炎,易误诊。位于腭部及磨牙后区的高分化黏液表皮样癌,有时可呈囊性,表面黏膜呈浅蓝色,应与囊肿相鉴别。

【病理】

黏液表皮样癌大体表现各不相同,有些肿瘤界限清楚,而有些则难以明确其周界。有的有完整包膜,而有些则不完全。剖面实性硬韧,略带粉红或呈淡黄色。可见囊腔样结构,大小不等。腔内含有半透明黏液样物质,偶见有出血灶。黏液表皮样癌的组成细胞有黏液细胞、表皮样细胞、中间细胞、透明细胞等。

【CT 表现】

黏液表皮样癌以腮腺多见,好发于腮腺浅叶,其次是腭部,少发病于下颌下腺。

高分化的黏液表皮样癌常表现为界限清楚的软组织密度肿块,肿块可呈卵圆形、分叶状或不规则形,边缘毛糙(图 2-7-6-4)。位于腭部及磨牙区的高分化黏液表皮样癌,有时可见低密度囊变,肿瘤较大或邻近乳突时,可破坏乳突尖或茎突。

低分化的黏液表皮样癌多表现为密度不均匀、形态不规则、界限不清的软组织密度团块,可见低密度液化坏死或高密度钙化(图 2-7-6-5)。

增强检查,肿块轻度强化,此时肿块与低密度腮腺有良好密度对比,更能清楚显示肿块。

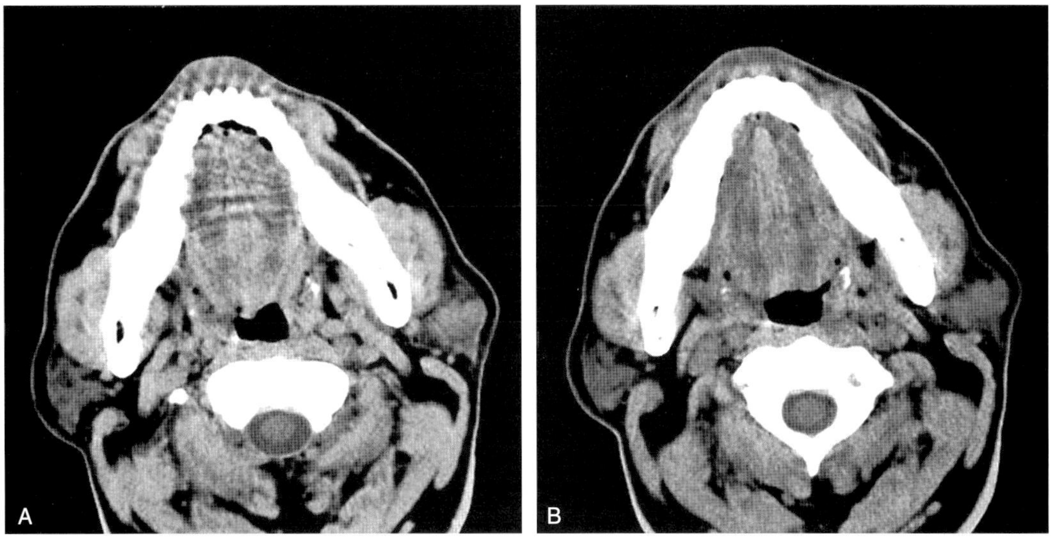

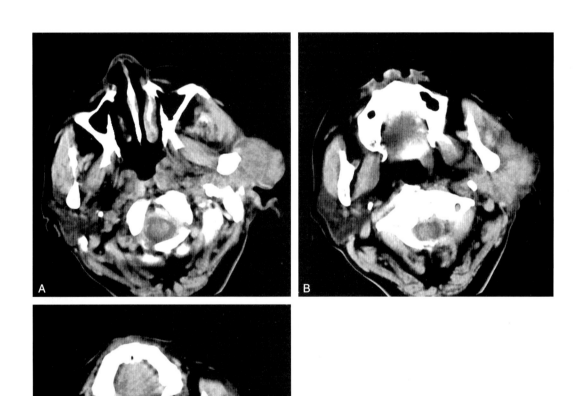

图 2-7-6-4 左侧腮腺黏液表皮样癌

左侧腮腺不规则形软组织密度团块,密度低于肌肉且均匀,边缘毛糙、模糊

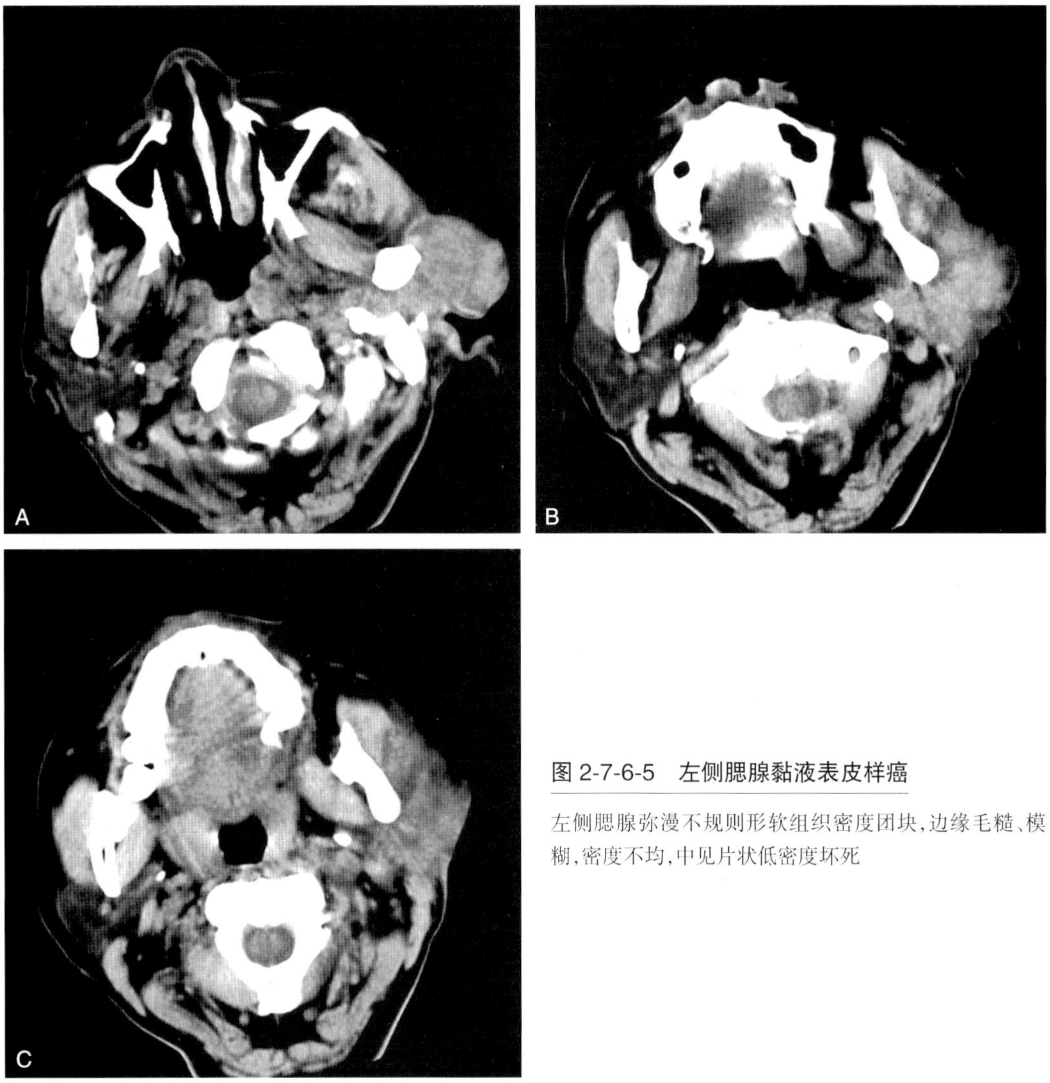

图 2-7-6-5 左侧腮腺黏液表皮样癌

左侧腮腺弥漫不规则形软组织密度团块,边缘毛糙、模糊,密度不均,中见片状低密度坏死

三、腺 癌

唾液腺腺癌(salivary gland adenocarcinoma)是组织学上具有腺样或导管样分化但缺乏其他唾液腺恶性肿瘤如乳头状囊腺癌、腺样囊性癌、恶性多形性腺瘤、黏液表皮样癌、腺泡细胞癌等的组织形态特征的唾液腺上皮性恶性肿瘤。根据其组织分化程度分为高分化的低度恶性腺癌和低分化的高度恶性腺癌。

【临床表现】

腺癌最多发生于腮腺,其次为舌下腺、下颌下腺,小唾液腺主要发生于腭部。男性多于女性,好发于中老年。肿块一般生长较快,但也有长达数年或十余年就诊的。肿瘤质地偏硬,与周围组织界限不清,活动度不大。肿块常有自发疼痛,累及面神经出现面瘫,或累及皮肤而破溃。

【病理】

大体表现为实性、质硬的肿块,常见其侵入肌肉或骨质。剖面呈白色或黄白,有局灶性出血和坏死,无囊样间隙表现。组织病理诊断时必须排除其他各型唾液腺上皮性恶性肿瘤才能诊断为腺癌。癌细胞有些具丰富嗜酸性细胞并有清楚界限,有一些则类似肌上皮细胞;而在另一些区域,癌细胞密集,细胞界限不清,散在或成片的透明细胞时有所见。癌细胞增殖呈巢或呈条索相互吻合的分支状,或呈散在细胞团。由于结缔组织的介入而形成各种不同表现。没有表皮样分化,但形成腺腔或导管样结构则常见。

【CT表现】

腺癌最多发生于腮腺,其次为舌下腺、下颌下腺,小唾液腺主要发生于腭部。肿瘤多为类圆形或不规则形,边缘毛糙。肿瘤团块密度与肌肉相同或低于肌肉,密度多均匀,中见低密度坏死或囊性变。肿块可见钙化,钙化表现为点状或不规则形(图2-7-6-6~2-7-6-9)。

腺癌易累及周围软组织或骨质,表现为软组织肿胀,骨质溶骨性骨破坏。

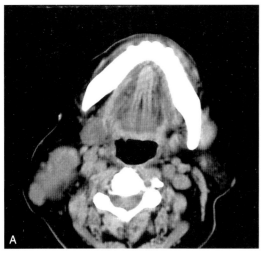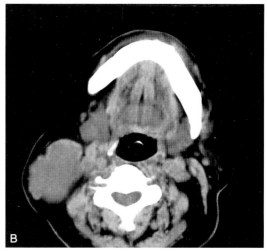

图 2-7-6-6 右侧腮腺腺癌

右侧腮腺不规则形软组织密度团块,边缘清楚,密度低于肌肉且均匀

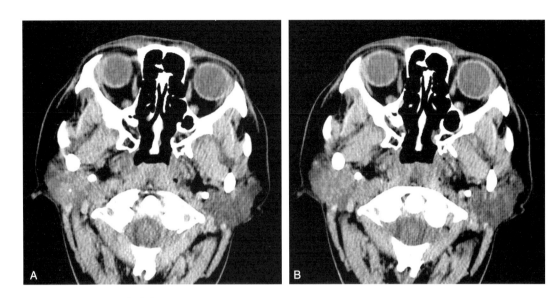

图 2-7-6-7　右侧腮腺腺癌

右侧腮腺不规则形软组织密度团块,边缘毛糙、模糊,密度低于肌肉且不均,中见点状钙化

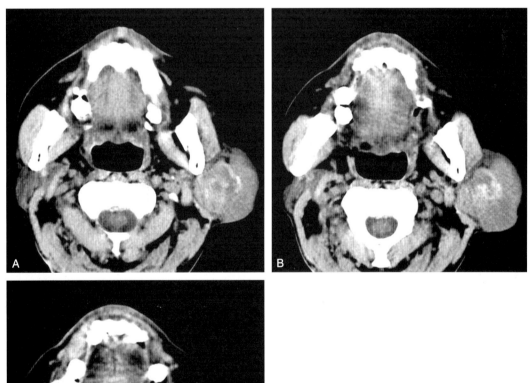

图 2-7-6-8　左侧腮腺腺癌

左侧腮腺不规则形软组织密度团块,密度不均,中见不规则形钙化和低密度坏死

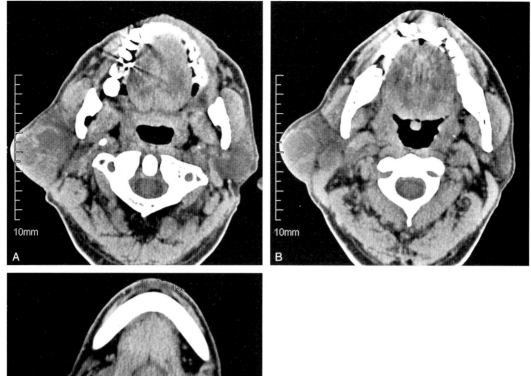

图 2-7-6-9　右侧腮腺腺癌

右侧腮腺软组织密度团块,密度不均,中见多发囊性低密度影

四、腺泡细胞癌

唾液腺腺泡细胞癌(salivary gland acinic cell carcinoma)是一种唾液腺上皮性低度恶性肿瘤,多发生于腮腺,其次为小唾液腺、下颌下腺和舌下腺。

【临床表现】

唾液腺腺泡细胞癌 10~70 岁均可发生,多发于中年以上,女性稍多。多数肿瘤生长缓慢,实质性,活动;少数肿瘤生长快,与皮肤或肌组织黏连而不活动,可有疼痛及面瘫。可发生局部淋巴结转移或远处转移。

【病理】

早期肿瘤边界清、活动好,肿物呈结节状生长,大多数似有包膜,切面灰白,部分有囊性变,无明显坏死。复发性肿瘤则呈多结节或分叶状,可见坏死及浸润周围组织。浆液性腺泡细胞的分化是腺泡细胞癌的主要特点,腺泡细胞癌的细胞学形态和组织学形态具有多样性的特点:腺泡样、空泡样、透明样和非特异腺样细胞。

【CT 表现】

唾液腺腺泡细胞癌表现为唾液腺肿胀,唾液腺不规则形软组织密度团块或唾液腺弥漫性结节融合成不规则形团块,边缘毛糙。肿块坏死时密度不均,中见低密度坏死或表现囊实性密度影。增强扫描,肿瘤实质部分早期轻度强化,后期呈渐进性强化,囊性部分无强化(图 2-7-6-10、2-7-6-11)。

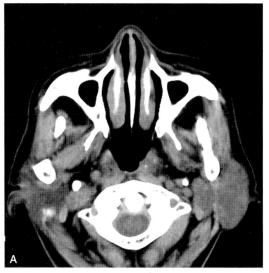

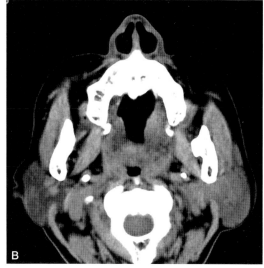

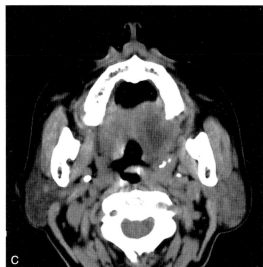

图 2-7-6-10 左侧腮腺腺泡细胞癌

左侧腮腺肿胀,密度增高,表现为弥漫软组织密度结节且融合成不规则形软组织密度团块,边缘毛糙

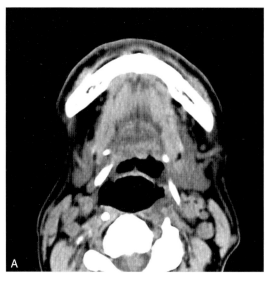

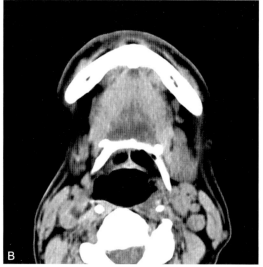

图 2-7-6-11 左侧下颌下腺腺泡细胞癌

左侧下颌下腺肿胀且见不规则形软组织密度团块,密度均匀,边缘毛糙

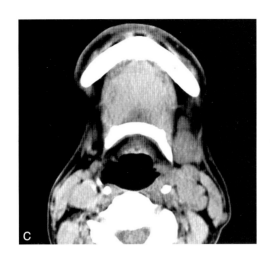

图 2-7-6-11(续)

五、多形性腺瘤恶变

多形性腺瘤恶变(carcinoma ex pleomorphic adenoma)是指原为良性多形性腺瘤,部分区域或全部出现明显的恶性组织成分,是来自多形性腺瘤上皮性成分的恶变。

【临床表现】

多形性腺瘤恶性变最常见发生于腮腺,其次为下颌下腺,小唾液腺则常见发生于腭部。多形性腺瘤恶性变都有肿块缓慢、无痛性生长数年以至 20~30 年,而有近期生长加快的病史。增长加速阶段可有自发痛或触痛,累及面神经可有程度不同的麻痹征象,累及皮肤可与之粘连,甚至破溃溢液。

据临床资料统计,多形性腺瘤病程越长,恶变机会越多;复发次数越多,越易发生恶变;肿瘤越大,恶变可能性越大;接受放疗者恶变机会增加。

【病理】

多形性腺瘤恶性变的主要病理表现有良性多形性腺瘤的组织特点和上皮成分恶性改变。诊断多形性腺瘤恶性标准必须包括侵袭性生长、破坏正常组织、细胞间变、细胞多形性。

【CT 表现】

CT 表现为分叶状、结节状或不规则形软组织密度团块,团块密度不均,多有低密度坏死及囊变,也可见高密度出血灶及斑点或较大钙化灶。腭腺多形性腺瘤恶变多见硬腭骨质溶骨性破坏,肿块可突向口咽或鼻咽腔(图 2-7-6-12、2-7-6-13)。

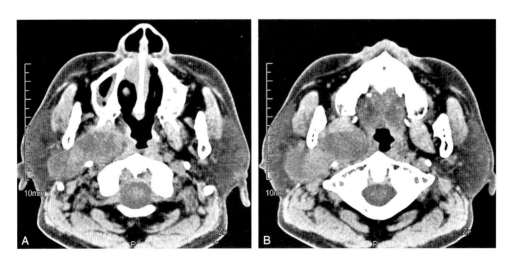

图 2-7-6-12 右侧腮腺多形性腺瘤恶变

右侧腮腺不规则形软组织密度团块,较低密度团块中见不规则软组织密度结节

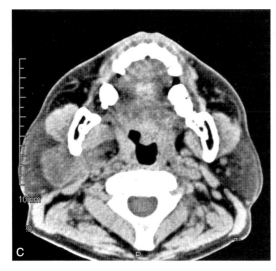

图 2-7-6-12(续)

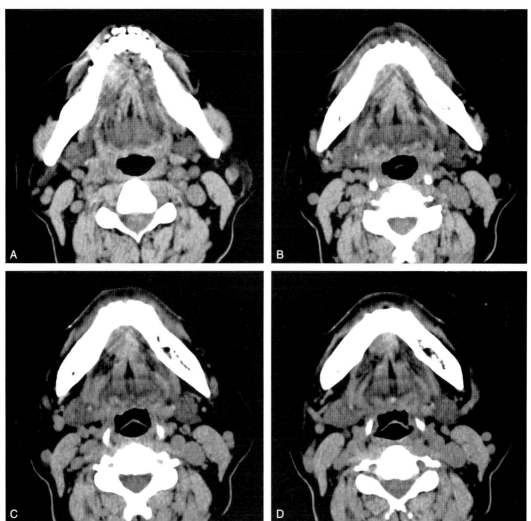

图 2-7-6-13 右侧舌下腺多形性腺瘤恶变

右侧舌下腺不规则形软组织密度团块,密度不均,中见低密度坏死和散在点状钙化,边缘毛糙。颏舌肌受压

静脉增强扫描,瘤体实质部分强化,坏死囊变处不强化,在增强早期,肿块边缘可清楚或不清楚,晚期可有迟缓延迟强化,使肿物轮廓更为清晰。

(赵文礼 刘可俗 张华英)

第八章

颞下颌关节疾病

颞下颌关节是颌面部具有转动和滑动的左右联动关节,其解剖和运动都是人体最复杂的关节之一。颞下颌关节疾病、颞下颌关节脱位和颞下颌关节强直为颞下颌关节常见疾病,临床以颞下颌关节疾病最为常见。

第一节　颞下颌关节紊乱病

颞下颌关节紊乱病(temporomandibular disorders)是一类病因尚未完全清楚而又有共同发展因素和临床主要症状的一组疾病的总称。

【临床表现】

颞下颌关节紊乱病主要症状为颞下颌关节区及相应的软组织疼痛,下颌运动异常伴有功能障碍以及关节弹响、破碎音及杂音等三大症状。疾病的发展一般有三个阶段:功能紊乱阶段、结构紊乱阶段及关节器质性破坏阶段。这三个阶段一般显示了疾病的早期、中期和后期。早期的功能紊乱有自限和自愈,有的即使出现临床症状也可经过治疗后痊愈;有的则逐步发展到后期的关节器质性破坏。但也有不少患者,在某一阶段相对稳定而并不发展到另一阶段;有的即使已发展到关节结构紊乱阶段,经过适当的治疗后,仍然可以恢复到病变的早期阶段。

【病理】

髁突软骨变薄,表面的胶原纤维之间水肿,组织松懈,形成纵行裂隙和横行裂隙。胶原纤维有时变性,呈现弥漫的无结构样物质。软骨与髁突之间可出现较大的裂隙,随着病变的进一步发展使髁突表面的骨质暴露。髁突的密质骨和骨小梁中有的骨细胞发生收缩,有的骨细胞消失,骨陷窝空虚,骨纹理结构粗糙,骨小梁出现不规则的微裂。关节盘的胶原纤维玻璃样变性或溶解断裂,出现裂隙,部分胶原纤维嗜碱性变。关节盘的前带和中带胶原纤维排列紊乱,走行无定向,中带和后带出现大量的软骨细胞增多,后带有许多新生毛细血管长入。

【CT 表现】

颞下颌关节紊乱病分为三型,即功能性疾患、关节结构紊乱性疾患、关节破坏性疾患。CT 表现为(图2-8-1-1~2-8-1-3):

(1) 关节间隙改变:绝大多数颞下颌关节紊乱病患者均有关节间隙改变:①前间隙增宽、后间隙变窄,髁突在关节窝中位置后移甚至消失;②前间隙变窄、后间隙增宽,髁突在关节窝中位置前移;③整个关节间隙变窄,髁突在关节窝中位置上移;④整个关节间隙增宽,髁突在关节窝中的位置下移。

(2) 髁突的活动异常:①双侧髁突分别于开闭口位时移动不对称;②于开口位时髁突位于关节结节顶点后方 5mm 以内或前方 10mm 以外。

(3) 关节形态改变:①关节结节高度、斜度、关节窝深度及宽度、髁突大小及形态异常;②关节结节及关

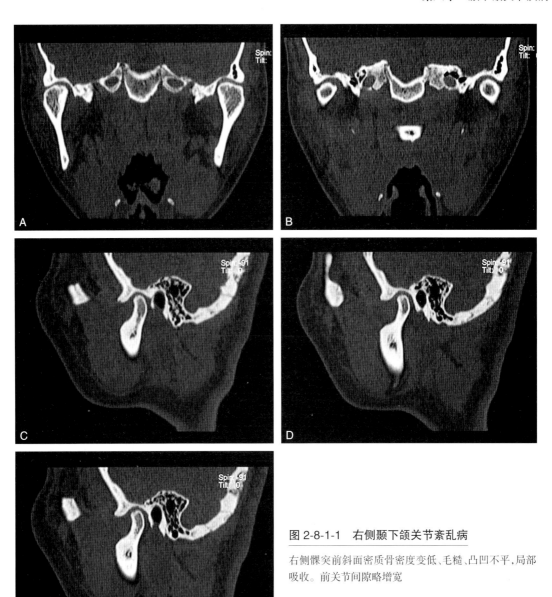

图 2-8-1-1　右侧颞下颌关节紊乱病

右侧髁突前斜面密质骨密度变低、毛糙、凸凹不平,局部
吸收。前关节间隙略增宽

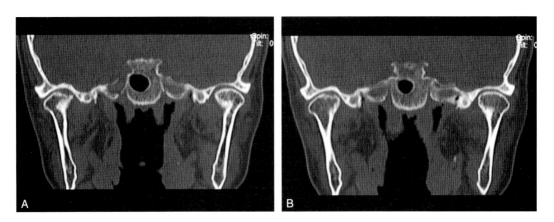

图 2-8-1-2　右侧颞下颌关节紊乱病

右侧髁突关节面密质骨吸收,毛糙,密度变低,断续。髁突略扁,上关节间隙增宽

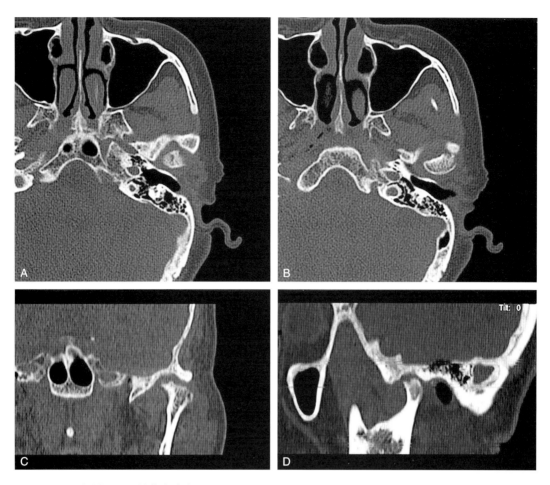

图 2-8-1-3　左侧颞下颌关节紊乱病

左侧髁突关节面局部密质骨及髁突帽吸收消失、边缘呈锯齿样、残留关节面密质骨下方松质骨中见囊状低密度灶

节窝骨皮质增厚、密度增高。

（4）骨质改变：①髁突硬化，表现为髁突前斜面骨质不规则增厚、密度增高，也可表现为髁突骨松质内散在、斑点状致密影；②髁突骨皮质吸收，表现为髁突前斜面模糊不清，密质骨致密影消失；③骨质破坏，常发生前斜面，表现骨皮质局部缺损或广泛的骨质侵蚀破坏；④髁突囊样变，表现为髁突骨皮质下方骨松质囊状低密度灶；⑤髁突骨质增生，表现为髁突骨质增生硬化；⑥髁突变形，表现为髁突磨平、变短小。

（5）关节盘改变：关节盘有时可见钙化。

第二节　颞下颌关节强直

颞下颌关节强直（ankylosis of temporomandibular joint）是因器质性病变导致长期开口困难或完全不能开口性疾病。颞下颌关节强直分为真性强直（关节内强直）及假性强直（关节外强直），真性关节强直是由于一侧或两侧的关节内发生病变，最后造成关节内的纤维性或骨性粘连。假性强直是关节外上下颌间皮肤、黏膜或深层组织粘连、挛缩形成。

【临床表现】

真性强直表现为开口困难，髁突活动减弱或消失，面下部发育障碍畸形，𬌗关系错乱，呼吸结构紊乱。关节外强直表现为开口困难，关节腔或颌面部瘢痕挛缩或缺损畸形，髁突活动减弱或消失等。

【病理】

颞下颌关节强直的病理改变为颞下颌关节的纤维软骨及骨质逐渐被破坏，代以有血管的结缔组织，相互间完全被纤维结缔组织附着，同时可见关节骨面也有不同程度吸收和破坏，纤维组织长入骨髓腔，关节周围也有大量结缔组织增生。纤维组织进一步骨化,关节窝、关节结节及髁突之间发生骨性愈合,髁突变得粗大,关节附近也有骨质增生,以致关节窝、关节结节及髁突的原有外形完全消失,融合成一致密骨痂。骨痂的范围可能很广,有的波及乙状切迹,有的整个下颌升支与颧弓可完全融合。

【CT 表现】

颞下颌关节强直 CT 分为纤维性强直和骨性强直。纤维性强直表现为关节间隙宽窄不等、狭窄甚至闭塞,关节腔密度增高,关节结节及关节面凹凸不平,关节骨质破坏呈形态不规则的低密度影;骨性强直表现关节间隙消失,关节结节及关节凹完全融合或部分融合,关节正常骨结构形态完全消失,难以鉴别髁突、关节窝、颧弓根部的形态及界限,仅见致密团块影。

第三节　颞下颌关节脱位

颞下颌关节脱位(dislocation of condyle)是下颌髁突滑出关节以外,超越了关节运动正常限度,以致不能自行复回原位者,称为颞下颌关节脱位。脱位按部位可以分单侧和双侧脱位;按性质可分急性脱位、复发性脱位及陈旧性脱位;按髁突脱出的方向及位置又可分前方脱位、后方脱位、上方脱位以及侧方脱位。

【临床表现】

临床主要表现为下颌运动异常,患者呈开口状,不能闭口,涎液外流,语言不清,咀嚼和吞咽均有困难;下颌前伸,两颊变平;耳屏前方触诊有凹陷,在颧弓下可触到脱位的髁突。

【CT 表现】

急性前脱位可为单侧,也可为双侧脱位。发生关节前脱位时,髁突脱位于关节结节前上方,患者呈开口状,不能闭合,颞下颌关节窝空虚。双侧关节前脱位侧前牙明显分开,仅在磨牙区有部分牙接触,患者不能闭口。单侧关节脱位,颏点及牙齿中线偏向健侧。

(李善昌　贺　明)

第九章

埋伏阻生牙

埋伏阻生牙(ambushed and impacted tooth)是牙齿在萌出过程中由于萌出位置不够或者周围存在阻力，牙不能萌出正常位置者称为阻生牙，临床上常见的是第三磨牙的阻生。而埋伏牙是指牙齿埋伏生长于颌骨内，可能是多生牙、变异牙或者是发生异位的正常牙。

【临床表现】

埋伏阻生牙好发部位依次为下颌第三磨牙、上颌第三磨牙、下颌尖牙。而埋伏多生牙上颌多于下颌，前牙区多于后牙区，腭侧多于唇侧，男性多于女性，非生牙区如鼻腔罕见。

上颌前牙区多生牙的位置分布以中线为中心，绝大多数分布于 1|1 范围，越向近中分布率越高，越向远中分布率越低，左右基本均衡。

【病理】

切片部分镜下观察见钙化球不明显，较正常成人比钙化程度低，可能与多生牙萌出时间短、未完全钙化有关；同时发现球间牙本质较明显，即未钙化的牙本质较多，也说明多生牙钙化程度低，但随年龄增加有可能进一步钙化。牙髓组织与正常牙髓基本一致。

【CT 表现】

埋伏阻生牙 CT 检查目的是明确埋伏阻生牙的形状、位置、数目、阻生方向及与邻近结构的关系。

埋伏阻生牙定位诊断：确定埋伏阻生牙位于正常牙的颊侧还是舌(腭)侧或者是颌骨中分；埋伏阻生牙是与牙根重叠还是远离牙根，有无牙根的吸收，或者是否进入其他解剖部位；埋伏阻生牙的数目是单个还是多个；了解埋伏阻生牙的形状，如果完整拔除后是否与图像上一致；了解埋伏阻生牙的位置和方向可以帮助我们确定手术入路，缩短手术时间，减少创伤和并发症；埋伏阻生牙是否伴有牙瘤或者囊肿，以确定治疗的方案；"迁徙的尖牙"和"阻生的尖牙"的区别是什么，应该采用什么样的方法处理等。

埋伏阻生牙的形状可以表现为发育完整的牙齿、牙根弯曲呈鱼形或钩形、多生牙与正常牙的融合、牙齿体积较小。

埋伏阻生可以位于正常牙的颊侧或舌(腭)侧或颌骨中份、与牙根重叠或远离牙根、位于正常牙齿之间、上颌窦或下颌骨皮质，埋伏阻生牙的数目多为 1~2 个，3 个以上少见。

埋伏阻生牙阻生方向为 360° 全方位，表现为顺着牙齿的生长方向、倒向生长、与牙齿长轴的方向形成各种不同的角度(图 2-9-0-1~2-9-0-11)。

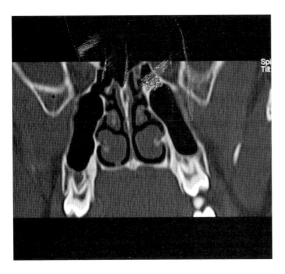

图 2-9-0-1 左上颌埋伏阻生牙

左上第三磨牙殆面平牙槽突的牙槽嵴

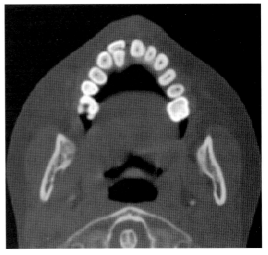

图 2-9-0-2 上颌埋伏牙

右侧上颌侧切牙埋伏阻生,位于右上中切牙腭侧,显示为正常恒牙

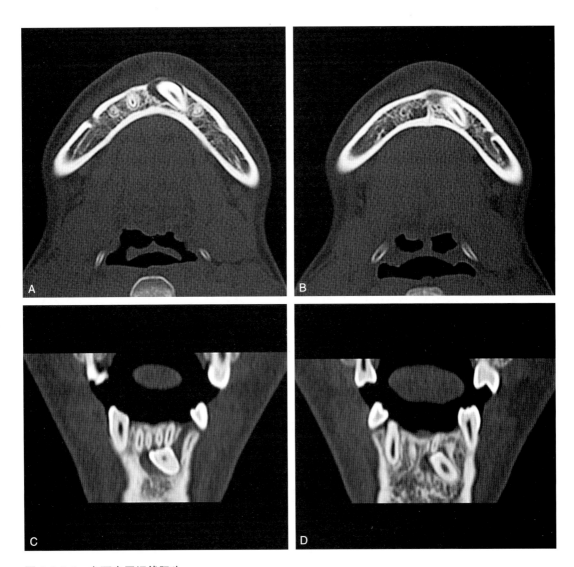

图 2-9-0-3 左下尖牙埋伏阻生

左上尖牙埋伏阻生,位于左上中侧切牙根尖下方,斜行生长,偏于唇侧

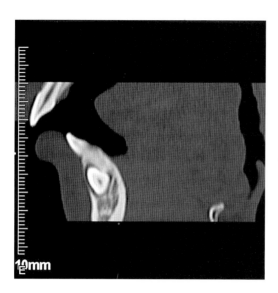

图 2-9-0-3(续)

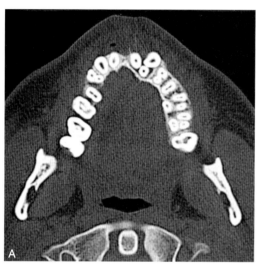
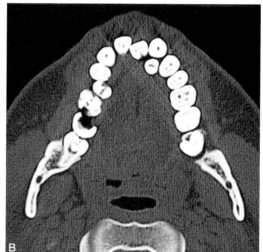

图 2-9-0-4 左下颌多生埋伏牙

左下颌牙槽骨多生埋伏牙,多生牙位于左下中、侧切牙根尖区,偏向腭侧

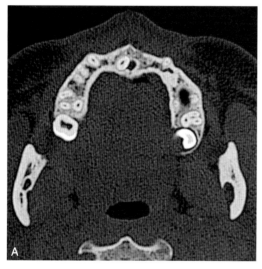
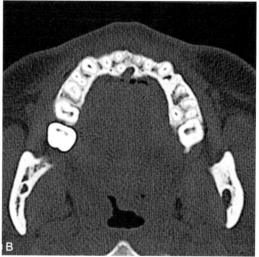

图 2-9-0-5 右上颌多生埋伏牙

右侧上颌牙槽骨多生埋伏牙,多生牙位于右上中切牙根尖区,偏向腭侧

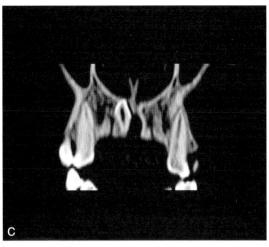

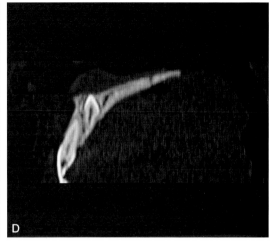

图 2-9-0-5(续)

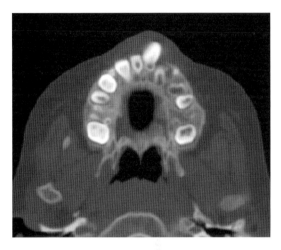

图 2-9-0-6　左上颌多生埋伏牙

左侧上颌中切牙根尖区多生埋伏牙,偏于唇侧

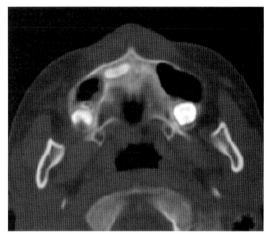

图 2-9-0-7　右侧上颌多生埋伏牙

右侧上颌牙槽骨多生埋伏牙,多生牙位于右上中侧切牙根尖区,偏向唇侧

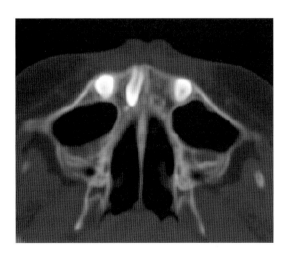

图 2-9-0-8　右侧上颌多生埋伏牙

右侧上颌中切牙根尖区横行多生埋伏牙,位于舌腭侧中间

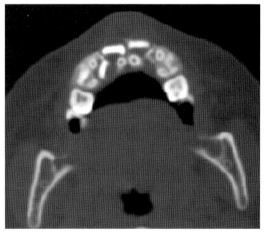

图 2-9-0-9　上颌多生埋伏牙

上颌牙槽骨见两个多生埋伏牙,多生牙位于上左、右中切牙根尖区,偏向腭侧

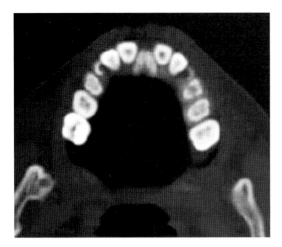

图 2-9-0-10 上颌多生埋伏牙

双侧上颌中切牙间见两个多生埋伏牙,牙齿发育较小,偏于腭侧,双侧上颌中切牙间隙增宽

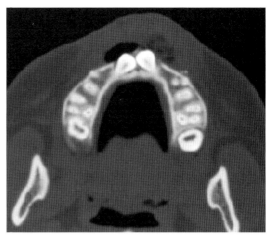

图 2-9-0-11 上颌多生埋伏阻生牙

双侧上颌中切牙根尖区多生牙埋伏牙,呈三角锥形,偏于唇侧

(韩秀红)

参考文献

1. 周士枋,范振华.实用康复医学.南京:东南大学出版社,1998,9(1):629

2. 张志良,徐冶敏.儿童下颌骨边缘性骨髓炎伴增生性骨膜炎X线调查.临床口腔医学杂志,2001,17(1):33-34

3. 姚小武,杨和和,陈仕生.上颌骨结核一例.广东牙病防治,2006,14(1):28

4. 赵怡芳.口腔疾病诊疗并发症.武汉:湖北科学技术出版社,1999:250-253

5. Marciani RD. Osteoradionecrosis of the Jaws. J Oral Maxillofac Surg,1986,44(3):218-223

6. Mars RE. Osteoradionecrosis:new concept of its pathophysiology.J Oral Maxillofac Surg,1983,41:283

7. 李建福,程天民.放射性骨损伤病理学改变的研究近况.中华放射医学与防护杂志,2000,20(3):218

8. 林仕荣.放射性下颌骨损伤的X线表现及其防治.现代医学仪器与应用,2000:30

9. 张胜,李赞,王志平,等.放射性颌骨骨髓炎临床分析.中国现代医学杂志,2003,13(7):88

10. 李秀丽,李祥翠,廖万清.放线菌病的研究进展.中国真菌学杂志,2008,3(3):189-191

11. Moh WK Partnering with Families Journal of Psychosocial Nursing,2000,38(1):15-22

12. Curia MN,Diba LL,Kowalski LP,et al. Opportunistic actinomy cousin osteoradionecrosis of the jaws in patients affected by head and neck cancer.Incidence and clinical significance Oral Oncology,2000,36:294-299

13. Schumacher U.What kinds of species are in the conjunctiva. Immun Infect,1993,2(6)1:180-182

14. Fiorino AS Intrauterine contraceptive device-associated actinomycotic abscess and Actinomyces detection on cervical smear Obstet Gynecol,2006,87(1):142-149

15. Campos MS,Campose SilvaLde Q,Rehder JR,et al. Anari by flora of the conjunctival sac in patients with A DS and with an ophthalmia compared with normal eyes. Acta Ophthalmol,1994,72(11):241-245

16. 朱新江,刘彦杰,陆慧敏.亚砷酸剂致下颌骨化学性骨髓炎1例.口腔颌面外科杂志,2000,10:133

17. 余小明,田锟,杨丽,等.黄磷性颌骨骨髓炎10例分析.中国误诊学杂志,2006,6(15):3206-3207

18. 唐国桂,孙宁,黄凌春,等.口腔颌面部间隙感染的CT诊断.上海医学影像,2005,14(2):99-101

19. 姜军芝,徐剑波,郭淑侠,等.眶下间隙感染误诊误治分析.实用防盲技术,2008,3(1):20-21

20. 刘海涛,卢新华,叶明华,等.231例颌面部间隙感染临床分析及治疗体会.山东医药,2008,48(18):65

21. 孟海峰,李鹏冲.口腔颌面多间隙感染65例临床分析.口腔颌面外科杂志,2004,14(3):252-253

22. 马东,唐辰虎,戴会生.颈部淋巴结结核92例回顾性CT分析.实用医技杂志,2003,10(6):577

23. 徐启怀,王丰富,徐晓剑,等.颈部淋巴结结核的CT诊断和鉴别诊断.医学影像学杂志,2007,17(9):928-931

24. 劳群,王朝明,沙水泉,等.颈部淋巴结结核的CT表现.中国防痨杂志,2004,26:212

25. Issaq HJ.The role of separation science in proteomics research. Electrophoresis,2001,22:3629-3638

26. Cheng H,Jin ML,Li ZS,et al.Pathology and genetics of soft tissue and bone tumors M.Beijing:People's Medical Publishing Home,2006:398-398

27. 王锦良,陈自谦,钱根年,等.动脉瘤样骨囊肿的影像学研究.医学影像学杂志,2008,18(4):395-398

28. 朱明洪,易继权,等.骨囊肿22例的影像诊断分析.成都军区医院学报,2003,12:5

29. 吉士俊,潘少川,王继孟.小儿骨科学.济南:山东科学技术出版社,2001:642-643

30. 胡春洪,葛自力,吴庆德,等.鳃裂囊肿的少见 MRI 表现.中华放射学杂志,2006,5:40

31. 丛振杰,赵汉田.甲状舌管囊肿的 CT 诊断(附 12 例报告).实用放射学杂志,2002,2:18

32. 韩新光,曹峰,熊世春.88 例甲状舌管囊肿临床病理分析.口腔医学纵横杂志,1998,97:483

33. 李威,孙志华,姜英健.颌骨造釉细胞瘤的影像学研究.中华放射学杂志,2006,40(6):567-571

34. 黄洪章.牙源性鳞状细胞瘤.实用口腔医学杂志,1989,5(2):122-123

35. 赵凤祥,秦东京,赵明东,等.上颌骨牙源性角化囊肿的 CT 诊断.医学影像学杂志,2004,14(3):223-225

36. 邢在臣,潘可凤,艾德里,等.成釉细胞瘤性牙瘤 1 例.口腔颌面外科杂志,2005,15(3):313-314

37. 林聪,邹亚楠.牙瘤的 X 线曲面断层片和 CT 表现的临床应用.中华实用诊断与治疗杂志,2009,4:363-365

38. 陈菲,张庆庆,陆军辉,等.牙源性钙化囊性瘤临床病理研究.临床与实验病理学杂志,2012,28(8):891-893

39. Buchner A.The central (intraosseous) calcifying odontogenic cyst: an analysis of 215 cases. J Oral Maxillofac Surg,1991,49(4): 330-339

40. Buchner A,Merrell P W,Hansen L S,et al. Peripheral (extraosseous) calcifying odontogenic cyst:A review of forty-five cases. Oral Surg Oral Med Oral Pathol, 1991,72(1):65-70

41. 孙国文,胡勤刚,黄晓峰,等.牙本质生成性影细胞瘤的治疗.实用口腔医学杂志,2011,27(1):54-57

42. 陈之锋,陶谦.牙源性黏液瘤的影像学特点.口腔医学,2009,29(2):103-104

43. Li TJ,Sun LS,Luo HY. Odontogenic Myxoma:A Clinicopathologic Study of 25 cases.Arch Pathol Lab Med,2006,130(12):1799-1806

44. Noffke CEE,Raubenheimer EJ,Chabikuli NJ,et al. Odontogenic Myxoma:review of the literature and report of 30 cases from South Africa.Oral Surg Oral Med Oral Pathol Oral Radiol Endod,2007,104(1):101-109

45. Elison NM,Matthias AW,Vuhahula E,et al.Odontogenic Myxoma:a clinicopathological study of 33 cases.Int J Oral Maxillofac Surg,2004,33(4):333-337

46. Maretinez-Mata G,Mosqueda-Taylor A,Carlos-Breqni R,et al. Odontogenic myxoma:Clinicopathological,immunohistochemical and ultrastructural findings of a multicentric series.Oral Oncol,2007,44(6):601-607

47. Zhang J,Wang H,He X,et al. Radiographic examination of 41 cases of odontogenic myxomas on the basis of conventional radiographs.Dentomaxillofac Radiol,2007,36(3):160-167

48. Peltola J,Magnusson B,Happonen RP,et al.Odontogenic myxoma a radiographic study of 21 tumours. Br J Oral Maxillofac Surg, 1994,32(5):298-302

49. MacDonald-Jankowski DS,Yeung RW,Li T,et al.Computed tomography of odontogenic myxoma. Clin Radiol,2007,59(3):281-287

50. Aquilino RN,Tuji FM,Eid NLM,et al.Odontogenic myxoma in the maxilla:A case report and characteristics on CT and MR.Oral Oncology Extra,2006,42(4):133-136

51. KosekiT,Kobayashi K,Hashimoto K,et al. Computed tomography of odontogenic myxoma.Dentomaxillofac Radiol,2003,32(3): 160-165

52. Asaumi J,Konouchi H,Hisatomi M,et al. Odontogenic myxoma of maxillary sinus:CT and MR-pathologic correlation. Eur J Radiol,2001,37(1):1-4

53. 司振忠,田昭俭,杨新国,等.良性成牙骨质细胞瘤的影像诊断(附 1 例报告及文献复习).适用医学影像杂志,2007,8(3): 161-163

54. 李静远,刘晓勇,孙涛,等.牙骨质 - 骨化纤维瘤的 X 线表现及其病理学分析.北京口腔医学,2006,14(4):281-283

55. StuartC,Michael J. Oral Radiology:principles and interpretation.4th ed. MosbyYearBook,StLouis,2000:456-459

56. Rosenberg A,Mokhtari H,Slootweg PJ. The natural course of nonossifying fibroma:a case report. Int J Oral Maxillofac Surg, 1999,28

57. 吕毛古,罗伟,常英展,等.螺旋 CT 在鼻腔鼻窦骨化纤维瘤诊断中的应用.临床肿瘤学杂志,2009,14(5):436-438

58. 许华权,庄杰,章建军.颌面颈部海绵状血管瘤 CT 诊断的分析.全科医学临床与教育,2010,8(3):291-292

59. 徐福苓,贾振丽,邓慧娟.小儿颈部淋巴管瘤的 CT 诊断.山东医药,49(10):17-18

60. 陈孝柏,岳云龙,张建梅,等.淋巴管瘤影像学诊断.放射学实践,26(10):1081-1084

61. Williams DW.Ó. An imagers guide to normal anatomy. Semi Ultrasound CT MRI,1997,11:157

62. Harnsberger HR,Osborn AG. Differential diagnosis of head and neck lesions based on their space of origin.Ñ. The suprahyoid part of the neck.Am J Roentgenol,1991,157:147

63. Cohen LM,Schwartz AM,Rockoff SD. Benign schwannomas:Pathologic basis for CT inhomogeneities. Am J Roentgenol,1986, 147:141

64. 李二妮,罗德红,赵晶,等.颈部周围神经源性肿瘤的CT表现.中国肿瘤影像学,2009,2(4):87-90

65. 顾雅佳,王玫华,陈彤箴.颈部神经鞘瘤的CT表现及其病理基础.中华放射学杂志,2000,34(8):551-554

66. 罗德红,李琳,周纯武.多层螺旋CT及其多平面重建技术评价颈部神经源性肿瘤的价值.癌症进展杂志,2006,4(2): 111-115

67. Paul kleiues,Webster K. Cavenee.神经系统肿瘤病理学和遗传学.李青,徐庆中,译.北京:人民卫生出版社,2006:190- 202

68. 杨智云,孙木水,钟运其,等.头颈部副神经节瘤的影像学诊断.临床放射学杂志,2005,24(4):314-317

69. Hong SX,Cha IH,Lee EW,et al. Mandibular invasion of lower gingival carcinoma in the molar region:its clinical implications on the surgical management.Int J Oral Maxillofac Surg,2001,30:130-138

70. Ellen M,Van Cann,Wim JG,et al. Bone SPECT reduces the number of unnecessary mandibular resections in patients with squamous cell carcinoma .Oral Oncol,2006,42:409-414

71. Goshen E,Yahalom R,Talmi YP,et al. The role of gamma-PET in the evaluation of patients with recurrent squamous cell cancer of the head and neck.Int J Oral Maxillofac Surg,2005,34:386-390

72. Chandu A,Adams G,Smith ACH,et al. Factors affecting survival in patients with oral cancer:an Australian perspective. Int J Oral Maxillofac Surg,2005,34:514-520

73. Mukherji SK,Isaacs DL,Creager A,et al. CT detection of mandibular invasion by squamous cell carcinoma of the oral cavity.Am JRoentgenol,2001,177:237-243

74. Savelli G,Maccauro M,Deckere ED,et al. Bone scintigraphy and the added value of SPECT(single photon emission tomography) in detecting skeletal lesions.Q J Nucl Med Oral Rodid Endod,2001,45(1):27-37

75. Hakim SG,Bruecker CWR,Jacobsen HCh,et al. The value of FDGPET and bone scintigraphy with SPECT in the primary diagnosis and followup of patients with chronic osteomyelitis of the mandible.Int J Oral Maxillofac Surg,2006,35:809-816

76. 刘珍银,邱士军,吕晓飞,等.舌癌的CT/MRI诊断(附23例报告).医学影像学杂志,2011,21(6):835-838

77. 纪祥,梁理娟,吕建广,等.舌癌CT诊断.中国中西医结合耳鼻咽喉科杂志,2006,14(6):379-380

78. O-charoenrat P,Pillai G,Patel S,et al. Tumour thickness predicts cervical nodal metastases and survival in early oral tongue cancer.Oral oncol,2003,39(4):386-390

79. 徐胜生,肖家和,周翔平,等.腭部恶性肿瘤的CT诊断.生物医学工程学杂志,2005,22:940

80. Kohli M,Schaefer R.Management of solitary palatal metastasis from renal cell carcinoma.Nat Clin Pract Uro,2006,3:392

81. Lenz M,Greess H,Baum U. Oropharynx,oral cavity,floor of the mouth:CT and MRI.Eur J Radiol,2000,33:203

82. Makimoto Y,Yamamoto S,Takano H. Imaging findings of radiation induced sarcoma of the head and neck. Br J Radiol,2007,80: 790

83. Kim H,Lee WM,Choi SM. Myoepitheliomas of the soft palate:helical CT findings in two patients.Korean J Radiol,2007,8:552

84. 常亮,王长福,王玉强,等.多层螺旋CT增强扫描诊断口底恶性肿瘤.中国医学影像技术,2011,27(6):1134-1136

85. 周辉红,张薇蒨,詹维伟,等.超声、CT/MR在舌鳞状细胞癌诊断中的价值.中国医学影像技术,2008,24(12):1930-1932

86. Klotch DW,Muro Cacho C,Gal TJ. Factors affecting survival for floor-of-mouth carcinoma. Otolaryngol Head Neck Surg,2000, 122(4):495-498

87. 吴雪溪,唐平章,祁永发,等.口底鳞癌影响颈淋巴结转移的因素分析.中国癌症杂志,2003,13(5):467-469

88. Sessions DG,Spector GJ,Lenox J,et al. Analysis of treatment results for floor-of-mouth cancer. Laryngoscope,2000,110(10): 1764-1772

89. 彭先斌,胡伟,李传俊,等.口咽癌的CT表现.长江大学学报(自然版),2(3):177-179

90. 方凤琴,李树春.口咽癌的外科治疗.耳鼻咽喉头颈外科,2000,7:1311

91. 胡雨田.耳鼻咽喉学全书-咽科学.第2版.上海:上海科学技术出版社,2000:4251

92. 李松年.现代全身CT诊断学.北京:中国医药科技出版社,2000:350-3671

93. 杨本涛.翼腭窝及其通道的HRCT研究.临床放射学杂志,2002,21:679-6821

94. Som PM. Lymph nodes of the neck. Radiology,1987,165:593

95. Som PM. Detection of metastasis in cervical lymph nodes:CT and MR criteria and differential diagnosis. AJR,1992,158:961

96. Yousem DM,Som PM,Hackney DB,et al. Central nodal necrosis and extracapsular neoplastic spread in cervical lymph nodes:

MR imaging versus CT.Radiology,1992,182:753

97. 贾福艳.颈部淋巴结转移瘤的影像学评价.医学综述,2009,15(4):593-596

98. Curtin HD,Ishwararn H,Mancuso AA,et al.Comparison of CT and MRI imaging in staging of neck metastases. Radiology,1998,207(1):123-130

99. Mancuso A,Harnsberger H,Muraki S,et al. Computed tomography of cervical and retropharyngeal lymph nodes:normal anatomy,variants of normal and applications in staging head and neck cancer(Part Ⅱ:Pathology).Radiology,1983,148(3):715-723

100. Van den Brekel MW,Stel HV,Castelijns JA,et al. Cervical lymph nodes metastasis:assessment of radiologic criteria. Radiology,1990,177(2):379-384

101. 罗德红,周纯武,姚雪松,等.鼻咽癌颈部淋巴结转移的CT表现.临床放射学杂志,2007,26(12):1199-1203

102. Yousem DM,Som PM,Hackney DB,et al. Central nodal necrosis and extracapsular neoplastic spread in cervical lymph nodes:MR imaging versus CT.Radiology,1992,182(3):752-759

103. 李琳,罗德红,葛江梅,等.头颈部不同原发肿瘤颈部淋巴结转移的CT表现.临床放射学杂志,2005,24(2):116-120

104. Sakai O,Curtin HD,Som PM,et al.Lymph nodes pathology:benign proliferative lymphoma and metastatic disease. Radiol Clin N Am,2000,38(5):979-998

105. 杨智云,徐巧兰,杨旭峰,等.颈部淋巴结病变CT灌注成像.临床放射学杂志,2007,26(9):865-868

106. 孙燕,周际昌.临床肿瘤内科手册.第4版.北京:人民卫生出版社,2003

107. 宿向东,卢红,陈卉,等.颈部转移癌84例临床分析.现代预防医学,36(20):3988-3989

108. 吴文哲,向燕萍,周文辉,等.颌骨骨肉瘤的影像诊断(附14例报告).中国临床医学影像杂志,2005,16(12):704-706

109. 邱蔚六.口腔颌面外科学.第3版.北京:人民卫生出版社,1995

110. 刘子君.骨关节病理学.北京:人民卫生出版社,1992

111. 邹兆菊.口腔颌面X线诊断学.北京:人民卫生出版社,1993

112. 曹海光,谭郁彬,赵志环.颌骨骨肉瘤(临床病理学观察及文献复习).临床口腔医学杂志,2000,16(1):15-17

113. 丁一波,周荔乔,覃道芬.颌骨骨肉瘤的X线分析.铁道医学,2000,28(6):417-418

114. 李江,何荣根.颌面部骨肉瘤61例临床病理研究.中华口腔医学杂志,2003,38(6):444-446

115. 厉锋,杨光钊,徐建霞.软骨肉瘤的X线平片和CT表现.浙江创伤外科,2012,17(5):701-703

116. Murphey MD,Wilson AJ,et al. From the archives of the AFIP:imaging of primary chondrosarcoma:Radiologic pathologic correlation. Radiographics,2003,23(5):1245-1278

117. 谢元忠,李长勤,孔庆奎,等.去分化软骨肉瘤的影像分析.中华放射学杂志,2004,38(11):1151-1154

118. 周建军,丁建国,曾蒙苏,等.原发性软骨肉瘤影像学表现与病理关系.放射学实践,2008,23(1):6265

119. 郝大鹏,徐文坚,王振常,等.软骨肉瘤CT和MRI诊断.中国医学影像技术,2009,25(1):121-124

120. 张海东,王仁法,宋少辉,等.脊柱原发性软骨肉瘤的CT和MRI诊断.中国临床医学杂志,2010,21(1):24-27

121. 李军,李耀光,刘亚丽,等.原发性软骨肉瘤的CT表现与病理关系.实用医学影像杂志,2010,11(6):369-371

122. 将智铭,张惠箴.软骨肉瘤的鉴别诊断和特殊组织学类型.临床与实验病理杂志,2007,23(5):517-519

123. 彭加友,王吉东,樊长妹.原发性软骨肉瘤的影像诊断.实用医学影像杂志,2009,10(4):236-239

124. 袁明智,黄永,任瑞美.软骨肉瘤的影像学诊断与鉴别诊断.放射学实践,2012,27(8):893-897

125. Simph B,Shaha A,Har EIG.Malignant fibrous histiocytoma of the head and neck .J Craniomaxillofac Surg,1993,21:262-265

126. OkadaH,Murai M,Yamamoto H.Malignant fibrous histiocytoma of the maxillary sinus .J Oral Maxillofac Surg,1994,52:1193-1197

127. Sohail D,Kerr R,Simpson RH,et al. Malignant fibrous histiocytoma of the mandible the importance of an accurate histopathological diagnosis.Br J Oral Maxillofac Surg,1995,33:166-168

128. Ambros RA,Vigna PA,Figge J,et al. Observation on tumor and metastatic suppressor gene status in endometrial carcinoma with particular emphasis on p53.Cancer,1994,75:1686-1692

129. 刘辉,杨永岩,史振山.骨恶性淋巴瘤13例影像学诊断.中国临床医学影像杂志,2008,19(2):114-116

130. 邱乾德,贾雨辰.原发骨横纹肌肉瘤(附8例报告及29例文献分析).临床放射学杂志,1998,17(2):109-111

131. 顾绥岳.实用外科病理学.南京:江苏科学技术出版社,1987:71

132. Simmons M,Jucker AK.The Radiology of bone changes in Rhabdomyosarcoma. Clin Radiol,1978,29:47

133. Dillon E,Parkin GJS.The role of diagnostic Radiology in the diagnosis and management of Rhabdomyosarcoma in young persons. Clin Radiol,1978,29:53

134. 王金焕,余建国,袁会军 . 尤因肉瘤 22 例分析 . 现代医学影像学,2002,11(2):80-81

135. 李世民,党耕叮 . 临床骨科学 . 天津科学技术出版社,1998:903

136. 曹来宾,徐爱德,徐德永 . 实用骨关节影像诊断学 . 济南:山东科学技术出版社,1998

137. 戴金汉,李明山,曾幼鲁 . 颌骨转移瘤的临床 X 线表现(附 5 例报告). 中国临床医学影像杂志,2005,16(6):354-355

138. 吴密璐,李积德,李克文 .85 例软组织肉瘤回顾分析及软组织肉瘤诊治进展 . 中国骨肿瘤骨病,2006,5(1):1-6

139. 李仰康,周修国,蔡爱群,等 . 软组织肉瘤的 CT 影像分析 . 放射学实践,2010,25(11):1272-1275

140. 周建军,丁建国,周康荣,等 . 腹膜后脂肪肉瘤螺旋 CT 动态增强的表现 . 放射学实践,2007,22(6):566-569

141. Tateishi U,Hasegawa T,Beppu Y,et al.Primary dedifferentiated liposarcoma of the retroperitoneum:Prognostic significance of computed tomography and magnetic resonance imaging features.J Comput Assist Tomogr,2003,27(5):799-804

142. 朱雄增 . 学习和掌握肿瘤的 WHO 分类,提高病理诊断和研究的水平 . 中华病理学杂志,2006,35(11):646-650

143. Demarosi F,Bay A,Moneghini L,et al.Low-grade myofibroblastic sarcoma of the oral cavity.Oral Surg Oral Med Oral Pathol Oral Radiol and Endodontol,2009,108(2):248-254

144. 郭子强,韩国武 . 原发性腹膜后恶性纤维组织细胞瘤的 CT 诊断 . 放射学实践,2008,23(6):654-656

145. Mankin HJ,Hornicek FJ.Diagnosis,classification and management of soft tissue sarcomas.Cancer Control,2005,12(1):5-21

146. Nakanishi H,Araki N,Sawai Y,et al.Cystic synovial sarcomas:imaging features with clinical and histopathologic correlation. Skelet Radiol,2003,32(12):701-707

147. Blacksin MF,Siegel JR,Benevenia J,et al.Synovial sarcoma:frequency of nonaggressive MR characteristics.J Comput Assist Tomogr,1997,21(5):785-789

148. 潘毅,张连郁 . 腺泡状软组织肉瘤 30 例临床及病理分析 . 中国临床肿瘤杂志,2008,35(11):617-620

149. Chen YD,Hsieh MS,Yao MS,et al.MRI of alveolar soft-part sarcoma.Comput Med Imag Graph,2006,30(8):479-482

150. 张春志,李伟东 . 鼻咽喉头颈部淋巴瘤的 CT 与 MRI 表现及病例对照分析 . 中国医药指南,10(35):116-117

151. 吕春堂,周中华,徐晓刚 .MRI 对累及头颈部淋巴组织病变的鉴别意义 . 口腔颌面外科杂志,2005,15(2):159-163

152. 杨智云,许达生 . 五官及颈面部肿瘤临床 CT 诊断 . 广州:世界图书出版公司,2004:165-202

153. 巴尼斯 . 头颈部肿瘤病理学和遗传学 . 刘洪刚,译 . 北京:人民卫生出版社,2006:329-385

154. 邱蔚六 . 口腔颌面外科理论与实践 . 北京:人民卫生出版社,1998:1212-1221

155. 刘英志,余强 . 口腔颌面部恶性黑色素瘤的 CT 表现 . 中国口腔颌面外科杂志,2006,4(4):282-285

156. 刘艳红,奚剑敏,周建华,等 . 鼻腔无色素性黑色素瘤的免疫组化研究 . 湖南医学,1999,12(6):417-418

157. 肖世德,张素玉,朱利,等 . 鼻中隔偏曲的新概念及其问题探讨 . 四川医学,2006,27(2):127-129

158. 陈才盛,万龙,许回生 . 鼻中隔偏曲与鼻出血的关系分析 . 实用诊断与治疗杂志,2006,20(10):727

159. 廖强 . 鼻中隔偏曲的 CT 表现 . 实用医技杂志,2010,17(5):431-432

160. 肖安琪,李真林,欧阳礼,等 . 中鼻甲、鼻中隔解剖变异的螺旋 CT 评价 . 华西医学,2009,24(2):283-287

161. John Earwaker,FRACR.Anatomic variants in sinonasal CT.Radio Graphics,1993,13:381-415

162. 姜菲菲,阎艾慧,姜学钧 . 中鼻甲解剖变异与前组鼻窦炎的关系 . 中国实用医药,2008,3(10):11-12

163. 黄咏梅,李娜,乔秀军,等 . 鼻中隔偏曲对中鼻甲形态和结构的影响 . 山东大学耳鼻喉眼学报,2008,22(1):58-60

164. 魏玉军,邓秀芬 . 鼻及鼻窦常见病变和解剖变异的 C T 冠状位靶扫描(附 507 例分析). 医学影像学杂志,2003,13(4):236-238

165. 鲜军舫,王振常,罗德红,等 . 头颈部影像诊断必读 . 北京:人民军医出版社,2007:189-197

166. 陈琬,陈志平,陈伟良 . 小儿鼻窦炎 CT 及 X 线检查对比 . 河南职工医学院学报,2005,17(4):220-221

167. Babbel RW,Harnsberger HR,Sonkens J,et al. Recurring patterns of inflammatory sinonasal disease demonstrated on screening sinu CT. AJNR,1992,13(3):903-912

168. 任庆云,何杰,董玉龙,等 . 慢性鼻炎鼻窦炎的 CT 表现及分型 . 实用放射学杂志,2003,19(4):303

169. 范嘉太,张伟 . 慢性鼻炎鼻窦炎 CT 分型及临床意义 . 适用医技杂志,2009,16(10):788-789

170. 肖轼之 . 耳鼻咽喉科学 . 北京:人民卫生出版社,1989:56-57

171. Lund VJ,Liogd G,Savg L,et al. Fungal rhino sinusitis.J Largngolotol,2000,114(1):76-80

172. 曾伟金,林生贵,彭翠兰,等 . 真菌性鼻窦炎的 CT 诊断 . 现代医用影像学,2010,19(1):3-5

173. 高军 . 真菌性鼻窦炎的 CT 表现及应用价值 . 华夏医学,2010,23(2):178-181

174. Morpeth JF,Rupp NT,Dolen WK,et al. Fungal sinusitis:an update.Ann Allergy Asthma Immunol,1996,76:128-140

175. 李蕾,苗重昌,周胜利 . 霉菌性鼻窦炎的 CT 和 MRI 表现 . 放射学实践,2011,26(1):22-24

176. 王松浩,张庆武,魏永新.霉菌性鼻窦炎的CT诊断(附13例分析).中国医药指南,2010,8(2):24-26

177. 张书文,孙士铭.真菌性鼻窦炎的CT与临床诊断.临床放射学杂志,2002,21(10):778-780

178. Deshazo RD,O'brien M,Chapin K,et al.Criteria for the diagnosis of sinus mycetoma.J Allergy and Clin Immunol,1997,99(4):475-485

179. 许达生,陈君禄.临床CT诊断学.广州:广东科技出版社,1998:92-94

180. 史晓瑞,龙顺波.慢性鼻炎鼻窦炎的CT表现及诊断.中国医学影像技术,2000,16(1):36-37

181. 孙戈新,孙岩红.鼻窦囊肿CT诊断100例分析.中国社区医师,2005,7(16):1-2

182. 卜国铉.鼻科学.上海:上海科学技术出版社,2000:527-531

183. von Buchwald C,Bradley PJ.Risks of malignancy in inverted papilloma of the nose and paranasal sinuses.Curr Opin Otolaryngol Head Neck Surg,2007,15(2):95-98

184. 钟振华,闫艾慧,姜菲菲,等.人乳头状瘤病毒感染与鼻内翻性乳头状瘤的发病及恶变关系的研究.临床耳鼻咽喉头颈外科杂志,2010,24(5):209-211

185. Minovi A,Kollea M,Draf W,et al.Inverted papilloma:feasibility of endonasal surgery and long-term results of 87 case. J Rhinology,2006,44:205-210

186. 曲永惠,邹昕,李博颐,等.89例鼻腔及鼻窦内翻性乳头状瘤CT检查的价值.临床放射学杂志,1998,17(3):139-140

187. 陈小丽,刘建滨,毛志群,等.鼻腔及鼻窦内翻乳头状瘤的影像学分析.适用临床医学,2012,13(5):73-75

188. 杨本涛,王振常,姜祖超,等.鼻腔鼻窦淋巴瘤的CT和MRI诊断.临床放射学杂志,2006,25(6):518-523

189. 黄建军,田志成.腮腺结核的CT表现.现代医学卫生,2012,28(17):2718-2719

190. 唐晨虎,马东,姜加学.腮腺结核的CT诊断.实用医技杂志,2005,12(9):2532-2533

191. 王松灵,丁刚.慢性腮腺炎性疾病的诊断与治疗.中国实用口腔科杂志,2008,1(3):132-135

192. 邹兆菊,王松灵,吴奇光,等.儿童复发性腮腺炎.中华口腔医学杂志,1991,26(2):208-211

193. 王松灵,邹兆菊,吴奇光,等.慢性化脓性腮腺炎分类的研究.中华口腔医学杂志,1995,30(3):158-160

194. Zou ZJ,Wang SL,Wu QG,et al. Recurrent parotitis in adults:a report of 35 cases.Chin Med J,1993,106(11):835-840

195. 畅智慧,刘兆玉,孙洪赞,等.64层螺旋CT多期动态扫描诊断腮腺常见肿瘤.中国医学影像技术,2008,24(9):1394-1397

196. 俞光岩,孙勇刚,高岩.口腔颌面部肿瘤.北京:人民卫生出版社,2002:363

197. 谌业荣,王亚非,胡暑东.颌下腺多形性腺瘤的CT诊断和鉴别诊断.医学影像学杂志,2012,22(1):9-11

198. 江朝根,邱菊生,林军.腮腺Warthin瘤的CT表现.医学影像学杂志,2013,2392):172-175

199. 邝平定,张敏鸣,邵国良,等.腮腺腺淋巴瘤的CT表现.中华放射学杂志,2009,41:1324-1326

200. 刘建平,朱伟丹,周利民,等.腮腺腺淋巴瘤的CT诊断.医学影像学杂志,2011,21:628-629

201. 汪国余,陈再智,吴玉林.腮腺腺淋巴瘤的CT表现.放射学实践,2008,23:977-978

202. 胡祥华,纪建松,卢陈英,等.腮腺基底细胞瘤的CT诊断价值.医学影像学杂志,2011,21(5):651-653

203. Na-i Chi Chiu,Hsiu-Mei,Wu Yi,et al.Basal cell adenoma versus pleomorphic adenoma of the parotid gland:CT findings.AJR,2007,189:254-261

204. Ashish J,Chawla F,Yong T,et al.Basal cell adenomas of the parotid gland:CT scan features.European Journal of Radiology,2006,58:260-265

205. 余长亮,宋文,钱银锋,等.涎腺肌上皮瘤的CT表现.临床放射学杂志,2012,31(4):497-500

206. 周传香,石钿印,俞光岩,等.涎腺嗜酸细胞腺瘤和涎腺嗜酸细胞腺癌的临床病理.北京大学学报,2011,43(1):52-57

207. 高璐,柴松岭.108例涎腺恶性肿瘤的临床资料分析.中外医疗,2009,16:72-73

208. Haddad A,Enepekides DJ,Manolidis S,et al.Adenoid cystic carcinoma of the head and neck:a clinicopathologic study of 37 cases.J Otolaryngology,1995,24(3):201

209. Spiro RH,Huvos AG,Strong EW.Adenocarcinoma of salivary origin. Clinicopathologic study of 204 patients.Am J Surg,1982,144(4):423-431

210. 李培征.涎腺多形性腺瘤恶变的临床特征.医学综合,2011,9(4):108

211. 程晓光,张晶.骨与关节影像诊断必读.北京:人民军医出版社,2007:152-154

212. 王强,马卫华,李红.骨纤维异常增殖症的螺旋CT表现.中国中西医结合影像学杂志,2003,1(3):45-147

213. Kawashima A,Sandler CM,Goldman SM,el al.CT of renal inflammatory disease. Radiographics,1997,17(4):851-866

214. 钟志伟,张雪松,崔建玲,等.骨纤维异常增殖症环形硬化边的影像学分析.临床放射学杂志,2010,29(2):216-219

215. 邝海，杨亦萍，邝国强．颅面骨纤维异常增殖症与骨化纤维瘤鉴别的研究进展．广西医学，2009，31（10）：1537 -1538

216. 田青松，张鹏．椎骨多发骨纤维异常增殖症 1 例．中国中西医结合影像学杂志，2006，4（6）：477

217. 许来青，姜曚，丁虹，等．埋伏阻生牙诊断及治疗．中国实用口腔科杂志，2012，5（11）：641-645

218. 马绪臣．口腔颌面医学影像诊断学．第 6 版．北京：人民卫生出版社，2012

219. 张治勇，邝喆．锥形束 CT 与牙槽骨九分区法在牙埋伏牙定位中的应用研究．华西口腔医学杂志，2008，26（6）：636-639

220. 张万林，柳登高，张祖燕，等．埋伏上颌中切牙影像学分类．现代口腔医学杂志，2006，20（6）：569-571

221. 陈雨雪，陈铀，郭杰，等 .CT 三维重建在正畸埋伏牙诊断中的应用．华西口腔医学杂志，2005，3（5）：410-411

222. Ferreira-Junior O，de Avila LD，Sampieri MB，et al.Impacted lower third molar fused with a supernumerary tooth—diagnosis and treatment planning using cone-beam computed tomography

223. 朱珍，帕米尔，钱镔．小儿甲状舌管囊肿的 CT 诊断．中国医学计算机成像杂志，2007，13：116-117

224. 步荣发．面颈部放线菌感染的特点及治疗．中华医院感染学杂志，2004，14：355-357

225. 曹代荣，游瑞雄，李银官，等．多层螺旋 CT 及 CTA 诊断颈动脉体瘤的价值．中国医学影像

226. 陈敏洁，林国础，竺涵光，等．口腔颌面部结核的临床特征分析．临床口腔医学杂志，2000，16：224-226

227. 陈祖华，郑永明，周任务．腮腺淋巴瘤的 CT 诊断．中国临床医学影像杂志，2006，17：676

228. 陈祖华，周任务，姚渭土，等．腮腺腺淋巴瘤的 CT，MRI 表现．放射学实践，2007，22：31-33

229. 丛振杰，赵汉田．甲状舌管囊肿的 CT 诊断（附 12 例报告）．实用放射学杂志，2002，18：104-105

230. 戴士林，尹利荣，兰国宾，等．骨纤维异常增殖症的 CT 诊断．医学影像学杂志，2006，16：102-103

231. 邓蓉，杨晓梅 .38 例上颌前牙区埋伏多生牙临床分析．北京口腔医学，2003，11：217-234

232. 丁莹莹，高德培，谭静，等．腮腺腺淋巴瘤的 CT 表现．实用放射学杂志，2005，21：547-548

233. 丁同文，刘金朝，商守宇，等．腮腺混合瘤的 CT 诊断价值．中国临床医学影像杂志，2005，16：431-432

234. 董玉英，杨群超．放射性颌骨骨髓炎的诊治（附 6 例报告）．现代口腔医学杂志，1995，9：169-170

235. 范新东，邱蔚六，张志愿，等 .CT 诊断颌骨动静脉畸形的价值探讨．上海口腔医学，2001，10：59-61

236. 方进华，胡济安，赵士芳．良性成牙骨质细胞瘤 12 例临床病理分析．口腔医学，2006，26：328-330

237. 冯崇锦，冉伟，李楚玉，等．放射性颌骨骨髓炎的临床特征与治疗．中华放射医学与防护杂志，2006，26：159-160

238. 付芳岐，杨岚，李璟，等．腮腺混合瘤 97 例临床分析．临床和实践医学杂志，2006，5：319-320

239. 高德宏，阎锐，周祥，等．舌癌的 CT，MRI 诊断．实用放射学杂志，2002，7：18：576-578

240. 郭小玲，孙善珍，魏奉才，等．钙化上皮瘤及牙源性钙化上皮瘤的临床病理分析．临床口腔医学杂志，2006，22：173-174

241. 何红，陈新明，李祖兵，等．牙源性粘液瘤 26 例分析．口腔医学研究，2006，21：457-459

242. 胡春洪，葛自力，吴庆德，等．鳃裂囊肿的少见 MRI 表现．中华放射学杂志，2006，40：538-546

243. 胡喜红，詹松华，李国平，等．儿童颈部淋巴管瘤的 CT 诊断．中国医学计算机成像杂志，2005，11：55-57

244. 洪瑞镇，黄崇权，徐立文，等．甲状舌管囊肿的 CT 诊断．临床放射学杂志，2003，22：169-170

245. 侯彩凤，裴英．牙源性颌面部间隙感染 145 例临床分析．临床医药实践杂志，2006，15：909-910

246. 黄方．颌骨中央性血管瘤的诊断和治疗．罕见疾病杂志，2001，8：9-11

247. 黄方．多发性神经纤维瘤病伴颈部恶性神经鞘瘤一家系．罕少疾病杂志，2000，7：21

248. 黄磊，许崇勇，赵雅萍，等．小儿淋巴管瘤的影像学表现．中华放射学杂志，2005，39：835-837

249. 黄丽娟，李建．髁突位置与颞下颌关节盘移位关系的研究．国际口腔医学杂志，2007，34：104-106

250. 纪祥，梁翠娟，吕建广，等．舌癌 CT 诊断．中华中西医结合耳鼻喉科杂志，2004，14：379-380

251. 蒋备战，王佐林．儿童上颌前牙区埋伏多生牙的临床分型与治疗．口腔颌面外科杂志，2007，17：65-67

252. 蒋建群．颌下腺涎石病 25 例临床分析．上海医学，1999，22：307

253. 姜蕾，姜晓钟，赵云富，等．颌骨中心性黏液表皮样癌的诊断与治疗 - 附 3 例报道．中国口腔颌面外科杂志，2006，4：120-122

254. 孔金聪．口腔颌面部放线菌感染误诊 3 例报告．现代口腔医学杂志，2007，21：443

255. 李传亭，杨贞振，沈天真 .CT 和 MRI 在颌骨骨髓炎中的应用价值．医学影像学杂志，2002，12：44-46

256. 李国珍．临床 CT 诊断学．北京：中国科学技术出版社，1994

257. 李海丰，董宇均，孙君翔．转移性肝癌灶内多发钙化 1 例报告．实用放射学杂志，2002，18：158

258. 李江，何荣根．颌面部骨肉瘤 61 例临床病理研究．中华口腔医学杂志，2003，38：444-446

259. 李杰，李强，付燕．颌骨囊肿的影像诊断体会．工企医刊，2003，16：50-51

260. 李琳，罗德红，葛江梅，等．头颈部不同原发瘤颈部淋巴结转移的 CT 表现．临床放射学杂志，2005，24：116-120

261. 李松柏,徐克.多层螺旋CT临床诊断实践图谱.北京:人民军医出版社,2004

262. 李威,孙志学,姜英健,等.颌骨造釉细胞瘤的影像学研究.中华放射学杂志,2006,40:567-571

263. 李威,张云亭,许强,等.腭部小涎腺多形性腺瘤的影像分析.中华放射学杂志,2003,37:339-341

264. 李铮,沈志浩,廖楚航,等.58例口腔颌面部结核的临床分析.口腔医学研究,2007,11:232

265. 练旭辉,陈忠.含牙囊肿的CT诊断(附9例报告).实用放射学杂志,1999,15:636-637

266. 林聪,邹亚楠,王旭霞,等.螺旋CT三维重建在上颌骨正畸埋伏牙诊断中的临床应用.实用医学影像杂志,2007,8:276-278

267. 林红雨,陈巨坤,黄宝生.鳃裂囊肿和瘘管的CT诊断.中国医学影像技术,2001,17:145-146

268. 林红雨,黄宝生,王爱英,等.鳃裂囊肿和瘘管的影像诊断.中国医学计算机成像学杂志,2005,11:22-25

269. 林生贵,黄智标,马茂林.颈部巨大神经纤维瘤病1例报告.实用放射学杂志,2002,18:156-157

270. 梁长虹,黄飚.多层CT技术飞速发展,临床应用不断提高.中华放射学杂志,2006,40:901

271. 刘杰,樊忠.颌面骨缝皮样囊肿-附10例报告及文献复习.中国耳鼻喉颅底外科杂志,2005,11:106-108

272. 刘文胜,唐平章,祁永发,等.腭部腺样囊性癌诊治及预后因素的探讨.中华肿瘤杂志,2004,26:485-489

273. 刘习强,黄洪章,曾融生,等.368例放射性颌骨坏死的临床分析.中国口腔颌面外科杂志,2007,5:176-179

274. 罗德红,石木兰.颈部神经源肿瘤的CT诊断.临床放射学杂志,1999,18:333-334

275. 罗德红,石木兰,王佳玉.腮腺原发恶性肿瘤的CT表现.临床放射学杂志,2002,21:23-26

276. 罗德红,石木兰.腮腺多形性腺瘤的CT表现.临床放射学杂志,2002,21:106-109

277. 马景,张爱军,赵开胜,等.CT表现为高密度的颅内表皮样囊肿二例并文献复习.中华神经外科杂志,2007,23:51-54

278. 马军.颈部非结节性病变的影像学诊断与鉴别诊断.继续医学教育,2006,25:40-46

279. 孟慧英,姜波,刘建勇,等.甲状舌管囊肿的CT诊断(附15例分析).医学影像学杂志,2003,13:302-303

280. 莫显斌,樊世富,叶健.甲状舌管囊肿的CT诊断.中国临床医学影像杂志,2004,15:16-18

281. 米荣,秦雨春.先天性喉囊肿一例.中国小儿急救医学,2007,14:108-181

282. 于世凤.口腔组织病理学.第5版.北京:人民卫生出版社,2003:248-301

283. 庞敏,袁秀祥,吴凤鸣.遗传性上颌多生牙报道.口腔医学,2006,26:414-414

284. 邱蔚六.颌面颈部疾病影像学图鉴.济南:山东科学技术出版社,2002

285. 邱蔚六.口腔颌面外科学.第5版.北京:人民卫生出版社,2003:257-258

286. 卿安蓉,张伟雄.腮腺导管损伤的临床诊断及治疗.临床口腔医学杂志,2002,18:446-447

287. 尚京伟,戴建平,高培毅,等.颅内皮样囊肿的影像诊断(附10例报告).中国医学影像技术,1998,14:897-899

288. 邵剑波,杨敏洁,徐祖高,等.婴幼儿甲状舌管囊肿的CT诊断(附23例分析).中华放射学杂志,2001,35:142-143

289. 施增儒.五官CT和MRI诊断学.南京:南京大学出版社,1997

290. 隋邦森.磁共振诊断学.北京:人民卫生出版社,1994

291. 司振忠,田昭俭,杨新国,等.良性成牙骨质细胞瘤的影像诊断(附1例报告及文献复习).实用医学影像杂志,2007,8:161-163

292. 宋萌,潘劲松.96例腮腺混合瘤部分腮腺切除的临床回顾分析.口腔颌面外科杂志,1998,8:134-136

293. 谭红娜,顾雅佳.颈部淋巴转移瘤的影像学评价.国外医学临床放射学分册,2006,6:398-402

294. 唐国桂,孙宁,黄凌春,等.口腔颌面部间隙感染的CT诊断.上海医学影像,2005,14:99-101

295. 田慧颖,周继林,田晓玲,等.髁突与关节高位置关系的三维测量.中日友好医院学报,1998,12:117-121

296. 田锦林,杨保凯.颈部神经鞘瘤的CT表现与病理对照.放射学杂志,2004,19:277-279

297. 江培忠,王玉晃,邹积威,等.螺旋CT三维重建诊断含牙囊肿的临床价值.中国中西医影像学杂志,2006,4:221-222

298. 王斌,王虎,郑广宁,等.牙骨质-骨化纤维瘤X线分析.临床口腔医学杂志,2003,19:290-291

299. 王峰,刁振祥,房居高.颊黏膜癌42例临床分析.河南肿瘤学杂志,2002,18:873-874

300. 王海,何静波,黄文雅,等.小儿淋巴管瘤的影像诊断.临床小儿外科杂志,2005,4:299-302

301. 王立新,赵丹霓,耿左军,等.腮裂囊肿的CT诊断.河北医药,2006,28:918-920

302. 王佩丽,屈道利,季文斌.颌骨牙源性囊肿及造釉细胞瘤206例X线分析.中原医刊,2002,29:28-29

303. 王铁梅,葛久禹,杨荣展.颌骨中心性X线分析及临床意义的研究.临床口腔医学杂志,1999,15:223-224

304. 王铁梅,陈菲,曹琳琳,等.颌骨中心性黏液表皮样癌临床,X线及病理学研究.临床口腔医学杂志,2001,17:31-32

305. 王沙彬,梁利荣,周岐,等.副腮腺涎石病.临床口腔医学杂志,2007,23:355-356

306. 王淑强,李峥,武欣,等.涎腺黏液表皮样癌术后转移的临床病理因素分析.河北北方学报(医学版),2005,22:27-28

307. 王万笔,章志霖,郑晓华.颈部深筋膜间隙病变的CT诊断及鉴别诊断.现代医用影像学,2001,10:191-192

308. 王朝俭,王晨,高军.颌下腺结石症的临床与X线研究.宁夏医学杂志,1999,21:79-80

309. 魏文洲,李俊.颅面骨纤维异常增殖症的高分辨率CT诊断.中国医学影像技术,1999,15:351

310. 吴恩惠.头部CT诊断学.北京:人民卫生出版社,1995

311. 吴沛宏,卢丽霞,黄毅,等.螺旋CT诊断学.广州:广东科技出版社,2008

312. 吴文泽,向燕萍,周文辉,等.颌骨骨肉瘤的影像诊断(附14例报告).中华临床医学影像杂志,2005,6:704

313. 温玉明,代晓明,王昌美,等.口腔颌面部恶性肿瘤6539例临床病理分析.华西口腔医学杂志,2001,5:261-365

314. 席兰兰,潘磊.牙源性钙化囊肿的研究进展.实用医学杂志,2005,22:642-643

315. 肖云峰,荣文霞,何银,等.螺旋CT对腮腺恶性肿瘤的诊断价值.医学影像学杂志,2005,15:456-458

316. 谢立群,沈丽佳,苏才琼,等.原发性骨内癌临床病理分析.临床口腔医学杂志,2000,16:120-121

317. 熊永炎,曾俊,李德忠,等.腮腺淋巴瘤性乳头状囊腺瘤—附13例组织学、免疫组化及超微结构观察.湖北大学学报,1994,15:214-218

318. 许尚文,陈自谦,成官迅,等.颅骨良性骨肿瘤及肿瘤样病变的影像学诊断.临床放射学杂志,2007,26:735-737

319. 徐江,王月玲.上前牙埋伏多生齿69例诊治体会.农垦医学,2000,22:94-95

320. 徐凯,程广军,任忠清,等.颌下腺和颌下腺肿块的CT研究.中国临床医学影像杂志,2001,12:4-6

321. 杨本涛,王振常,刘莎,等.鼻眶部软骨肉瘤的CT和MRI诊断.中华放射学杂志,2006,6:572

322. 杨智云,赖英荣,冯崇锦,等.原发性颌骨骨内癌的CT表现与病理对照.中华放射学杂志,2006,40:577-580

323. 杨彩红,葛立宏,等.多生牙与正常牙的组织形态学对比.现代口腔医学杂志,2002,16:270-271

324. 杨燃,邹静,李继遥.儿童口腔放线菌与儿童龋的关系初探.华西口腔医学杂志,2007,25:568-570

325. 俞光岩.涎腺疾病.北京:北京医科大学,中国协和医科大学联合出版社,1994:56-255

326. 张冬,文利.颈部动脉体瘤的CT诊断.医学影像学杂志,2004,14:94-95

327. 张冰.颌骨角化囊肿临床分析.中国中西医结合耳鼻咽喉科杂志,2001,11:202-203

328. 张锋,刘国桢,陈勇.放射性颌骨骨髓炎的病因、诊断和防治.中华放射肿瘤学杂志,1995,4:1994

329. 张娟,沈海平,夏啟荣.鳞状细胞癌颈部淋巴结转移CT表现.实用肿瘤杂志,1999,14:292-294

330. 张胜,李赞,王志平,等.放射性颌骨骨髓炎临床分析.中国现代医学杂志,2003,13:88-89

331. 张志良,徐冶敏.下颌骨牙源性角化囊肿X线影像分析.放射学实践,2002,17:335-337

332. 郑加贺,马杰韬,王秋实,等.螺旋CT诊断颌骨牙源性囊肿与造釉细胞瘤的价值.中国医学影像学杂志,2004,12:266-269

333. 周振,王美青,石力强,等.实用口腔医学杂志,2003,19:119-121

334. 周康荣.胸部颈面部CT.上海:复旦大学出版社,2003

335. 周建春,丁乙,李龙标,等.眼眶蔓状血管瘤的MRI诊断.中华放射学杂志,1998,32:129-130

336. 周志国,武周炜.儿童颌下型舌下腺囊肿16例分析.中国误诊学杂志,2004,4:130

337. 朱珍,帕米尔,钱镁.小儿甲状舌管囊肿的CT诊断.中国医学计算机成像杂志,2007,13:116-117

338. Avrahami E,Even I.Osteoma of the inner table of the skull CT diagnosis.Clin Radiol,2000,55:435-438

339. Batsakis JG,El Naggar AK.Warthins's tumor.Ann otol Rhinol larggol,1990,99:588-591

340. Chapnik JS.The controversy of warthin's tumor.caryngoscope,1983,93:695

341. Caplan LR.Dissections of brain-supplying arteries.Nat Clin Pract Neurol,2008,4:34-42

342. Garg AK,Vicari A.Radiographic modalities for diagnosis and treatment planning in implant dentistry.Implant Soc,1995,5:7-11

343. Silverman PM,Korobkin M,Moore AV.Computed Tomography of Cystic Neck Masses.J Comput Assist Tomogr,1983,7:498-502

344. Miller EM,Norman D.The Role of Computed Tomography in the Evaluation of Neck Masses.Radiology,1979,133:145-149

345. Lou L,Lagravere MO,Compton S,et al.Accuracy of measurements and reliability of landmark identification with computed tomography(CT)techniques in the maxillofacial area:a systematic review.Oral Surg Oral Med Oral Pathol Oral Radiol Endod,2007,104:402-411

346. Ozawa s,Boering G,Kawata T,et al.Reconsideration of the TMJ condylar position during internal derangement:comparison between condylar position on tomogram and degree of disk displacement on MRI.J Craniomandibular Practice,1999,17:93-100

347. Peene P,Lemahieu SF.Diagnosis and differential diagnosis of branchial cleft cysts by CT scan. J Belge Radiologie,1990,73:189-196

348. Ren YF,Isberg A,Westesson PL,et al.Condyle position in the temporomandibular joint.Comparison between asymptomatic

volunteers with normal disk position and patients with disk displacement.Oral Surg Oral Med Oral Pathol Oral Radiol Endod,1995,80:101-107

349. Timmer FA,Sluzewski M,Treskes M,et al.Chemical analysis of an epidermoid cyst with unusual CT and MRI characteristics · volunteers with normal disk position and patients with disk displacement,1998,29:1111-1112

350. Tsurushima H,Kamezaki T,Tomono Y,et al.Intracranial epidermoid cyst including elements of old hematoma.Neurol Med Chir (Tokyo),1997,37:861-864

351. Wilms G,Casselman J,Demaerel Ph,et al.CT and MRI of ruptured intracranial dermoids. Neuroradiology,1991,33:149-151

352. Byrd SE,Richardson M,Gill G,et al.Computer-tomographic appearance of brachial cleft and thyroglossal duct cysts of the neck. Diagn Imaging,1983,52:301-302